国家卫生健康委员会"十四五"规划教材

全国高等学校器官-系统整合教材

Organ-system-based Curriculum

供临床医学及相关专业用

免疫系统与疾病
Immune System and Disorders

第**2**版

U0208172

主　编　曹雪涛　张　烜

副主编　吴雄文　杨娉婷　张保军　汤建平

编　者（以姓氏笔画为序）

丁　峰	山东大学齐鲁医院	张学军	天津医科大学
王永福	内蒙古科技大学包头医学院第一附属医院	张学武	北京大学人民医院
		张保军	西安交通大学
王全兴	海军军医大学	陈　全	重庆医科大学
帅宗文	安徽医科大学第一附属医院	林　进	浙江大学医学院附属第一医院
冯学兵	南京大学医学院附属鼓楼医院	周　洪	安徽医科大学
朱　平	空军军医大学第一附属医院	官　杰	齐齐哈尔医学院
汤建平	同济大学附属同济医院	赵　义	首都医科大学宣武医院
李　芬	中南大学湘雅二医院	徐　雯	哈尔滨医科大学
李　洋	哈尔滨医科大学附属第二医院	高成江	山东大学
李　娟	南方医科大学南方医院	黄　波	中国医学科学院北京协和医学院
李晋涛	陆军军医大学	黄文辉	广州医科大学附属第二医院
李鸿斌	内蒙古医科大学附属医院	曹雪涛	南开大学
杨华夏	中国医学科学院北京协和医院	董凌莉	华中科技大学同济医学院附属同济医院
杨娉婷	中国医科大学附属第一医院		
吴雄文	华中科技大学	储以微	复旦大学
邱晓彦	北京大学	靳洪涛	河北医科大学第二医院
何　岚	西安交通大学第一附属医院	薛　愉	复旦大学附属华山医院
张　佩	锦州医科大学	戴　冽	中山大学孙逸仙纪念医院
张　烜	中国医学科学院北京协和医学院		

学术秘书　杨华夏（兼）

人民卫生出版社
·北京·

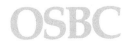

图书在版编目（CIP）数据

免疫系统与疾病 / 曹雪涛，张烜主编 . —2 版 . —
北京：人民卫生出版社，2022.1（2024.7重印）
全国高等学校临床医学专业第二轮器官 – 系统整合规
划教材
ISBN 978–7–117–32353–6

Ⅰ.①免…　Ⅱ.①曹…②张…　Ⅲ.①免疫性疾病 —
诊疗 — 医学院校 — 教材　Ⅳ.①R593

中国版本图书馆 CIP 数据核字（2021）第 225622 号

人卫智网　www.ipmph.com　医学教育、学术、考试、健康，
　　　　　　　　　　　　　购书智慧智能综合服务平台
人卫官网　www.pmph.com　人卫官方资讯发布平台

免疫系统与疾病
Mianyi Xitong yu Jibing
第 2 版

主　　编：曹雪涛　张　烜
出版发行：人民卫生出版社（中继线 010-59780011）
地　　址：北京市朝阳区潘家园南里 19 号
邮　　编：100021
E - mail：pmph @ pmph.com
购书热线：010-59787592　010-59787584　010-65264830
印　　刷：河北宝昌佳彩印刷有限公司
经　　销：新华书店
开　　本：850 × 1168　1/16　印张：21
字　　数：621 千字
版　　次：2016 年 2 月第 1 版　2022 年 1 月第 2 版
印　　次：2024 年 7 月第 2 次印刷
标准书号：ISBN 978-7-117-32353-6
定　　价：79.00 元
打击盗版举报电话：010-59787491　E-mail：WQ @ pmph.com
质量问题联系电话：010-59787234　E-mail：zhiliang @ pmph.com

20 世纪 50 年代，美国凯斯西储大学 (Case Western Reserve University) 率先开展以器官 - 系统为基础的多学科综合性课程 (organ-system-based curriculum, OSBC) 改革，继而遍及世界许多国家和地区，如加拿大、澳大利亚和日本等国的医学院校。1969 年，加拿大麦克马斯特大学 (McMaster University) 首次将以问题为导向的教学方法 (problem-based learning, PBL) 应用于医学课程教学实践，且取得了巨大的成功。随后的医学教育改革不断将 OSBC 与 PBL 紧密结合，出现了不同形式的整合课程与 PBL 结合的典范，如 1985 年哈佛大学建立的 "New Pathway Curriculum" 课程计划，2003 年约翰斯·霍普金斯大学医学院开始的 "Gene to Society Curriculum" 新课程体系等。

20 世纪 50 年代起，西安医学院 (现西安交通大学医学部) 等部分医药院校即开始 OSBC 教学实践。20 世纪 80 年代，西安医科大学 (现西安交通大学医学部) 和上海第二医科大学 (现上海交通大学医学院) 开始 PBL 教学。20 世纪 90 年代，我国整合课程教学与 PBL 教学模式得到了快速的发展，北京医科大学 (现北京大学医学部)、上海医科大学 (现复旦大学上海医学院)、浙江医科大学 (现浙江大学医学院)、华西医科大学 (现四川大学华西医学中心)、中国医科大学、哈尔滨医科大学、汕头大学医学院以及锦州医学院 (现锦州医科大学) 等一大批医药院校开始尝试不同模式的 OSBC 和 PBL 教学。

2015 年 10 月，全国高等学校临床医学及相关专业首轮器官 - 系统整合规划教材出版。全国 62 所院校参与编写。教材旨在适应现代医学教育改革模式，加强学生自主学习能力，服务医疗卫生改革，培养创新卓越医生。教材编写仍然遵循 "三基" "五性" "三特定" 的教材编写特点，同时坚持 "淡化学科，注重整合" 的原则，不仅注重学科间知识内容的整合，同时也注重了基础医学与临床医学的整合，以及临床医学与人文社会科学、预防医学的整合。首轮教材分为三类共 28 种，分别是导论与技能类 5 种，基础医学与临床医学整合教材类 21 种，PBL 案例教材类 2 种。主要适应基础与临床 "双循环" 器官 - 系统整合教学，同时兼顾基础与临床打通的 "单循环" 器官 - 系统整合教学。

2015 年 10 月，西安交通大学、人民卫生出版社、国家医学考试中心以及全国 62 所高等院校共同成立了 "中国医学整合课程联盟" (下称联盟)。联盟对全国整合医学教学及首轮教材的使用情况进行了多次调研。调研结果显示，首轮教材的出版为我国器官 - 系统整合教学奠定了基础；器官 - 系统整合教学已成为我国医学教育改革的重要方向；以器官 - 系统为中心的整合教材与传统的以学科为中心的 "干细胞" 教材共同构建了我国临床医学专业教材体系。

经过 4 年的院校使用及多次调研论证，人民卫生出版社于 2019 年 4 月正式启动国家卫生健康委员会 "十四五" 规划临床医学专业第二轮器官 - 系统整合教材修订工作。第二轮教材指导思想是，贯彻《关于深化医教协同进一步推进医学教育改革与发展的意见》(国办发〔2017〕63 号) 文件精神，进一步落实教育部、国家卫生健康委员会、国家中医药管理局《关于加强医教协同实施卓越医生教育培养计划 2.0 的意见》，适应以岗位胜任力为导向的医学整合课程教学改革发展需要，深入推进以学生自主学习为导向的教学方式方法改革，开展基于器官 - 系统的整合教学和基于问题导向的小组讨论式教学。

第二轮教材的主要特点是：

1. 以立德树人为根本任务，落实"以本为本"和"四个回归"，即回归常识、回归本分、回归初心和回归梦想，以"新医科"建设为抓手，以学生为中心，打造我国精品 OSBC 教材，以高质量教材建设促进医学教育高质量发展。

2. 坚持"纵向到底，横向到边"的整合思想。基础、临床全面彻底整合打通，学科间全面彻底融合衔接。加强基础医学与临床医学的整合，做到前后期全面打通，整而不乱、合而不重、融而创新；弥合临床医学与公共卫生的裂痕，加强疾病治疗与预防的全程整合；加强医学人文和临床医学的整合，将人文思政教育贯穿医学教育的全过程；强调医科和其他学科门类的结合，促进"医学＋X"的快速发展。

3. 遵循"四个符合""四个参照""五个不断"教材编写原则。"四个符合"即符合对疾病的认识规律、符合医学教育规律、符合医学人才成长规律、符合对医学人才培养岗位胜任力的要求；"四个参照"即参照中国本科医学教育标准(临床医学专业)、执业医师资格考试大纲、全国高等学校五年制本科临床医学专业规划教材内容的深度广度以及首轮器官 - 系统整合规划教材；"五个不断"即课程思政不断、医学人文不断、临床贯穿不断、临床实践和技能不断、临床案例不断。

4. 纸数融合，加强数字化，精炼纸质教材内容，拓展数字平台内容，增强现实(AR)技术在本轮教材中首次大范围、全面铺开，成为新型立体化医学教材的精品。

5. 规范 PBL 案例教学，建设与整合课程配套的在线医学教育 PBL 案例库，为各院校实践 PBL 案例教学提供充足的教学资源，并逐年更新补充。

6. 适应国内器官 - 系统整合教育"单循环"教学导向，同时兼顾"双循环"教学实际需要。

7. 教材适用对象为临床医学及相关专业五年制、"5+3"一体化本科阶段，兼顾临床医学八年制。

第二轮教材根据以上编写指导思想与原则规划为"20+1"模式，即 20 种器官 - 系统整合教材，1 种在线数字化 PBL 案例库。20 种教材采用"单循环"器官 - 系统整合模式，实现基础与临床的一轮打通。导论和概论部分重新整合为《医学导论》(第 2 版)、《人体分子与细胞》(第 2 版)、《人体形态学》(第 2 版)和《人体功能学》(第 2 版)等 7 种。将第一轮教材各系统基础与临床两种教材整合为一种，包括《心血管系统与疾病》(第 2 版)等教材 13 种，其中新增《皮肤与感官系统疾病》。1 种 PBL 综合在线案例库，即中国医学教育 PBL 案例库，案例范围全面覆盖教材相应内容。

第二轮教材有全国 94 所院校参与编写。编写过程中正值新冠肺炎疫情肆虐之际，参编专家多为临床一线工作者，更有很多专家身处援鄂抗疫一线奋战。主编、副主编、编委一手抓抗疫，一手抓教材编写，并通过线上召开审稿会和定稿会，确保了教材的质量与出版进度。百年未遇之大疫情必然推动百年未有之大变局，新冠肺炎疫情给我们带来了对医学教育深层次的反思，带来了对医学教材建设、人才队伍培养的深刻反思。这些反思和器官 - 系统整合教材的培养目标不谋而合，也印证了我们教材建设的前瞻性。

第二轮教材包括 20 种纸数融合教材和在线数字化中国医学教育 PBL 案例库，均为**国家卫生健康委员会"十四五"规划教材**。全套教材于 2021 年出版发行，数字内容也将同步上线。希望广大院校在使用过程中能够多提宝贵意见，反馈使用信息，以逐步修改和完善教材内容，提高教材质量，为第三轮教材的修订工作建言献策。

OSBC 主编简介

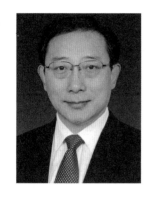

曹雪涛

　　1964 年出生,教授,中国工程院院士,现任南开大学校长,兼任中国医学科学院免疫治疗研究中心主任、医学免疫学国家重点实验室主任。德国科学院院士、美国国家医学科学院院士、美国人文与科学院院士、英国医学科学院院士、法国医学科学院院士、亚洲大洋洲免疫学联盟秘书长、中国生物医学工程学会理事长。曾任第二军医大学副校长、中国医学科学院北京协和医学院院校长、中国免疫学会理事长、中国生命科学联合体主席、全球慢性疾病防控联盟主席。创办《中国肿瘤生物治疗杂志》并任主编,《中华医学杂志》主编、*Cellular Molecular Immunology* 共同主编,*Cell*、*Immunity*、*eLife*、*Cell Research* 等编委。

　　主要从事天然免疫与炎症的基础研究、肿瘤免疫治疗转化应用研究、医学科学发展战略研究。发现了数种新型免疫分子和新型免疫细胞亚群,揭示天然免疫识别与应答调控新型分子机制、提出炎症消退新观点,鉴定了预测肿瘤转移与患者预后的标志物分子,建立了肿瘤免疫治疗新途径。部分研究结果发表于《细胞》《自然》《科学》《自然免疫学》等杂志。曾经获得教育部长江学者成就奖(2005)、中国工程院光华工程科技奖(2012)、中国科学院陈嘉庚科学奖(2016)。

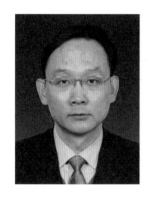

张　烜

　　男,1969 年 7 月生于江苏淮安,现任中国医学科学院北京协和医学院长聘教授兼临床免疫中心主任,北京医院副院长。长江学者特聘教授,国家杰出青年基金获得者,国家突出贡献中青年专家,享受国务院政府特殊津贴。兼任国际免疫联盟(IUIS)临床免疫委员会委员,*Clin Immunol* 副主编,中华医学会风湿病学分会第 10 届、第 11 届副主任委员,北京医师协会风湿免疫专科分会会长。

　　从事教学工作近 30 年,牵头主持国家省部级 20 余项科研基金,在 *Nat Med*、*Nat Immunol* 等国际主流期刊发表风湿病诊治和研究论文 200 余篇,以第一完成人先后获中华医学科技奖一、二等奖和北京市科技进步奖一等奖。

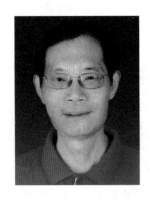

吴雄文

男，1963 年 3 月出生于湖北大冶，现任华中科技大学同济医学院免疫学教授，基础医学院副院长，湖北省免疫学会理事长，中国免疫学会常务理事，中国免疫学会基础免疫分会委员。从事 MHC 结构与功能、T 细胞识别的研究，迄今已发表论文 60 余篇，主编专著 2 部。

从事免疫学教学工作 29 年，1992 年起享受国务院政府特殊津贴，2009 年和 2018 年获国家级教学成果奖二等奖（排名分别为第四和第九），2017 年获宝钢优秀教师奖。

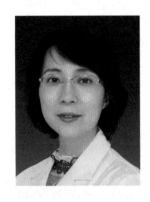

杨娉婷

女，1973 年 7 月出生于辽宁省锦县。教授、博士生导师，中国医科大学党委副书记、风湿免疫科主任，中华医学会风湿病分会常务委员、中国医师协会风湿免疫医师分会常务委员、辽宁省医学会风湿分会候任主任委员。

从事风湿免疫性疾病的临床、教学和科研工作 20 余年。承担国家自然科学基金 2 项，省级课题 6 项；以第一／通讯作者发表 SCI 收录论文 27 篇，累积 IF 值 100 余点；以第一获奖人获辽宁省科技进步奖二等奖 2 项。主编、副主编教材 5 部，参编教材 3 部。

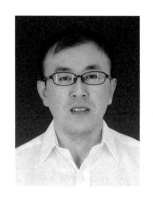

张保军

　　男，1977 年 7 月生于天津蓟县。现任西安交通大学免疫学教授、基础医学院院长、中国西部创新港转化医学研究院院长、西安市免疫基础与转化重点实验室主任、中国免疫学会理事、陕西省抗癌协会副理事长；*BMC Immunology*、*Frontiers Developmental Cell Biology* 和 *Journal of Cellular Molecular Medicine* 杂志副主编，*International Immunopharmacology* 和 *Frontiers in Immunology* 杂志编委。

　　长期从事本科生、研究生和留学生免疫课程教学。一直致力研究调控 T 细胞发育、功能的分子机制及其在各种临床疾病中的作用，在 *Immunity*、*PNAS*、*Journal of Immunology* 等杂志上公开发表 SCI 论文 30 余篇。主持多项国家自然科学基金国际合作重点项目、国家自然科学基金面上项目及国家级、省级人才项目。

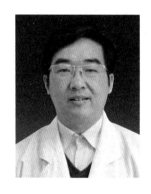

汤建平

　　男，1965 年 12 月生于江苏泗阳县，现任同济大学附属同济医院风湿免疫科主任，主任医师，博士生导师。

　　从事内科学风湿免疫病临床与基础科研、教学工作 30 余年，国家自然科学基金评审专家，教育部与上海市学位论文评审专家，科技部与上海市科学技术委员会科技成果评审专家。带领团队获得国家自然科学基金 4 项与教育部、上海市基金 5 项，参与国家 863 课题与国家自然科学基金课题 6 项；以第一作者或通讯作者发表 SCI 与中华系列论文 50 余篇；主编或参编专著 7 部，副主编教材 1 部；指导硕士 / 博士生 10 名。

OSBC 前 言

推动医学教育的系统性和综合性的改革，是新时期我国提高医学人才培养质量的必由之路。20 世纪中叶，医学教育中首次引入以问题为导向的学习(problem-based learning,PBL)模式，至今已成为国际医学教育的主流模式之一。客观结构化临床技能考试(objective structured clinical examination,OSCE)采用多站式考核方式，应用标准化病人、虚拟病人和计算机等手段，公正客观地评价应试者的临床技能，是医学教育的主流考核模式之一。经过不断的应用、实践与发展，PBL 和 OSCE 已经成为我国医学教育改革的热点。然而，传统的单一学科的医学教材与课程设置限制了 PBL 和 OSCE 的全面推广应用，因此"器官 - 系统"整合课程改革成为 PBL 和 OSCE 全面开展的重要基础，也是一种新的趋势。

《免疫系统与疾病》是"器官 - 系统"整合教材中的一种。本教材共分四篇 29 章，特色在于依照"系统 - 疾病 - 治疗"的认知规律重新组织教学内容，将免疫系统与疾病涉及的病理生理学、病因与发病机制、诊断和治疗等相关知识进行有机整合；并加入最新的免疫系统相关前沿进展，建立相对独立而又相互关联的内容模块。本教材将免疫学的基础理论知识与风湿免疫病的临床医学知识进行整合，形成了完整的以免疫系统与疾病为主线的生命科学与临床医学双循环课程模块。与此同时，也遵循了传统教材编写的"三基""五性""三特定"的特点。本教材不仅适用于五年制临床医学专业，而且也可作为八年制和长学制临床医学专业以及风湿与临床免疫专业研究生参考使用。此外，我们配套编写了数字资源内容，以利于引导和培养学生自主学习、自主获取新知识的能力和校验学习效果使用。

本教材的编写工作是一项教材建设的创新性改革，各位编委勇于探索的精神和尽职尽责的态度令人钦佩。鉴于编者自身水平限制和编写时间仓促，纰漏与瑕疵在所难免，敬请广大师生和读者多提宝贵意见，以便于本教材能够在今后的修订中不断完善。

曹雪涛

2021 年 10 月

OSBC 目 录

第三篇　免疫系统与疾病

OSBC

器官-系统
整合教材
OSBC

第一篇
绪 论

第一章
免疫学概述

免疫学（immunology）是研究人体免疫系统的结构和功能的科学,该学科重点阐明免疫系统识别抗原和危险信号后发生免疫应答及其清除抗原的规律,探讨免疫功能异常所致疾病及其发生机制,为这些疾病的诊断、预防和治疗提供理论基础和技术方法。

免疫学在生命科学和医学中具有重要的作用和地位,其与细胞生物学、分子生物学和遗传学等学科的交叉和渗透日益深化,免疫学理论与技术在人体健康研究与疾病防治中发挥越来越重要的作用,免疫学已成为当今生命科学的前沿学科和现代医学的支撑学科之一。

第一节　免疫系统的组成和基本功能

2000多年前,人类就发现曾在瘟疫流行中患过某种传染病而康复的人,对这种疾病的再次感染具有抵抗力,称之为"免疫"（immunity）。免疫这个词来自罗马时代的拉丁文"immunitas",原意为豁免徭役或兵役,后引申为对疾病尤其是传染性疾病的免疫力。

免疫系统是机体执行免疫功能的物质基础,包括免疫器官和组织、免疫细胞和免疫分子（表1-1）。

表 1-1　免疫系统的组成

免疫器官		免疫细胞	免疫分子	
中枢	外周		膜型分子	分泌型分子
胸腺	脾脏	经典固有免疫细胞	TCR	免疫球蛋白
骨髓	淋巴结	吞噬细胞(单核细胞、巨噬细胞、	BCR	补体
法氏囊(禽类)	黏膜相关淋巴组织	中性粒细胞)	模式识别受体(PRR)	细胞因子
	皮肤相关淋巴组织	树突状细胞	杀伤细胞活化/抑制	
		其他(嗜酸性粒细胞和嗜碱性粒	受体	
		细胞等)	CD分子	
		固有淋巴样细胞	黏附分子	
		ILC1、ILC2、ILC3	MHC分子	
		NK细胞	细胞因子受体	
		固有淋巴细胞		
		NKT细胞		
		γδT细胞		
		B1细胞		
		适应性免疫应答细胞		
		αβT细胞(T细胞)		
		B2细胞(B细胞)		

免疫功能是机体识别和清除外来入侵抗原异物及体内突变或衰老细胞并维持机体内环境稳定的功能的总称。可以概括为：①免疫防御（immune defense）：防止外界病原体的入侵及清除已入侵病原体（如细菌、病毒、真菌、支原体、衣原体、寄生虫等）及其他有害物质。免疫防御功能过低或缺如，可发生免疫缺陷病；但若应答过强或持续时间过长，则在清除病原体的同时，也可导致机体的组织损伤或功能异常，如发生超敏反应等。②免疫监视（immune surveillance）：随时发现和清除体内出现的"非己"成分，如由基因突变而产生的肿瘤细胞以及衰老、死亡细胞等。免疫监视功能低下，可能导致肿瘤的发生。③免疫自稳（immune homeostasis）：通过自身免疫耐受和免疫调节两种主要的机制来达到免疫系统内环境的稳定。一般情况下，免疫系统对自身组织细胞不产生免疫应答，称为免疫耐受，赋予了免疫系统有区别"自己"和"非己"的能力。一旦免疫耐受被打破，免疫调节功能紊乱，会导致自身免疫病和过敏性疾病的发生。此外，免疫系统与神经系统和内分泌系统一起组成了神经 - 内分泌 - 免疫网络，在调节整个机体内环境的稳定中发挥重要作用。

第二节　免疫应答的种类及其特点

免疫系统将入侵的病原微生物以及机体内突变的细胞和衰老、死亡细胞认为是"非己"的物质。免疫应答（immune response）是指免疫系统识别和清除"非己"物质的整个过程，可分为固有免疫（innate immunity）和适应性免疫（adaptive immunity）两大类（表 1-2）。固有免疫又称先天性免疫（natural immunity or native immunity）或非特异性免疫（non-specific immunity），适应性免疫又称获得性免疫（acquired immunity）或特异性免疫（specific immunity）。

表 1-2　固有免疫和适应性免疫比较

特点比较	固有免疫	适应性免疫
获得形式	固有性（或先天性）	后天获得
抗原参与	无需抗原激发	需抗原激发
发挥作用时相	早期，快速（数分钟至 4d）	4~5d 后发挥效应
识别受体	模式识别受体	T 细胞受体、B 细胞受体
免疫记忆	无	有，产生记忆细胞
参与成分	抑菌、杀菌物质，补体，炎症因子吞噬细胞，NK 细胞，NKT 细胞	T 细胞（效应 T 细胞等，参与细胞免疫）B 细胞（可分泌抗体，参与体液免疫）

固有免疫是生物在长期进化过程中逐渐形成的，是机体抵御病原体入侵的第一道防线。参与固有免疫的细胞如单核/巨噬细胞、树突状细胞（dendritic cell，DC）、粒细胞、自然杀伤细胞（natural killer cell，NK cell）和 NKT 细胞等，其识别抗原虽然不像 T 细胞和 B 细胞那样具有高度的特异性，但可通过一类统称为模式识别受体（pattern recognition receptor，PRR）去识别病原生物表达的称为病原体相关分子模式（pathogen associated molecule pattern，PAMP）的结构。例如，许多革兰氏阴性菌细胞壁成分脂多糖（LPS）可被单核/巨噬细胞和树突状细胞等细胞表面的 Toll 样受体 4（TLR-4）识别，从而激发产生固有免疫应答。

适应性免疫应答是指体内 T、B 淋巴细胞接受"非己"的物质（主要指抗原）刺激后，自身活化、增殖、分化为效应细胞，产生一系列生物学效应（包括清除抗原等）的全过程。与固有免疫相比，适应性免疫有三个主要特点,即特异性、耐受性、记忆性。适应性免疫包括体液免疫(humoral immunity)和细胞介导的免疫(cell-mediated immunity)两类。体液免疫由 B 细胞产生的抗体介导,主要针对胞外病原体和毒素;细胞介导的免疫又称为细胞免疫(cellular immunity),由 T 细胞介导,主要针对胞内病原体(如胞内寄生菌、病毒等)和"非己"细胞(如肿瘤细胞)。

固有免疫和适应性免疫关系密切。固有免疫是适应性免疫的先决条件和启动因素,比如,固有免疫提供适应性免疫应答所需的活化信号;适应性免疫的效应分子也可大幅度促进固有免疫应答。在外源病原体入侵时,固有免疫和适应性免疫是有序发生的,先是非特异性的固有免疫发挥作用,当固有免疫无法清除时,随后更具有针对性的、功能更加强大的适应性免疫参与进来,以彻底清除入侵的病原体,并产生免疫记忆。

第三节　免疫器官和组织

免疫器官分为中枢免疫器官(central immune organ)和外周免疫器官(peripheral immune organ),前者又称为初级淋巴器官(primary lymphoid organ),后者又称为次级淋巴器官(secondary lymphoid organ)(图 1-1)。人类和哺乳动物的中枢免疫器官由骨髓和胸腺组成;外周免疫器官由脾脏、淋巴结组成。中枢免疫器官是免疫细胞特别是淋巴细胞发生、分化、发育和成熟的场所。在中枢免疫器官内发育成熟的淋巴细胞迁移到外周免疫器官和组织内,行使免疫功能。血液和淋巴循环一方面使中枢免疫器官与外周免疫器官发生联系,将发育成熟的淋巴细胞输送到外周免疫器官内,另一方面,使免疫细胞在外周免疫器官间循环,为免疫细胞动员、抗原接触部位的免疫细胞募集、抗原递呈细胞携带抗原至淋巴组织等特异性免疫应答的产生与发展提供必要条件。

免疫组织(immune tissue),又称为淋巴组织(lymphoid tissue),广泛分布于机体各个部位。消化道、呼吸道、泌尿生殖道等黏膜下有大量非包膜化弥散性的淋巴组织和淋巴小结,构成了黏膜相关淋巴组织(mucosal-associated lymphoid tissues,MALTs),在抵御微生物经黏膜侵袭机体方面发挥重要作用。皮肤免疫系统在抵御微生物经皮肤入侵、产生局部免疫方面也起重要作用。

一、骨髓

骨髓是造血器官,含有造血干细胞(hemopoietic stem cell,HSC),是各种血细胞(包括免疫细胞)的发源地,也是 B 细胞发育成熟的场所。骨髓位于骨髓腔中,分为红骨髓和黄骨髓。红骨髓具有活跃的造血功能。骨髓是由骨髓基质细胞(stromal cell)、造血干细胞和毛细血管网络等构成的海绵状组织。骨髓基质细胞包括网状细胞、成纤维细胞、内皮细胞和脂肪细胞等。基质细胞及其所分泌的细胞因子和生长因子等与细胞外基质共同构成了造血干细胞赖以生存、增殖、分化、发育和成熟的环境,称为造血诱导微环境(hemopoietic inductive microenvironment)。

造血干细胞具有高度自我更新和多能分化两种潜能。在造血诱导微环境中,造血干细胞定向分化为髓样干细胞和淋巴样干细胞,前者可最终分化为粒细胞、红细胞、血小板和单核细胞,后者可分化为祖 T 细胞(pro-T)、祖 B 细胞(pro-B)和 NK 细胞。祖 T 细胞经血液循环迁移至胸腺,分化发育为成熟 T 细胞。祖 B 细胞在骨髓中继续分化为成熟 B 细胞。此外,骨髓内含有大量的浆细胞(plasma cell),它们来自外周淋巴组织,由 B 细胞分化而来,在骨髓内可存活多年,可持续地分泌抗体,是机体基础抗体的主要来源。树突状细胞来自髓样干细胞和淋巴样干细胞。

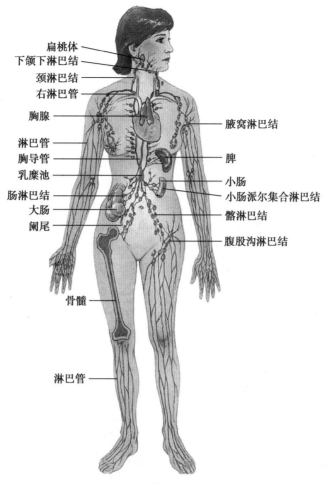

图 1-1 人体的免疫器官和组织

骨髓和胸腺是人体中枢免疫器官,是免疫细胞发生、分化、发育和成熟的场所。脾脏、淋巴结和消化道、呼吸道、泌尿生殖道黏膜相关淋巴组织等组成外周免疫器官,是成熟 T 细胞和 B 细胞定居的场所及发生免疫应答的部位。

图中标注(从上到下、从左到右):
扁桃体、下颌下淋巴结、颈淋巴结、右淋巴管、胸腺、淋巴管、胸导管、乳糜池、肠淋巴结、大肠、阑尾、骨髓、淋巴管、腋窝淋巴结、脾、小肠、小肠派尔集合淋巴结、髂淋巴结、腹股沟淋巴结

二、胸腺

胸腺(thymus)是 T 细胞分化、发育、成熟的场所。胸腺为实质性器官,分为左右两叶;表面有结缔组织被膜包裹,被膜伸入胸腺实质,将其分为若干小叶;小叶的外层为皮质(cortex)区,内部为髓质(medulla)区。皮质 - 髓质交界处富含血管,祖 T 细胞由此进入胸腺,然后迁移到胸腺被膜下的皮质,再由皮质向髓质迁移。在此迁移过程中,祖 T 细胞在胸腺微环境作用下,最终分化为功能成熟的 T 细胞离开胸腺。胸腺内的淋巴细胞称为胸腺细胞(thymocyte),包括未成熟和成熟的 T 细胞。胸腺基质细胞以上皮细胞为主,还有少量的骨髓来源的巨噬细胞和树突状细胞,构成了一个胸腺细胞发育的微环境,在祖 T 细胞分化为成熟 T 细胞的过程中发挥重要作用。

胸腺发育障碍可导致机体缺乏功能性 T 细胞,如裸鼠(nude mouse)就是因胸腺上皮细胞发育障碍致使胸腺发育不全或缺失,其外周淋巴组织和器官中缺乏 T 细胞。在人类,胸腺上皮细胞缺失可导致 DiGeorge 综合征,患儿先天性胸腺发育不全,缺乏 T 细胞,易反复感染,甚至死亡。

三、脾脏

脾脏(spleen)是胚胎期的造血器官。自从骨髓执行造血功能后,脾脏就演变为机体最大的外周免疫器官。脾脏外层为结缔组织被膜,被膜伸入脾脏实质形成小梁,并与网状结构一起构成了脾脏的两类组织:白髓和红髓,红髓居多,围绕白髓,两者交界的狭窄区域称为边缘区(marginal zone)。脾脏边缘区有一类功能特殊的 B 细胞,称为边缘区 B 细胞。

白髓(white pulp)由致密淋巴组织组成,包括动脉周围淋巴鞘和淋巴滤泡。脾动脉在脾门穿入,分为许多小分支,随小梁分布,称为小梁动脉。小梁动脉的分支进入脾实质,称为中央动脉。中央动脉周围有厚层淋巴组织围绕,称为动脉周围淋巴鞘(periarteriolar lymphatic sheath,PALS),由 T 细胞区和 B 细胞区组成。T 细胞围绕在中央动脉周围,形成 T 细胞区。PALS 的旁侧有淋巴滤泡(lymphoid follicle),又称为脾小结(splenic nodule),为 B 细胞区。淋巴滤泡分为初级滤泡(primary follicle)和次级滤泡(secondary follicle)。未受抗原刺激时为初级滤泡,受抗原刺激后发展为次级滤泡,内含生发中心(germinal center)。

红髓(red pulp)由脾索(splenic cord)和脾血窦(splenic sinus)组成。血窦之间是由大量的红细胞、巨噬细胞、树突状细胞、血小板、粒细胞、少量的淋巴细胞及浆细胞构成的脾索。除了执行免疫功能外,脾脏还是红细胞、血小板和粒细胞的储藏器官。衰老的红细胞和血小板在脾红髓中被处理与清除,称为血液过滤作用。

脾脏是成熟淋巴细胞的定居地,尤其是 B 细胞(占脾脏淋巴细胞总数的 60%,T 细胞占 40%)。脾脏负责对血源性抗原产生免疫应答。微生物一旦进入血液循环,必然流经脾脏,其抗原可刺激脾脏内的 T 细胞和 B 细胞活化,产生效应 T 细胞和抗体,以清除微生物。脾脏切除的个体对菌血症和败血症易感。脾脏中的巨噬细胞可吞噬被抗体包被的微生物(抗体的调理作用)。比如,脾脏切除的个体易患有荚膜细菌(如肺炎球菌和脑膜炎球菌)的感染,因为通常这些微生物是通过巨噬细胞的调理作用被清除的。

四、淋巴结

淋巴结(lymph node)是小结状包膜化淋巴组织,是外周免疫器官。人体约有 500~600 个淋巴结,其内 T 细胞约占 75%,B 细胞约占 25%。淋巴结是淋巴系统的主要组成部分,可截获来自组织液和淋巴液的抗原。淋巴结的实质分为皮质和髓质。

皮质(cortex)为近被膜的外层区域。靠近被膜下的最外层皮质,是 B 细胞定居部位,故称为 B 细胞区或非胸腺依赖区。大量 B 细胞在区内集聚形成淋巴滤泡,分为初级淋巴滤泡和次级淋巴滤泡。前者处于未受抗原刺激的状态,内含成熟的初始 B 细胞,无生发中心;后者为受抗原刺激后的状态,内含生发中心,含活化 B 细胞,处于增殖和功能分化状态。某些可产生高亲和力抗体的 B 细胞迁移到髓质后,进一步分化为浆细胞;某些分化成为记忆性 B 细胞。

副皮质区(paracortex)为 B 细胞区与髓质之间的部分,主要由 T 细胞组成,故称为 T 细胞区或胸腺依赖区。胸腺依赖性(thymus-dependent,TD)抗原进入机体可引起该区 T 细胞的活化增殖。髓质(medulla)位于中心,由髓索和髓窦组成。髓索由 B 细胞、浆细胞、T 细胞和大量巨噬细胞组成。

淋巴结是淋巴细胞(主要是 T 细胞,占 75%)的定居部位;是发生适应性免疫应答的主要场所之一,并通过淋巴细胞再循环与整体免疫系统发生功能联系;同时淋巴结内的巨噬细胞还可吞噬、清除抗原性异物,发挥过滤作用。

五、黏膜免疫系统

黏膜免疫系统(mucosal immune system)也称为黏膜相关淋巴组织(mucosal-associated lymphoid tissues,MALTs),由呼吸道、消化道、泌尿生殖道的黏膜上皮中的淋巴细胞、黏膜固有层中非被膜化弥散淋巴组织以及扁桃体(tonsil)、肠道的派尔集合淋巴结(Peyer patch)及阑尾等被膜化的淋巴组织所组成。该系统针对经黏膜表面入侵机体的病原微生物产生免疫应答,在局部免疫中发挥重要作用。

如同皮肤,黏膜上皮是机体内外环境间的屏障结构。有关黏膜免疫的认识基本上是基于消化道黏膜免疫的研究。胃肠道黏膜中,可见大量淋巴细胞的存在,主要集中在三个区域:上皮层、黏膜固有层和器官化的派尔集合淋巴结。不同部位的淋巴细胞具有不同的细胞表型和功能特征。扁桃体等器官化淋巴组织,通常有次级淋巴滤泡和 T 细胞区。黏膜相关淋巴组织中的 B 细胞多产生分泌型 IgA,经黏膜上皮细胞分泌到黏膜表面,抵御病原微生物的入侵。

六、皮肤免疫系统

皮肤包含了由淋巴细胞和抗原递呈细胞组成的特化的皮肤免疫系统。皮肤是机体最大的器官,也是机体与外环境之间重要的生理屏障。许多病原微生物需要通过皮肤才能侵入机体,因此,皮肤的局部免疫作用十分重要。在表皮中,有角质形成细胞(keratinocyte)、黑色素细胞(melanocyte)、朗格汉斯细胞(Langerhans cell)和表皮间淋巴细胞。位于表皮浅层的朗格汉斯细胞,是未成熟的树突状细胞。表皮朗格汉斯细胞形成了几乎连续的网状组织,使其能有效捕获任何侵入皮肤的外源性抗原。

七、肝脏

肝脏(liver)不仅是一个具有免疫功能的器官,更是一个典型的免疫耐受器官。肝脏与口服免疫耐受(oral immune tolerance)密切相关。肝脏通过门静脉接收来自肠道的物质。经消化道吸收的食物蛋白质成分正常情况下是无害的,但是机体认为这些物质是"非己"的,肝脏内特殊的微环境实现了机体针对这些消化道吸收的无害抗原的免疫耐受,避免了不必要的免疫应答对机体自身可能造成的免疫损伤。

肝脏内有一类特殊的巨噬细胞,称为库普弗细胞(Kupffer cell),库普弗细胞在肝脏免疫功能中发挥重要作用;肝脏是人体内 NK 细胞和 NKT 细胞最大的储存场所,它们在肝脏内的免疫应答和免疫耐受过程中均有重要功能;肝脏内很多细胞都具有抗原递呈功能,包括肝血窦内皮细胞、肝星形细胞(stellate cell)和肝实质细胞,这些抗原递呈细胞在递呈抗原给肝脏内的 T 细胞时通常伴随表达免疫抑制性表面分子或者分泌免疫抑制性细胞因子,从而介导肝脏免疫耐受。另外,临床上在相同的配型条件下,肝脏移植排斥反应发生概率要显著低于肾脏移植排斥,也与诱导免疫耐受的肝脏微环境有关。

第四节　免疫细胞和免疫分子

一、免疫细胞

免疫细胞是免疫系统的功能单元。绝大多数免疫细胞由造血干细胞分化而来。每种细胞类型表达特定的生物标志分子,形成其独特的表型。根据其功能,免疫细胞可分为固有免疫细胞和适应性免疫细胞。固有免疫细胞包括经典固有免疫细胞(包括粒细胞、单核/巨噬细胞、树突状细胞、肥大细胞)、固有淋巴样细胞(innate lymphoid cells,ILCs)(包括 ILC1、ILC2、ILC3、自然杀伤细胞)和固有(样)淋巴细胞(innate-like lymphocytes,ILLs)(包括 NKT 细胞、γδT 细胞、B1 细胞等),介导固有免疫功能。适应性(特异性)免疫细胞包括 T 淋巴细胞和 B 淋巴细胞,介导特异性免疫功能。

吞噬细胞(phagocytic cell)是一类具有吞噬杀伤功能的细胞,主要由中性粒细胞和单核/巨噬细胞组成。根据细胞形态与染色,血液中的粒细胞(granulocyte)可分为中性粒细胞、嗜酸性粒细胞和嗜碱性粒细胞三类。中性粒细胞为外周血白细胞的主要组分。

1. **粒细胞**　中性粒细胞(neutrophil),源于骨髓造血干细胞,胞核呈分叶状,故又称为多形核粒细胞(polymorphonuclear granulocyte,PMN),约占成人外周血白细胞总数的 60%~70%。中性粒细胞可黏附于血管内皮细胞表面,并通过内皮细胞间的间隙进入病原微生物入侵的组织部位。中性粒细胞参与急性炎症反应过程,发挥吞噬杀灭细菌的作用,其作用可由抗体与补体的介入而加强。其杀灭细菌主要通过酶解、氧依赖性和氧非依赖性机制等,与其胞内溶酶体颗粒等密切相关。

嗜酸性粒细胞(eosinophil),源于骨髓,胞内富含嗜酸性颗粒,含有过氧化物酶、酸性磷酸酶等多种酶类,其组织中数量远高于在外周血中的数量,主要分布于呼吸道、消化道和泌尿生殖道黏膜组织中。嗜酸性粒细胞具有一定吞噬能力,可吞噬和消化微生物,并为补体和抗体的作用所加强。在 IgG 和补体介导下,嗜酸性粒细胞对寄生虫有杀伤作用,参与抗寄生虫感染。嗜酸性粒细胞能释放某些细胞因子以及炎性介质如白三烯参与炎症过程,如支气管哮喘。

嗜碱性粒细胞(basophil),源于骨髓,是正常人外周血中含量最少的白细胞。嗜碱性粒细胞膜表面表达补体受体和 IgE 的 Fc 受体(FcεR)。嗜碱性粒细胞内的嗜碱性颗粒含有多种生物活性介质,可介导 I 型超敏反应的发生与发展。

2. **单核/巨噬细胞**　单核吞噬细胞系统(mononuclear phagocyte system,MPS)包括外周血中的单核细胞(monocyte)和遍布机体各组织器官内的巨噬细胞(macrophage)。它们源于骨髓造血干细胞,胞核不分叶。单核细胞可进一步分化为巨噬细胞或树突状细胞;巨噬细胞是终末细胞。单核/巨噬细胞具有吞噬功能,可以吞噬颗粒性抗原,如细菌;具有激活与调控免疫应答反应的功能,比如摄取、加工和递呈抗原给 T 细胞,在诱导适应性免疫应答中起重要作用。

3. **自然杀伤细胞**　自然杀伤细胞(natural killer cell,NK cell)是既不表达 T 细胞受体,也不表达 B 细胞受体的淋巴细胞,源于骨髓,属于固有淋巴样细胞。NK 细胞的识别受体主要包括两类,即免疫球蛋白超家族和 C 型凝集素超家族,每一类中又各包含抑制性和活化性受体。NK 细胞杀伤靶细胞没有 MHC 限制性,以"迷失自己"(missing self)模式识别病毒感染细胞和突变细胞(肿瘤细胞)。NK 细胞表面抑制性受体可识别正常体细胞表面的 MHC I 类分子,此种识别启动对其细胞毒活性的抑制作用,故 NK 细胞不杀伤正常体细胞。体细胞在病毒感染或发生基因突变时,其细胞表面的 MHC I 类分子表达下调或缺失,抑制性受体所介导的细胞毒抑制效应消失,NK 细胞则可启动杀伤靶细胞的效应。NK 细胞是抗感染和抗肿瘤免疫的第一道天然防线。

4. **抗原递呈细胞**　抗原递呈细胞(antigen-presenting cell,APC)具有抗原递呈功能,即摄取微生物或其他抗原,处理后递呈给 T 淋巴细胞,同时为 T 细胞活化提供必需的刺激信号。启动 T 细胞免疫应答的主要 APC 为树突状细胞(dendritic cell,DC)。DC 分布在上皮下和许多器官内,可及时捕获抗原,并将其转运到外周淋巴器官。多数 DC 源于单核细胞谱系,称为髓性 DC。此外,单核/巨噬细胞表达多种受体,通过胞饮作用、调理吞噬作用和受体介导的内吞作用等摄取抗原,并因接受病原体、免疫复合物或 IFN-γ 的刺激而被激活,通过表达 MHC II/ I 类分子参与外源/内源性抗原的加工和递呈,同时高表达 CD80/CD86(B7-1/B7-2)等共刺激分子诱导 T 细胞活化。B 细胞以抗原受体 BCR 识别、浓集和内化抗原或胞饮作用摄取抗原,以抗原肽 -MHC II 类分子复合物形式表达于细胞表面,递呈给辅助性 T 细胞 Th,引发适应性体液免疫应答或再次应答。

5. T 淋巴细胞　T 淋巴细胞又称为 T 细胞,其表面表达抗原受体,称为 T 细胞受体(TCR)。T 细胞表达两类 TCR:TCRαβ 和 TCRγδ。表达两类不同 TCR 的 T 细胞称为 αβT 细胞和 γδT 细胞。γδT 细胞属于固有免疫细胞,主要分布在黏膜和皮肤免疫系统,可直接识别某些抗原,杀伤靶细胞。αβT 细胞可特异性识别由 APC 加工、并由其表面 MHC 分子递呈的抗原多肽(表位)。T 细胞识别抗原后,发生活化、增殖、分化成为效应 T 细胞,可通过分泌细胞因子和细胞毒作用发挥效应。

根据功能和表型,αβT 细胞分为两种类型:CD4$^+$ T 细胞和 CD8$^+$ T 细胞。CD8$^+$ T 细胞通过细胞毒作用特异性杀伤感染胞内寄生病原体(病毒和某些胞内寄生菌)的细胞、肿瘤细胞等靶细胞,故称为细胞毒性 T 淋巴细胞(cytotoxic T lymphocyte,CTL)。CD4$^+$ T 细胞主要合成和分泌细胞因子,对免疫应答起辅助和调节作用,称为辅助性 T 细胞(T helper cell,Th)。Th 根据不同的功能可进一步分为 Th1、Th2、Th17、Th9 和滤泡辅助性 T 细胞(follicular helper T cell,Tfh)等亚型。Th1 和 Th2 是经典的两类辅助性 T 细胞,Th1 主要分泌 γ 干扰素(IFN-γ),主要辅助细胞免疫,比如辅助单核 / 巨噬细胞杀灭胞内病原体、辅助 CD8$^+$ T 细胞的功能;Th2 细胞分泌 IL-4、IL-5、IL-10 和 IL-13,主要辅助体液免疫,辅助 B 细胞增殖、分化和产生抗体。Th17 细胞主要分泌 IL-17,与炎症和自身免疫病的发生关系密切。

6. B 淋巴细胞　B 淋巴细胞,又称为 B 细胞。其表面表达抗原受体,称为 B 细胞受体(BCR),实质上是膜型免疫球蛋白,可特异性直接识别抗原分子表面的表位(epitope)。B 细胞识别抗原后,细胞发生活化、增殖、分化成为浆细胞(在功能上也称之为抗体产生细胞),合成并分泌可溶性免疫球蛋白,即抗体,在体液中发挥特异性结合和清除抗原的作用。因此,B 细胞是介导体液免疫应答的主要免疫细胞。

二、免疫分子

机体内存在大量的参与免疫应答及其调节的分子,包括淋巴细胞产生的抗体和细胞因子、免疫细胞表面的抗原受体和其他黏附分子、MHC 分子以及正常存在于血清中的补体及其他分子等。免疫分子是免疫细胞发挥功能、介导免疫应答发生与发展的重要基础。

1. 抗体　抗体(antibody),也称为免疫球蛋白(immunoglobulin,Ig),是一组由 B 细胞产生的蛋白,以游离型和膜型两种形式存在,膜型即 BCR。所有抗体具有相同的基本结构,但其抗原结合区域因其特异性不同而异。一般而言,每种抗体只能与一种抗原特异性结合。抗体可分为两部分,Fab 段与抗原结合,Fc 段与免疫系统其他成分结合,如吞噬细胞、补体等。中性粒细胞、巨噬细胞表面表达 Fc 受体,可与抗体的 Fc 段结合,此时抗体充当了调理素,通过调理作用促进吞噬细胞对微生物的吞噬。针对一些靶细胞,抗体分子还可使效应细胞对靶细胞具有细胞毒作用,如抗体可介导巨噬细胞产生一种称为抗体依赖性细胞介导的细胞毒作用(antibody-dependent cell-mediated cytotoxicity,ADCC)。有关抗体的内容详见第四章。

2. 补体　补体系统(complement system)由一组 30 余种蛋白组成,其整体功能主要为介导和促进炎症反应。补体活化是一种级联反应,最主要的结果是形成攻膜复合体(membrane attack complex,MAC),在靶细胞膜上形成的 MAC 可直接导致靶细胞裂解死亡,这是补体最主要的功能。此外,补体还有很多其他的生物学效应:①调理作用(opsonization),有助于吞噬细胞对微生物的捕获。吞噬细胞通过表面的补体受体与覆盖微生物表面的补体结合,增强吞噬细胞捕获和吞噬微生物。②趋化作用(chemotaxis),吸引吞噬细胞进入感染部位。③增强局部毛细血管通透性。④释放炎性介质。有关补体的内容详见第五章。

3. 细胞因子　细胞因子(cytokine)是由免疫细胞和某些非免疫细胞经刺激后合成和分泌的一类具有广泛生物学活性的小分子蛋白质,作为细胞间信号传递分子主要参与免疫应答激活和调节、免疫细胞分化发育、组织修复、炎症反应、造血形成等功能。细胞因子主要通过自分泌或旁分泌方式发挥其生物学作用。细胞因子通过与其靶细胞表面的相应受体结合,将生物信号传导至细胞内。细胞因子实质上是免疫细胞在功能上相互联络的"语言"。通过这种"语言"交流，整个免疫系统功能协调一致，有效发挥作用。

以下是几类主要的细胞因子：①干扰素（interferon，IFN）：IFN 在抵御和清除病毒感染中起重要作用。由 IFN-α 和 IFN-β 组成的 Ⅰ 型 IFN 主要由病毒感染细胞产生，Ⅱ 型 IFN 即 IFN-γ 在病毒感染早期由活化的巨噬细胞和 NK 细胞分泌，后期由活化的 Th1 细胞产生。IFN 可使未受病毒感染的细胞获得抗病毒的抵抗力。②白细胞介素（interleukin，IL）：这是一大类细胞因子，主要由 T 细胞产生。单核/巨噬细胞以及其他组织细胞也产生一些 IL。IL 具有多种功能，多数与促进靶细胞的增殖与分化有关。③集落刺激因子（colony-stimulating factor，CSF）：可促进多能造血干细胞和不同分化发育阶段的造血祖细胞增殖与分化。④趋化因子（chemokine）：该大类蛋白分子的主要功能为细胞趋化功能，比如趋化血液中的免疫细胞进入感染发生的组织，或所归巢的部位。某些趋化因子也可活化细胞发挥独特功能。⑤其他细胞因子，如肿瘤坏死因子（tumor necrosis factor）、转化生长因子 -β（transforming growth factor-β，TGF-β）等具有多种效应，但主要介导和调控炎症反应和细胞毒作用。有关细胞因子的内容详见第六章。

4. 白细胞分化抗原　白细胞分化抗原（leukocyte differentiation antigen）是不同谱系的白细胞在正常分化成熟的不同阶段以及活化过程中出现或者消失的细胞表面抗原分子，具有广泛的生物学功能。应用单克隆抗体鉴定技术，将来自不同实验室的单克隆抗体所识别的同一分化抗原称为分化群（cluster of differentiation，CD）。CD 是免疫细胞的"身份标志"，比如，T 细胞表达 CD3，B 细胞表达 CD19 和 CD20，人 NK 细胞表达 CD56，单核细胞表达 CD14，树突状细胞表达 CD11c 等。有关白细胞分化抗原的内容详见第六章。

5. 细胞黏附分子　细胞黏附分子（cell adhesion molecule，CAM）是介导细胞间或细胞与细胞外基质间相互结合和作用的分子。黏附分子以受体 - 配体结合的形式发挥作用，是免疫应答、炎症发生、凝血、肿瘤转移以及创伤愈合等一系列重要生理和病理过程的分子基础。有关黏附分子的内容详见第六章。

6. 主要组织相容性复合体　主要组织相容性复合体（major histocompatibility complex，MHC）是一组与免疫应答密切相关、决定移植组织是否相容、紧密连锁的基因群。其编码分子简称 MHC 分子，主要生理功能是将抗原加工产物以抗原肽 -MHC Ⅰ / Ⅱ 类分子复合物的形式表达于细胞表面，供 CD8$^+$ T/CD4$^+$ T 细胞识别，发生适应性免疫应答。MHC 不仅可以决定免疫应答的类型，也是决定免疫应答结局的关键。有关 MHC 的内容详见第七章。

第五节　免疫异常与疾病

免疫应答是把双刃剑。一方面，免疫功能给机体带来免疫保护作用；但另一方面，当免疫系统本身的成分缺乏或功能缺陷，或免疫应答的水平过高或过低，或针对自身的免疫耐受被打破，或免疫调节功能发生紊乱时，所出现的异常免疫应答可导致相关疾病的发生。免疫相关疾病种类非常多，如免疫缺陷病、超敏反应、哮喘、感染性疾病、肿瘤、自身免疫性疾病和移植排斥反应。

免疫系统的任何组分发生缺陷，个体将不能有效抵御病原微生物的感染，恶性肿瘤的发生率也将显著提高，此种状态称之为免疫缺陷（immunodeficiency），导致的疾病称为免疫缺陷病（immunodeficiency disease，IDD）。某些遗传性免疫缺陷病可在个体出生后不久就表现出来，而获得性免疫缺陷综合征（acquired immunodeficiency syndrome，AIDS）则是因为人类免疫缺陷病毒（human immunodeficiency virus，HIV）感染 CD4$^+$ T 细胞所致，其临床表现就是机会性感染和恶性肿瘤发生率显著上升。有关免疫缺陷病详见第二十六章。

免疫系统有时对无害的抗原（如食物）也启动应答。免疫应答有时反应强烈，甚至造成机体组织细胞的损害，称为超敏反应（hypersensitivity）。超敏反应根据机制不同可分为四型，Ⅰ型超敏反应是由变应原、肥大细胞、嗜碱性粒细胞和 IgE 介导的。哮喘就是最常见和典型的 Ⅰ型超敏反应。

自身免疫（autoimmunity）是免疫系统对自身抗原的不适当反应。正常时免疫系统可识别外源性的有威胁的抗原并产生免疫应答，但对自身细胞与分子产生免疫耐受。而由于各种原因，一旦免疫系统对自身成分起反应，将导致自身免疫应答，诱发自身免疫病。自身免疫往往是免疫细胞对"自己"与"非己"成分的辨别障碍导致的。系统性红斑狼疮（systemic lupus erythematosus，SLE）和类风湿关节炎（rheumatoid arthritis，RA）是最常见和典型的自身免疫病，除此之外，还有重症肌无力、1 型糖尿病、自身免疫性肝病、桥本甲状腺炎和自身免疫性血小板减少性紫癜等。

第六节　免疫学的应用

免疫学的显著特征是理论探索性强、实际应用价值大。免疫学理论和免疫学技术与医学实践相结合，为疾病的诊断与防治提供理论指导、技术方法和药物产品。

免疫诊断（immunodiagnosis）是应用免疫学的理论、技术和方法诊断各种疾病和测定机体的免疫状态。它是确定疾病的病因和病变部位，或是确定机体免疫状态是否正常的重要方法。免疫诊断已成为临床各学科中诊断疾病的最重要手段之一。免疫学诊断的方法向着微量、自动、快速方向发展，新的诊断方法层出不穷。

通过疫苗接种预防乃至消灭传染性疾病是免疫学的一项重要任务。通过接种牛痘疫苗，最终消灭了天花这一恶性传染病，这是免疫学对人类健康具有里程碑意义的贡献。通过接种疫苗，全球消灭脊髓灰质炎已指日可待。重组疫苗的应用使乙型肝炎的发病得到有效控制。通过计划免疫，我国在控制多种传染病尤其是儿童多发传染病方面已取得显著成绩。

免疫治疗已成为临床治疗疾病的重要手段之一。以 PD-1 单克隆抗体和杀伤性 T 细胞应用为标志性突破的肿瘤免疫治疗临床应用已取得重要进展，其与放化疗联合应用以提高肿瘤治疗效果目前备受关注。应用单克隆抗体在治疗移植排斥反应以及某些自身免疫性疾病也取得突破性进展。多种细胞因子在贫血、白细胞和血小板减少症、病毒性肝炎等治疗中取得良好疗效。造血干细胞移植已成为治疗白血病等造血系统疾病不可替代的治疗手段。免疫抑制剂的成功应用极大地提高了器官移植的临床成功率。

免疫学技术除了广泛应用于生命科学基础研究和疾病救治临床应用外，还广泛地应用于法医学的痕迹鉴定、食品科学研究和食品安全质量管理、重金属污染检测、物种进化关系的研究等领域。

（曹雪涛）

第二章
免疫学发展史与疾病防治

　　免疫学是一门古老又年轻的学科。说其古老，因为免疫学的经验萌芽是古人在临床治疗和预防当时称之为瘟疫的烈性传染病（如天花）的医学实践中逐步发展起来的。说其年轻，是因为与其他生物医学领域的传统学科相比，免疫学成为一门真正的科学学科距今才一百多年。免疫学理论与实践的不断进步，对现代医学的发展及人类健康的促进产生了至关重要的影响。

第一节　免疫学的发展时期

　　从我国接种人痘预防天花的史实记载（17世纪70年代）开始至今，免疫学的发展已有三个半世纪，历经了免疫学的经验时期（17世纪70年代—19世纪中叶）、免疫学的科学早期（19世纪中叶—1912年）、免疫化学时期（1912年—20世纪50年代）、免疫学革命时期（20世纪50年代—1977年）和现代免疫学时期（1977年至今）。

一、免疫学经验时期

　　在医学科学没有诞生以前，"以毒攻毒"的疾病预防和治疗经验是人类与传染病尤其是天花长期斗争中所获得的实践总结。我国17世纪人痘接种预防天花是经验免疫学开始的重要标志，英国18世纪牛痘接种预防天花获得成功是免疫学及人类医学史上的一项重要标志成果。

　　1. 人痘接种预防天花　天花（图2-1A）是一种烈性传染病，正常人一旦接触患者，几乎都会感染，但感染后的幸存者，却不会再次患天花病。早在公元11世纪的宋朝，我国就有了关于吸入天花痂粉可预防天花的传说。公元16世纪的明代隆庆年间，我国人民在长期防治天花的医学实践中，发明了用人痘痂皮接种造成轻度感染来预防天花的方法。在公元17世纪70年代，人痘接种法有了正式的史实记载，将沾有疱浆的患者衣服让正常儿童穿戴，或者将天花愈合后的局部痂皮磨成粉末，经鼻腔给正常儿童吸入，可有效预防天花。这些人痘接种法不仅在当时国内广泛应用，还经过丝绸之路西传至欧亚各国；经过海上丝绸之路东传至朝鲜、日本及东南亚各国。人痘接种法预防天花有效，但也有患天花的危险，因为接种物中含有活性天花病毒。这一应用上的缺陷，在一定程度上限制了人痘接种法的广泛使用，但这种方法在早期为人类预防天花这种恶性传染病所做的巨大贡献是不容忽视的。

　　2. 牛痘接种预防天花　18世纪末，英国乡村医师Edward Jenner（1749—1823）（图2-1B）观察到牛可患牛痘，其牛痘疹酷似人类的天花，而挤牛奶女工在为患牛痘的牛挤奶时，手臂上也因接触病牛脓疱物质而得"牛痘"，可是这些得"牛痘"的女工却拥有了抵抗天花的免疫力，不会再感染天花，他意识到接种"牛痘"可能预防天花。

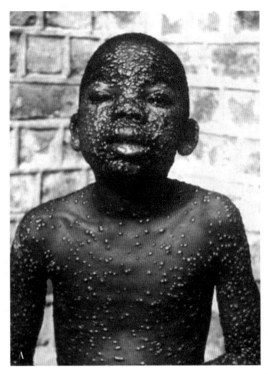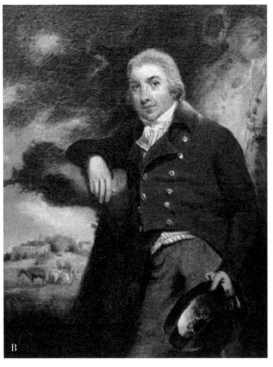

图2-1　天花患者(A)与 Edward Jenner(B)

1796 年,他从一名患牛痘的牛奶女工身上取少许脓疱脓液注射到一个八岁男孩的手臂内,仅导致手臂局部疱疹发生,但无全身症状出现。然后,Jenner 给他种了天花痘,不出所料,男孩没有感染天花。Jenner 为了证实其效果,先后给男孩多次注射天花痘,但男孩仍安然无恙。据此,Jenner 于 1798 年出版了专著《探究》,书中称此技术为 Vaccination(种痘),取意于拉丁文 Vacca(牛)。

Jenner 牛痘接种预防天花的方法相当安全,没有人痘接种存在感染天花的风险,因此,Jenner 提出牛痘接种方法后几年内就获得了全世界广泛的认可和推广应用。牛痘接种法预防天花是一项划时代的医学发明与成就,为人类预防天花做出了重要的贡献,拯救了无数的生命。

二、免疫学的科学早期

1. **Pasteur 开创和奠定现代免疫学科**　科学史家认为,免疫学作为一门科学诞生在法国微生物学家 Louis Pasteur(图 2-2)的实验室中,始于其细菌学的理论。Pasteur 有关细菌(炭疽杆菌、鸡霍乱弧菌)和病毒(狂犬病毒)的减毒或无毒疫苗的研制开创了科学的免疫接种和保护性免疫的新篇章,赋予"以毒攻毒"传统思想以科学内涵,真正达到了"以无毒"来"攻毒"的功效。

病原菌的发现和疫苗的研制推动了免疫学的发展。19世纪 70 年代许多致病菌陆续被分离成功,德国细菌学家 Robert Koch 提出了病原菌致病的概念,颠覆了先前人类对"瘟疫"的认识。在此基础上,进一步认识到将减毒的病原体给动物接种,可预防原始病原体感染所引起的疾病。Pasteur 发现炭疽杆菌经 40~43℃下培养后,可明显降低毒力,将其制成人工减毒的活菌苗接种牲畜可预防炭疽病的

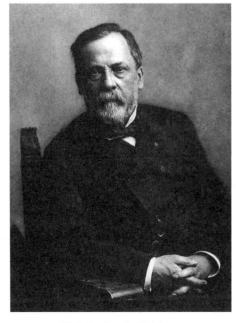

图2-2　Louis Pasteur

发生,其后 Pasteur 又将狂犬病病原体经过兔脑连续传代获得减毒株,制备成减毒狂犬疫苗。在随后的 20 多年时间,随着越来越多的致病菌被确定,多种疫苗相继问世。

2. **细胞免疫和体液免疫学派的形成与争论**　19 世纪后叶,俄国学者 Elie Metchnikoff 发现了吞噬细胞可吞噬微生物,于 1883 年提出了细胞免疫的假说,即吞噬细胞理论。他推测吞噬细胞是天然免疫的重要部分,并对获得性免疫也至关重要,且与众不同地提出,炎症并不是单纯的一种损伤,它也是机体的一种保护机制。这一理论对生物医学的发展产生了深远而广泛的影响。Metchnikoff 的发现开创了固有免疫,并为细胞免疫奠定了基础。Metchnikoff 及其学生在 Pasteur 研究所花费了几十年时间继续其吞噬细胞的研究,形成了以法国为中心的细胞免疫学派阵营。

1890 年,von Behring 和他的同事 Kitasato 将白喉外毒素给动物免疫,发现在免疫动物血清中产生了一种能中和外毒素的物质,称为抗毒素。次年,他们用白喉抗毒素血清成功救治了一名白喉患儿。白喉抗毒素的问世,挽救了成千上万患儿,开创了免疫血清疗法即人工被动免疫的先河,也兴起了体液免疫的研究。1901 年 von Behring 成为第一届诺贝尔生理学或医学奖得主。抗毒素发现后不久,又相继在动物免疫血清中发现有溶菌素、凝集素、沉淀素等特异性组分,并能与相应的细胞、微生物及其产物发生特异性结合。其后将血清中多种不同的特异性反应物质称为抗体(antibody),而将能诱导抗体产生的物质统称为抗原(antigen),建立了抗原抗体的概念,并陆续建立了体外检测抗原或抗体的多种血清学技术。1899 年比利时医生 Jules Bordet 发现在可以溶解细菌的新鲜免疫血清中,还存在一种热不稳定的物质,在抗体存在的条件下,具有溶菌或溶细胞的作用,称为补体(complement)。

1897 年 Paul Ehrlich 提出了侧链理论(side chain theory),认为抗体分子是细胞表面事先就存在的一种受体,抗原进入机体后与其结合,刺激细胞产生更多的抗体,后者脱落入血成为循环抗体。他是受体学说的首创者。Ehrlich 这一富有想象力的理论曾一度在免疫学界发挥了重要的影响力。后来形成了以他为代表的以德国为中心的体液免疫学派阵营。

在 19 世纪末 20 世纪初,体液免疫学说压倒细胞免疫学说,占据免疫学的统治地位,这一局面持续了很长时间。当时认为抗体是理解免疫应答的关键环节,而细胞免疫的观点则被忽视。直到 20 世纪后半叶淋巴细胞被发现和重视后,细胞免疫才重新确立了在免疫学中的重要地位,才认识到细胞免疫和体液免疫同等重要,它们相互合作、相互补充共同构成了免疫系统的复杂而又精确的功能。当时,细胞免疫学派和体液免疫学派在争论过程中为了支持各自的理论、反驳对方的理论而开展了大量实验研究,成果不断涌现,极大地促进了免疫学快速发展。

3. **移植免疫学的崛起与发展**　在 19 世纪和与 20 世纪之交开始的有关移植排斥的研究对免疫学发展起了十分重要的推动作用。有趣的是,早期在移植领域取得重要工作进展的并不是免疫学家,而是一些外科医师、生物学家和遗传学家,他们通过研究皮肤移植排斥等发现了同种异体移植排斥反应规律,例如,认识到异种间的移植(异种移植)总是发生排斥反应,导致移植失败;而同种内不同个体间的移植(同种异体移植)通常会失败,如果一个受者预先以供者物质进行免疫,则供者的第二次移植排斥反应会加速;但血缘关系越接近,移植成功的可能性越大。这些移植排斥反应的研究成果在相当长的一段时间内并不被主流免疫学家所接纳,但事实证明对于后来免疫学耐受理论等的提出起到了重要的影响。

三、免疫化学时期

该时期免疫学研究的主流是抗原与抗体的化学结构、抗原与抗体结合反应的化学本质和特征。免疫学研究从原来的以医学生物学为主要研究内容转成了以免疫细胞与分子的化学结构与功能的研究。

此时期的代表人物是 Karl Landsteiner。20 世纪初,Landsteiner 开始研究抗原的结构和抗原与抗体反应的特异性。他把芳香族有机分子耦联到蛋白质分子上后免疫动物,观察芳香族有机分子结构与活性基团部位对抗体特异性的影响,发现抗原特异性是由抗原表面小的化学结构决定的,其结构差异导致抗原性的不同。该半抗原加载体免疫动物研究抗体特异性的方法为抗原和抗体化学结构的研究开创了技术性和理论性的基础,开启了20世纪上半叶免疫化学研究的时代。在此基础上,Landsteiner进一步发现人红细胞表面的糖蛋白末端寡糖性质差异是决定其抗原性的重要因素。据此,Landsteiner发现并且鉴定了人类ABO血型。1930年Karl Landsteiner因此获得了诺贝尔生理学或医学奖。此外,Landsteiner于1904年与Julius Donath界定了导致阵发性血红蛋白尿的自身抗体,该病是最早发现的自身免疫病;于1909年最早建立了诊断脊髓灰质炎的血清学检测方法;于1926年与Philip Levine一起发现了MNP红细胞抗原;于1940年与Alexander Wiener发现了Rh血型系统。

Landsteiner最大的成就是揭示了抗体特异性的化学基础,推动了免疫学发展。该项工作在客观上主导了免疫学研究在长达半个世纪内以免疫化学为主要方向,直到Burnet提出抗体产生的克隆选择学说之后,免疫学主流研究又回到医学生物学领域。

四、免疫学革命时期

自20世纪50年代开始至70年代中期,免疫学家们发现了诸多免疫学新现象,免疫化学时期占主导地位的传统理论无法解释这些新发现的现象,急需免疫学理论与技术体系发生变革,由此,免疫学研究进入了一个快速发展的时期。

1. **获得性免疫耐受的发现**　20世纪中叶,Macfarlane Burnet提出了获得性免疫耐受的假说。他提出,在免疫应答中,免疫耐受是"自我识别"所致,这种"自我识别"发生在胚胎期。英国生物化学家Peter Brian Medawar证实了动物获得性免疫耐受性,为免疫学科学理论建立以及器官移植的临床研究作出了卓越贡献。1960年,Medawar和Burnet分享了诺贝尔生理学或医学奖。

免疫耐受现象的发现,是免疫学领域的一项重大突破。原有的抗体生成理论对此现象均不能做出令人满意的解释。因此,获得性免疫耐受现象的发现客观上催生了一种新的抗体生成理论的问世。

2. **抗体生成的克隆选择学说问世**　1955年Niels K.Jerne首次提出第一个抗体生成的生物学选择学说——自然选择理论。Jerne指出,宿主能够合成具有整个抗体特异性库的巨大数量的抗体,它们以天然抗体形式存在于血液中。这些天然抗体选择性地与合适的抗原结合,并且将抗原转运到抗体产生细胞中,通过一系列信号转导激活细胞产生相同特异性的大量抗体。初次免疫之后,抗原对抗体的选择体现在高亲和力方面,即与抗原高亲和力的抗体被大量产生。Jerne将免疫耐受现象解释为:任何针对自身抗原的天然抗体在一开始即为机体组织吸收,此后就不再出现自身抗体。

1957年,Macfarlane Burnet提出了著名的抗体生成的克隆选择学说。他以免疫细胞为核心,提出抗体作为天然产物存在于免疫细胞表面,是抗原特异性的受体,能够与抗原选择性地结合。他认为,免疫细胞随机生成多样性的细胞克隆,每一个免疫细胞克隆表达针对某一个特定抗原的特异性受体。当抗原出现时,一个抗原与一个免疫细胞克隆表面的抗原受体发生特异性结合,导致该免疫细胞增殖。产生的大量后代细胞均可产生同一抗原特异性的抗体。不同的抗原结合不同特异性的免疫细胞表面的抗原受体,选择活化不同的免疫细胞克隆,导致产生不同抗原特异性的抗体。免疫耐受是由于免疫细胞克隆流产(夭折)所致,即与自身抗原结合的免疫细胞克隆在胚胎时期克隆前体细胞发育阶段发生了流产。

Burnet的学说发展了Ehrlich的侧链学说,修正了Jerne的自然选择学说。Burnet在免疫学理论上的建树对后续免疫学研究产生了重大而深远的影响。

3. **抗体分子结构的发现**　美国生物化学家Gerald Maurice Edelman阐明了抗体分子结构。1958年前后,Rodney Porter用木瓜蛋白酶和胃蛋白酶将抗体降解成几个片段。Edelman找到了用浓尿素还原抗体分子二硫键的方法。1961年,他进行IgG的还原实验,实验所得的裂解产物比Porter的实验所得的片段还小得多。他确认这些产物为IgG的两种多肽链,后来被称为轻链和重链。1961年,他利用本周蛋白做电泳实验,发现它们是均一的,只相当于骨髓瘤蛋白分子的一条多肽链(轻链)。

1965 年他与 Porter 等人先后鉴定了 IgG 轻链的氨基酸结构。他们发现,每条轻链都有两个区:从氨基端开始的是可变区,另一半是恒定区,整个轻链有 214 个氨基酸残基,其中可变区占 108 个左右。然后进一步证实重链也有可变区和恒定区。每条重链含有 446 个氨基酸残基,其中可变区占 115 个。此外,他还发现,轻重链之间共有四个把它们连接起来的二硫键。由于在抗体结构研究中的突出贡献,1972 年他与 Porter 共同获得了诺贝尔生理学或医学奖。

4. 单克隆抗体技术的发明 1975 年德国免疫学家 Kohler 与英国生物化学家 Cesar Milstein 共同研究开发了制备单克隆抗体的新技术。他们将两种细胞融合为一,产生一种称为"杂交瘤"的细胞。他们将能够在体外无限增殖的小鼠骨髓瘤细胞与能够分泌特异性抗体的免疫小鼠的脾细胞融合,获得了既能无限增殖又能分泌特异性抗体的杂交瘤细胞株。他们先将特定的抗原免疫动物,取脾脏制成单细胞悬液,在融合促进剂作用下,将其与骨髓瘤细胞融合。由于未融合的脾细胞不能连续传代,因而自然死亡。骨髓瘤细胞事先已经过特殊处理,它们缺乏次黄嘌呤鸟嘌呤核苷酸转移酶,对氨基蝶呤敏感。于是,未融合的骨髓细胞在含有氨基蝶呤的选择培养基中被杀死。只有脾细胞与骨髓瘤融合生成的杂交细胞能在选择培养基中存活下来,形成杂交瘤细胞。10~14d 后,杂交瘤细胞克隆扩增,用有限稀释或软琼脂法,分离出单个细胞克隆,继续培养,得到能够产生单克隆抗体的杂交瘤细胞株。然后注入小鼠腹腔,小鼠腹水中就含有大量的单克隆抗体。单克隆抗体技术是免疫学领域的一项具有重大应用价值的革命性突破技术。1984 年他们共同获得了诺贝尔生理学或医学奖。

5. 细胞免疫学的发展 Burnet 的克隆选择学说促进了 T 和 B 淋巴细胞的发现。1957 年 Glick 发现切除鸡的腔上囊(cloacal bursa)导致抗体产生缺陷。Glick 将鸡腔上囊内发现的淋巴细胞称为腔上囊衍生细胞,简称为 B 淋巴细胞或 B 细胞。1961 年 Miller 和 Good 发现小鼠新生期切除胸腺(thymus)或新生儿先天性胸腺缺陷,都可引起严重的细胞免疫和体液免疫功能障碍。他们认为胸腺衍生的淋巴细胞是执行细胞免疫功能的主要细胞,将其称为胸腺衍生细胞,简称 T 细胞。1962 年和 1964 年 Warner 和 Szenberg 发现切除鸡的腔上囊只影响抗体的生成,但不影响移植排斥反应,提示 T 细胞参与细胞免疫,而 B 细胞负责体液免疫。1967 年,Claman 和 Mitchell 等发现,在功能上 T 细胞和 B 细胞有协同作用,T 细胞可辅助 B 细胞产生 IgG,科学地解释了胸腺切除后抗体产生缺陷的原因。借助单克隆抗体技术,免疫学家进一步鉴定免疫细胞表面表达的特征性标志分子,Cantor 和 Reiherz 等分别将小鼠和人类 T 细胞群体分成辅助性 T 细胞(Th)和细胞毒性 T 淋巴细胞(CTL)功能亚群。Cershon 等还证明抑制性 T 淋巴细胞的存在。1976 年 T 细胞生长因子(IL-2)的发现和应用,使 T 细胞在体外持续大量培养获得成功。由此,细胞免疫的研究日益全面、深入。

五、现代免疫学时期

分子生物学的迅速兴起,极大地推动了免疫学的发展,不仅大量的免疫分子的基因被克隆,新的免疫分子被表达,而且使得人们对免疫应答与免疫疾病的研究深入到分子与基因水平,分子免疫学应运而生,免疫学理论与实践得以进一步的提升与应用。

1. 抗体多样性和特异性的遗传学基础 1978 年日本分子生物学家 Susumu Tonegawa 应用基因重排技术,揭示出免疫球蛋白 C 区和 V 区基因在胚系的 DNA 中是分隔的,而 V 区包括了被分隔的数目众多的 V 基因、D 基因和 J 基因片段。V、D、J 基因片段的重排是产生抗体多样性的最重要的机制。而 C 基因片段则决定了免疫球蛋白的类、亚类和型,相同的 VDJ 按一定顺序分别与不同的 C 基因片段的重组是免疫球蛋白类别转换的遗传学基础。1987 年 Tonegawa 因为抗体多样性机制研究而获得了诺贝尔生理学或医学奖。

2. T 细胞受体的基因克隆 免疫球蛋白基因结构和重排发现后不久,1984 年 Mark Davis 和 Chien Saito 等成功克隆了 T 细胞受体(TCR)的基因。TCR β 链基因与免疫球蛋白重链基因,TCR α

链基因与免疫球蛋白轻链基因的结构和重排有着惊人的相似。TCR 的基因克隆成功、结构与功能及其多样性研究是现代免疫学的里程碑式的重大成就,对于免疫学理论的深化研究、免疫细胞工程化的临床应用等都产生了巨大的推动作用。

3. **细胞因子及其受体的发现与应用**　20 世纪 80 年代先后克隆出许多有重要生物学功能的细胞因子,它们在造血,细胞活化、生长和分化,免疫调节,炎症等许多重要生理和病理过程中发挥重要作用。到了 90 年代,由于人类基因组计划的突飞猛进以及生物信息学的应用,人们对新的细胞因子及其受体结构和功能的研究,达到了前所未有的速度,并迅速将其应用到临床医学中,成为免疫病理研究和疾病免疫治疗的重要内容。

4. **固有免疫识别理论的突破**　1989 年 Janeway 提出了固有免疫的模式识别理论,1994 年 Matzinger 以模式识别理论为基础进一步提出了"危险模式"理论。认为固有免疫细胞通过其表达的模式识别受体,选择性地识别病原体及其产物所共有的高度保守的分子结构(非己成分),即病原体相关分子模式后,吞噬病原体,启动固有免疫应答,并加工与递呈抗原,在危险信号的参与下,启动适应性免疫应答。该理论从新的角度解释了免疫系统为什么针对病原体入侵和组织损伤选择性产生应答,而不对正常自身组织产生应答。因为免疫识别与固有免疫的突破性研究,树突状细胞的发现者、加拿大免疫学家 Ralph Steinman 与 Toll 样模式识别受体的发现者、美国免疫学家 Bruce Beutler 和法国免疫学家 Jules Hoffman 一同获得了 2011 年诺贝尔生理学或医学奖。

5. **免疫细胞受体信号转导的研究**　免疫细胞通过其膜表面的免疫受体(如 TCR、BCR 等)、细胞因子受体、模式识别受体、黏附分子以及死亡受体等,感应来自细胞外或细胞内的各种刺激。这些刺激与上述相应受体结合后,通过受体介导的信号途径,调节特定基因的表达,参与或调节免疫应答。免疫细胞的信号转导途径十分复杂,不同免疫膜分子介导的信号途径各不相同,而且不同信号途径之间存在着交叉调控(cross-talking)。免疫细胞信号转导途径的下游是活化特定的转录因子,使其进入胞核,调控相应基因的表达。值得注意的是,不同的信号途径具有其作用的选择性,但也可激活相同的转录因子,生物体巧妙地应用有限的基因和分子,形成交互作用的网络,完成极其复杂的生物学功能。

第二节　免疫学在生物医学发展中的重大贡献

诺贝尔生理学或医学奖从 1901 年颁奖以来的 120 年间,总共有 17 次颁给了在免疫学相关领域做出重大成就的科学家,共有 28 位免疫学家获得了此科学界最高的荣誉(表 2-1),可见免疫学在生物医学中的重要地位及其历史重大贡献。

一、疫苗接种改变疾病谱

目前,死亡率居前四位的疾病为恶性肿瘤、脑血管疾病、心脏病和肺炎,而在 100 年以前传染病居各种疾病死亡率之首。造成这一重要变化的主要原因就是疫苗接种的贡献。1979 年 10 月 26 日,世界卫生组织宣布全世界已经消灭天花,这被视为人类征服疾病的最辉煌的壮举。疫苗接种成功预防了大多数细菌、病毒所致传染病的发生,使传染病的大规模流行得到有效的控制。

中国医学科学院顾方舟教授于 1962 年研制成功了可在室温保存的脊髓灰质炎减毒活疫苗(糖丸),随后在全国上亿儿童中广泛接种,使我国脊髓灰质炎发病率大幅度下降并得以全面控制,使数十万儿童免于致残。顾方舟教授的这一巨大贡献永载我国医学发展史册。

表 2-1　免疫学相关诺贝尔奖

年份	英文名	国籍	成果
1901	von Behring	德国	抗毒素,血清治疗
1905	Robert Koch	德国	结核分枝杆菌和结核菌素
1908	Elie Metchnikoff	俄国	吞噬细胞理论(细胞免疫)
	Paul Ehrlich	德国	抗体生成侧链理论(体液免疫)
1913	Charles Richet	法国	过敏反应
1919	Jules Bordet	比利时	免疫溶血反应
1930	Karl Landsteiner	奥地利	ABO 血型
1951	Max Theiler	南非	黄热病疫苗
1957	Daniel Bovet	意大利	抗组胺药
1960	Macfarlane Burnet	澳大利亚	获得性免疫耐受
	Peter Medawar	英国	获得性免疫耐受
1972	Rodney Porter	英国	抗体结构
	Gerald Edelman	美国	抗体结构
1977	Rosalyn Yalow	美国	放射性免疫检测法
1980	Baruj Benacerraf	美国	免疫应答基因
	Jean Dausset	法国	人 HLA
	George Snell	美国	小鼠 MHC
1984	Cesar Milstein	英国	单克隆抗体技术
	Georges Kohler	德国	单克隆抗体技术
	Niels Jerne	丹麦	抗体的独特性网络学说
1987	Susumu Tonegawa	日本	抗体多样性机制
1996	Peter Doherty	澳大利亚	MHC 限制性
	Rolf Zinkernagel	瑞士	MHC 限制性
2011	Ralph Steinman	加拿大	DC
	Bruce Beutler	美国	TLR
	Jules Hoffman	法国	TLR
2018	James Allison	美国	CTLA-4
	Tasuku Honjo	日本	PD-1

二、血型的发现与临床输血

在血型尤其是 ABO 血型发现之前,输血一直是一个难题,输血溶血现象一直无法解决。免疫化学家 Karl Landsteiner 在 20 世纪初发现了 ABO 血型,该项成果迅速应用于临床,采用同血型血液输血避免了异型输血所致溶血反应的发生,解决了临床输血难题,极大地促进了临床创伤治疗和外科手术的发展,拯救了很多人的生命。

三、MHC 的发现与器官移植

人类很早就发现了同种异体间移植存在着排斥现象,但是机制一直不清。直到主要组织相容性复合体(MHC),尤其是人类白细胞抗原(HLA)的发现,才使得器官移植成为可能。现已清楚,器官移植的成败主要取决于供受者间的组织相容性,其中 HLA 等位基因的匹配程度最重要。器官移植前,需要对供受者分别作 HLA 分型和进行交叉配型。可以说,MHC 的发现为临床器官移植奠定了理论与实践基础,促进了其广泛应用。

四、单克隆抗体技术的发明与应用

单克隆抗体技术的问世是 20 世纪 70 年代生物医学领域的一次革命,它的推广应用对生命科学和医学发展产生了巨大的影响。利用其抗原抗体结合的高度特异性而建立了多种免疫检测技术,例如免疫荧光、免疫沉淀等以及流式细胞术,一方面广泛应用于生命科学领域研究,推动了免疫细胞分化发育、亚群分型、功能特征以及免疫分子相互作用的基础研究,另一方面广泛应用于生命物质例如激素、酶和一些生物活性物质、疾病标志物的鉴定、定量检测,对于疾病的早期诊断与预后判断等具有重要的价值。重要的是,多种单克隆抗体药物获批上市,极大地提升了临床疾病的治疗水平与效果。

五、肿瘤免疫治疗

多数癌症患者一旦确诊,往往处于晚期阶段,多数患者不能进行手术治疗,或者缺乏有效的化疗药物与放射治疗方案,因此,迫切需要新型有效的肿瘤治疗方法。目前,肿瘤免疫治疗临床应用前景广阔。

美国免疫学家 James Allison 与日本免疫学家 Tasuku Honjo 通过发现两种负向免疫调节分子、创建了"负负得正"的新型癌症免疫治疗方法而获得了 2018 年诺贝尔生理学或医学奖。他们分别于 1995 年发现 CTLA-4 在 T 细胞上的抑制作用和 1992 年克隆了 PD-1,发现这两种分子对于 T 细胞功能活化而言,起到了"刹车器"般的免疫功能抑制作用。随后免疫学家们将针对性阻断 CTLA-4 和 PD-1 作用的单克隆抗体应用于肿瘤免疫治疗,该新型免疫疗法在转移性晚期癌症的临床治疗中取得了令医学界异常振奋的效果。2011 年美国食品药品监督管理局(FDA)批准 CTLA-4 抗体上市,2014 年 PD-1 抗体也获批上市,应用于某些类型癌症患者的临床治疗。随后发现,将两种抗体联合应用,其癌症临床治疗更佳。PD-1 抗体疗法的问世给众多原本已经失去治疗机会的晚期癌症患者带来了希望。目前免疫学家正在积极发现更多的免疫抑制分子并尝试其抗体阻断疗法用于癌症综合性治疗,并正在积极研发工程化免疫细胞例如 CAR-T 杀伤性免疫细胞过继免疫疗法应用于癌症临床治疗,有望获得新的突破。

第三节　免疫学与疾病诊断、治疗与预防的发展前景和趋势

免疫学是生命科学与医学中的前沿性和基础性学科,其研究领域涉及生命的发生与发育、机体内外环境平衡、机体防御机制、肿瘤发生与发展、衰老等重要生命科学问题,其学术成果既可满足现今重大医学需求,为传染病、肿瘤、器官移植、过敏性疾病、自身免疫病、免疫缺陷病以及心脑血管性疾病、代谢性疾病的诊断、治疗与预防提供重要的理论指导和技术支持,并且可能成为最终解决上述疾病的重要策略与手段来源。

现代医学正在从疾病治疗模式向疾病预防与健康促进模式转变,经典免疫学实现了人类历史第一次预防医学的革命,通过疫苗接种预防大多数传染病的发生,有效控制了其大规模的流行。现代免疫学可能将通过新型疫苗以及抗体等进一步有效控制传染病的突发与流行,并在肿瘤、自身免疫病等慢性疾病治疗中取得成效。

在揭示生命科学基本问题、推动医学理论发展和征服难治性疾病方面,免疫学与基因组学、蛋白质组学、系统生物学等新生学科的交叉融合可能产生新的理论突破,如应用单细胞基因组学来量化、发现和描述免疫细胞类型等。免疫学独特的方法与手段可为生物医学整体发展提供关键技术平台。免疫学技术与高通量组学技术结合可能产生新型生物技术,例如"抗体芯片"技术可利用其高通量筛选的特点研究蛋白质功能与结构。单细胞图谱(single cell global profiling)分析有望定义与正常免疫功能和疾病发生发展相关的新的细胞类型和状态,从而发现新的机制假说和治疗方向,最终有助于临床上监测免疫功能和预测疾病进展,甚至更好地了解患者的免疫状况以实现个性化治疗。

在研究体系与研究范式上,免疫学研究未来会更加注重整体性和系统性,通过整合动物疾病模型、转基因模型、基因敲除模型等进一步深化免疫应答与调节的理论研究以及推动免疫治疗的应用。免疫学研究将进一步充分利用基因组学、蛋白质组学、生物信息学的理论与技术体系,进一步纵深探索免疫应答诸环节的分子基础,同时,将免疫应答与调节置于体内整体代谢过程或系统中来全面动态研究其规律、生物学意义及疾病防治应用价值。

面向未来,免疫学的应用研究将进一步围绕人类健康与医药卫生发展需求,为肿瘤、艾滋病等重大疾病的防控提供重要技术支撑。病原体组学信息可为更有效的疫苗设计提供新的线索。抗原表位研究将为新型疫苗的研发提供重要的依据。DNA疫苗、多肽疫苗和新型佐剂将不断问世。治疗性疫苗在肿瘤、艾滋病等疾病治疗以及新型疫苗比如mRNA疫苗在新型冠状病毒肺炎(COVID-19)等新发突发传染病防控中将发挥重要作用。人源化抗体、小分子功能性抗体、T细胞过继免疫治疗等的临床应用与产业化进程将不断加快。新型免疫调节剂将会问世并得到广泛应用。

(曹雪涛)

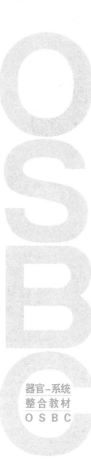

器官-系统
整合教材
OSBC

第二篇
免疫学基础理论

第三章

抗　原

　　正常情况下,机体免疫系统能够区别"自体"和"异体",并对"非己"物质进行识别、应答和予以清除,这些"非己"物质就是抗原。抗原(antigen,Ag)是指所有能激活和诱导免疫应答的物质,通常指能被 T、B 细胞表面的特异性抗原受体(TCR 或 BCR)识别及结合,激活 T、B 细胞增殖、分化、产生免疫应答效应产物(致敏淋巴细胞或抗体),并能与相应效应产物特异性结合,进而发挥适应性免疫应答效应的物质。

第一节　抗原的特性及影响其免疫原性的因素

　　自然界所有外源或自身物质并非都是抗原,抗原具有免疫原性和免疫反应性两个基本特性;抗原诱导机体产生适应性免疫应答还具有抗原的专一性,即抗原特异性。

一、抗原的基本特性

　　抗原一般具有两个基本特性:一是免疫原性(immunogenicity),即抗原能刺激机体产生免疫应答,诱导机体产生特异性抗体或致敏淋巴细胞的能力;二是免疫反应性(immunoreactivity),即抗原能与其诱导产生的抗体或致敏淋巴细胞发生特异性结合的能力。同时具有免疫原性和免疫反应性的物质称为完全抗原(complete antigen);仅具备免疫反应性,不具备免疫原性的小分子物质,称为不完全抗原(incomplete antigen),又称半抗原(hapten)。小分子半抗原物质单独不能诱导免疫应答,即不具备免疫原性,但当其与大分子蛋白质或非抗原性的多聚赖氨酸等载体(carrier)交联或结合后可获得免疫原性而成为完全抗原,半抗原可与该"完全抗原"所诱导产生的效应产物特异性结合,即半抗原具备免疫反应性。

　　结构复杂的蛋白质大分子通常为完全抗原,如病原微生物及其代谢产物、异种免疫血清等;半抗原多为简单的小分子化合物或药物,如青霉素降解产物青霉烯酸,自身无免疫原性,一旦与血清蛋白结合,即可获得免疫原性而成为完全抗原,诱导机体产生 IgE 抗体并介导 I 型超敏反应(青霉素过敏)。

二、适应性免疫应答的抗原特异性

　　抗原诱导机体产生的适应性免疫应答具有抗原特异性(antigenic specificity),即抗原刺激机体产生免疫应答及其与应答产物发生反应所显示的专一性。某一特定抗原只能刺激机体产生针对该抗原的特异性抗体或致敏淋巴细胞,并且该抗原仅能与该抗体或致敏淋巴细胞发生特异性结合。例如,乙型肝炎病毒表面抗原(HBsAg)能诱导机体产生针对该 HBsAg 的特异性抗体(HBsAb),此为免疫原性的特异性;该 HBsAb 仅能与 HBsAg 特异性结合,不会与乙型肝炎病毒的其他抗原或其他病毒抗原发生结合,此为免疫反应性的特异性。抗原特异性是适应性免疫应答的重要特点之一,也是免疫学诊断和免疫学防治的理论依据。

三、决定抗原特异性的分子结构基础:抗原表位

决定抗原特异性的分子结构基础是存在于抗原分子中的抗原表位(epitope)。表面携带特异性抗原受体(TCR/BCR)的淋巴细胞对特定抗原表位的特异性识别、被抗原活化的 T 细胞以及活化 B 细胞(浆细胞)所产生的抗体与相应抗原表位的特异性结合,使适应性免疫应答具有了抗原特异性。

1. **抗原表位的概念**　抗原分子中决定抗原特异性的特殊化学基团,称为抗原表位,又称抗原决定簇(基)(antigenic determinant),它是抗原与 T/B 细胞抗原受体(TCR/BCR)或抗体特异性结合的最小结构与功能单位,通常由 5~15 个氨基酸残基、5~7 个多糖残基或核苷酸组成。一个半抗原相当于一个抗原表位,一个抗原表位仅能与 TCR/BCR 或抗体分子的一个抗原结合部位结合。一个抗原分子中能与抗体结合的抗原表位总数称为抗原结合价(antigenic valence)。天然蛋白大分子通常为多价抗原,含多种、多个抗原表位,可诱导机体产生含有多种特异性抗体的多克隆抗体。

2. **抗原表位的类型**　根据抗原表位中氨基酸的空间结构特点,可将其分为顺序表位(sequential epitope)和构象表位(conformational epitope)(图 3-1)。顺序表位由连续线性排列的氨基酸构成,又称线性表位(linear epitope);构象表位则由不连续排列、但在空间上彼此接近形成特定构象的若干氨基酸构成。

根据 T、B 细胞识别的抗原表位的不同,又可将表位分为 T 细胞表位和 B 细胞表位。T 细胞的 TCR 仅识别由抗原递呈细胞加工处理,并经 MHC 分子递呈的线性表位,此类表位为 T 细胞表位。一些表位无需抗原递呈细胞加工,就可被 B 细胞的 BCR 或抗体直接识别或结合,此类表位为 B 细胞表位。B 细胞表位大多是位于抗原分子表面的构象表位,少数为线性表位。T 细胞表位与 B 细胞表位的特性比较如表 3-1。

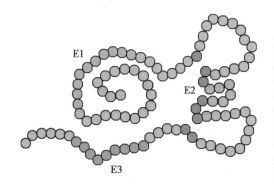

图 3-1　抗原分子中的线性表位与构象表位示意图
蛋白质抗原常含有多种不同的表位。由连续线性排列的氨基酸残基短肽所构成的表位为顺序(线性)表位(如 E1 和 E3);由序列上不连续排列的氨基酸组成的、在空间上彼此接近而形成的特定构象,称为构象表位(如 E2)。

表 3-1　T 细胞表位与 B 细胞表位的特性比较

特性比较	T 细胞表位	B 细胞表位
识别表位受体	TCR	BCR
MHC 分子参与	必需	无需
表位性质	蛋白多肽	蛋白多肽、多糖、脂多糖、核酸等
表位大小	8~10 个氨基酸(CD8$^+$ T 细胞表位) 13~17 个氨基酸(CD4$^+$ T 细胞表位)	5~15 个氨基酸
表位类型	线性表位	大多为构象表位,少数为线性表位
表位位置	抗原分子任意部位	抗原分子表面

四、半抗原 - 载体效应

天然蛋白抗原同时存在 T 和 B 细胞表位,可分别被 T 细胞和 B 细胞特异性识别,其中 B 细胞激活有赖于 T 细胞辅助。某些简单的小分子有机物,如二硝基苯(DNP),属半抗原,须与蛋白质载体偶联后才可诱导出抗半抗原抗体。在免疫应答中,半抗原由 B 细胞特异性识别,B 细胞递呈蛋白质载体中的 T 细胞表位给 CD4⁺ T 细胞(Th 细胞)识别,T-B 细胞通过蛋白质载体相联系(T-B 桥联),Th 细胞借此相互作用辅助激活 B 细胞。

五、共同抗原与交叉反应

大多数抗原分子含有多个抗原表位,不同抗原之间可能含有相同或相似的抗原表位,称为共同抗原表位(common epitope)。含共同抗原表位的不同抗原称为共同抗原(common antigen)或交叉抗原(cross antigen)。由于共同抗原表位的存在,由某些抗原诱生的特异性抗体或致敏淋巴细胞,不仅可与自身抗原表位发生特异性结合,还可与其他抗原中的共同抗原表位反应,称为交叉反应(cross-reaction)(图 3-2)。如 A 族溶血性链球菌的 M 蛋白和胞壁多糖抗原分别与人心肌和心瓣膜存在共同抗原表位,链球菌感染所诱导产生的抗体和致敏 T 细胞可通过交叉反应攻击人心肌和 / 或心瓣膜,导致风湿性心脏病。交叉抗原的存在和发生并非否定抗原的特异性,而是由于抗原的异质性和共同表位所致。

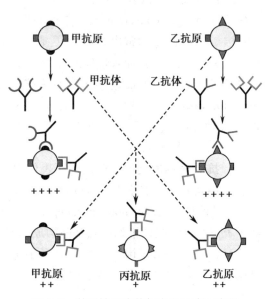

图 3-2　共同抗原表位与交叉反应示意图

六、影响抗原免疫原性的因素

抗原的异物性、理化特性及分子结构与构象等自身性质、机体遗传因素以及抗原进入机体的方式与频率等均可影响抗原诱导机体产生特异性免疫应答的水平、类型及强度。

（一）抗原自身性质决定其免疫原性

1. 异物性　抗原物质必须被机体免疫系统视为"非己"物质才能诱导出免疫反应,抗原免疫原性的本质为异物性,其免疫原性的强弱取决于抗原异物性的强弱。异物即"非己"物质,抗原与机体之间的亲缘关系越远,组织结构差异越大,异物性越强,其免疫原性就越强。例如,鸡卵清蛋白对鸭是弱抗原,但对哺乳动物则是强抗原。不同种属之间的异物性很强,如各种病原体及其代谢产物、动物蛋白制剂等对人是异种物质,属强抗原。同一种属,不同个体间的同种异体物质也存在异物性,如不同人体之间的器官移植物的 MHC 抗原(同卵双生个体间的器官移植除外),具有很强的免疫原性。自身成分如发生改变,可被机体视为异物而成为自身抗原。未发生改变的某些自身成分,如眼晶状体蛋白、脑组织、精子、甲状腺球蛋白等,在胚胎期从未与淋巴细胞接触,未被诱导特异性免疫耐受,也具有免疫原性。正常情况下,这些成分被相应屏障隔离于免疫系统之外,如因外伤溢出而接触淋巴细胞,可诱导机体产生针对这些自身成分的免疫应答,导致交感性眼炎等疾病。

2. 化学属性　天然抗原多为大分子有机物,通常情况下,蛋白质类物质免疫原性最强,多糖类物质次之,而脂类和核酸类物质的免疫原性一般较弱。

3. **分子量**　多数情况下,抗原的分子量越大,免疫原性就越强。分子量大于100kDa的抗原常为强抗原,小于10kDa的抗原的免疫原性常较弱。

4. **分子结构**　分子量大小并非决定免疫原性的绝对因素,分子结构的复杂性也是影响抗原免疫原性的因素之一。由单一的氨基酸或糖类组成的聚合物,尽管分子量较大,免疫原性却较弱。例如,明胶分子量为100kDa,但因其由直链氨基酸组成,缺乏含苯环的氨基酸,稳定性差,故免疫原性很弱。若在明胶分子中偶联2%的酪氨酸,其免疫原性则显著增强。胰岛素分子量仅5.7kDa,但因其结构中含复杂的芳香族氨基酸,免疫原性仍较强。

5. **分子构象**　分子构象(conformation)是指抗原分子中某些特殊化学基团的三维结构,其决定该抗原分子能否与相应淋巴细胞表面抗原受体互相吻合,从而启动免疫应答。因此,抗原分子构象的细微变化,也可能导致其免疫原性发生改变。某些抗原分子在天然状态下可诱生特异性抗体,但经变性改变构象后,却失去了诱生抗体的能力,这是抗原的构象表位改变所致。

6. **可及性**　可及性(accessibility)是指抗原表位在空间上被BCR所能接近的程度。抗原分子中表位氨基酸残基所处侧链位置的不同可影响抗原与BCR的空间结合,从而影响抗原的免疫原性。

7. **物理状态**　一般聚合状态的蛋白质较其单体具有更强的免疫原性;颗粒性抗原的免疫原性强于可溶性抗原,将免疫原性较弱的物质吸附在颗粒物质表面或组装为颗粒性物质,可显著增强其免疫原性。

(二)宿主因素对抗原免疫原性的影响

1. **遗传因素**　机体对某一抗原的应答能力受遗传基因尤其是主要组织相容性复合体基因(MHC)的控制。MHC分子通过结合抗原T细胞表位递呈给TCR,辅助性T细胞对抗原表位的识别。不同遗传背景的小鼠以及人群中的不同个体,由于MHC基因呈现高度多态性,导致MHC对抗原表位的结合各异,进而导致T/B细胞应答的差异,呈现出对同一抗原的应答能力不同。对某一抗原呈高反应性的小鼠品系对另一抗原则可能呈低反应性。多糖抗原对人和小鼠具有免疫原性,而对豚鼠则无免疫原性。MHC基因多态性及其他免疫调控基因的差异,从遗传上决定了个体对特定抗原的免疫应答是否及应答程度的不同。

2. **年龄、性别与健康状态**　青壮年个体通常比幼年和老年个体对抗原的免疫应答强;新生动物或婴儿对多糖类抗原不应答,故易患肺炎链球菌等细菌感染。雌性动物比雄性动物诱导产生抗体的能力强,同时女性发生由自身抗体介导的自身免疫病的概率也较男性高。怀孕、感染或免疫抑制剂等因素都会干扰或抑制机体对抗原的应答水平。

(三)抗原进入机体的方式对抗原免疫原性的影响

抗原进入机体的剂量、途径、次数、频率及免疫佐剂的应用等均可影响机体对抗原的应答类型和强度。适量的抗原可诱导免疫应答,而过低或过高抗原量可诱导免疫耐受。在常用的抗原接种途径中,以皮内免疫最佳,皮下免疫次之,其次为肌内注射、再其次为腹腔免疫,而静脉注射免疫效果相对较差,口服免疫则易诱导耐受或耐受分离(口服某些抗原后,在诱导黏膜局部产生免疫应答的同时,可引起全身性免疫耐受)。抗原的接种频率也与免疫应答的强度和效果有关,初次接种免疫应答的强度低,同一抗原再次或多次免疫,其免疫应答的水平则显著增高。适当间隔(如1~2周)免疫可诱导较好的免疫应答,频繁注射抗原则可能诱导耐受。不同类型的免疫佐剂可改变免疫应答的强度和类型,弗氏佐剂主要诱导IgG类抗体产生,明矾佐剂则易诱导IgE类抗体产生。

第二节　抗原的主要分类方法

抗原物质种类繁多,目前一般按以下原则对抗原进行分类。

一、根据诱生抗体时是否需要 Th 细胞辅助分类

1. **胸腺依赖性抗原**　胸腺依赖性抗原(thymus-dependent antigen,TD-Ag)刺激 B 细胞产生抗体时必须依赖 T 细胞的辅助,又称 T 细胞依赖性抗原。先天性胸腺缺陷和后天性 T 细胞功能缺陷的个体,TD-Ag 诱导机体产生抗体的能力明显低下。绝大多数蛋白质抗原(如病原微生物、血清蛋白等)均属 TD-Ag,可刺激机体产生 IgM、IgG 等多种类型的抗体,还可诱导产生细胞免疫和记忆应答。

2. **胸腺非依赖性抗原**　胸腺非依赖性抗原(thymus-independent antigen,TI-Ag)刺激机体产生抗体时无需 T 细胞的辅助,又称 T 细胞非依赖性抗原。TI-Ag 可分为 TI-1 Ag 和 TI-2 Ag。TI-1 Ag,如细菌脂多糖(lipopolysaccharide,LPS)等,其既含抗原表位,又具有丝裂原性质,可特异性或非特异性激活多克隆 B 细胞,成熟或未成熟 B 细胞均可对其产生应答;TI-2 Ag,如肺炎链球菌荚膜多糖、聚合鞭毛素等,其含多个重复 B 表位,通过交联 BCR 刺激成熟 B 细胞应答。婴儿和新生动物 B 细胞发育不成熟,故对 TI-2 Ag 不应答或低应答。TI-Ag 只能激发 B 细胞产生 IgM 类抗体,不能诱导产生细胞免疫和记忆应答。

TD-Ag 与 TI-Ag 的区别见表 3-2。

表 3-2　TD-Ag 与 TI-Ag 的特性比较

特性比较	TD-Ag	TI-Ag
化学组成	蛋白质	多糖
结构特点	复杂,含多种表位	简单,含单一表位
表位组成	B 细胞和 T 细胞表位	重复 B 细胞表位
T 细胞辅助	必需	无需
MHC 限制性	有	无
激活的 B 细胞	B2	B1
免疫应答类型	体液免疫和细胞免疫	体液免疫
抗体类型	IgG、IgM、IgA 等	IgM
免疫记忆	有	无

二、根据抗原与机体的亲缘关系分类

1. **异嗜性抗原**　异嗜性抗原(heterophilic antigen)指存在于人、动物及微生物等不同种属之间的共同抗原。该抗原最初由 Forssman 发现,故又名 Forssman 抗原。例如,溶血性链球菌的表面成分与人肾小球基底膜及心肌组织存在共同抗原,故链球菌感染后诱导机体产生的抗体可与具有共同抗原的心、肾组织发生交叉反应,导致肾小球肾炎或心肌炎;大肠杆菌 O14 型脂多糖与人结肠黏膜有共同

抗原存在,可导致溃疡性结肠炎的发生。

2. 异种抗原　异种抗原(xenogenic antigen)指来自不同物种的抗原,如病原微生物及其产物、植物蛋白、治疗用动物抗血清(抗体)及异种器官移植物等,对人而言均为异种抗原。临床治疗用的动物免疫血清(如马血清抗毒素)既含有特异性抗体,可中和毒素,对人而言,同时又为异种抗原,可诱导机体产生抗马血清抗体,反复使用可能导致超敏反应的发生。

3. 同种异型抗原　同种异型抗原(allogenic antigen)指同一种属不同个体之间所存在的不同抗原,亦称同种抗原或同种异体抗原。如人类血型抗原和人主要组织相容性抗原即人白细胞抗原(HLA)等。目前,已发现包括 ABO 系统和 Rh 系统在内的 40 多种血型抗原系统。HLA 是人体最复杂的、人群中多态性最高的同种异型抗原,是个体的独特遗传标志,是介导同种异体移植排斥反应的主要移植抗原。

4. 自身抗原　正常情况下,机体对自身组织细胞表达的抗原不会产生免疫应答,即自身耐受。但是在感染、理化因素、某些药物等影响下,自身组织细胞成分发生改变和修饰,或者外伤导致免疫隔离的自身物质释放,均可使自身来源物质成为自身抗原(autoantigen),诱导特异性自身免疫应答。

5. 独特型抗原　某种抗原刺激机体 B 细胞产生相应特异性抗体(Ab1),该 Ab1 的可变区内含有具备独特空间构型的氨基酸顺序,即超变区(HVR)或互补决定区(CDR),每种抗体的 CDR 各不相同,因此也可作为抗原诱导自体产生针对该超变区的特异性抗体。Ab1 可变区内这些独特的氨基酸序列所组成的抗原表位称为独特型抗原(idiotypic antigen)表位,其诱生的抗体(即抗抗体,或称 Ab2)称抗独特型抗体(AId)。独特型抗原及 AId,能以 Ab1 → Ab2 → Ab3 → Ab4……的形式进行下去,形成复杂的免疫网络参与机体对抗原应答的调节。

三、根据抗原递呈细胞内抗原的来源分类

1. 内源性抗原　内源性抗原(endogenous antigen)指在抗原递呈细胞(APC)内新合成的抗原,如病毒感染细胞合成的病毒蛋白、肿瘤细胞内合成的肿瘤抗原等。此类抗原在胞质内被加工处理为抗原短肽,与 MHC Ⅰ类分子结合成复合物,递呈于 APC 表面,被 CD8+ T 细胞的 TCR 识别。

2. 外源性抗原　外源性抗原(exogenous antigen)是指并非由抗原递呈细胞(APC)合成,而是来源于 APC 外的抗原。细菌蛋白等外来抗原,通过胞吞、胞饮和受体介导的内吞等作用进入巨噬细胞等 APC 后,在内体溶酶体中被降解为抗原短肽,与 MHC Ⅱ类分子结合为复合物,递呈给 CD4+ T 细胞的 TCR 识别。

四、其他分类

除上述常见分类外,根据抗原产生方式的不同,可将抗原分为天然抗原和人工抗原;根据抗原的物理性状不同,可将抗原分为颗粒性抗原和可溶性抗原;根据抗原的化学性质,可分为蛋白质抗原、多糖抗原及核酸抗原等;根据抗原的来源及其与疾病的相关性,可分为移植抗原、肿瘤抗原、变应原(allergen)或过敏原等;根据抗原诱生的应答结果的不同,可分为免疫原(immunogen)和耐受原(tolerogen)等。

第三节　非特异性免疫刺激剂

除了通过 TCR/BCR 特异性激活 T/B 细胞应答的抗原,超抗原、佐剂和丝裂原等非特异性免疫刺

激剂可非特异性地刺激 T/B 细胞活化。

一、超抗原

普通蛋白质含有若干抗原表位,一般可特异性激活机体总 T 细胞库中百万分之一至万分之一的特异性 T 细胞克隆。然而,某些物质只需极低浓度(1~10ng/ml)即可非特异性地激活人体总 T 细胞库中 2%~20% 的 T 细胞克隆,产生极强的免疫应答,这类物质被称为超抗原(superantigen,SAg)。超抗原为多克隆激活剂,其主要特性如表 3-3 所示。

表 3-3 T 细胞超抗原与普通抗原的特点比较

特点比较	T 细胞超抗原	普通抗原
化学性质	细菌外毒素等	蛋白质、多糖等
MHC 结合部位	抗原结合槽外部	抗原结合槽内部(其氨基酸序列具有高度多态性)
TCR 结合部位	Vβ 链 CDR3 外侧区域	Vα、Jα 及 Vβ、Dβ、Jβ
MHC 限制性	无	有
应答特点	直接激活大量 T 细胞	APC 加工后激活特异性 T 细胞
反应细胞	CD4$^+$ T 细胞	T、B 细胞
T 细胞反应频率	1/50~1/5	1/10^6~1/10^4

普通蛋白质抗原首先必须被 APC 降解为抗原肽,抗原肽结合于 APC 的 MHC 分子的抗原结合槽内,供 T 细胞的 TCR 特异性识别。与普通蛋白质抗原不同,超抗原可分别与 APC 表面 MHC Ⅱ类分子和 T 细胞的 TCR(Vβ)结合而发挥作用。SAg 的一端与 APC 表面的 MHC Ⅱ类分子的抗原结合槽(β1 结构域)外侧保守氨基酸序列结合;另一端直接与 T 细胞 TCR 的 Vβ 链外侧保守氨基酸序列结合,从而非特异性激活具有 Vβ 链的一大群 T 细胞。SAg 激活 T 细胞虽需 APC 参与,但 SAg 是以完整蛋白的形式激活 T 细胞,不涉及抗原表位、MHC 递呈及 TCR 识别,无 MHC 的限制(图 3-3)。

T 细胞超抗原分为外源性和内源性两类,前者如金黄色葡萄球菌肠毒素 A~E(staphylococcus enterotoxin A~E,SEA~SEE)、中毒性休克综合征毒素 -1(toxic shock syndrome toxin 1,TSST-1)、A 族链球菌致热外毒素等;后者如小鼠乳腺肿瘤病毒蛋白,可作为次要淋巴细胞刺激抗原(minor lymphocyte stimulating antigen,MLSA)刺激 T 细胞增殖。除上述 T 细胞超抗原外,葡萄球菌 A 蛋白(staphylococcus protein A,SPA)及人类免疫缺陷病毒(human immunodeficiency virus,HIV)的 gp120 能非特异性刺激某些 B 细胞亚群增殖,属 B 细胞超抗原。

SAg 所诱导的免疫应答,其效应并非针对超抗原本

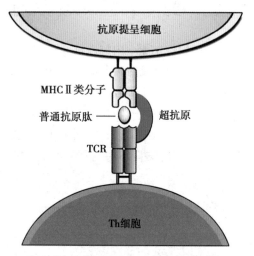

图 3-3 超抗原激活 T 细胞机制示意图

通常,Th 细胞表面的 TCR 识别与抗原递呈细胞 MHC Ⅱ类分子结合的抗原肽。TCR 的抗原结合槽的两端(CDR1 和 CDR2)结合 MHC 分子的多态区和抗原肽的两端,TCR 的抗原结合槽中心(CDR3)结合抗原肽中的 T 细胞表位,从而激活特异性 T 细胞克隆。TCR 对这类抗原的识别不但有抗原特异性,而且受 MHC 限制。而超抗原(SAg)与 TCR 和 MHC 结合与普通抗原肽不同,SAg 的一端可直接与 TCR 的 Vβ 链 CDR3 外侧区域结合,另一端与 MHC Ⅱ类分子抗原结合槽外侧结合,多克隆活化 T 细胞。

身,而是通过非特异性激活免疫细胞,分泌大量炎性细胞因子,导致中毒性休克、多器官衰竭等严重病理过程。例如,金黄色葡萄球菌通过产生 TSST-1、SEA 等超抗原,激活大量 T 细胞产生 IL-2、TNF、IFN-γ 等细胞因子,从而导致中毒性休克综合征的发生。另外,超抗原对免疫细胞的非特异激活,还可能诱发某些自身免疫病。

二、佐剂

佐剂(adjuvant)是指预先或与抗原同时注入体内,可增强机体对该抗原的免疫应答或改变免疫应答类型的非特异性免疫增强性物质。佐剂的种类包括:①生物性佐剂,如卡介苗(BCG)、短小棒状杆菌(CP)、脂多糖(LPS)、细胞因子(如 GM-CSF、IL-2)等;②无机化合物佐剂,如氢氧化铝、磷酸铝、磷酸钙、明矾等;③有机化合物佐剂,常见的有油剂(如液体石蜡等矿物油、植物油)、乳化剂(如羊毛脂、吐温 -80)等;④人工合成佐剂,如多聚肌苷酸 - 胞苷酸(poly I:C)、多聚腺苷酸 - 尿苷酸(poly A:U)、免疫刺激复合物(ISCOMs)、低甲基化 CpG 寡核苷酸、纳米佐剂等。

佐剂的主要生物学作用包括:①增强抗原的免疫原性,使其成为有效免疫原,但佐剂不会改变抗原的特异性;②增强机体对抗原刺激的反应性,提高抗体滴度或应答水平;③改变抗体类型,诱导机体产生以 IgG 为主的抗体;④诱发或增强迟发型超敏反应。

佐剂的主要作用机制包括:①改变抗原物理性状,延缓抗原降解,延长抗原在体内的停留时间;②使可溶性抗原转变为颗粒性抗原,促进巨噬细胞等 APC 对抗原的摄取;③刺激单核 / 巨噬细胞系统,增强其对抗原的处理和递呈能力;④诱导产生炎症反应,吸引 APC 到达抗原所在的炎症部位或感染部位并使之活化;⑤有效刺激 T/B 细胞增殖和分化,增强和扩大免疫应答;⑥诱导产生不同类型的细胞因子,影响 T 细胞亚群分化和免疫应答的类型。

动物实验中最常用的佐剂是弗氏完全佐剂(Freund complete adjuvant,FCA)和弗氏不完全佐剂(Freund incomplete adjuvant,FIA)。FCA 含有灭活的结核分枝杆菌(或卡介苗)和矿物油,可协助抗原刺激机体产生体液免疫和细胞免疫应答;FIA 仅含矿物油成分,仅可协助抗原刺激机体产生体液免疫应答。在接种动物前,需将 FCA 或 FIA 与水溶性抗原充分乳化,使抗原与佐剂形成油包水乳剂后方可使用。

佐剂作为非特异性免疫增强剂,已被广泛应用于预防接种疫苗的成分配制,还可用于抗肿瘤与抗感染的辅助免疫治疗添加剂。目前已被批准应用于人类疫苗的佐剂包括:铝盐(Alum)、MF59™(水包油型乳剂)、AS04(含明矾和 TLR4 受体激动剂)、MPL®(糖脂)、病毒样颗粒(viral like particle,VLP)、免疫增强的再造流感病毒小体(immunopotentiating reconstituted influenza virosome,IRIV)及霍乱肠毒素(cholera toxin,CT)等。

三、丝裂原

丝裂原(mitogen)又称有丝分裂原,是指能够非特异刺激多克隆 T、B 细胞发生有丝分裂的物质,属于一种非特异性淋巴细胞多克隆激活剂。丝裂原可直接与静息淋巴细胞表面的相应丝裂原受体结合,使其发生母细胞转化和有丝分裂,从而激活体内具有相应丝裂原受体的淋巴细胞克隆。

丝裂原通常来自植物种子中的糖蛋白和某些细菌的产物,主要包括:植物血凝素(phytohemagglutinin,PHA)、刀豆蛋白 A(concanavalin A,ConA)、美洲商陆丝裂原(pokeweed mitogen,PWM)、脂多糖(LPS)和葡萄球菌 A 蛋白(SPA)。T、B 细胞表面表达多种丝裂原受体(表3-4),可接受相应丝裂原刺激而产生增殖反应,据此建立的淋巴细胞转化实验(lymphocyte transformation test,LTT)被广泛应用于体外机体免疫功能的检测。

表 3-4　作用于人和小鼠 T、B 细胞的丝裂原

丝裂原	人		小鼠	
	T 细胞	B 细胞	T 细胞	B 细胞
刀豆蛋白 A（ConA）	+	－	+	－
植物血凝（PHA）	+	－	+	－
美洲商陆丝裂原（PWM）	+	+	+	－
脂多糖（LPS）	－	－	－	+
葡萄球菌 A 蛋白（SPA）	－	+	－	－

本章小结

抗原（Ag）是指能与 T/B 细胞表面特异性 TCR/BCR 结合，激活 T/B 细胞增殖、分化、产生效应 T 细胞或抗体，并与之特异性结合，发挥免疫效应的物质。抗原的基本特性是免疫原性和免疫反应性，完全抗原两个特性兼有，而半抗原只有免疫反应性而无免疫原性。抗原诱导适应性免疫应答具有抗原特异性，决定抗原特异性的分子基础是抗原表位，抗原表位有线性 / 构象表位、T/B 细胞表位之分。抗原的异物性是影响抗原免疫原性的重要因素。抗原可分为胸腺依赖性抗原（TD-Ag）和胸腺非依赖性抗原（TI-Ag）。超抗原、佐剂和丝裂原等非特异性免疫刺激剂以非抗原特异性、非 MHC 限制性的方式非特异性激活大量淋巴细胞克隆。

（陈　全）

思考题

1. 试述什么样的物质才能称为抗原，该类物质有何特性？
2. 试述什么是抗原的特异性，该特异性由何因素决定，是如何决定的？
3. 异己的物质不一定是抗原而自身的物质反而可以是抗原，为什么？
4. 试述影响抗原免疫原性的主要因素。
5. 试比较 TD-Ag 与 TI-Ag 的特点。

第四章
免疫球蛋白

免疫球蛋白（immunoglobulin，Ig）是指具有抗体活性及结构的球蛋白，是介导体液免疫的重要效应分子，是免疫系统接受抗原刺激后 B 细胞增殖分化为浆细胞产生的、可与相应抗原发生特异性结合的蛋白分子。由于不同 Ig 分子间其抗原结合区氨基酸序列不同，使每个个体的 Ig 库都具有无限多样性，以应对自然界中无数种抗原性物质。Ig 是由两条相同的轻链和两条相同的重链通过链间二硫键连接而成的四肽链结构，根据 Ig 重链氨基酸序列差异，将 Ig 分为五类，即免疫球蛋白 G（IgG）、免疫球蛋白 A（IgA）、免疫球蛋白 M（IgM）、免疫球蛋白 D（IgD）和免疫球蛋白 E（IgE），其中，IgG 又分为 4 个亚类，分别为 IgG1~4，IgA 分为血清型及黏膜型。Ig 可定位于 B 细胞膜上，也广泛存在于体液中，存在于细胞膜上的 Ig（膜型 Ig）均以单体形式存在，而分泌型 Ig 可分别以单体（IgG、IgD、IgE 及血清型 IgA）、双体（分泌型 IgA）及五聚体（IgM）形式存在。

第一节　Ig 的结构

由于抗体分子存在不均一性，直到 20 世纪 50 年代，人们对抗体化学结构及其抗原识别机制的理解还非常有限。1959 年，两位年轻科学家率先揭示抗体结构的神秘面纱，从而推动了相关学科的迅猛发展。首先是英国生物化学家 Rodney Porter 发现木瓜蛋白酶可以将抗体分子切割成三段，其中一段可形成结晶，但不能与抗原结合，被称为 Fc 段（fragment crystalline），而余下的两段均可与抗原结合，被称为 Fab 段（fragment antigen binding），即初步找到抗体可与抗原结合的功能区。与此同时，美国洛克菲勒研究所的 Gerald Maurice Edelman 也在以不同的方式研究抗体分子，他首先用还原剂证明了抗体分子是 4 肽链组成，即两条相同的长链（重链）及两条相同的短链（轻链），由二硫键连接。为了进一步获得抗体的一级序列，两位年轻科学家展开国际合作，利用多发性骨髓瘤产生的单克隆性 Ig（与抗体结构一致），于 1969 年完成了 Ig 全部一级结构分析，发现了 Ig 含有多个功能域，N 段具有高度多变性，其他结构域相对保守。由此两位科学家于 1972 年获得诺贝尔奖。

一、Ig 基本结构

（一）Ig 是异源四聚体

尽管不同 Ig 分子在结构及序列上呈现明显差异，但都具有共同的四个肽链结构。四肽链结构由两个相同的轻链（light chain，L chain）和两个相同的重链（heavy chain，H chain）组成。每一个轻链通过二硫键和盐键、氢键、疏水键等非共价键与一个重链结合，形成一个异二聚体（H-L），两个相同重链之间再以二硫键将两个相同的 H-L 结合在一起，形成基本的四肽链结构（H2-L2）。这些链间二硫键的确切数目和确切位置在不同抗体类别和亚类之间是不同的(图 4-1)。

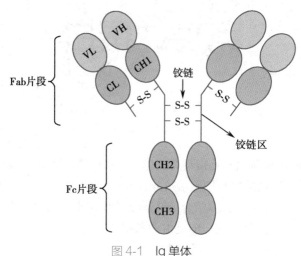

图 4-1 Ig 单体

(二)重链和轻链

1. 重链 含 450~550 个氨基酸残基,分子量 55~75kDa。每条 H 链含有 4~5 个链内二硫键所组成的环肽。不同的 H 链其氨基酸组成的排列顺序、二硫键的数目和位置不同,其结构及功能也不尽相同。根据 H 链一级蛋白序列的差异可将其分为 5 类(5 classes):μ 链、γ 链、α 链、δ 链和 ε 链,不同 H 链与 L 链(κ 或 λ 链)组成完整免疫球蛋白分子分别称之为 IgM、IgG、IgA、IgD 和 IgE。γ、α 和 δ 链上含有 4 个肽环(也称功能域),μ 和 ε 链含有 5 个环肽(功能域)。根据重链二硫键的数目及位置不同可将 IgG 分为不同的亚类(sub class),分别为 IgG1~4,IgA 分为 IgA1 及 IgA2,而 IgM、IgD 和 IgE 尚未发现有亚类。此外,5 类重链都有糖基化修饰,但不同类别的重链糖基化位点及糖基化形式不同,又赋予了不同类别 Ig 不同的功能。

2. 轻链 大约由 214 个氨基酸残基组成,其分子量为 25kDa,是重链的 1/2。每条轻链含有两个由链内二硫键所组成的功能域。轻链共有两型(type):κ 型(kappa type)与 λ 型(lambda type),同一个天然 Ig 分子上 L 链的型总是相同的。正常人血清中的 κ:λ 约为 2:1;小鼠为 20:1,其意义及遗传学机制目前还不清楚。根据 λ 型恒定区个别氨基酸序列差异,又分为 λ1、λ2、λ3 和 λ4 四个亚型(subtype)。

(三)可变区及恒定区

通过分析不同 Ig 重链和轻链的氨基酸序列发现,无论是重链还是轻链,其靠近 N 端约 110 个氨基酸的序列变化都很大,称为可变区(variable region,V 区)。可变区位于 L 链靠近 N 端的 1/2(含 108~111 个氨基酸残基)和 H 链靠近 N 端的 1/5 或 1/4(约含 118 个氨基酸残基);靠近 C 端的氨基酸序列相对恒定,称之为恒定区(constant region,C 区),分别占重链的 3/4 和轻链的 1/2。

1. 可变区 重链和轻链可变区分别称为 V_H 和 V_L。V_H 和 V_L 各有三个区域其氨基酸组成及排列顺序在不同 V_H 或 V_L 之间高度可变,称之为高变区(hypervariable region,HVR),该区域恰好与抗原表位互补,又称之为互补决定区(complementary determining region,CDR),分别为 CDR1(HVR1)、CDR2(HVR2)和 CDR3(HVR3)。V_H 的三个高变区分别位于 29~31、49~58 及 95~102 位氨基酸;V_L 的三个高变区分别位于 28~35、49~56 及 91~98 位氨基酸。V_H 或 V_L 共有 6 个 CDR 区共同组成抗体的抗原结合部位(antigen-binding site),该区域决定了抗体的特异性,尤其是 CDR3 区。不同 Ig 具有不同的 CDR 区氨基酸序列,使每个个体内都存在无限多样的 Ig 库,以识别应对不同抗原。相比之下,CDR 之间的序列在不同 Ig 分子之间是相对保守的,称之为骨架区(framework region,FR)。V_H 和 V_L 各有 4 个骨架区,分别称为 FR1、FR2、FR3 和 FR4,该序列可维持 CDR 区的天然构象,以确保 CDR 区与抗原

表位之间精细、特异性结合。(图4-2)

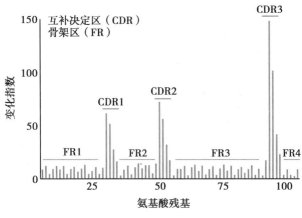

图4-2 Ig 可变区序列特征

2. **恒定区** 重链及轻链的 C 区分别称为 C_H 及 C_L。不同型别的轻链其 C_L 长度基本一致,但不同类别的 C_H 其长度是不同的,其中 γ 链(IgG 重链)、α 链(IgA 重链)及 δ 链(IgD 重链)有三个 C_H 功能域(C_H1、C_H2、C_H3),而 μ 链(IgM 重链)及 ε 链(IgE 重链)有四个 C_H 功能域(C_H1、C_H2、C_H3、C_H4)(图4-3)。

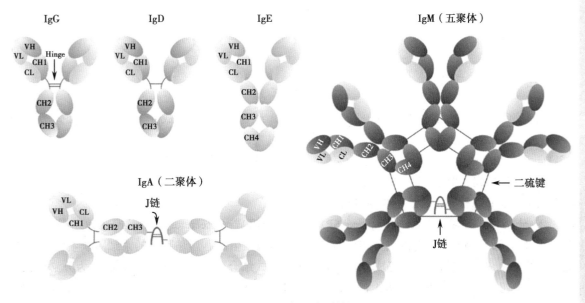

图4-3 5种 Ig 类别结构

(四) 铰链区

铰链区(hinge region)是组成 IgG、IgA 和 IgD 类 Ig 分子的一种结构域,位于 CH1 和 CH2 间,IgM 及 IgE 不存在铰链区。铰链区不是一个独立的功能区,不同 H 链铰链区含氨基酸数目不等,α1、α2、γ1、γ2 和 γ4 链的铰链区较短,只有 10 多个氨基酸残基;γ3 和 δ 链的铰链区较长,约含 60 多个氨基酸残基,其中 γ3 铰链区含有 14 个半胱氨酸残基。μ 链及 γ 链(γ1、γ2 及 γ3)该区具有补体结合位点,富含脯氨酸,不形成 α 螺旋,易发生伸展及一定程度扭曲,当抗体与抗原特异结合后可使抗体构象发生改变,暴露补体结合位点,激活补体。

(五) Ig 序列的保守性及免疫原性

五类 Ig 重链及两个型别的轻链,其可变区及恒定区序列在不同动物种属间均存在很大的差异,如人的 IgG 重链基因与小鼠之间只有 30% 左右的同源性,但在同一种属内不同个体间却非常保守,只存在少数氨基酸序列差异。而在同一个体内,同一类别 Ig 重链或同一型别的轻链恒定区之间序列完全相同,但是其可变区却存在无限多的差异。

同种型(isotype)抗原:是指同一种属、相同类别的 Ig 重链恒定区及同一型别轻链恒定区序列非常保守,该保守序列对其他种属构成较强的免疫原性及抗原性。如人 IgG 重链恒定区与小鼠 IgG 重链恒定区有约 30% 同源性。如用兔来源的 IgG 免疫小鼠后,所产生的抗兔 IgG 抗体,可与所有兔子的 IgG 发生特异性反应。

同种异型(allotype)抗原:是指同一种属内不同个体间 Ig 之间也存在的序列差异,但同一种属不同个体产生的同一类 Ig 的 CH 或 CL 上一个或数个氨基酸(遗传标志)不同而表现的序列差异,但该微细的差异同样具有免疫原性。这种存在于不同个体间的免疫原性,称为同种异型抗原。

独特型(idiotype)抗原:是指同一种属、同一个体来源的不同 Ig 分子之间,由于其 CDR 区的氨基酸序列差异,在同一个体内也呈现免疫原性,位于 Ig 可变区的抗原表位称为独特型表位。独特型表位在异种、同种异体甚至同一个体内均可刺激产生相应抗体,即抗独特型抗体(图 4-4)。某些独特型抗体可作为一种负反馈因素,对独特型抗体起抑制作用。然后,大量抗体的产生,又可以诱发出抗抗独特型抗体。如此反复,构成独特型网络,从而发挥免疫调节作用。

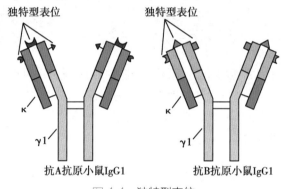

图 4-4　独特型表位

二、Ig 的其他成分

Ig 轻链和重链除上述基本结构外,其中 IgM 及 IgA 还含有其他辅助成分,分别为 J 链和分泌片。

1. **J 链**　J 链(joining chain)是由 124 个氨基酸组成的、富含半胱氨酸的酸性蛋白,分子量为 15kDa,由浆细胞产生。其主要功能是将单体 Ig 分子连接为多聚体,如黏膜区的 2 个 IgA 单体通常由 J 链相互连接形成二聚体,体液中的 5 个 IgM 单体由二硫键相互连接,并通过二硫键与 J 链连接形成五聚体。IgG、IgD 和 IgE 常为单体,无 J 链。

2. **分泌片**　分泌片(secretory piece,SP)又称为分泌成分(secretory component,SC),分子量为 75kDa,是分泌型 IgA 所特有的成分,是由黏膜上皮细胞产生的。当黏膜下的浆细胞产生的二聚体 IgA 在穿过上皮细胞过程中,分泌成分将以非共价键形式结合到二聚体 IgA 上,使其成为分泌型 IgA(SIgA)。分泌片具有保护分泌型 IgA 的铰链区免受蛋白水解酶降解的作用,并介导 IgA 二聚体从黏膜下通过黏膜上皮细胞到黏膜表面的转运。

此外,抗体是糖蛋白,除了少数抗体外,大部分抗体都有糖基化修饰,其糖基化位点多位于恒定区,但现在越来越多的研究发现可变区也有独特的糖基化修饰,糖基化修饰会赋予 Ig 分子新的功能,如半乳糖化修饰促炎,而唾液酸化修饰抑炎,但目前其糖基化的机制尚未完全清楚。

三、Ig 的酶解片段

在一定条件下,Ig 分子的某些部分可被蛋白酶分解为不同的片段,因此用酶水解 Ig 是研究其结构与功能的重要方法之一。免疫学中常用的酶是木瓜蛋白酶(papain)和胃蛋白酶(pepsin)。

1. **木瓜蛋白酶水解片段**　木瓜蛋白酶水解 IgG 的部位是在铰链区二硫键连接的 2 条重链的近 N 端侧,可将 Ig 裂解为两个完全相同的抗原结合片段(fragment of antigen binding,Fab)和一个

Fc 段。Fab 片段包含两个功能域,分别为可变区、C_L 及 C_H1,而 Fc 片段包含 C_H2 及 C_H3。Fab 可与抗原结合但不形成凝集反应或沉淀反应,Fc 段无抗原结合活性,是 Ig 与效应分子或细胞相互作用的部位。

　　2. **胃蛋白酶水解片段**　胃蛋白酶作用于铰链区二硫键所连接的两条重链的近 C 端,水解 Ig 后可获得一个 F(ab')$_2$ 片段和一些小片段 pFc'。F(ab')$_2$ 是可同时结合两个抗原表位,故与抗原结合可发生凝集反应和沉淀反应。pFc' 最终可被降解,无生物学作用(图 4-5)。

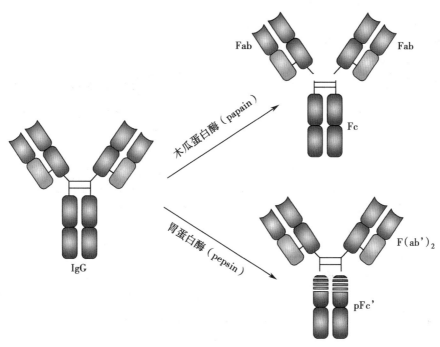

图 4-5　IgG 的水解片段

四、免疫球蛋白超家族

　　免疫球蛋白超家族(immunoglobulin superfamily,IgSF)指分子结构中有与免疫球蛋白类似的结构域的分子超家族,常表达于细胞表面,在细胞黏着中发挥作用。很多不同种类的蛋白质中也都发现有类 Ig 结构域的存在,这些结构同 Ig 一起构成了 IgSF。目前发现有 100 多种膜蛋白属于 IgSF,如MHC 分子、TCR 及 CD4 等,说明类 Ig 蛋白在原始进化过程中作为细胞黏着的介质,只是在后来在脊椎动物免疫系统的进化中,才增加了免疫功能。值得说明的是,Ig 只是 IgSF 成员之一。

第二节　Ig 的生物学活性

　　Ig 的功能与其结构密切相关。Ig 的可变区决定其抗原识别的特异性,而恒定区决定 Ig 免疫应答的效应方式。根据免疫应答效应不同,可变区可单独发挥中和作用,或依赖其恒定区激活补体或结合免疫细胞上 IgFc 受体促进免疫细胞对抗原的吞噬或杀伤效应。

一、IgV 区的功能

1. 特异性识别抗原并活化抗体产生细胞   体内抗体库存在无限的多样性,理论上讲,体内预存针对自然界任何一种抗原的抗体产生细胞(B 细胞),抗原进入机体后,B 细胞表面的 Ig(BCR)可特异性识别其对应的抗原表位,作为第一信号激活 B 细胞,使 B 细胞发生增殖、Ig 基因发生体细胞高频突变、类别转换、分化为浆细胞产生高亲和力抗体(详见 B 细胞章节)。

2. 特异性结合抗原及发挥中和抗体效应   自然界中抗原性物质多数具有多个 B 细胞抗原表位,有些表位恰好位于抗原的关键致病区域,如新型冠状病毒表面棘突蛋白(spinous process protein,S 蛋白)的受体结合区(receptor binding region,RBD),针对这些表位的抗体,仅依赖其可变区结合抵抗病毒的感染,发挥中和作用,这类抗体称为中和抗体(图 4-6)。由于 Ig 的中和作用不依赖其恒定区,为了使 Ig 更易进入组织,也可以通过人工制备 Ig 的方法使 Ig 小分子化,如使用 Fab 段、单链抗体等(详见人工抗体部分内容)。此外,那些针对非致病区域抗原表位的抗体,由于其可特异性结合抗原,为后续的补体激活及抗体依赖性细胞介导的细胞毒作用(ADCC)提供了必要的条件。

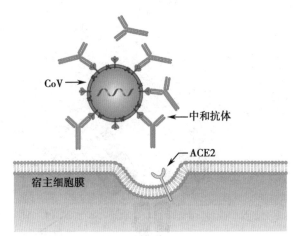

图 4-6   新型冠状病毒表面 S 蛋白的特异性抗体具有中和活性

冠状病毒(CoV)表面棘突蛋白(S 蛋白)上受体结合区(RBD)具有 B 细胞表位,针对这些表位的抗体仅依赖其可变区的结合即可抵抗病毒的感染,发挥中和作用,这类抗体称为中和抗体。

二、IgC 区的功能

1. 激活补体   抗体通过激活补体而产生杀伤效应称为补体依赖的细胞毒作用(complement dependent cytotoxicity,CDC)。IgM、IgG1、IgG2 和 IgG3 的恒定区都有补体结合位点,在未结合抗原时上述 Ig 的补体结合位点是隐藏的,当结合抗原后 Ig 构象发生改变,暴露补体结合位点,可通过经典途径引发补体活化的级联反应。而 IgA 及 IgG4 没有补体活化位点,但多聚的 IgA 及 IgG4 可通过替代途径激活补体。CDC 所针对的抗原一定是位于细胞表面,该细胞可以是细菌、肿瘤细胞、病毒感染的细胞或者是异体细胞,CDC 通过破坏携带抗原的细胞膜达到清除抗原的效应。

2. 调理作用   调理作用(opsonization)又称调理素作用、调理化作用,是指抗体可与具有吞噬作用的吞噬细胞结合,促进吞噬细胞吞噬抗原的效应。抗体的调理作用主要是通过 IgG(IgG1 和 IgG3)的 Fc 段与中性粒细胞(小吞噬细胞)及巨噬细胞(大吞噬细胞)表面的 IgG Fc 受体结合,从而增强其吞噬作用。这些抗原性物质为颗粒性抗原,可以是细胞、细菌、细胞碎片或抗原抗体复合物。

3. 抗体依赖性细胞介导的细胞毒作用(antibody-dependent cell-mediated cytotoxicity,ADCC)   ADCC 指具有杀伤性的细胞如 NK 细胞或巨噬细胞通过其表达的 IgG Fc 受体识别包被于靶细胞上的 IgG Fc,直接杀死靶细胞。其所针对的靶细胞主要是肿瘤细胞、病毒感染细胞或者是同种异体细胞。

4. 自然被动免疫效应(穿过胎盘)   主要是指 Ig 可通过胎盘及黏膜。胎儿免疫系统的发育尚不完善,不能产生 Ig。而母亲的 IgG 可以与胎盘上新生儿 Fc 受体(neonatal Fc receptor,FcRn)结合,通过胎盘进入胎儿血流中,使胎儿形成自然被动免疫。此外,新生儿小肠上皮也表达 FcRn,可将进入肠道中的母乳中的 IgG 转运到肠黏膜表面,发挥免疫防御作用。

第三节　不同类别 Ig 的生理及病理意义

一、IgM 的功能

IgM 主要存在于血液中,占血清 Ig 总量的 5%~10%,血清浓度约 1mg/ml。单体 IgM 以膜结合型表达于 B 细胞表面,构成 B 细胞抗原受体。IgM 是初次体液免疫应答中最早出现的抗体,是机体抗感染的先头部队,血清中检出 IgM,提示新近发生感染,可用于感染的早期诊断。

1. **膜型 IgM 的功能**　膜型 IgM 主要发挥两种功能。其一,维持 B 细胞的存活,如果 B 细胞缺少膜型 IgM,B 细胞则停止发育、发生凋亡;其二,作为 B 细胞抗原识别受体(BCR),特异识别抗原表位,并提供给 B 细胞第一活化信号,促进 B 细胞增殖、分化为浆细胞,产生特异性抗体;或分化为记忆性 B 细胞。

2. **分泌型 IgM 的功能**　分泌型 IgM 主要发挥两种抗体功能。其一,发挥天然抗体活性,IgM 可不依赖抗原刺激自发产生及分泌,其对抗原识别的特异性及亲和力较低,属于模式识别,可以广泛地识别病原微生物共有表位,在体液中发挥天然免疫防御作用。其二,发挥免疫抗体作用,即在特定抗原诱导下 B 细胞首先快速产生 IgM 类抗体,抗原刺激一周后,IgM 抗体量逐渐减少而消失,以其他类别的抗体取而代之。IgM 有 5 个补体结合位点,可启动强的补体级联反应;此外,IgM 还可与抗原性物质聚成较大的抗原抗体复合物,以便于巨噬细胞的吞噬。

母体中的 IgM 不能通过胎盘,如果胎儿或新生儿的血液中发现有 IgM,说明已发生过宫内感染。此外,IgM 很少参与自身免疫病及过敏性疾病的发生,在维持免疫稳态中发挥重要作用。

二、IgG 的功能

IgG 广泛分布于细胞外液中,是血清中含量最高的 Ig,占血清 Ig 总量的 75%,血清半衰期较长,约 23d。IgG 是免疫应答效应最强的 Ig,其不但对抗原识别具有高特异性及高亲和力,而且多种免疫细胞上只有 IgG 的 Fc 受体,IgG 可通过 Fc 促进多种免疫细胞功能。同时,IgG 是唯一通过胎盘的抗体,对防止新生儿感染起重要作用。IgG 包含四个亚类,但目前 4 种亚类的功能差异还不清楚。

1. **膜型 IgG 的功能**　主要表达在记忆性 B 细胞表面,其主要是负责对特定抗原的再次应答,接受抗原再刺激后快速增殖分化,产生高水平的特异性抗体。

2. **分泌型 IgG 的功能**　IgG 也可自发产生,发挥天然抗体功能,但其更主要是发挥免疫抗体功能。抗原进入机体后首先由 B 细胞产生 IgM 类抗体,机体为了进一步产生更强效应的免疫应答,会发生抗体的类别转换,由产生 IgM 类抗体向 IgG、IgA 或 IgE 转换,通常是向 IgG 类转换,通过其较强的亲和力发挥中和效应;通过激活补体发挥 CDC 效应;通过与巨噬细胞及 NK 细胞上 IgG Fc 受体结合发挥调理作用或 ADCC 效应;或通过与胎盘上 FcRn 结合对胎儿或新生儿发挥免疫保护作用。

但值得说明的是,IgG 也具有致病作用,参与多种疾病的发生。如自身免疫病产生的抗核抗体、抗双链DNA抗体、抗甲状腺球蛋白抗体等一些自身抗体,均为IgG类抗体,对人体可造成严重损伤。此外,膜型肾病也是致病性IgG造成的。异常糖基化的IgG可直接介导疾病的发生发展,如唾液酸化IgG抑制DC及T细胞活化介导的炎症。

三、IgA 的功能

IgA在血清中的含量仅次于IgG,占血清免疫球蛋白的10%~20%,存在于黏膜组织,例如消化道、呼吸道以及泌尿生殖系统,也存在于唾液、泪液以及乳汁中,尤其是初乳中IgA的含量相当高。目前认为IgA主要由黏膜层淋巴组织产生,IgA主要抵抗病原微生物入侵局部组织。在人体中,IgA的结构主要以单体和二聚体的形态存在。依照IgA在体内分布,又可以分成血清型和分泌型。血清型IgA为单体,免疫作用比较弱。分泌型IgA为二聚体,是机体黏膜防御系统的主要成分。它能抑制微生物在呼吸道及其他黏膜上皮附着,减缓病毒繁殖,有重要的免疫屏障作用,与上皮细胞共同组成机体的第一道防线。IgA不能通过胎盘,新生儿血清中无IgA抗体,但可从母乳中获得分泌型IgA。新生儿出生4~6个月后,血中可出现IgA,以后逐渐升高,到青少年期达到高峰。

在病理条件下,IgA也具有致病作用,如IgA型肾病时肾小球系膜区的IgA可刺激系膜细胞分泌炎性因子,促进IgA型肾病的进展,其机制尚不清楚。

四、IgD 及 IgE 的功能

到目前为止,IgD及IgE的生理功能尚不清楚。IgD也分为膜结合型及分泌型,膜结合型IgD存在于成熟B细胞表面,是B细胞成熟的标志,但生理功能不详。分泌型IgD在血清中含量很低,约占总Ig的1%,且含量个体差异较大,其功能尚不清楚。有观点认为IgD可能参与启动B细胞产生抗体,还可能与某些超敏反应有关。IgE在正常人的血液中含量极低,约占血清总Ig的0.002%。嗜碱性粒细胞和肥大细胞上具有IgE的Fc高亲和力受体,IgE通常与嗜碱性粒细胞和肥大细胞结合。IgE与Ⅰ型变态反应有关,过敏体质或超敏患者,血清中IgE明显高于正常人,故IgE在血清中含量过高,常提示遗传过敏体质或Ⅰ型变态反应的存在。人Ig的主要理化性质和生物学功能详见表4-1。

表 4-1　人 Ig 的主要理化性质和生物学功能

性质	IgM	IgD	IgG	IgA	IgE
分子量 /kDa	950	184	150	160	190
重链	μ	δ	γ	α	ε
亚类数	无	无	4	2	无
C 区结构域数	4	3	3	3	4
辅助成分	J	无	无	J、SP	无
糖基化修饰率 /%	10	9	3	7	13
主要存在形式	五聚体	单体	单体	单体 / 二聚体	单体
开始合成时间	胚胎后期	随时	出生后 3 个月	出生后 4~6 个月	较晚
合成率 / [mg/(kg·d)]	7	0.4	33	65	0.016
占总血清 Ig 的比例	5%~10%	0.3%	75%~85%	10%~15%	0.02%

续表

性质	IgM	IgD	IgG	IgA	IgE
血清含量 /(mg/ml)	0.7~1.7	0.03	9.5~12.5	1.5~2.6	0.000 3
半寿 /d	10	3	23	6	2.5
抗原结合价	5	2	2	2、4	2
溶菌作用	+	?	+	+	?
胎盘转运	−	−	+	−	−
结合吞噬细胞	−	−	+	+	−
结合肥大细胞、嗜碱性粒细胞	−	−	−	−	+
结合 SPA					
介导 ADCC			+	±	
经典途径补体激活	+	−	+		
旁路途径补体激活	−	?	IgG4+	IgA1+	−
其他作用	初次应答早期防御	B 细胞标志	再次应答抗感染	黏膜免疫	Ⅰ型超敏反应抗寄生虫

第四节 人工制备抗体

抗体在临床诊断和疾病治疗中发挥着重要作用。人工制备抗体是获得大量抗体的重要途径。制备方法有按常规动物免疫方法获得的多克隆抗体、用杂交瘤技术制备的单克隆抗体和近年来发展的基因工程抗体法。

一、多克隆抗体

一般而言,自然界大部分天然抗原含有多种不同的抗原表位,可以刺激体内多个 B 细胞发生克隆增殖,产生针对不同抗原表位的抗体并释放于血清中,因此该抗血清即为多种抗体的混合物,称为多克隆抗体(polyclonal antibody)。多克隆抗体可为天然产生或人工制备。自然界的多种抗原、如各类病原微生物、移植物及肿瘤抗原都会在体内产生多克隆抗体,这些抗体可用于诊断及治疗。如新型冠状病毒感染后,患者体内会产生针对新型冠状病毒不同结构蛋白或非结构蛋白的多克隆抗体,可用其抗血清或血浆进行疾病的诊断或治疗。此外,多克隆抗体也可人工制备。多克隆抗体一般通过免疫接种合适的哺乳类动物而产生,例如小鼠、兔子、山羊或者马,为了获得更大量的抗体,通常更倾向于采用大型哺乳类动物。制备方法:首先将抗原与佐剂混合,然后注射到哺乳动物体内,并经多次强化免疫(一般几周后)诱导 B 淋巴细胞产生抗原特异性的 IgG。在单克隆抗体技术出现前,用于临床诊断、治疗及基础研究的特异性抗体都是多克隆抗体。

　　1. **多克隆抗体的优势**　①高亲和力：由于靶蛋白上的多个表位能够结合不止一个抗体分子，多克隆抗体可放大低表达水平靶蛋白的信号；②可识别多个表位，有利于免疫沉淀（immunoprecipitation，IP）和染色质免疫沉淀（chromatin immunoprecipitation，ChIP）实验获得更好的结果；③与单克隆抗体相比，对微小抗原变化（例如多态性、糖基化异质性或者轻微结构改变）的包容性更强；④可识别与免疫原蛋白质具有高度同源性的蛋白质，还可用于筛查非免疫原物种的靶蛋白。多克隆抗体具有中和抗原、免疫调理等重要作用，来源广泛，易于制备。

　　2. **多克隆抗体的缺点**　①易产生批次间差异；②产生大量非特异性抗体，可能会在某些应用中产生背景信号；③由于具有多个表位，检测免疫原序列的交叉反应性非常重要；④不适用于探测抗原的特定结构域，因为抗血清通常会识别多个结构域。

二、单克隆抗体

　　单克隆抗体（monoclonal antibody）是指特定单克隆 B 细胞针对单一抗原表位产生的特异性抗体。人工单克隆抗体是 1975 年 Kohler 和 Milstein 首次利用细胞杂交技术制备的，单克隆抗体制备技术开辟了抗体研究领域的新纪元。其原理在于：骨髓瘤细胞具有无限增殖的特性，加之该细胞缺乏 IgG 重链表达，而脾中的 B 细胞具有产生特异性抗体的特性，但不能无限增殖，当两种细胞融合后即可确保杂交瘤具有无限增殖能力又可确保其不断地产生单克隆抗体。其核心技术是首先用抗原免疫小鼠，然后将免疫过的脾细胞与小鼠骨髓瘤细胞系进行体外融合，得到多个 B 细胞与骨髓瘤融合的细胞，再进一步将单个杂交的细胞选择培养，获得只针对单一抗原表位的、由单一 B 细胞分化增殖的子代细胞产生的单克隆抗体（图 4-7）。该单克隆抗体可在体内外大量生产，杂交瘤可无限传代，广泛用于临床诊断、治疗及基础研究。

　　1. **单克隆抗体的优势**　①杂交瘤细胞为持续且可再生产的单克隆抗体来源，而且所有批次均相同，有助于提升实验过程和实验结果的一致性和标准化水平。②单克隆抗体只检测每个抗原上的一个表位，不易与其他蛋白质发生交叉反应。③相较于多克隆抗体，单克隆抗体的同质性非常高。在相同的实验条件下，单克隆抗体实验之间的结果重现性非常高。④得益于其高特异性，单克隆抗体能够在相关分子的混合物中高效地结合并获得抗原。

　　2. **单克隆抗体的缺点**

　　(1) 与多克隆抗体相比，更易受化学处理造成的抗原表位丢失的影响。这可通过合并靶抗原相同的两种或多种单克隆抗体进行补偿（例如使用抗体组合试剂盒）。

　　(2) 技术要求较高，需要花费较长时间制备杂交瘤细胞。

三、基因工程抗体

　　基因工程抗体（engineering antibody）又称重组抗体，是指利用重组 DNA 及蛋白质工程技术对编码抗体的基因按不同需要进行加工改造和重新装配，经转染适当的受体细胞所表达的抗体分子。基因工程抗体是在治疗性抗体人源化需求及基因工程技术等高新生物技术取得重大突破为背景产生的第三代抗体。最初，为了降低鼠源性治疗性抗体的免疫原性，科学家只是利用基因重组技术对鼠源性抗体进行部分改造，如利用人的 IgG 恒定区基因替换小鼠的 IgG 恒定区基因，制备人 - 鼠嵌合抗体。后来，为了进一步减少嵌合抗体的免疫原性，又将鼠源性抗体的可变区骨架区替换为人的可变区骨架，只保留鼠源的 CDR 结构，该抗体称之为改良型抗体，目前基因工程抗体技术可将鼠源性抗体完全人源化。不仅如此，目前可以不依赖鼠源性抗体的结构，利用抗体库技术，不受免疫系统限制而在体外生产人源化抗体或其他基因工程抗体（图 4-8）。

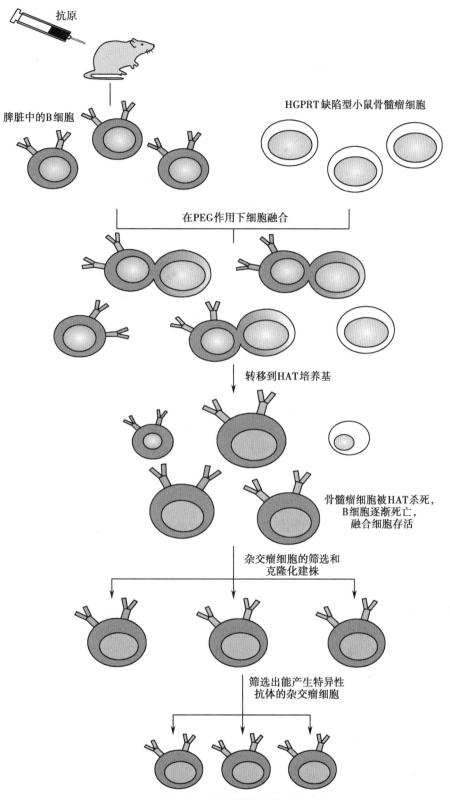

图 4-7　单克隆抗体制备

首先用抗原免疫小鼠,待小鼠产生高滴度特异性抗体后,取出脾细胞,用聚乙二醇(PEG)促进脾细胞与 HGPRT 缺陷小鼠(Ig 重链缺陷)骨髓瘤细胞融合,而后细胞转移到 96 孔培养板中,在选择性培养基(HAT)中培养,其中发生融合并形成杂交的细胞被选择下来。这些杂交细胞再被有限稀释为每个孔一个杂交细胞(单克隆细胞),待细胞发生克隆增殖后用抗原鉴定其特异性。能够与抗原发生特异性结合的克隆产生的抗体即为单克隆抗体。

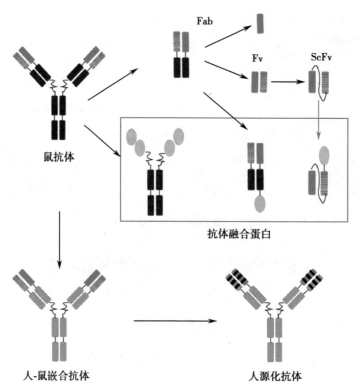

图 4-8　基因工程改造抗体

利用重组 DNA 及蛋白质工程技术对编码抗体的基因按不同需要进行
加工改造和重新装配,经转染适当的受体细胞所表达的抗体分子。基因
工程抗体可以是鼠源性抗体人源化或全人源抗体;其分子结构可以是
完整的抗体分子或抗体片段或抗体与其他效应分子融合表达。

（一）基因工程抗体种类

1. 人 - 鼠嵌合抗体　人 - 鼠嵌合抗体（human-mouse chimeric antibody）是最早制备的基因工程抗
体。它是由鼠源性抗体的 V 区基因与人抗体的 C 区基因拼接而成的嵌合基因,然后插入表达载体,
转染到工程细胞表达的抗体分子。因其减少了鼠源成分,从而降低了鼠源性抗体引起的不良反应,并
有助于提高疗效。

2. 改良型抗体　是将人抗体的 CDR 代之以鼠源性单克隆抗体的 CDR,由此形成的抗体,鼠源性
基因序列只占极少,其免疫原性较人 - 鼠嵌合抗体更弱。

3. 完全人源化抗体　采用基因敲除技术将小鼠 Ig 基因敲除,代之以人 Ig 基因,然后用抗原免疫
小鼠,再经杂交瘤技术即可产生大量完全人源化抗体。或用噬菌体展示技术制备人天然抗体库,用抗
原在体外筛选特异性抗体序列,再用基因工程方法制备重组的特异性抗体。

4. 单链抗体　将 Ig 的 H 链和 L 链的 V 区基因相连,转染大肠杆菌或真核细胞表达的抗体分子,
又称单链 FV（single chain fragment of variable region,ScFv）。ScFv 穿透力强,易于进入局部组织发挥
作用。

5. 双特异性抗体　用基因工程方法将识别效应细胞的抗体可变区基因与识别靶细胞的抗体可变
区基因连接在一起,制成双功能性抗体,称为双特异性抗体。如由识别肿瘤抗原的抗体和识别细胞毒
性免疫效应细胞（CTL 细胞、NK 细胞、LAK 细胞）表面分子的抗体（CD3 抗体或 CD16 抗体）制成的
双特异性抗体,有利于免疫效应细胞发挥抗肿瘤作用（图 4-9）。

（二）基因工程抗体特点

重组抗体本质上是单克隆抗体,但与常规的单克隆抗体和多克隆抗体都不同,重组抗体的主要优
点包括:①重组抗体的序列可以被修饰以适应于具体需要;②抗体的产生不依赖于宿主动物的免疫特

性；③重组抗体不含有动物病原体；④体外表达的抗体在批次之间具有非常好的一致性；⑤可被设计成适合与药物和毒素进行融合的结构，从而更适合应用于疾病的治疗。

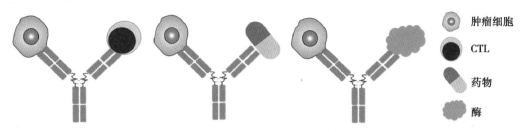

图4-9　双特异性抗体模式图

用基因工程方法将识别效应细胞的抗体可变区基因与识别靶细胞的抗体可变区基因连接在一起，制成双功能性抗体。双特异性抗体可将靶向肿瘤的抗体可变区与可以识别细胞毒性T细胞（cytotoxic T lymphocyte，CTL）的抗体可变区、或识别蛋白水解酶的抗体可变区、或识别某类药物的抗体可变区联合制备双特异性抗体。

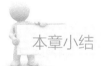

本章小结

　　免疫球蛋白（Ig）是免疫系统的重要效应分子，可自发产生发挥天然抗体活性，或经抗原刺激产生发挥获得性体液免疫防御功能。Ig在结构上是最奇特的蛋白家族，5亿年的进化产生五种类别重链及两种型别轻链，两条相同的重链及轻链构成不同Ig的基本结构。进化过程中赋予每个Ig分子具有独特的抗原结合区序列，使每个个体的Ig库具有无限多样性，以应对自然界中无数种抗原性物质，而恒定区相对保守，通过多种机制发挥免疫防御作用。目前人工制备的多克隆抗体、单克隆抗体及基因工程抗体在疾病预防、治疗、诊断及基础研究领域得到广泛的应用。

（邱晓彦）

思考题

　　1. 简述Ig分子的基本结构及可变区结构。

　　2. 简述抗体的生物学活性及不同Ig功能异同点。

　　3. 简述基因工程抗体的种类及全人源化抗体的制备方法。

第五章

补　体

　　补体(complement,C)系统是一组广泛存在于血清、组织液或细胞膜表面具有精密调控机制的蛋白质反应系统。生理状态下,多数补体成分以无活性形式存在,在多种微生物成分、抗原 - 抗体复合物以及其他外源性或内源性物质作用下,可循三条既独立又交叉的途径,通过启动一系列丝氨酸蛋白酶的级联酶解反应而被激活,所形成的活化产物具有调理吞噬、溶解细胞、介导炎症、调节免疫应答和清除免疫复合物等生物学功能。补体不仅是机体固有免疫防御体系的重要组分,也是抗体发挥免疫效应的重要机制之一,并在不同环节参与适应性免疫应答及其调节。补体缺陷、功能障碍或过度活化与多种疾病的发生和发展过程密切相关。

第一节　补体概述

一、补体系统的命名

　　补体系统成员众多且功能复杂,其命名原则为:参与补体激活经典途径的固有成分按其被发现的先后顺序分别命名为 C1(q、r、s)、C2，…，C9；补体系统的其他成分以英文大写字母表示,如 B 因子、D 因子、P 因子、H 因子;补体调节成分多以其功能命名,如 C1 抑制物、C4 结合蛋白、衰变加速因子等;补体活化后的裂解片段以该成分的符号后面附加小写英文字母表示,如 C3a、C3b 等;灭活的补体片段在其符号前加英文字母 i 表示,如 iC3b。

二、补体系统的组成

　　补体系统的 30 余种组分按其生物学功能可以分为三类。

　　1. 补体固有成分　是指存在于血浆及体液中、参与补体活化级联反应的蛋白质,包括:①经典途径的 C1q、C1r、C1s、C2、C4；②旁路途径的 B 因子、D 因子和备解素(properdin,P 因子);③凝集素途径(MBL 途径)的甘露糖结合凝集素(MBL)、MBL 相关丝氨酸蛋白酶(MASP);④补体活化的共同组分 C3、C5、C6、C7、C8 和 C9。

　　2. 补体调节蛋白(complement regulatory protein)　是指存在于血浆中和细胞膜表面、通过调节补体激活途径中的关键酶而控制补体活化强度和范围的蛋白分子。

　　3. 补体受体(complement receptor,CR)　是指存在于不同细胞膜表面、可与补体激活后所形成的活性片段相结合、介导多种生物效应的受体分子。

三、补体的理化性质

补体系统各成分均为糖蛋白,但有不同的肽链结构。各成分分子量变动范围很大。血清补体蛋白占血清总蛋白的 5%~6%,含量相对稳定,但在某些疾病情况下可有波动。补体固有成分对热不稳定:经 56℃温育 30min 即灭活;在室温下很快失活;在 0~10℃中活性仅能保持 3~4d,故补体应保存在 −20℃以下。紫外线照射、机械振荡均可能使补体失活。

四、补体的代谢

1. 补体的来源 体内许多不同组织细胞均能合成补体蛋白,包括肝细胞、单核/巨噬细胞、角质形成细胞、内皮细胞、肠道上皮细胞和肾小球细胞等。其中肝细胞和巨噬细胞是补体的主要产生细胞。血浆中大部分补体组分由肝细胞分泌,但在不同组织中,尤其在炎症灶中,巨噬细胞是补体主要来源。不同补体成分的主要合成部位各不相同。

2. 补体生物合成的调节 补体的生物合成具有两个特点:①补体的基因表达存在组织特异性,不同细胞各自调节其补体的生物合成,例如家族性 C3 缺乏症患者肝细胞产生的 C3 明显减少,不足正常的 1%,但巨噬细胞产生的 C3 可超过正常水平。②补体生物合成可受多种因素调节,其中既包括局部组织特异的因子,也包括多种全身激素。例如:某些补体组分属于"急性期反应物"(acute phase reactant),机体应激反应中所产生的细胞因子(如 IL-1、IL-6、TNF-α、IFN-γ 等)可调节其生物合成。

3. 补体的分解代谢 补体代谢率极快,血浆补体每天约有一半被更新。在疾病状态下,补体代谢可能发生更为复杂的变化。

第二节 补体系统的激活

补体固有成分以非活化形式存在于体液中,在某些启动因素作用下,通过级联酶促反应被激活,产生具有生物学活性的产物。补体激活包括前端反应和末端通路两个阶段。前端反应指活化反应开始至生成 C5 转化酶的过程,末端通路指 C5 激活至膜攻击复合物(MAC)形成的过程。已发现有三条补体激活途径,即经典途径、MBL 途径和旁路途径。三条激活途径启动机制不同,前端反应各异,但具有共同的末端通路(图 5-1)。

一、经典途径

经典途径(classical pathway)是指激活物与 C1q 结合,顺序活化 C1r、C1s、C4、C2、C3,形成 C3 转化酶(C4b2a)与 C5 转化酶(C4b2a3b)的级联酶促反应过程(图 5-2)。C1 通常以 C1q(C1r)₂(C1s)₂ 复合大分子形式存在于血浆中。C2 血浆浓度很低,是补体活化级联酶促反应的限速成分。C3 是血浆中浓度最高的补体成分,是三条补体激活途径的共同组分。经典途径的启动有赖于特异性抗体的产生,故在感染后期(或恢复期)才能发挥作用,并参与抵御相同病原体对机体的再次感染。

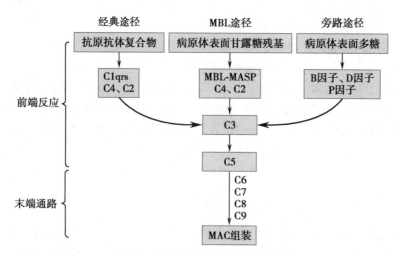

图 5-1　补体三条活化途径示意图

1. **激活物**　经典途径的激活物主要是 IgG、IgM 类抗体与相应抗原结合形成的免疫复合物（immune complex，IC）。此外，血清中 C 反应蛋白（CRP）、淀粉样蛋白 p 成分（SAP）和五聚素 3（PTX3）等蛋白能识别并结合微生物表面成分，如磷脂胆碱、磷脂酰乙醇胺等，进而激活 C1q。某些细菌细胞壁上的蛋白成分以及 G$^+$ 的胞壁酸（LTA）还能直接激活 C1q。人类不同抗体活化 C1q 的能力各异（IgM>IgG3>IgG1>IgG2），IgG4 无激活经典途径的能力。

2. **活化过程**　IgG、IgM 类抗体与相应的抗原结合后暴露 Fc 段的补体结合位点，C1q 与 2 个以上抗体 Fc 段结合可发生构型改变，使与 C1q 结合的 C1r 活化，活化的 C1r 激活 C1s 的丝氨酸蛋白酶活性。

活化的 C1s 的第一个底物是 C4。在 Mg^{2+} 存在下，C1s 使 C4 裂解为 C4a 和 C4b。其中部分 C4b 结合至紧邻抗原抗体结合处的细胞或颗粒表面；C1s 的第二个底物是 C2。在 Mg^{2+} 存在下，C2 与 C4b 形成复合物，被 C1s 裂解为 C2a 和 C2b；C2a 可与 C4b 结合成 C4b2a 复合物即 C3 转化酶（C3 convertase），后者使 C3 裂解为 C3a 和 C3b，此乃补体活化级联反应中的枢纽性步骤。新生的 C3b 可与 C4b2a 中的 C4b 结合，形成 C4b2a3b 即 C5 转化酶（C5 convertase）（图 5-2），进入补体激活的末端通路。C3a 游离于液相，是重要的炎症介质。此外 C3b 还可进一步被裂解为 C3c、C3dg、C3d 等小片段，其中 C3d 可参与适应性免疫应答。

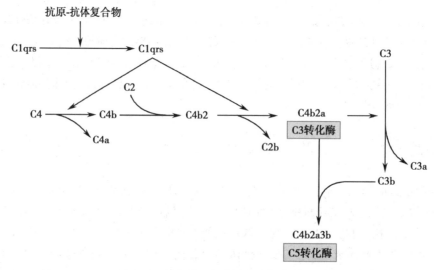

图 5-2　补体激活经典途径的前端反应

C5 转化酶(C4b2a3b)将 C5 裂解成 C5a 和 C5b,C5a 游离于液相,是重要的炎症介质,C5b 可与 C6 稳定结合为 C5b6;C5b6 自发与 C7 结合成 C5b67,暴露膜结合位点,与附近的细胞膜非特异性结合;结合于膜上的 C5b67 可与 C8 结合,所形成的 C5b678 可促进与多个 C9 分子聚合,形成 C5b6789n 复合物,此即膜攻击复合物(membrane attack complex,MAC)(图 5-3)。插入细胞膜的 MAC 通过破坏局部磷脂双层而形成"渗漏斑",或形成穿膜的亲水性孔道,可容许水、离子及可溶性小分子等经此孔道自由流动。由于胞内胶体渗透压高于胞外,故大量水分内流,导致胞内渗透压降低、细胞逐渐肿胀并最终溶解破裂("溶破")。

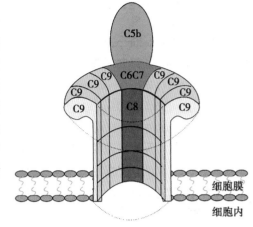

图 5-3 补体激活的共同末端通路及膜攻击复合物结构示意图

二、旁路途径

旁路途径(alternative pathway)又称替代激活途径,其激活不依赖于抗体,而由微生物或外源异物直接激活 C3,在 B 因子、D 因子和备解素 P 因子参与下,形成 C3 转化酶和 C5 转化酶,启动级联酶促反应过程。在生物进化的种系发生上,旁路途径是最早出现的补体活化途径,是抵御微生物感染的非特异性防线。因无需抗体参与即可激活,可在感染早期或初次感染中发挥作用。

1. **激活物** 某些细菌的细胞壁成分如脂多糖,或酵母多糖、肽聚糖、磷壁酸等物质均可成为旁路途径"激活物",它们实际上是为补体激活提供保护性环境和接触的表面。

2. **活化过程** 补体活化的旁路途径始于 C3。在生理条件下,血清中 C3 受蛋白酶作用可发生缓慢而持久的水解,产生低水平 C3b。自发产生的 C3b 绝大多数在液相中迅速失活,少数可与附近的膜表面结构共价结合,膜表面结构不同,产生不同的结果:①结合于自身组织细胞表面的 C3b,可被多种调节蛋白降解、灭活;②结合于"激活物"表面的 C3b,可与 B 因子结合,在 Mg^{2+} 存在下,D 因子将结合的 B 因子裂解为 Ba 和 Bb。Bb 仍与 C3b 结合,形成 C3bBb,即旁路途径 C3 转化酶,Ba 游离于液相中。

旁路途径中,备解素(P)可结合细菌表面,稳定 C3b 与 Bb 结合形成 C3 转化酶,防止其被降解。结合于激活物表面的 C3bBb 可裂解更多 C3 分子,新生的 C3b 又可与 Bb 形成新的 C3bBb,形成旁路激活的正反馈放大效应(图 5-4)。

C3b 可与 C3bBb 复合物进一步结合为多分子复合物 C3bBb3b,此即旁路途径 C5 转化酶,其后的末端通路与经典途径完全相同。

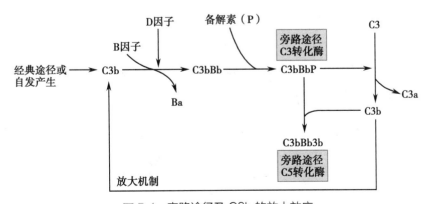

图 5-4 旁路途径及 C3b 的放大效应

三、凝集素途径

凝集素途径(lectin pathway)又称 MBL 途径(MBL pathway),是由血浆中甘露糖结合凝集素(mannose-binding lectin,MBL)、纤维胶凝蛋白(ficolin,FCN)等直接识别病原体表面糖结构,依次活化 MBL 相关丝氨酸蛋白酶(MBL-associated serine protease,MASP)、C4、C2、C3,形成与经典途径中相同的 C3 转化酶与 C5 转化酶的级联酶促反应过程。MBL 途径的激活物比较广泛,除识别机制有别于经典途径外,后续过程与经典途径基本相同。因无需抗体参与即可激活补体,可在感染早期或初次感染中发挥作用。

1. 激活物　凝集素途径的激活物是病原体表面的糖结构。MBL 或 FCN 可选择性识别多种病原体表面以甘露糖、甘露糖胺等为末端糖基的糖结构。含这些末端糖基的糖结构在哺乳动物细胞罕见(因其被唾液酸等所覆盖),但却是细菌、真菌及寄生虫细胞表面的常见成分。

2. 活化过程　正常血清中 MBL 水平极低,在急性期反应时其水平明显增高。MBL 通过结合病原体表面相应的糖结构,继而发生构象改变,激活与之相连的 MASP。

与 MBL 相关的 MASP 主要有两类。活化的 MASP2 发挥丝氨酸蛋白酶活性,裂解 C4,所产生的 C4b 片段共价结合于病原体表面,随后与 C2 结合,后者也被 MASP2 裂解,生成与经典途径相同的 C3 转化酶(C4b2a),继之裂解 C3 产生 C5 转化酶(C4b2a3b),最后进入补体激活的末端通路。活化的 MASP1 可直接裂解 C3 产生 C3b,在 B 因子、D 因子和 P 因子参与下形成旁路途径 C3 转化酶(C3bBb),激活补体旁路途径(图 5-5)。因此,凝集素途径对经典途径和旁路途径具有交叉促进作用。

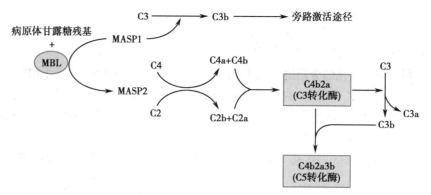

图 5-5　补体激活的凝集素途径

在生物种系进化中,三条补体激活途径出现的顺序是旁路途径→MBL 途径→经典途径。三条途径起点各异,但存在相互交叉,并具有共同的末端通路(图 5-6)。

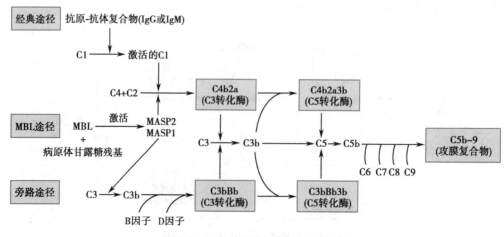

图 5-6　三条补体激活途径间的关系

第三节　补体激活的调节

机体对补体系统的活化存在着精细的调控机制,主要包括:①控制补体活化的启动;②补体活性片段发生自发性衰变;③血浆和细胞膜表面存在多种补体调节蛋白,通过控制级联酶促反应过程中酶的活性和 MAC 组装等关键步骤而发挥调节作用(图 5-7)。各类补体调节蛋白针对补体激活关键环节的调节机制如表 5-1。

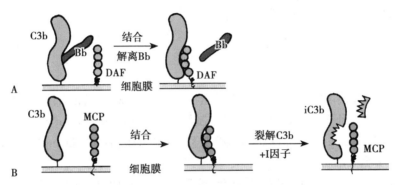

图 5-7　补体调节蛋白作用的关键环节

表 5-1　补体调节蛋白及其功能

调节蛋白	功能
可溶性调节蛋白	
C1 抑制物(C1INH)	抑制 C1r、C1s、MASP 活性,阻断 C4b2a 形成
C4 结合蛋白(C4bp)	抑制 C4b2a、C4b2a3b 形成与活性
I 因子(If)	抑制 C4b2a、C4b2a3b、C3bBb、C3bBb3b 形成与活性
H 因子(Hf)	抑制 C3bBb、C3bBb3b 形成与活性
P 因子(Pf)	稳定 C3bBb
S 蛋白(SP)	抑制 MAC 形成
簇集素	抑制 MAC 形成
膜型调节蛋白	
补体受体 1(CR1)	抑制 C4b2a、C3bBb、C4b2a3b、C3bBb3b 形成与活性
衰变加速因子(DAF,CD55)	抑制 C4b2a、C3bBb、C4b2a3b、C3bBb3b 形成与活性
膜辅蛋白(MCP,CD46)	抑制 C4b2a、C3bBb、C4b2a3b、C3bBb3b 形成与活性
MIRL/CD59	抑制 MAC 形成

一、针对经典途径前端反应的调节机制

C4b2a 是经典途径和凝集素途径的 C3 转化酶。针对 C3 转化酶的调节因子均发挥负调控作用，主要是阻断 C4b2a 形成，或分解已形成的 C4b2a，使之灭活。另外，C5 转化酶（C4b2a3b）也受此机制调控。在该环节起作用的补体调节蛋白有 C1 抑制物（C1 inhibitor，C1INH）、CR1、C4 结合蛋白（C4 binding protein，C4bp）、膜辅蛋白（membrane co-factor protein，MCP）、I 因子、衰变加速因子（decay-accelerating factor，DAF）等。

二、针对旁路途径前端反应的调节机制

I 因子、H 因子等多种调节蛋白可调控旁路途径 C3 转化酶（C3bBb）或 C5 转化酶（C3bBb3b）形成，或抑制其活性。此外，P 因子起正调节作用。

三、针对 MAC 的调节

补体活化的共同末端通路中，多种补体调节蛋白可抑制 MAC 形成和活性，从而保护自身正常细胞免遭补体攻击。这些因子包括膜反应性溶破抑制物（membrane inhibitor of reactive lysis，MIRL）、同源限制因子（homologous restriction factor，HRF）又称 C8 结合蛋白（C8 binding protein，C8bp）、S 蛋白（S protein，SP）、簇集素（clusterin）等。

此外，病原体能产生一些物质抑制补体活化，逃避补体系统的攻击。如脑膜炎奈瑟菌产生的 H 因子结合蛋白（fHbp）及其外膜蛋白 PorA 可分别将 H 因子和 C4bp 募集到细菌表面，灭活黏附其表面的 C3b；金黄色葡萄球菌分泌的补体抑制因子（staphylococcal complement inhibitor，SCIN）能结合 C4b2a、C3bBb，抑制 C3 转化酶活化等。

第四节　补体的生物学意义

一、补体的生物学功能

补体活化的共同终末效应是在细胞膜上组装 MAC，介导细胞溶解效应。同时，补体活化过程中产生多种裂解片段，通过与细胞膜表面相应受体结合而介导多种生物学效应。

1. **补体依赖的细胞毒作用**（complement dependent cytotoxicity，CDC）　补体活化后最终在靶细胞表面形成 MAC，导致靶细胞溶破。该效应的意义为：参与宿主抗细菌（主要是 G⁻ 细菌）、抗病毒及抗寄生虫等防御机制；参与机体抗肿瘤免疫效应机制；某些病理情况下引起宿主自身细胞破坏，导致组织损伤与疾病（如血型不符输血后的溶血反应以及自身免疫病）。

2. **调理作用**（opsonization）　补体激活过程中产生的 C3b、C4b 和 iC3b 等片段直接结合于细菌或其他颗粒性物质表面，通过与吞噬细胞表面补体受体结合可促进吞噬细胞对其吞噬（图 5-8）。这种调理吞噬作用是机体抵御全身性细菌感染和真菌感染的重要机制之一。

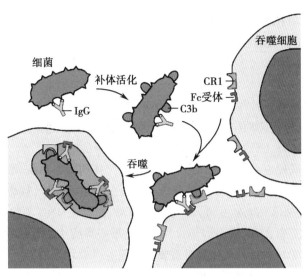

图 5-8 C3b/CR1 的调理作用

3. 炎症介质作用 补体活化过程中产生多种具有炎症介质作用的片段,如 C5a、C3a 和 C4a 称为过敏毒素,它们可与肥大细胞或嗜碱性粒细胞表面相应受体结合,触发靶细胞脱颗粒,释放组胺、白三烯、前列腺素等生物活性物质,引起血管扩张、毛细血管通透性增高、平滑肌收缩等,从而介导局部炎症反应。C5a 对中性粒细胞有很强的趋化作用,并可刺激中性粒细胞产生氧自由基、前列腺素和花生四烯酸等。

4. 清除免疫复合物 补体成分可参与清除免疫复合物(IC),其机制为:C3b 与 IC 结合,同时黏附于 CR1$^+$ 红细胞、血小板,从而将 IC 运送至肝脏和脾脏内,被吞噬细胞吞噬、清除。此作用称为免疫黏附(immune adherence)(图 5-9)。

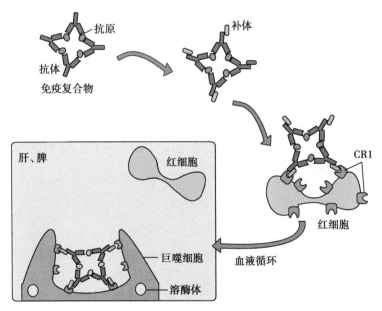

图 5-9 C3b/CR1 介导的免疫黏附作用

二、补体的病理生理学意义

1. 机体抗感染防御的主要机制 在抗感染防御机制中,补体是固有免疫和适应性免疫间的桥梁。

病原微生物入侵机体后,补体旁路途径或 MBL 途径通过识别微生物表面或其糖链组分而触发级联反应,所产生的裂解片段和复合物通过调理吞噬、炎症反应和溶解细菌而发挥抗感染作用。在特异性抗体产生后,可通过经典途径触发 C3 活化,与旁路途径中 C3 正反馈环路协同作用,形成更为有效的抗感染防御机制。

2. **参与适应性免疫应答**　补体活化产物、补体调节蛋白及补体受体可通过多种机制参与适应性免疫应答。例如:补体介导的调理作用可促进抗原递呈细胞摄取和递呈抗原,启动适应性免疫应答;感染灶的过敏毒素(C3a、C4a、C5a)可招募炎症细胞,促进抗原的清除。

3. **与血液中其他级联反应系统相互作用**　补体系统与体内凝血系统、激肽系统及纤溶系统存在密切关系。①四个系统的活化均依赖多种成分级联的蛋白酶裂解作用,且均借助丝氨酸蛋白酶结构域发挥效应;②一个系统的活化成分可对另一系统发挥效应,如 C1INH 不仅负调节活化的 C1r、C1s,也可抑制激肽释放酶、血浆纤溶酶、凝血因子Ⅶ和Ⅵ等。某些疾病状态下(如弥散性血管内凝血、急性呼吸窘迫综合征等)四个系统的伴行活化具有重要的病理生理意义。

综上所述,补体的生物学意义远超出单纯的固有免疫防御的范畴,而涉及包括适应性免疫应答在内的广泛生理功能。补体系统既是固有免疫防御的一部分,又是特异性体液免疫应答的重要效应机制;补体可调节适应性免疫应答,并与体内其他蛋白系统相互联系。

第五节　补体系统与疾病

补体遗传缺陷、功能障碍或过度活化,均可参与某些疾病的病理过程。

一、遗传性补体缺损相关的疾病

几乎所有补体成分均可能发生遗传性缺损,其多为常染色体隐性遗传。遗传性补体缺陷所致疾病约占原发性免疫缺陷病的 2%,以参与经典途径补体组分的缺陷较常见(见第二十六章)。补体成分缺陷使补体系统不能激活,导致患者对病原体易感,同时由于体内免疫复合物清除障碍而易患相关的自身免疫病。此外,还有一些特殊的补体缺陷病,如 C1INH 缺陷可引起遗传性血管性水肿(HAE);DAF 缺陷可引起阵发性夜间血红蛋白尿(PNH)。

二、补体与感染性疾病

补体在机体抵御致病微生物感染中起重要作用。某些情况下,病原微生物可借助补体受体入侵细胞,其机制为:①微生物与 C3b、iC3b、C4b 等补体片段结合,通过 CR1、CR2 而进入细胞,使感染播散。②某些微生物可以补体受体或补体调节蛋白作为其受体而入侵细胞。如 EB 病毒以 CR2 为受体;麻疹病毒以 MCP 为受体;柯萨奇病毒和大肠埃希菌以 DAF 为受体。③某些微生物感染机体后,能产生一些与补体调节蛋白功能相似的蛋白抑制补体活化,从而逃避机体补体系统的攻击。

三、补体与炎症性疾病

补体激活是炎症反应中重要的早期事件。创伤、烧伤、感染、缺血 - 再灌注、体外循环、器官移植等均可激活补体,所产生的炎性因子或复合物(如 C3a、C5a 和非溶破效应的 C5b~7、C5b~8、C5b~9 等),可激活单核细胞、内皮细胞和血小板,使之释放炎症介质和细胞因子而参与炎症反应。另一方面,补体系统通过与凝血系统、激肽系统和纤溶系统间的相互作用,并与 TNF-α、PAF、IL-1、IL-6、IL-8 等细胞因子彼此协同或制约,在体内形成极为复杂的炎性介质网络,扩大并加剧炎症反应,从而参与多种感染和非感染性炎症疾病的病理生理过程。因此,适时恰当地抑制补体功能可能成为治疗某些疾病的有效策略。

本章小结

　　补体系统包括 30 余种可溶性蛋白和膜蛋白,是体内重要的免疫效应放大系统,广泛参与固有免疫和适应性免疫的效应机制。在某些激活物作用下,补体固有成分循不同途径被激活。迄今已发现补体激活的经典途径、凝集素途径和旁路途径。三者具有共同的末端通路,最终形成膜攻击复合物,通过溶细胞效应而发挥重要生理和病理作用。另外,补体活化过程中还产生多种具有重要生物学效应的活性片段,参与机体免疫调节和炎症反应。针对补体激活,体内存在极为复杂和严密的调节机制,以维持内环境稳定。补体固有成分或其调节蛋白缺陷,均可引起补体功能紊乱,从而导致某些免疫病理过程的发生和发展。

(张 佩)

思考题

　　1. 补体激活有哪三条途径? 比较三条补体激活途径的主要异同点。

　　2. 补体有哪些生物学功能?

　　3. 补体激活是如何调节的?

　　4. 补体系统相关的疾病有哪些? 简述其机制。

第六章
细胞因子与白细胞分化抗原

免疫系统中各种成分间必须进行有效的信息交换以调节免疫反应和维持自身稳态平衡。细胞因子是免疫系统中最重要的信使分子和效应分子之一,在免疫细胞的发育分化、免疫应答以及免疫调节中发挥重要作用,在一定条件下也可参与多种疾病的发生。白细胞分化抗原和黏附分子是重要的免疫细胞表面分子,是免疫细胞相互识别和作用的分子基础。细胞因子和白细胞分化抗原在基础和临床医学中具有广泛的应用价值。

第一节 细 胞 因 子

细胞因子(cytokine)是一类主要由免疫细胞分泌,具有多种结构和功能的小分子蛋白质,调控机体免疫应答并参与炎症损伤等病理过程。

一、细胞因子的共同特点

(一)细胞因子的基本特征

1. 小分子可溶性蛋白质(8~30kDa),多为糖蛋白。
2. 通过结合细胞表面相应受体发挥生物学作用。
3. 合成与分泌是一个短暂、自限的过程。
4. 高效性,低浓度(pmol/L)即可发挥生物学效应。
5. 作用范围小,绝大多数为近距离发挥作用。

(二)细胞因子的作用方式(图6-1)

1. **自分泌作用**(autocrine action) 若细胞因子作用于分泌细胞自身称为自分泌,如 T 细胞产生的 IL-2 刺激自身生长。

2. **旁分泌作用**(paracrine action) 若细胞因子作用于邻近细胞称为旁分泌,如树突状细胞产生的 IL-12 刺激邻近的 T 细胞分化。

3. **内分泌作用**(endocrine action) 少数细胞因子可通过循环系统作用于远距离的靶细胞,称为内分泌。如 TNF、IL-1 在高浓度时可通过血

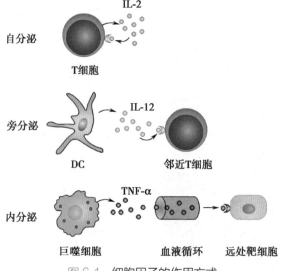

图 6-1 细胞因子的作用方式

流作用于远处的靶细胞。

（三）细胞因子发挥作用的功能特点（图 6-2）

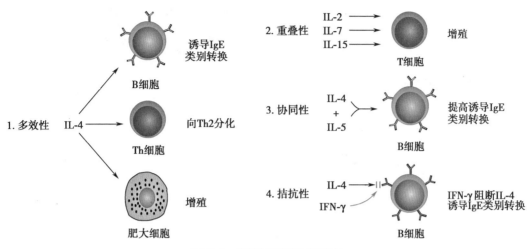

图 6-2　细胞因子的功能特点

1. **多效性**（pleiotropy）　一种细胞因子可以作用于不同细胞，发挥不同的作用，如 IL-4 可以作用于 B 细胞、细胞毒性 T 细胞前体和肥大细胞，促进其活化、增殖和分化。

2. **重叠性**（redundancy）　两种或两种以上的细胞因子具有同样或相似的生物学作用，如 IL-2、IL-7 和 IL-15 都具有促进 T 细胞增殖的作用。

3. **协同性**（synergy）　一种细胞因子可增强另一种细胞因子的功能，如 IL-5 可以增强 IL-4 诱导 B 细胞分泌的抗体类别向 IgE 转变的功能。

4. **拮抗性**（antagonism）　一种细胞因子可抑制另一种细胞因子的功能，如 IFN-γ 阻断 IL-4 诱导 B 细胞分泌的抗体类别向 IgE 转变。

5. **网络性**（network）　具有不同生物学效应的细胞因子相互作用，形成细胞因子网络对免疫应答进行精细调节，维持免疫系统的稳态平衡。如 Th 细胞是免疫调节的核心细胞，其核心作用是通过细胞因子网络调节实现的，Th1 细胞主要产生 IFN-γ，促进细胞毒性 T 细胞（CTLs）的分化增殖，Th2 主要产生 IL-4 等细胞因子，促进 B 淋巴细胞的分化增殖。同时，这两种细胞因子的功能互为拮抗，抑制对方以获得 Th1 和 Th2 细胞功能的平衡（图 6-3）。

二、细胞因子的分类

根据细胞因子的结构和功能可将其分为六大类。

1. **白细胞介素**（interleukin，IL）　早期发现的细胞因子是由白细胞产生并在白细胞间发挥调节作用，故命名为白细胞介素。白细胞介素按照发现顺序来命名，目前已经命名 40 种（IL-1~IL-40）。

2. **干扰素**（interferon，IFN）　发现于 1957 年，是最早发现的细胞因子，因具有干扰病毒复制的功能而命名。根据结构特征及生物活性可分为 I 型、II 型和 III 型干扰素。I 型 IFN 主要包括 IFN-α 和 IFN-β，由病毒感染的细胞产生。II 型 IFN 为 IFN-γ，主要由活化的 T 细胞和 NK 细胞产生。III 型 IFN 包括 IFN-λ1（IL-29）、IFN-λ2（IL-28A）和 IFN-λ3（IL-28B），主要由 DC 细胞产生。目前已发现的干扰素家族成员有十余种。

3. **肿瘤坏死因子**（tumor necrosis factor，TNF）　因最初发现其能使肿瘤组织发生坏死而得名。分为 TNF-α 和 TNF-β 两种。前者主要由单核 / 巨噬细胞产生，后者主要由活化的 T 细胞产生，又称淋巴毒素（lymphotoxin，LT）。近年来，又将 CD40L、FasL（CD95）和 APRIL（TNF related apoptosis

indncing ligand)等 30 余种结构相似的分子列为肿瘤坏死因子超家族成员。

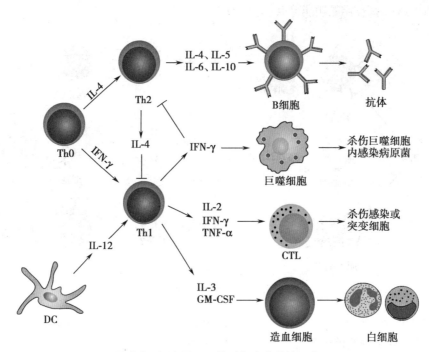

图 6-3　细胞因子网络对免疫应答的调节

4. **集落刺激因子**（colony-stimulating factor,CSF）　是指能够刺激多能造血干细胞和不同发育阶段的造血祖细胞分化、增殖的细胞因子。主要包括粒细胞 - 巨噬细胞集落刺激因子（GM-CSF）、粒细胞集落刺激因子（G-CSF）、巨噬细胞集落刺激因子（M-CSF）。此外,红细胞生成素（EPO）、干细胞生长因子（SCF）和血小板生成素（TPO）也是重要的造血刺激因子。

5. **生长因子**（growth factor,GF）　是具有刺激细胞生长和分化作用的细胞因子,主要包括转化生长因子 -β（TGF-β）、表皮生长因子（EGF）、血管内皮生长因子（VEGF）、成纤维生长因子（FGF）、神经生长因子（NGF）和血小板生长因子（PDGF）等。

6. **趋化因子**（chemokine）　是一类结构相似,具有趋化功能的细胞因子。趋化因子根据靠近氨基端的半胱氨酸（C）的数量和排列顺序分为 CXC、CC、C 和 CX3C 四个亚家族,其中 X 代表非半胱氨酸残基。趋化因子命名原则为在趋化因子亚家族后面缀以 L（ligand）后面加数字代表。

三、细胞因子的受体

细胞因子需要通过结合细胞表面相应的细胞因子受体（cytokine receptor）而发挥生物学作用。细胞因子受体均为跨膜蛋白分子,由胞膜外区、跨膜区和胞质区组成。胞膜外区为识别和结合细胞因子的部位,胞质区介导受体激活后的信号转导。细胞因子受体的名称通常是在细胞因子后面加 R（receptor）表示,如 IL-1R（IL-1 受体）。根据结构特点细胞因子受体可分为以下六个家族（图 6-4）。

1. **Ⅰ型细胞因子受体家族**（type Ⅰ cytokine receptor family）　也称造血因子家族受体（hematopoietin family receptor）,此类受体的胞膜外区有保守的半胱氨酸和 Trp-Ser-X-Trp-Ser（WSXWS）模体,包括 IL-2、IL-3、IL-4、IL-5、IL-6、IL-7、IL-9、IL-11、IL-12、IL-13、IL-15、IL-21、GM-CSF、G-CSF 等细胞因子的受体,通过 JAK-STAT 通路传导信号。

2. **Ⅱ型细胞因子受体家族**（type Ⅱ cytokine receptor family）　此类受体的胞膜外区有保守的半胱氨酸但无 WSXWS 模体,包括 IFN-α、IFN-β、IFN-γ 以及 IL-10 家族细胞因子的受体,通过 JAK-STAT 通路传导信号。

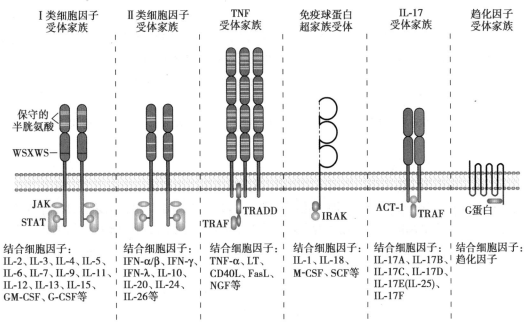

图 6-4　细胞因子受体

3. 肿瘤坏死因子受体家族（tumor necrosis factor receptor family）　此类受体胞膜外区含有数个富含半胱氨酸的结构域，多以同源三聚体发挥作用。包括 TNF-α、FasL、CD40L、神经生长因子（NGF）等细胞因子的受体，主要通过 TRAF、NF-κB、TRAF-AP-1 等通路传导信号。

4. 免疫球蛋白超家族受体（Ig superfamily receptor，IgSFR）　此类受体在结构上与免疫球蛋白的 V 区或 C 区相似，即具有数个 IgSF 结构域。包括 IL-1、IL-18、IL-33 和 M-CSF 等细胞因子的受体，主要通过 IRAK-NF-κB 等通路传导信号。

5. IL-17 受体家族（IL-17 receptor family）　此类受体以同源或异源二聚体形式存在，由 IL-17RA、B、C、D 和 E 链以不同形式组合而成，受体二聚体中至少包含一条 IL-17A 链，主要通过 TRAF-NF-κB 通路传导信号。

6. 趋化因子受体家族（chemokine receptor family）　趋化因子受体均为 7 次跨膜的 G 蛋白偶联蛋白。趋化因子受体命名的规则是在趋化因子亚家族名称后缀以 R（receptor），再按受体被发现的顺序缀以阿拉伯数字进一步区分。与趋化因子亚家族相对应，趋化因子受体也分为 CXCR、CCR、CR 和 CX3CR 四个家族。

四、细胞因子的免疫学效应

细胞因子是细胞间传递信息的重要介质之一，在介导机体免疫应答、免疫调节、免疫细胞发育、生存和凋亡以及免疫细胞迁移过程中发挥重要作用。

（一）介导和调节固有免疫应答

1. 促进炎症反应　几种固有免疫细胞分泌的细胞因子如 IL-1、IL-6 和 TNF-α 等促进固有免疫应答，帮助启动急性期反应，产生急性期反应蛋白，如 C 反应蛋白和甘露糖结合凝集素等，参与机体的抗感染免疫。

2. 内源性致热原的作用　IL-1、IL-6 和 TNF-α 为内源性致热原，可作用于下丘脑体温调节中枢，引起发热。一定范围的体温升高可抑制病原体生长并有利于宿主防御。此外，致热原还能诱导外周血中性粒细胞增多以及促进 DC 细胞由组织向淋巴结的迁移，提高其抗原递呈能力以促进适应性免疫应答。

3. **抗病毒作用**　病毒可刺激机体多种细胞产生 IFN-α 和 IFN-β,但现在认为其主要由浆细胞样树突状细胞产生,而 IFN-γ 则主要由活化的 NK 细胞和 T 细胞产生,这些细胞因子在病毒感染的早期发挥重要的抗病毒效应。IFN-α、IFN-β 和 IFN-γ 能激活 NK 细胞,使其在病毒感染早期有效地杀伤病毒感染的细胞。这些细胞因子还能刺激病毒感染细胞表达 MHC Ⅰ类分子,提高其抗原递呈能力,使其更容易被 CTL 识别并杀伤。

4. **促进吞噬细胞的吞噬作用**　IL-1、TNF-α 和 IFN-γ 等可活化单核 / 巨噬细胞和中性粒细胞,增强其吞噬和杀伤功能。

(二) 介导和调节适应性免疫应答

1. **对 T 细胞免疫应答的调节作用**　Th 细胞主要通过分泌细胞因子介导细胞免疫应答和体液免疫应答,如 Th1 细胞分泌的 IFN-γ 能活化巨噬细胞,促进其对病原微生物的杀伤,IFN-γ 也能刺激 MHC 分子表达以增加 APC 的抗原递呈能力以促进 T 细胞活化,此外,Th1 细胞产生的 TNF 和多种趋化因子有助于白细胞的募集和促进炎症反应。Th2 细胞产生的 IL-4 和 IL-13 可诱导巨噬细胞向修复型巨噬细胞转化,其产生的 IL-5 可诱导嗜酸性粒细胞活化。Th17 细胞分泌的 IL-17 能诱导以中性粒细胞为主的炎症反应。IL-2、IL-6 和 IFN-γ 明显促进 CTL 的分化并增强其杀伤功能。

2. **对 B 细胞的免疫调节作用**　IL-4、IL-5、IL-6 和 IL-13 等可促进 B 细胞的活化、增殖和分化为抗体产生细胞。多种细胞因子调控 B 细胞分泌 Ig 的类别转换,如 IL-4 可诱导 IgG1 和 IgE 的产生;TGF-β 和 IL-21 可诱导 IgA 的产生。

(三) 介导和调节免疫细胞的发育分化、生存和凋亡

1. **调控免疫细胞在中枢免疫器官的发育分化**　机体的免疫细胞均来自骨髓多能造血干细胞(HSC)。骨髓和胸腺(T 细胞发育的场所)微环境中产生的细胞因子对调控造血细胞和免疫细胞的增殖分化起着关键作用。IL-3 和干细胞因子(SCF)等主要作用于多能造血干细胞以及多种定向的祖细胞。GM-CSF 刺激 HSC 产生粒细胞和单核细胞。IL-7 是 T 细胞和 B 细胞发育早期的促分化因子,IL-15 促进 NK 细胞的发育分化。EPO 促进红细胞生成等。

2. **调控免疫细胞在外周免疫器官的发育分化**　IL-2 活化 T 细胞并促进其增殖,IL-12 和 IFN-γ 诱导 T 细胞向 Th1 亚群分化,而 IL-4 诱导 T 细胞向 Th2 亚群分化。TGF-β 诱导 T 细胞向调节性 T 细胞(Treg)分化,而 TGF-β 与 IL-6 共同诱导 T 细胞向 Th17 亚群分化,IL-23 促进 Th17 细胞的增殖和功能的维持。IL-4、IL-5、IL-6 和 IL-13 等可促进 B 细胞的活化、增殖和分化为浆细胞。IL-15 刺激 NK 细胞增殖。G-CSF 促进粒细胞增殖、成熟和生存;M-CSF 促进单核 / 巨噬细胞的增殖、分化、生存和活化等。

3. **介导细胞凋亡**　在 TNF 家族中的一些成员具有诱导细胞凋亡的作用,如 TNF-α 与靶细胞表面的 TNFR 结合可诱导靶细胞凋亡。

(四) 介导免疫细胞的迁移

趋化因子是介导免疫细胞迁移的主要细胞因子,在炎症过程中,趋化因子募集血管内的白细胞到组织的炎症部位以发挥免疫防御作用,如血管内皮细胞表达的趋化因子可以与表达其相应受体的白细胞结合增强白细胞对内皮细胞的黏附进而促进其迁移至炎症部位;几种炎性因子,如 TNF 和 IL-10 能够刺激内皮细胞表达 E- 选择素,进而介导白细胞在血管内皮上的移动。

五、细胞因子与临床

(一) 细胞因子与疾病的发生

1. **细胞因子风暴(cytokine storm)**　也称细胞因子释放综合征。病原体感染导致机体大量产生多种促炎细胞因子(TNF-α、IL-1、IL-6、IL-12、IFN-γ 等),患者出现高热和流感症状,严重者可导致多器官功能衰竭甚至死亡。细胞因子风暴可发生在多种疾病,如流感、急性呼吸窘迫综合征(ARDS)、脓毒

血症、SARS 和新型冠状病毒肺炎等。

2. **致热与炎症病理损害**　IL-1、TNF 和 IL-6 均为内源性致热原,可作用于下丘脑体温调节中枢,引起发热;TNF、IL-1 等可刺激内皮细胞和白细胞释放一系列炎性介质(如一氧化氮、氧自由基等),改变凝血功能,导致组织损伤与弥散性血管内凝血,进而引起感染性休克。

3. **超敏反应**　变应原诱导特异性 IgE 产生是 I 型超敏反应发生的必要条件。IL-4 可促进 IgE 合成;IL-5 可协同 IL-4 促进 IgE 产生;IFN-γ 可抑制 IL-4 诱生 IgE 的作用。

4. **自身免疫病**　在类风湿关节炎、强直性脊柱炎和银屑病患者体内均可检测到高水平的 TNF-α。银屑病患者皮损组织 IL-17、IL-23 及 IL-6 水平异常升高。

5. **免疫缺陷病**　某些免疫缺陷病发病机制与细胞因子或细胞因子受体表达异常有关,如 IL-2Rγ 链基因缺陷会导致性连锁重症联合免疫缺陷病的发生。这类患者由于 IL-2、IL-4、IL-7、IL-9、IL-15 和 IL-21 等多种受体介导的信号转导发生障碍,可出现严重的细胞免疫和体液免疫缺陷。

6. **器官移植排斥反应**　急性移植排斥反应时,受者血清及移植物局部 IL-1、IL-2、TNF-α、IFN-γ、IL-6 等水平升高。检测相关细胞因子或其可溶性受体水平可作为监测排斥反应的指标之一。

(二) 细胞因子与疾病的治疗

1. **细胞因子直接治疗**　通过给予外源性细胞因子治疗疾病。例如:应用 IFN 治疗肿瘤及病毒感染;应用 GM-CSF 刺激造血等。

2. **细胞因子拮抗治疗**　用细胞因子受体、细胞因子受体拮抗剂或抗细胞因子抗体治疗疾病。例如:应用抗 TNF 抗体治疗类风湿关节炎;应用抗 IL-2R 抗体防治移植排斥反应等(表 6-1)。

表 6-1　细胞因子拮抗剂和单克隆抗体的临床应用

名称	适应证
IL-1Ra	哮喘,类风湿关节炎
IL-2Rα	移植排斥反应,多发性硬化症
IL-4Ra	哮喘
IL-5Ra	哮喘,鼻息肉
IL-6Ra	类风湿关节炎,淋巴结增生症,强直性脊柱炎
IL-12/23Ra	银屑病,克罗恩病
TNF-αRa	克罗恩病,类风湿关节炎

第二节　免疫细胞膜分子

免疫细胞表面所表达的膜分子是免疫细胞相互识别和作用的重要分子基础,其种类繁多,功能复杂,这里重点介绍人白细胞分化抗原的概念、免疫细胞膜分子的主要生物学作用、黏附分子的概念及其分类。

一、白细胞分化抗原及其 CD 命名

1. **人白细胞分化抗原的概念**　人白细胞分化抗原(human leukocyte differentiation antigen,HLDA)

是指白细胞和其他细胞在分化成熟为不同谱系、分化不同阶段以及成熟细胞活化过程中表达的细胞表面分子。白细胞分化抗原大都是跨膜的糖蛋白,含胞膜外区、跨膜区和胞质区。有些白细胞分化抗原是以糖基磷脂酰肌醇连接方式锚定在细胞膜上,少数白细胞分化抗原是碳水化合物。分化抗原除表达在白细胞外,还广泛分布于多种细胞如红细胞、血小板、血管内皮细胞、成纤维细胞、上皮细胞、神经内分泌细胞等。人白细胞分化抗原根据其胞膜外区结构特点,可分为不同的家族或超家族。常见的有免疫球蛋白超家族、细胞因子受体家族、C 型凝集素超家族、整合素家族、选择素家族、肿瘤坏死因子超家族和肿瘤坏死因子受体超家族等。

2. CD 的概念　应用以单克隆抗体鉴定为主的方法,将来自不同实验室的单克隆抗体所识别的同一种分化抗原称为一个分化群(cluster of differentiation),简称 CD。经过十届国际人类白细胞分化抗原专题讨论会的命名,目前人 CD 的编号已命名至 CD371,可大致分为 14 个组(表 6-2)。

表 6-2　人 CD 分组(2010 年)

分组	CD 分子(举例)
T 细胞	CD2、CD3、CD4、CD5、CD8、CD28、CD152(CTLA-4)、CD154(CD40L)、CD278(ICOS)
B 细胞	CD19、CD20、CD21、CD40、CD79a(Igα)、CD79b(Igβ)、CD80(B7-1)、CD86(B7-2)
髓样细胞	CD14、CD35(CR1)、CD64(FcγR Ⅰ)、CD284(TLR4)
血小板	CD36、CD41(整合素 α Ⅱb)、CD51(整合素 αv)、CD61(整合素 β3)、CD62P(P 选择素)
NK 细胞	CD16(FcγR Ⅲ)、CD56(NCAM-1)、CD94、CD158(KIR)、CD161(NKR-P1A)、CD314(NKG2D)、CD335(NKp46)、CD336(NKp44)、CD337(NKp30)
非谱系	CD30、CD32(FcγR Ⅱ)、CD45RA、CD45RO、CD46(MCP)、CD55(DAF)、CD59、CD279(PD-1)、CD281~CD284(TLR1~TLR4)
黏附分子	CD11a~CD11c、CD15s(sLe^x)、CD18(整合素 β2)、CD29(整合素 β1)、CD49a~CD49f、CD54(ICAM-1)、CD62E(E 选择素)、CD62L(L 选择素)
细胞因子/趋化因子受体	CD25(IL-2R)、CD95(Fas)、CD178(FasL)、CD183(CXCR3)、CD184(CXCR4)、CD195(CCR5)
内皮细胞	CD106(VCAM-1)、CD140(PDGFR)、CD144(VE 钙黏蛋白)、CD309(VEGFR2)
碳水化合物结构	CD15u、CD60a~CD60c、CD75
树突状细胞	CD83、CD85(ILT/LIR)、CD206(甘露糖受体)、CD274~CD276(B7H1~B7H3)
干细胞/祖细胞	CD34、CD117(SCF 受体)、CD133、CD243
基质细胞	CD331~CD334(FGFR1~FGFR4)
红细胞	CD233~CD242(多种血型抗原和血型糖蛋白)

二、黏附分子

免疫细胞存在一类介导细胞与细胞、细胞与细胞外基质间黏附作用的膜表面分子,即黏附分子(cell adhesion molecules,CAMs)。

根据黏附分子的结构特点可分为免疫球蛋白超家族、整合素家族、选择素家族、黏蛋白家族和钙黏蛋白家族(cadherin family)等 5 大类,这里只介绍与免疫密切相关的前 4 个家族及主要成员,基本结构特点参见图 6-5,主要黏附分子见表 6-3。

1. **免疫球蛋白超家族**（immunoglobulin superfamily, IgSF）　是一类具有免疫球蛋白 V 区样或 C 区样结构域的黏附分子。IgSF 成员在免疫细胞膜分子中最为庞大，种类繁多、分布广泛，其配体多为 IgSF 黏附分子和整合素，主要参与免疫应答中细胞间黏附，为细胞提供刺激信号。

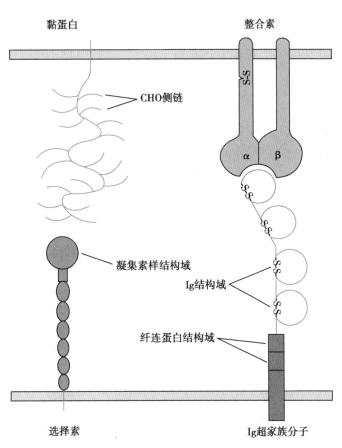

图 6-5　黏附因子的结构特点

表 6-3　主要黏附分子

家族	选择素	分布	配体
选择素	L- 选择素（CD62L）	白细胞	CD15s（sLe^x）、外周淋巴结 HEV 上 CD34 和 GlyCAM-1
	P- 选择素（CD62P）	血小板，巨核细胞，活化内皮细胞	CD15s（sLe^x）、CD15 和 PSGL-1
	E- 选择素（CD62E）	活化内皮细胞	CD15s（sLe^x）、CLA、PSGL-1 和 ESL-1
整合素	LFA-1	中性粒细胞、单核细胞、T 细胞和 B 细胞	ICAM-1（CD54）和 ICAM-2（CD102）
	Mac-1	中性粒细胞、单核细胞和树突状细胞	ICAM-1（CD54）和 ICAM-2（CD102）
	VLA-4	单核细胞、T 细胞	VCAM-1（CD106）
	A 4β7	单核细胞、T 细胞和 B 细胞	VCAM-1 和 MAdCAM-1

续表

家族	选择素	分布	配体
Ig 超家族	LFA（CD2）	T 细胞	CD58（LFA-3）
	ICAM-1（CD54）	活化的内皮细胞，淋巴细胞，树突状细胞	LFA-1 和 Mac-1
	ICAM-2（CD102）	静息的内皮细胞	LFA-1
	ICAM-3（CD50）	初始 T 细胞	LFA-1
	LFA-3（CD58）	淋巴细胞，APC	CD2
	VCAM-1（CD106）	活化的内皮细胞	VLA-4
黏蛋白家族	GlyCAM-1	活化内皮细胞，肠系膜淋巴结高内皮小静脉（HEV），造血干细胞	CD62L
	CD34	血管内皮细胞	CD62L
	PSGL-1	T 细胞，B 细胞，单核细胞	CD62L、CD62P 和 CD62E
	MAdCAM-1	肠道相关淋巴组织，血管内皮细胞	A 4β7

2. **整合素家族**（integrin family） 是一组细胞表面糖蛋白受体，其成员均由 α 和 β 两条链（或称亚单位）经非共价键组成的异源二聚体。整合素家族至少有 18 种 α 亚单位和 8 种 β 亚单位，以 β 亚单位的不同将整合素家族分为 8 组，其配体为细胞外基质（ECM）成分。目前已知的整合素超过 30 种，如 LFA-1（CD11aCD18），其配体为 ICAM-1（CD54）和 ICAM-2（CD102）；VLA-4（CD49aCD29），其配体为 VCAM-1（CD106）等。整合素可表达于几乎所有细胞，主要介导细胞与细胞外基质和细胞间黏附。

3. **选择素家族**（selectin family） 选择素家族由 L- 选择素（CD62L）、P- 选择素（CD62P）和 E- 选择素（CD62E）三个成员组成，L、P 和 E 分别表示这三种选择素最初发现表达在白细胞（leukocyte）、血小板（platelet）或血管内皮细胞（endothelial cell）。选择素为跨膜分子，其成员的胞膜外区均由 C 型凝集素样（CL）结构域、表皮生长因子（EGF）样结构域和补体调节蛋白（CCP）结构域组成。选择素 P 和选择素 E 表达在内皮细胞，而选择素 L 则主要表达在白细胞上，选择素识别的是一些寡糖基团，主要是唾液酸化的路易斯寡糖（sialyl-Lewis^x，sLe^x 即 CD15s）或类似结构分子，这些配体主要表达于白细胞和内皮细胞表面。选择素在炎症反应和淋巴细胞归巢中发挥重要作用。

4. **黏蛋白家族**（mucin-like family） 该家族主要包括 4 个成员：CD34，主要分布于造血细胞和某些淋巴结的内皮细胞表面，是 L- 选择素的配体，可调控早期造血，同时也是外周淋巴结的地址素，介导淋巴细胞归巢；糖酰化依赖的细胞黏附分子 -1（glycosylation dependent cell adhesion molecule-1，GlyCAM-1），分布于外周淋巴结的内皮细胞表面，是 L- 选择素的配体；P- 选择素糖蛋白配体 -1（P-selectin glycoprotein ligand-1，PSGL-1），主要分布于中性粒细胞表面，介导中性粒细胞向炎症部位迁移，是选择素 E 和 P 的配体；黏膜地址素细胞黏附因子 -1（mucosal addressin cell adhesion molecule-1，MAdCAM-1），分布于小肠内皮细胞，可与淋巴细胞表达的整合素或选择素结合诱导淋巴细胞进入肠道。

三、免疫细胞膜分子的主要生物学功能

免疫细胞膜分子执行的功能十分广泛，这里主要介绍的生物学功能包括参与免疫细胞的黏附、参与免疫应答过程中免疫细胞的识别和活化以及参与免疫效应等三个方面。

（一）参与免疫细胞黏附

1. **参与炎症过程中白细胞与血管内皮细胞黏附**　如在炎症发生初期,中性粒细胞表面的唾液酸化的路易斯寡糖（sLe^x）与内皮细胞表面炎症介质所诱导表达的 E- 选择素的相互作用,介导了中性粒细胞沿血管壁的滚动和最初的结合；随后,中性粒细胞 IL-8 受体结合内皮细胞表面的膜型 IL-8,刺激中性粒细胞表面 LFA-1 和 Mac-1 等整合素分子表达上调和活化,并与内皮细胞表面的 ICAM-1 结合,介导中性粒细胞与内皮细胞间的紧密黏附和穿出血管内皮细胞到炎症部位（图 6-6）。

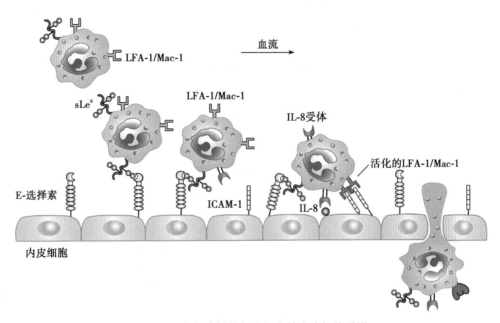

图 6-6　参与中性粒细胞与血管内皮细胞黏附

2. **参与淋巴细胞归巢**　是淋巴细胞的定向迁移,包括成熟淋巴细胞向外周淋巴器官归巢、淋巴细胞再循环和淋巴细胞向炎症部位迁移。其分子基础是表达在淋巴细胞上称之为淋巴细胞归巢受体（lymphocyte homing receptor,LHR）的黏附分子,与表达在内皮细胞上称之为血管地址素（vascular addressin）相互作用。图 6-7 显示在淋巴细胞再循环中,初始 T 细胞表面 L- 选择素与淋巴结中的高内皮小静脉（HEV）外周淋巴结地址素结合,并穿出血管内皮细胞进入淋巴结过程中所参与的黏附分子（图 6-7）。

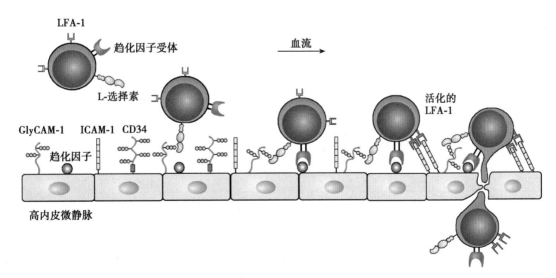

图 6-7　参与淋巴细胞归巢

（二）参与免疫细胞识别和活化

1. 参与固有免疫细胞识别和活化   固有免疫细胞可通过模式识别受体（PRR）识别结合病原体及其产物，介导固有免疫应答。胞膜型 PRR 主要包括 TLR 受体，如 TLR1（CD281）、TLR2（CD282）、TLR4（CD284）、TLR5（CD285）和 TLR6（CD286），此外还有甘露糖受体（CD206，CD280）和清道夫受体（CD36），参与固有免疫识别和固有免疫应答。

2. 参与 T 细胞识别和活化   参与 T 细胞识别的膜分子有 TCR-CD3 复合物与 APC 表面的 MHC 分子及所递呈的抗原肽结合产生 T 细胞活化的第一信号。T 细胞还需要共受体（co-receptor），即 CD4/CD8 与 MHC 分子结合，以加固结合和共同提供细胞活化第一信号。

T 细胞表达的 CD28 分子能与 APC 表面的 CD80/CD86 分子结合，产生 T 细胞活化的第二信号，若 CTLA-4（CD152）等分子与 CD80/CD86 分子结合则产生抑制性信号。第二信号又称为共刺激信号。除上述 T 细胞 -APC 识别是最为常见的信号分子以外，还包括 CD2-CD58、LFA-1-ICAM-1（CD54）等黏附分子相互作用以增加细胞间黏附。

细胞因子在 T 细胞活化中发挥重要作用，其相应受体如 IL-2R、IL-4R、IL-12R、IFN-γR 等也是重要的细胞膜分子参与 T 细胞活化。

3. 参与 B 细胞识别和活化   参与 B 细胞抗原识别的细胞膜分子主要有 BCR-CD79a/CD79b 复合物，共受体为 CD19/CD21/CD81 复合物，这些分子与抗原结合产生 B 细胞活化的第一信号。B 细胞表达的 CD40 与活化的 CD4[+] T 细胞表达的 CD40L（CD154）结合则产生 B 细胞活化的第二信号。B 细胞表面也表达一些细胞因子受体，如 IL-2R、IL-4R 和 IL-5R 等参与 B 细胞活化。

（三）参与免疫效应

免疫细胞表面的膜分子，如补体受体、细胞因子受体和 Fc 受体可以参与免疫效应，这里主要介绍 IgFc 受体家族和黏附分子在免疫效应中的作用。

1. Fc 受体   免疫细胞膜分子中有一类细胞表面受体是免疫球蛋白分子（Ig）Fc 段的特异性受体，即 Fc 受体（Fc receptors，FcRs）。主要表达在淋巴细胞、肥大细胞和一些吞噬细胞上。Fc 受体主要包括 FcγR、FcεR 和 FcαR 三个亚型。人主要 Fc 受体的类型、亲和力、细胞分布和免疫功能见表 6-4。

表 6-4   人主要 Fc 受体的类型、亲和力、细胞分布及其功能

Fc 受体	亲和力	Ig 类别	细胞分布	功能
FcγR Ⅰ（CD64）	高	IgG1 和 IgG3	巨噬细胞、中性粒细胞	吞噬作用；细胞活化；ADCC 作用
FcγR Ⅱ（CD32，包括 A、B1 和 B2 三种亚型）	低	IgG	巨噬细胞、中性粒细胞、NK 细胞	A：吞噬作用；B：抑制受体；阻断 B 细胞活化
FcγR Ⅲ（CD16）	低	IgG1	NK 细胞、单核 / 巨噬细胞等	ADCC 作用；细胞活化
FcεR Ⅰ（CD64）	高	IgE	肥大细胞、嗜碱性粒细胞等	细胞活化（脱颗粒）
FcεR Ⅱ（CD23）	低	IgE	B 细胞、嗜酸性粒细胞等	调节 B 细胞 IgE 产生；IgE 肠上皮转运等
FcαR（CD89）	低	IgA	中性粒细胞、嗜酸性粒细胞、单核细胞	吞噬作用；细胞活化；ADCC 作用

2. 参与 CTL 细胞的免疫效应   CTL 细胞表达黏附分子 LFA-1 等可与靶细胞表达的 ICAM-1 等配体结合促进 CTL 选择性杀伤靶细胞。

第三节　白细胞分化抗原及其单克隆抗体的临床应用

白细胞分化抗原及其相应的单克隆抗体已在临床免疫学中得到十分广泛的应用,本节仅就其在临床诊断、预防和治疗中的应用举例加以介绍。

一、在疾病诊断中的应用

检测 HIV 患者外周血 CD4 阳性细胞绝对数,对于辅助诊断和判断 HIV 感染、艾滋病病情和药物疗效有重要参考价值。正常人外周血 CD4$^+$ T 细胞绝对数在 500 个 /μl 以上,当 HIV 感染患者 CD4$^+$ T 细胞降至 200 个 /μl 以下时,则为疾病恶化的先兆。

此外,CD 单克隆抗体为白血病、淋巴瘤的免疫学分型提供了精确的手段,用单克隆抗体免疫荧光染色和流式细胞术分析,可进行白血病和淋巴瘤的常规免疫学分型。

二、在疾病预防和治疗中的应用

抗 CD3、CD25 等单克隆抗体(mAb)作为免疫抑制剂在临床上用于防治移植排斥反应,取得明显疗效。例如,体内注射一定剂量抗 CD3 mAb 后,抗 CD3 mAb 与 T 细胞结合,通过活化补体溶解 T 细胞,抑制机体细胞免疫功能,达到防治移植排斥反应目的。抗 B 细胞表面标记 CD20 的 mAb 靶向治疗来源于 B 细胞的非霍奇金淋巴瘤(non-Hodgkin's lymphoma,NHL),有较好的疗效。近年来,应用针对免疫细胞检查点(immune checkpoint)分子 PD-1、CTLA-4 的单抗,阻断它们对免疫应答的抑制效应,已成为有效的抗肿瘤免疫治疗手段,在晚期黑色素瘤、非小细胞肺癌、头颈鳞状细胞癌等实体瘤治疗方面取得了显著疗效。

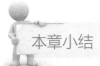

本章小结

细胞因子是一类主要由免疫细胞分泌,具有多种结构和功能的小分子蛋白质,通过自分泌、旁分泌或内分泌的方式结合相应的受体介导细胞间相互调节作用,在免疫细胞的发育分化、免疫应答以及免疫调节中发挥重要作用。细胞因子的功能具有多效性、重叠性、协同性、拮抗性和网络性等特点。根据其结构和功能可分为白细胞介素、集落刺激因子、干扰素、肿瘤坏死因子、生长因子和趋化因子六大类。细胞因子的生物学效应包括介导和调节机体免疫应答、介导和调节免疫细胞的发育、生存和凋亡以及介导免疫细胞迁移等。白细胞分化抗原和黏附分子是重要的免疫细胞表面功能分子。白细胞分化抗原以 CD 加以命名。黏附分子根据其结构特征可分为 Ig 超家族、整合素家族、选择素家族、黏蛋白家族等,广泛参与免疫应答、炎症发生、淋巴细胞归巢等生理和病理过程。细胞因子和白细胞分化抗原及其单克隆抗体在基础医学和临床医学中的应用十分广泛。

(张学军)

思考题

1. 简述细胞因子的共同特点及其分类。
2. 简述细胞因子的免疫学效应。
3. 简述白细胞分化抗原、CD 分子和黏附分子的基本概念。
4. 黏附分子可分为哪几类？主要有哪些功能？

第七章
主要组织相容性复合体及其编码分子

20世纪初人们发现组织不相容现象,即同一种属不同个体间进行组织或器官移植会发生排斥反应,并认识到排斥反应本质上是一种免疫应答,由细胞表面的同种异体抗原所诱导。这种代表个体特异性的抗原称为组织相容性抗原(histocompatibility antigen)或移植抗原(transplantation antigen)。其后证实,机体有多种抗原参与排斥反应,其中能引起强烈而迅速排斥反应的抗原被称为主要(major)组织相容性抗原,引起较弱和缓慢排斥反应的抗原被称为次要(minor)组织相容性抗原。

编码主要组织相容性抗原的基因为一组紧密连锁的基因群,称为主要组织相容性复合体(major histocompatibility complex,MHC),其编码产物为MHC分子或MHC抗原。MHC一般指基因,而MHC分子或抗原指其编码产物,但在文献中,MHC有时既指基因,也指其编码产物,取决于上下文的含义。不同种属动物的MHC有不同命名,例如,人类MHC称为HLA,小鼠MHC称为H-2。

虽然MHC是在移植过程中被发现和认识的,但器官移植术本身并非自然现象,提示MHC编码产物必然有其生物学功能。目前已知,MHC为紧密连锁于同一染色体片段上的基因群,其编码产物不仅是代表个体特异性的移植抗原,还是参与免疫细胞发育、免疫应答和免疫调节的重要成分。

第一节　人类 MHC 的基因组成和遗传特征

1958年Dausset在肾移植后出现排斥反应的患者血清中,发现了与供者白细胞发生反应的抗体,这些抗体所针对的靶分子即人主要组织相容性抗原。由于该抗原首先在白细胞表面被发现,故称为人类白细胞抗原(human leukocyte antigen,HLA)。

一、人类 MHC 的基因组成

编码HLA的基因复合体位于人第6染色体短臂6p21.31区域,重组长度约4cM(厘摩,centimorgan)或DNA长度约3 600kb(图7-1、图7-2),HLA基因复合体包含200余个基因座。习惯上将HLA基因在染色体上的排列分为3个区:①Ⅰ类基因区,位于HLA基因复合体远离着丝点一端,含122个基因座;②Ⅱ类基因区,位于HLA复合体近着丝点一端,含34个基因座;③Ⅲ类基因区,位于上述二者之间,含62个基因座。HLA基因按其产物的功能被分为三群,即经典HLA基因、免疫功能相关基因以及免疫无关基因。

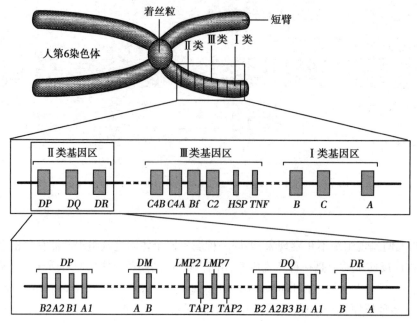

图 7-1　HLA 基因复合体示意图

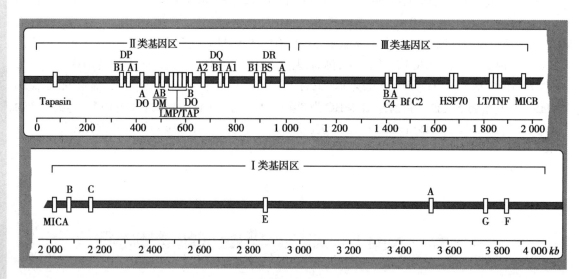

图 7-2　HLA 基因复合体组成示意图

（一）经典 HLA 基因

经典 HLA 基因是指其编码产物直接参与抗原递呈并决定个体组织相容性的基因,具有高度多态性。经典 HLA 基因包括:①经典 HLA Ⅰ类基因,指 Ⅰ类基因区的 HLA-A、HLA-B、HLA-C 基因,又称 HLA Ⅰa 基因,他们编码相应 HLA Ⅰ类分子的重链（α 链）。②经典 HLA Ⅱ类基因,指 Ⅱ类基因区的 HLA-DR、HLA-DP 和 HLA-DQ 基因。每个 Ⅱ类基因包括 A、B 两种基因,分别编码 HLA Ⅱ类分子α 和 β 链。

（二）HLA 的其他免疫功能相关基因

除上述经典 HLA 基因外,HLA 基因复合体中还有抗原加工递呈相关基因、非经典 Ⅰ类基因、炎症相关基因和补体编码基因。这些基因具有一定多态性,其产物与机体免疫应答和免疫调节有关。

1. 抗原加工递呈相关基因　这类基因位于 Ⅱ类基因区,包括:①抗原肽转运物（transporter associated with antigen processing, TAP）,其产物为内质网的膜分子,将内源性抗原肽从胞质溶胶转运到内质网腔。②β 型蛋白酶体亚单位（proteasome subunit beta type, PSMB）,又称巨大多功能蛋白酶体(large multifunctional proteasome,LMP)或低分子量多肽(low molecular weight polypeptide,LMP)基因,其产物参与处理胞质中内源性抗原。③HLA-DM基因,编码的HLA-DM分子参与抗原肽与HLAⅡ类分子结合的过程,所有APC均组成性表达HLA-DM,主要分布于MHCⅡ类小室(MHC classⅡcompartment,MⅡC)中。④HLA-DO基因,编码的HLA-DO能与DM分子稳定结合,参与对DM功能的负调节。⑤TAP相关蛋白基因,其产物为TAP相关蛋白(TAP associated protein,又称tapasin),主要参与HLAⅠ类分子在内质网中的装配。

2. **非经典Ⅰ类基因**　除经典Ⅰ类基因外,Ⅰ类基因区还有HLA-E、HLA-F、HLA-G、MIC等基因座,具有一定多态性,其编码产物参与免疫调节,称为非经典HLAⅠ类基因,或HLAⅠb基因。主要有:①HLA-E基因,其产物高表达于母胎界面的细胞表面,能够结合HLAⅠa和HLA-G分子重链的信号肽,故HLA-E表达与其他Ⅰ类分子(尤其是HLA-G)表达密切相关。HLA-E可负调节CTL和NK细胞的杀伤活性,参与维持母胎耐受。②HLA-G基因,其产物主要分布于母胎界面,可与杀伤细胞抑制性受体结合,发挥抑制效应,参与维持母胎耐受。HLA-G还可表达于角膜、单核细胞、胸腺细胞等表面,发挥免疫调节作用。③MHCⅠ类相关基因(MHC classⅠchain related,MIC)家族基因,该家族中MICA和MICB可编码功能性产物,其产物主要表达于胃肠黏膜上皮细胞和成纤维细胞表面。MIC分子与杀伤细胞激活性受体NKG2D结合,从而激活NK、CD8⁺CTL和γδT细胞。

3. **炎症相关基因**　Ⅲ类基因区中存在多个免疫功能相关基因,编码产物参与炎症反应。主要有:①TNF基因家族,包括TNF、LTA和LTB三个基因座,相应产物为TNF-α、LT-α和LT-β,参与炎症、抗病毒和抗肿瘤免疫。②转录调节基因或类转录因子家族基因,包括类I-κB(IκBL)基因,其参与调节DNA结合蛋白NF-κB的活性;还包括B144基因、锌指基因ZNF173和ZNF178。③热休克蛋白(heat shock protein,HSP)基因家族,该家族在进化上高度保守,热休克状态可上调其表达。HSP70参与蛋白合成、折叠、组装和降解过程,并参与内源性抗原的加工和递呈。另外,组织损伤时,胞内HSP被释放至胞外,作为损伤相关的模式分子(DAMP),参与炎症和应激反应。

4. **血清补体成分编码基因**　Ⅲ类基因区中存在多个补体成分的基因,包括编码C2、C4A、C4B、Bf基因座,其编码产物为相应补体成分。

此外,HLA基因复合体中还有一些免疫无关基因,如位于Ⅲ类基因区的21-羟化酶(CYP21)基因和位于Ⅰ类基因区的HLA-H基因(与铁代谢有关)等。

二、人类 MHC 的遗传特征

HLA基因复合体具有多基因性、高度多态性、单体型遗传和连锁不平衡的遗传特征。

1. **多基因性**　经典HLAⅠ类和Ⅱ类均含有多个基因座,其编码产物的结构和功能相似(如HLAⅠ类分子的HLA-A、HLA-B和HLA-C),此为多基因性(polygeny)。多基因性使每一个体的细胞表面均表达结构和功能相似但又不完全相同的一组HLA分子,且各具不同的抗原肽结合特性。HLA多基因性扩展了个体对抗原肽递呈的范围,每一个体的经典HLAⅠ类和Ⅱ类分子足以结合可能遭遇的绝大多数抗原。

2. **高度多态性**　多态性(polymorphism)指在随机群体中,染色体上同一基因座具有两种或两种以上的等位基因,且在群体中各等位基因的频率大于1%。HLA具有高度多态性,是迄今已知人类多态性最复杂的基因复合体。HLA多态性复杂的遗传学基础为:①复等位基因众多,位于同源染色体上对应位置的一对基因称为等位基因(allele)。由于变异,群体中同一座位所可能出现的基因系列称为复等位基因(multiple allele)。HLA的每一基因座均存在为数众多的复等位基因,这是HLA高度多态性的主要表现(表7-1)。②多基因性,仅经典的HLAⅠ类和Ⅱ类就有6个基因座(HLA-A、-B、-C、-DR、-DQ、-DP)。③共显性遗传,共显性(codominant)指两条同源染色体上每一等位基因均为其显性基因,均能编码和表达各自的HLA分子。

表 7-1　HLA 各基因座上等位基因及抗原特异性数目（截至 2009 年 12 月）*

基因型别	I 类基因								合计
	A	B	C	E	F	G	MICA	MICB	
等位基因	965	1 543	626	9	21	46	68	30	3 306
抗原特异性	28	62	10	–	–	–	–	–	100

基因型别	II 类基因										合计
	DRA	DRB	DQA1	DQB1	DPA1	DPB1	DMA	DMB	DOA	DOB	Dw	
等位基因	3	852	35	107	28	138	4	7	12	9		1 195
抗原特异性	21		9			6					26	62

基因型别	其他		合计
	TAP1	TAP2	
等位基因	7	4	11
抗原特异性	–	–	–

* 资料来源为 Marsh SG，Albert ED，Bodmer WF，et al.Nomenclature for factors of the HLA system，2010.Tissue Antigens，2010，75（4）：291-455（2010 年 WHO 的 HLA 命名委员会资料）。

*1990 年代前，借助血清学方法或混合淋巴细胞培养鉴定 HLA 基因表达产物的抗原型别，此即"抗原特异性"；其后借助 DNA 分析的基因分型技术鉴定 HLA 型别，此即"等位基因"。

*DRB 的等位基因数为 DRB1-DRB9 之和；Dw 代表能刺激同种异体淋巴细胞增殖的抗原型别，是 DR、DQ 等 II 类基因产物效应的总和。

有关 HLA 多态性的发生机制尚未完全清楚。一般认为，HLA 基因通过点突变、重组、转换等机制发生变异，若某一 HLA 基因变异使其产物在递呈抗原肽方面有其优势，有利于个体存活，则将有较多机会将其传递给后代，从而使该变异作为等位基因在群体中积累。HLA 高度多态性具有重要生物学意义，例如：威胁人类的病原体种类繁多，并常发生变异，HLA 高度多态性极大扩展了群体对抗原肽递呈的范围，有利于维持种群生存与延续。但同时，HLA 高度多态性给人类移植时选择 HLA 型别合适的供者造成很大困难。

3. **单体型遗传和连锁不平衡**　HLA 基因复合体是一组紧密连锁的基因群，这些连锁在一条染色体上的等位基因很少发生交换，从而构成一个单体型（haplotype）。换言之，单体型指同一条染色体上 HLA 等位基因的组合，其在遗传过程中作为一个完整的遗传单位由亲代传给子代（图 7-3）。

人是二倍体（diploid），每一细胞均有两个同源染色体组，分别来自父母双方，故子女的 HLA 单体型必然一个来自父方，一个来自母方。同胞之间的 HLA 单体型通常存在 3 种可能性：①两个单体型完全相同，其概率为 25%；②两个单体型完全不同，其概率为 25%；③有一个单体型相同，其概率为 50%。至于亲代与子代之间，则必然有一个单体型相同。HLA 单体型遗传提高了亲属间移植时选择适合供者的概率，也曾被应用于亲子鉴定。

HLA 各基因座的等位基因均有其各自的基因频率。所谓基因频率（gene frequency）指群体中某一等位基因的数目占该基因座各等位基因数目总和的比例。由于 HLA 各基因座紧密连锁，HLA 各基因座的等位基因并非完全随机地组成单体型，即某些基因可能比其他基因能更多或更少地连锁在一起形成单体型，即连锁不平衡（linkage disequilibrium）。例如，北欧白人中 HLA-A1 和 HLA-B8 频率分别为 0.17 和 0.11。若随机组合，则单体型 A1-B8 的预期频率应为 0.17×0.11=0.019。但实际所测得的 A1-B8 单体型频率是 0.088，实测频率与预期频率间的差值（Δ=0.088-0.019=0.069）为连锁不平衡参数。HLA 连锁不平衡的产生机制和意义尚不清楚。

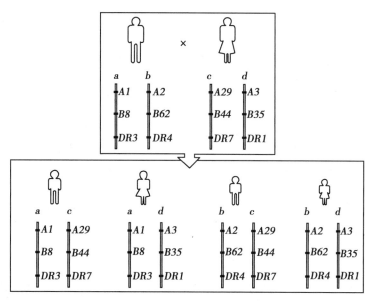

图 7-3　HLA 单体型遗传示意图

第二节　人类 MHC 的产物——HLA 分子

HLA 分子通常指经典 HLA Ⅰ类和Ⅱ类基因编码的产物,其中 HLA Ⅰ类分子有 HLA-A、HLA-B 和 HLA-C 分子,HLA Ⅱ类分子有 HLA-DR、HLA-DQ 和 HLA-DP 分子。不同的 HLA Ⅰ类分子之间, 或者不同的 HLA Ⅱ类分子之间,他们具有相似的结构、功能和组织分布。

一、HLA 分子的组织分布

HLA Ⅰ类分子广泛分布于体内各种有核细胞表面,包括血小板。不同组织细胞表达Ⅰ类抗原的 密度各异,外周血白细胞和淋巴结、脾脏淋巴细胞的Ⅰ类分子表达水平最高;其次为肝、肾、皮肤、主动 脉和肌肉细胞;神经细胞和成熟的滋养层细胞表达水平很低。

HLA Ⅱ类分子分布相对局限,抗原递呈细胞组成性表达,例如 B 细胞、树突状细胞和单核 / 巨噬 细胞等。而内皮细胞、某些组织的上皮细胞和人 T 细胞也可诱导性表达。

人体血清、尿液、唾液、精液及乳汁等多种体液中均可检出可溶性 HLA Ⅰ类和Ⅱ类分子。

二、HLA 的分子结构

1. **HLA Ⅰ类分子**　HLA Ⅰ类分子是由一条跨膜的重链(α 链)和一条轻链(β 链)组成的异源二 聚体(图 7-4)。重链由 HLA Ⅰ类基因编码,具有多态性;轻链又称 β_2 微球蛋白(β_2m),由第 15 号染色 体上非 HLA 基因所编码,无多态性。Ⅰ类分子重链可分为胞外区、跨膜区和胞内区。

HLA Ⅰ类分子重链的胞外区由 3 个结构域组成,从 N 端起依次为 $\alpha 1$、$\alpha 2$ 和 $\alpha 3$。$\alpha 1$ 和 $\alpha 2$ 构成 HLA Ⅰ类分子的抗原肽结合槽(peptide binding cleft),是与抗原肽结合的部位,可容纳含 8~11 个氨基 酸残基的抗原肽(九肽最常见)。$\alpha 1$ 和 $\alpha 2$ 也是被 TCR 结合和识别的部位,Ⅰ类分子的多态性(即不同型别 HLA 分子的结构差异)主要位于该区域。α3 结构域高度保守,也称为 Ig 样结构域,是与 T 细胞 CD8 分子结合的部位。

　　跨膜区将 I 类分子锚定于细胞膜上。胞内区位于胞质中,可能参与调节 HLA I 类分子与其他膜蛋白或细胞骨架成分间的相互作用。

　　I 类分子的轻链并不跨膜,其以非共价键与重链胞外 α3 区结合,稳定 I 类分子天然构型及其在细胞表面的表达。

　　2. **HLA II 类分子**　II 类分子是由两条跨膜多肽链(α 链和 β 链)组成的异源二聚体(图 7-4),两条肽链分别由 HLA II 类的 A 和 B 基因编码,均具有多态性,可分为胞外区、跨膜区和胞内区。

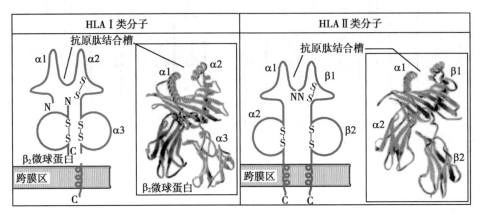

图 7-4　HLA I 类和 II 类分子结构示意图

　　HLA II 类分子胞外区的 α 链与 β 链分别形成的 α1、α2 和 β1、β2 结构域。其中 α1 和 β1 构成抗原肽结合槽,II 类分子的结合槽两端比 I 类分子更为开放,可结合 13 个或更多氨基酸残基的抗原肽。II 类分子多态性主要集中于 α1 和 β1。α2 和 β2 为 Ig 样结构域,其中 β2 是 II 类分子与 T 细胞 CD4 分子结合的部位。跨膜区将 II 类分子锚定于细胞膜上。胞内区可能参与跨膜信号传递。

三、抗原肽 -HLA 分子复合物

　　HLA 分子递呈抗原的前提是 HLA 分子与抗原肽结合成复合物,因为 T 细胞受体不能识别单独的抗原肽或 HLA 分子,只能识别抗原肽 -HLA 分子复合物。

　　1. **抗原肽与 MHC 分子结合的分子基础**　蛋白质抗原加工成抗原肽后,抗原肽并不是以整个肽段与 HLA 分子结合,而是用两个或两个以上的氨基酸残基与 HLA 分子抗原肽结合槽相结合,这些氨基酸残基称为锚着残基(anchor residue)。HLA 分子抗原肽结合槽中容纳锚着残基的位置形成口袋(pocket),又称为锚着位(anchor site)。不同型别 HLA 分子的口袋的大小、形状和电荷各异,因而对结合的抗原肽有不同的要求。对于特定型别 HLA,其结合的各种抗原肽具有相同或相似的锚着残基,即共同模体(consensus motif)。例如,HLA I 类分子最常见型别是 HLA-A2,与之结合的抗原肽的第 2 和第 9 位置是其锚着残基,来自不同抗原、与 HLA-A2 结合的抗原肽在锚着残基位置上是相同或相似的氨基酸残基(表 7-2),第 2 位残基为亮氨酸(L)或甲硫氨酸(M),第 9 位则为亮氨酸(L)或缬氨酸(V)。因此,与 HLA-A2 抗原肽结合槽结合的抗原肽具有的共同模体为 xL/MxxxxxxL/V(其中大写字母为锚着残基,x 为任意变化的残基)。与 HLA II 类分子结合的抗原肽也有相似的特征,但抗原肽较长。

　　2. **抗原肽 -HLA 分子复合物与免疫应答**　HLA 分子选择性结合抗原肽,这种结合具有相对专一性和包容性。①相对专一性,与特定型别 HLA 分子结合的抗原肽必须具有特定锚着残基或共同模体。对个体而言,其 HLA 型别由遗传决定,若某抗原缺乏与该个体 HLA 结合的适当模体,就不能对该抗原产生免疫应答。因此,HLA 型别决定了个体对抗原是否发生免疫应答。对群体而言,HLA 多态性增加了对各种抗原发生免疫应答的可能性,提高了群体生存的机会。②包容性,任何抗原肽,只要具有与特定型别 HLA 分子结合的锚着残基,均可被结合。因此,MHC 分子并不能区分抗原肽是自己还是非己,无论抗原肽是来源于自身成分还是外来抗原,只要符合其抗原肽结合槽的要求,均可与之结合。实际上,正常细胞表面 MHC 分子结合的是自身抗原肽,但这种自身肽 -MHC 复合物通常并不诱导体内T 细胞活化和应答,因为在胸腺发育的阴性选择时,自身反应性 T 细胞克隆已发生凋亡或被抑制。

表 7-2　与 HLA-A2 结合的抗原肽及其结构特征

抗原肽来源	氨基酸残基数	抗原肽氨基酸残基组成
		1　2　3　4　5　6　7　8　9
蛋白磷酸酶 389~397	9	S L L P A I V E L
BCTI 蛋白 103~111	9	T L W V D P Y E V
IP-30 信号肽 27~35	10	L L L D V P I A A V
酪氨酸激酶 369~377	9	Y M N G T M S Q L
酪氨酸激酶 1~9	9	M L L A L L Y C L
黑色素瘤抗原	9	A L W L F F G V L

四、MHC 分子的功能

(一) T 细胞识别抗原的抗原递呈分子

MHC 分子通过递呈抗原肽而激活 T 细胞,参与适应性免疫应答,此乃 MHC 基本的生物学功能。经典 MHC Ⅰ类分子和Ⅱ类分子分别参与对内源性和外源性抗原的加工和递呈。内源(或外源性)抗原被加工成为抗原肽后,嵌入 MHC Ⅰ(或Ⅱ)类分子抗原结合槽中,形成抗原肽 -MHC Ⅰ(或Ⅱ)类分子复合物,表达于抗原递呈细胞表面,供 CD8[+] T(或 CD4[+] T)细胞的 TCR 识别(详见第九章)。由 MHC分子的抗原递呈作用派生出一系列免疫学现象。

1. T 细胞识别的限制性　TCR 在识别抗原肽的同时,还须识别与抗原肽结合的 MHC 分子型别,此即 MHC 限制性(MHC restriction)(图 7-5)。CD8[+] T 细胞在识别抗原肽的同时,须识别 MHC Ⅰ类分子,此为 MHC Ⅰ类限制性;CD4[+] T 细胞在识别抗原肽的同时,须识别 MHC Ⅱ类分子,此即 MHCⅡ类限制性。MHC 限制性可以理解为 T 细胞识别的特异性不仅取决于抗原肽本身的性质,而且还取决于递呈该抗原肽的 MHC 分子型别。

2. 参与免疫应答的遗传控制　机体对特定抗原是否产生应答以及应答的强弱受遗传控制,控制免疫应答的基因称为免疫应答(Ir)基因。不同个体对抗原产生免疫应答的差异受 MHC 调控。其机制可能是:不同型别 MHC 分子结合同一抗原肽时,其锚着位和所对应的锚着残基有所不同,二者结合的亲和力亦各异,由此决定不同型别 MHC 型别的个体对特定抗原是否产生应答以及应答的强度。具体到特定病原体,则表现为人群中不同 MHC 型别的个体对感染的易感性各异。由此,MHC 的多态性在群体水平实现对免疫应答的遗传调控。

3. 参与 T 细胞在胸腺的发育　T 细胞在胸腺中的发育涉及阳性选择或阴性选择,有赖于 MHCⅠ类和Ⅱ类分子参与(详见第九章)。

(二) 参与免疫调节

细胞表达 MHC Ⅰ类分子(包括 Ia 和 Ib 分子)能够与许多免疫细胞(例如 NK、T 细胞等)表达的杀伤细胞抑制性受体(KIR)和活化性受体(KAR)结合,调控免疫细胞的活化状态。例如,细胞受刺激后可表达 MICA 和 MICB 分子,与 NK 细胞或 γδT 细胞的活化受体(NKG2D)结合,启动活化信号;NK 细胞表达的抑制性受体(NKG2A)的配体是细胞表面自身 MHC Ⅰ类分子(包括 Ia 和 Ib 分子),二者结合可启动抑制信号。正常细胞均表达自身 MHC Ⅰ类分子,故 NK 细胞不活化。病毒感染细胞、肿瘤细胞表面 MHC 分子表达减少、缺失或结构改变,此时 KIR 信号缺失,故 NK 细胞被激活。

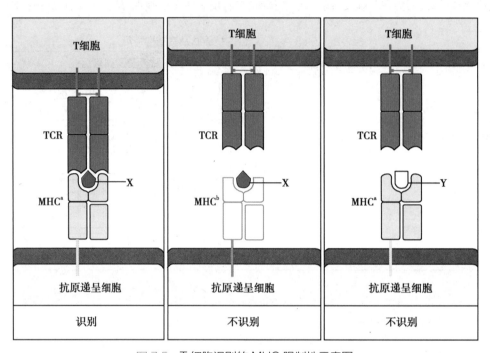

图 7-5　T 细胞识别的 MHC 限制性示意图

第三节　HLA 与医学实践

一、HLA 与同种移植

同种异体移植(尤其是造血干细胞移植)的成败在很大程度上取决于供、受者之间的组织相容性,即供、受者双方 HLA 型别是否匹配。供、受者双方 HLA 型别的匹配程度与移植物存活时间呈正相关。因此,移植术前进行 HLA 配型成为寻找合适供者的主要依据。另外,为了增加在随机人群中筛选合适供者的可能性,造血干细胞捐赠者资料库(骨髓库)的建立也有赖于 HLA 分型。

二、HLA 与疾病关联

迄今已发现 50 余种人类疾病与 HLA 关联(association),即携带某型 HLA 的个体比不携带此型别的个体易患(或不易患)特定疾病(表 7-3)。典型的例子是:约 90% 强直性脊柱炎患者携带 HLA-B27,而正常人群则仅为 9%。HLA 与疾病相关的程度可用相对危险性(relative risk,RR)表示,

RR 数值越大,与疾病的相关性越强(RR>3 表示有较强相关性)。

表 7-3　HLA 表型频率与疾病的相关性

疾病	HLA 型别	HLA 频率 /%		相对危险性(RR)
		患者	对照	
强直性脊柱炎	B27	90	9.4	87.4
亚急性甲状腺炎	B35	70	14.6	13.7
疱疹性皮炎	DR3	85	26.3	15.4
乳糜泻	DR3	79	26.3	10.8
特发性艾迪生病	DR3	69	26.3	6.8
胰岛素依赖型糖尿病	DR3	56	28.2	3.3
重症肌无力	DR4	75	32.2	6.4
	DR3	50	28.2	2.5
	B8	47	24.6	2.7
系统性红斑狼疮(SLE)	DR3	70	28.2	5.8
天疱疮	DR4	87	3.21	14.4
类风湿关节炎	DR4	50	19.4	4.2
桥本甲状腺炎	DR5	19	6.9	3.2
多发性硬化	DR2	59	25.8	4.1

上述资料表明,HLA 多态性影响个体对某些疾病的易感性或抗性。与 HLA 关联的疾病多为自身免疫病,提示 HLA 等位基因的差别可导致免疫应答类型与效应的不同,HLA 与疾病关联的机制目前尚未完全阐明。

三、HLA 分子表达异常与疾病的发生

HLA Ⅰ类分子表达在所有有核细胞表面。某些恶变细胞Ⅰ类分子的表达减弱甚至缺如,导致 CD8⁺ T 细胞的 MHC 限制性识别发生障碍,造成肿瘤逃脱免疫监视。某些病毒感染细胞的 HLA Ⅰ类分子表达也降低,这可能是病毒逃避机体免疫攻击的机制之一。

HLA Ⅱ分子主要表达于抗原递呈细胞表面。某些自身免疫病靶器官的组织细胞可异常表达 HLA Ⅱ类分子,如胰岛素依赖型糖尿病中的胰岛 β 细胞、乳糜泻中的肠道细胞、萎缩性胃炎中的胃壁细胞等,可能将自身抗原递呈给免疫细胞,产生异常自身免疫应答,导致自身免疫病。

四、HLA 分型在相关学科中的应用

由于 HLA 系统具有极为复杂的多基因性和多态性,且 HLA 复合体中所有基因均为共显性表达并以单元型形式遗传,无亲缘关系的个体间,其 HLA 等位基因完全相同的概率几乎为零,而且 HLA 型别是伴随个体终身不变的遗传标志。据此,HLA 分型技术曾在法医学中用于亲子鉴定和个体识别;在人类学中用于人群迁移的研究。

本章小结

　　MHC 是一组紧密连锁的基因群,其编码的产物是能够递呈抗原给 T 细胞识别的 MHC 分子。经典的 MHC 分子可以分为 Ⅰ 类(HLA-A、-B、-C)和 Ⅱ 类分子(HLA-DR、-DQ、-DP),能够与抗原肽结合形成抗原肽-MHC 复合物,由 T 细胞的 TCR 识别。T 细胞识别的特异性不仅取决于抗原肽的性质,而且取决于递呈该抗原肽的 MHC 分子型别,这种现象称为 T 细胞识别的 MHC 限制性。人群中 MHC 分子呈现高度多态性,而多态性的氨基酸残基位于 MHC 分子的抗原肽结合槽中,一个特定的抗原肽能否与 MHC 分子结合,取决于 MHC 分子的型别。因此,对于一个特定抗原,不同 MHC 型别的个体产生的免疫应答是不同的。

(吴雄文)

思考题

　　1. 鉴定一个个体的 HLA 型别又称为 HLA 分型,如何进行 HLA 分型?

　　2. HLA 分型曾经成功运用于法医学的亲子鉴定与个体识别,为什么现在很少用?

　　3. 接种乙肝疫苗时,为什么有少数个体不会产生特异性抗体? 这种不产生抗体的性状是遗传的吗? 与个体的 HLA 型别相关吗?

第八章
固 有 免 疫

固有免疫(innate immunity)是机体在长期的种系发育和进化过程中逐步形成的一系列防御功能,其特点是个体出生时即具备,作用范围广,并非针对特定抗原,也称为非特异性免疫(non-specific immunity)。与此相对应的是适应性免疫(adaptive immunity),指出生后通过与抗原物质接触所产生的一系列防御机制。物种进化到脊椎动物之后才出现适应性免疫,低等动物仅具有固有免疫。

固有免疫应答在机体非特异性抗感染免疫过程中具有重要意义,可视为机体抵御病原微生物感染的第一道防线,同时,固有免疫在特异性免疫应答的启动、调节和效应阶段也起重要作用。固有免疫除了在防御及消除病原体侵犯时起重要作用外,也参与了众多生理病理现象的发生发展过程,因此越来越受到人们重视。固有免疫系统的组分主要包括:屏障结构(皮肤和黏膜屏障、血 - 脑屏障、血 - 胎屏障和血 - 胸腺屏障),固有免疫细胞(吞噬细胞、树突状细胞,自然杀伤细胞等)和固有免疫分子(补体、细胞因子及具有抗菌作用的多肽、蛋白和酶类物质等)。

第一节　屏　障　结　构

固有免疫与人体的组织结构和生理功能密切相关。屏障结构的作用是阻止病原微生物侵入机体和从血液进入重要器官,由皮肤黏膜屏障和内部屏障(internal barriers)组成。

一、皮肤和黏膜屏障

皮肤黏膜及其附属成分所组成的皮肤和黏膜屏障是机体阻挡和抗御外来病原体入侵的第一道防线,包括物理屏障、化学屏障和微生物屏障。

1. **物理屏障**　人体与外界环境接触的表面,覆盖着完整的皮肤和黏膜。皮肤表面覆盖的致密上皮细胞(胚胎时期外胚层形成)可有效阻挡病原体侵入体内。黏膜上皮细胞仅由单层柱状细胞组成,其屏障作用较弱,不如皮肤,但黏膜上皮细胞更新迅速、呼吸道黏膜上皮细胞纤毛定向摆动、肠蠕动以及某些分泌液和尿液的冲洗作用均有助于清除黏膜表面的病原体。

2. **化学屏障**　皮肤和黏膜的分泌物中含多种杀菌和抑菌的物质,如溶菌酶、抗菌肽、胃酸、蛋白酶等。汗腺分泌的乳酸和皮脂腺分泌的不饱和脂肪酸等具有一定抑菌作用,胃液中的胃酸、唾液、泪液、呼吸道、消化道和泌尿生殖道分泌物中的溶菌酶、抗菌肽和乳铁蛋白等可杀死细菌。

3. **微生物屏障**　寄居在皮肤和黏膜表面的共生菌群也发挥重要的屏障作用,抑制外来微生物的定居和增殖。例如,口腔中的唾液链球菌产生的 H_2O_2 能杀死白喉杆菌和脑膜炎球菌;肠道中的大肠杆菌能分泌细菌素,抑制某些厌氧菌和革兰氏阳性菌定居和繁殖。菌群之间以及菌群与机体之间的动态平衡对于保持内环境的稳定有重要作用。抗生素的不合理使用,特别是广谱抗生素的大量或长期使用,会打破平衡,引起菌群失调,从而导致耐药菌株感染。

二、内部屏障

1. **血 - 脑屏障**（blood-brain barrier）　由软脑膜、脉络丛的脑毛细血管壁和包在壁外的星形胶质细胞形成的胶质膜所组成。其结构致密,能阻挡血液中病原微生物及其他大分子物质进入脑组织及脑室,从而保护中枢神经系统。婴幼儿的血脑屏障尚未发育完善,故易发生中枢神经系统感染。

2. **血 - 胎盘屏障**（blood-placental barrier）　由母体子宫内膜的基蜕膜和胎儿的绒毛膜滋养层细胞共同构成。此屏障不妨碍母子间营养物质交换,但可防止母体内病原微生物进入胎儿体内,保护胎儿免遭感染。妊娠早期（前三个月内）此屏障发育尚未完善,此时孕妇若感染风疹病毒和巨细胞病毒,可致胎儿畸形、流产或死胎等。

3. **血 - 胸腺屏障**（blood-thymus barrier）　位于胸腺皮质,由连续型毛细血管内皮细胞、血管周隙、巨噬细胞、上皮网状细胞以及内皮外完整基膜等组成。其作用是阻止大分子抗原物质进入胸腺实质,对维持胸腺内环境稳定、确保胸腺细胞的正常发育起着极其重要的作用。

第二节　固有免疫细胞

固有免疫细胞主要包括吞噬细胞（中性粒细胞和单核 / 巨噬细胞）、树突状细胞、NK（nature killer）细胞、NKT 细胞、γδT 细胞、B1 细胞、肥大细胞、嗜碱性粒细胞和嗜酸性粒细胞以及新近定义的固有淋巴样细胞（innate lymphoid cells,ILCs）等。参与固有免疫应答的细胞分布在机体的不同组织器官中,可以迅速对入侵的病原体做出应答,产生非特异性的抗感染免疫效应,也可以参与清除机体的损伤成分、衰老和发生恶性转化的细胞,还能通过抗原递呈参与激发适应性免疫应答,成为联系固有免疫和适应性免疫的桥梁。

一、吞噬细胞

吞噬细胞包括中性粒细胞和单核 / 巨噬细胞,这两类吞噬细胞对入侵机体的微生物的应答非常快速,其中巨噬细胞的作用更为持久（感染后 1~2d）,是参与固有免疫应答的主要效应细胞。

（一）中性粒细胞

1. **来源与分布**　中性粒细胞（neutrophil）来源于骨髓的髓样干细胞,在骨髓中分化发育后,进入血液和组织,主要存在于外周血中。中性粒细胞更新快,每分钟约产生 1×10^7 个,是白细胞中数量最多的一种,约占外周血白细胞总数的 60%~70%,但中性粒细胞寿命短,约为 2~3d。

中性粒细胞具有活跃的变形运动和吞噬功能,起重要的防御作用。其吞噬对象以细菌为主,也吞噬异物。中性粒细胞在吞噬、处理了大量细菌后,自身也死亡,成为脓细胞。中性粒细胞从骨髓进入血液,约停留 6~8h,然后离开,在结缔组织中存活 2~3d。

2. **生物学功能**　中性粒细胞处于机体抵抗病原微生物,特别是化脓性细菌入侵的前线,在固有免疫中起着十分重要的作用。中性粒细胞具有很强趋化作用和吞噬功能。当局部炎症发生和局部病原体感染时,它们可被趋化因子吸引,向炎症部位迁移,细胞的颗粒内容物向细胞外释放。释出的酸性蛋白酶和中性蛋白酶,可以分解血管基膜、肾小球基膜、结缔组织的胶原蛋白与弹性蛋白以及血浆中的补体 C5 和激肽原等。其分解产物有的又是中性粒细胞趋化因子,能吸引更多的中性粒细胞。中性粒细胞释放的物质中,还有嗜酸性粒细胞趋化因子、中性粒细胞不动因子(NIF)、激肽酶原、血纤维蛋白溶酶原、凝血因子和白三烯等。

除了在抗感染中起重要的防御作用外,中性粒细胞可引起感染部位的炎症反应并参与寄生虫感染引发的超敏反应,从而引起免疫病理损害。抗体直接作用于组织或细胞上的抗原,中性粒细胞通过其 Fc 受体与靶细胞表面的 IgG Fc 段结合,发挥 ADCC 作用,从而导致细胞毒型超敏反应损害;当抗原抗体比例适合而形成 19S 大小的免疫复合物,不易被吞噬,沉积于毛细血管壁,激活补体,吸引中性粒细胞至局部。中性粒细胞通过 Fc 受体和 C3b 受体与免疫复合物结合并将其吞噬。吞噬过程中脱颗粒,释放出一系列溶酶体酶类,造成血管和周围组织的损伤;在 IgE 介导的速发型超敏反应的部位,也有中性粒细胞的聚集,说明中性粒细胞也参与了速发型超敏反应导致的病理损害。

(二)单核/巨噬细胞

1. 来源与分布 单核/巨噬细胞来源于造血干细胞,指血液中的单核细胞(monocyte,MC)和组织中固定或游走的巨噬细胞(macrophage,Mφ)。单核细胞是巨噬细胞的前体,来源于骨髓,在血液循环中存在数小时或数日后进入组织,分化为巨噬细胞。巨噬细胞可存在于皮下组织、实质器官的腔隙、肝窦、脾窦和淋巴窦等微生物可能入侵的部位。组织中的巨噬细胞因其具有组织特异性而被赋予特定的名称,如中枢神经系统中的小胶质细胞、骨组织中的破骨细胞、肝脏中的库普弗细胞等。巨噬细胞可以对微生物作出快速反应,对病原微生物具有强大的吞噬和消化能力,并可在炎症部位存留更长的时间,参与和促进炎症反应。巨噬细胞是固有免疫应答反应晚期,也就是感染 1~2d 时的主要效应细胞,巨噬细胞还是体内重要的专职抗原递呈细胞。单核/巨噬细胞表面表达 MHC Ⅱ类分子、FcγR、CR1、IL-1R 和 IFN-γR,可以介导调理作用、ADCC 作用,是清除病原微生物的重要效应细胞。

2. 生物学功能

(1)吞噬和杀伤病原微生物及自身衰老、凋亡细胞:巨噬细胞接触异物后,可通过受体介导或非受体介导的方式将异物包裹入细胞内,形成吞噬体。吞噬体与细胞内的溶酶体融合,形成吞噬溶酶体。在溶酶体内,通过氧依赖和氧非依赖系统,杀伤消灭病原微生物。单核/巨噬细胞表面表达多种受体,介导其识别病原体及衰老或凋亡的组织细胞:①甘露糖受体(mannose receptor,MR):单核/巨噬细胞通过其表面的甘露糖受体识别广泛表达于病原体的细胞壁糖蛋白及糖脂分子末端的岩藻糖、甘露糖残基,介导吞噬作用。②清道夫受体(scavenger receptor,SR)是表达在吞噬细胞表面的一组异质性分子,至少以 6 种不同的分子形式存在。可识别乙酰化低密度脂蛋白、LPS、磷壁酸、磷脂酰丝氨酸等,SRs 参与对病原体和某些凋亡细胞的识别和清除。③调理性受体(opsonic receptor)主要包括 IgG Fc 受体(FcγR)和补体受体(C3bR/C4bR)。单核/巨噬细胞通过其表面的补体受体和 FcγR 识别,结合被 C3b、C4b、IgG 包被的病原体,增强吞噬细胞的吞噬作用和调理作用。

(2)抗原递呈:单核/巨噬细胞是重要的专职抗原递呈细胞,能加工、递呈抗原,在适应性免疫应答中具有重要作用(参见第十章)。

(3)诱导炎症反应:活化的单核/巨噬细胞可分泌产生细胞因子,主要包括 IL-1、-6、-8、-12 和 TNF-α、单核细胞趋化蛋白 1(monocyte chemotactic protein 1,MCP-1)等,并可释放前列腺素 E、白三烯 B_4、血小板活化因子(platelet-activating factor,PAF)等炎症介质。活化巨噬细胞产生的细胞因子和炎症介质主要参与局部炎症反应,引起发热和急性期反应,并对免疫细胞有重要的调节作用。适当的炎症反应对机体有益,可产生抗感染免疫保护作用;严重感染时体内产生大量的细胞因子和炎症介质,可对机体产生有害的病理变化,引发感染性休克、弥散性血管内凝血,导致死亡。

(4)杀伤靶细胞:静息巨噬细胞的杀瘤作用微弱。LPS 或细胞因子(IFN-γ 和 GM-CSF 等)可激活巨噬细胞,使之发生以下改变:模式识别受体(pattern recognition receptor,PRR)和调理受体表达增加;胞内溶酶体数目及反应性氧中间物、氮中间物和各种水解酶浓度显著增高;TNF-α 分泌增加。由此,巨噬细胞可有效杀伤肿瘤和病毒感染细胞。另外,在特异性抗体参与下,巨噬细胞也可借助 ADCC 效应杀伤靶细胞。

(5)免疫调节:活化巨噬细胞可分泌多种细胞因子,参与免疫调节。例如:IL-1 和 IFN-γ 可上调 APC 表达 MHC 分子,促进 T、B 细胞活化;TNF-α 可促进 CTL 活化、增殖和分化;IL-12、IL-18 可激活 NK 细胞促进 T 细胞增殖、分化;IL-10 可抑制单核/巨噬细胞和 NK 细胞活化,抑制巨噬细胞抗原递呈作用。

3. 巨噬细胞的杀伤机制(cytotoxicity of mononuclear macrophage)

(1)巨噬细胞的氧依赖性杀菌系统:包括反应性氧中间物(reactive oxygen intermediates,ROIs)和反应性氮中间物(reactive nitric oxide intermediates,RNIs)作用系统。ROIs 系统是指在吞噬作用激发下,通过呼吸爆发,激活细胞膜上的还原型辅酶 I(NADH 氧化酶)和还原型辅酶 II(NADPH 氧化酶),使分子氧活化,生成超氧阴离子(O_2^-)、游离羟基(OH^-)、过氧化氢(H_2O_2)和单态氧,组成具有杀菌作用的系统。这些物质具有很强的氧化作用和细胞毒作用,可有效杀伤病原微生物。在中性粒细胞和单核细胞中,过氧化氢又可以和氯化物、髓过氧化物酶组成髓过氧化物酶杀菌系统。目前认为此系统杀菌机制可能与活性氯化物生成有关,该种活性氯化物能使氨基酸脱氨基和脱羟基,生成毒性醛类物质,产生强大杀菌作用。

RNIs 系统是指巨噬细胞活化后产生的诱导型一氧化氮合酶,在还原型辅酶 II(NADPH)或四氢生物蝶呤存在的条件下,催化 L- 精氨酸与氧分子反应,生成瓜氨酸与一氧化氮(NO),形成具有杀菌作用的系统。NO 对细菌和肿瘤细胞具毒性作用。

(2)巨噬细胞氧非依赖杀菌系统:是指不需氧分子参与的杀菌系统。主要包括:①酸性 pH:吞噬溶酶体形成后,糖酵解作用加强,乳酸累积使 pH 降至 3.5~4.0,这种酸性条件具有杀菌、抑菌作用;②溶菌酶:在酸性条件下,溶酶体内的溶菌酶能使革兰氏阳性菌的胞壁肽聚糖破坏而产生杀菌作用。细菌杀伤后,其降解或消化作用主要由吞噬细胞溶酶体内各种水解酶,如蛋白酶、核酸酶、酯酶和磷酸酶等完成。

中性粒细胞为专职的吞噬细胞,其对病原体和自身靶细胞的识别以及对抗原性异物的吞噬、杀伤和消化,基本与单核/巨噬细胞相同,不同的有以下几点:

1)中性粒细胞无 RNIs 系统的杀伤作用。

2)非氧依赖系统中除具有单核/巨噬细胞的杀伤机制外,还有:①在碱性条件下,乳铁蛋白螯合铁离子,抑制细菌生长;②存在于嗜天青颗粒中的阳离子蛋白,包括白细胞素和吞噬素与细菌结合,损伤细菌细胞膜而具有杀菌作用;③存在于嗜天青颗粒中的弹性蛋白酶,破坏细菌细胞壁中的肽聚糖而产生杀菌作用。

3)中性粒细胞主要对抗胞外寄生菌的感染。

4)无抗原递呈作用。

二、树突状细胞

1. 来源与分布　树突状细胞(dendritic cell,DC)是由美国学者 Steinman 于 1973 年发现的,因其成熟时伸出许多树突样或伪足样突起而得名,主要包括表皮朗格汉斯细胞(LC)、胸腺的并指树突状细胞(IDC)和外周免疫器官的滤泡树突状细胞(FDC)。人树突状细胞起源于造血干细胞(hemopoietic stem cell)。DC 的来源有两条途径:①髓样干细胞在 GM-CSF 的刺激下分化为 DC,称为髓样树突状细胞(myeloid dendritic cell,MDC),也称经典树突状细胞(conventional dendritic cell,cDC),与单核细胞和粒细胞有共同的前体细胞,主要功能是针对外界入侵的抗原做出特异性免疫应答并维持自身耐受;②来源于淋巴样细胞,称为淋巴样树突状细胞(lymphoid dendritic cell,LDC)或浆细胞样树突状细胞(plasmacytoid dendritic cell,pDC),与 T 细胞和 NK 细胞有共同的前体细胞,主要功能是针对病原微生物,尤其是病毒感染产生大量的 I 型干扰素。

树突状细胞尽管数量上不到外周血单个核细胞的 1%,但其表面具有丰富的抗原递呈分子(MHC Ⅰ 和 MHC Ⅱ 类分子)、共刺激因子(CD80/B7-1、CD86/B7-2、CD40L 等)和黏附分子(ICAM-1、ICAM-2、ICAM-3、LFA-3 等),是功能强大的专职 APC,是目前认为的唯一能激活未致敏的初始型(naïve)T 细胞的 APC。

2. 生物学功能　DC 是目前所知功能最强的一种专职抗原递呈细胞,也是体内唯一能激活初始型 T 细胞的抗原递呈细胞,能高效地摄取、加工处理和递呈抗原。未成熟 DC 具有较强的迁移能力,成熟 DC 能有效激活初始型 T 细胞,处于启动、调控并维持免疫应答的中心环节,对于维持正常机体免疫系统的自身稳态起着重要作用。

人体内大部分 DC 处于非成熟状态,表达低水平的共刺激分子和黏附分子,体外激发同种混合淋巴细胞增殖反应的能力较低。未成熟 DC 具有极强的抗原吞噬能力,在摄取抗原(包括体外加工)或受到某些因素刺激时即分化为成熟 DC,而成熟的 DC 表达高水平的共刺激分子和黏附分子。成熟的 DC 具有多种生物学功能,对特异性免疫具有十分重要的作用。DC 在成熟的过程中,由接触抗原的外周组织迁移进入次级淋巴器官,与 T 细胞接触并激发免疫应答;还可促使 B 细胞活化(滤泡内 DC)、诱导 T 亚群的分化或诱导免疫耐受等。

三、自然杀伤细胞

1. 来源与分布　自然杀伤细胞(NK 细胞)来源于骨髓干细胞,具有独立于 T、B 细胞之外的发育途径,NK 细胞发育成熟依赖于骨髓基质的微环境,由骨髓基质细胞产生的 IL-15 对 NK 细胞发育成熟起关键作用。NK 细胞主要分布于外周血和脾脏,占外周血淋巴细胞总数的 5%~10%,淋巴结和骨髓中也有 NK 活性,但水平较外周血低。由于 NK 细胞不表达 T、B 细胞特有的表面标志如 TCR、BCR、CD4 和 CD8 分子,曾被命名为裸细胞(null cell)。在形态上,NK 细胞胞质丰富,含有较大的嗜天青颗粒,颗粒的含量与 NK 细胞的杀伤活性呈正相关。在功能上,NK 细胞不需要抗原刺激预先致敏便可以直接杀伤肿瘤细胞及病毒感染细胞,所以 NK 细胞是固有免疫中重要的效应细胞。

2. NK 细胞的表面标志　NK 细胞没有 T、B 细胞所特有的抗原受体。人类 NK 细胞表面标志有 CD56、CD16、CD11a 和某些与其活化或抑制有关的受体,上述标志不是 NK 细胞所特有的。NK 细胞表面具有低亲和性 IgG Fc 受体(FcγRⅢ,CD16)。人 NK 细胞依据表面标志分为 CD56^{bright} 和 CD56^{dim} 两个亚群,CD56^{dim} 亚群占外周血 NK 细胞的 90%,以杀伤功能为主,产生细胞因子能力较低,而 CD56^{bright} 亚群具备对细胞因子的增殖应答能力,以分泌细胞因子为主,细胞毒活性较低。

3. NK 细胞的受体　NK 细胞表面受体种类繁多,根据受体的特征及发挥的功能分为活化性受体、抑制性受体、黏附分子受体、细胞因子受体和趋化细胞因子受体等,这些受体通过其所具有的不同生物学效应介导 NK 细胞与靶细胞之间的相互作用,以此实现 NK 细胞的功能。NK 细胞表面的活化性受体和抑制性受体调控 NK 细胞的活化状态,对于 NK 细胞的功能发挥起着至关重要的作用。

(1)杀伤细胞活化受体能广泛识别靶细胞表面的糖类配体,胞质区有 ITAM 结构,可转导活化信号,使 NK 细胞活化产生自然杀伤效应。

(2)杀伤细胞抑制受体能识别自身组织细胞表面的 MHC Ⅰ 类分子并与之结合,胞质区有 ITIM 结构,产生抑制信号。该抑制信号在胞内起主导作用,能阻断杀伤信号的转导,保护正常的自身组织细胞不被破坏。

(3)IgG FcR(FcγRⅢ,CD16)可与结合在靶细胞上的 IgG 结合,产生 ADCC 效应。

4. NK 细胞的活化　目前认为 NK 细胞通过两种识别机制发挥杀伤作用。

(1)通过 FcR 识别抗体结合的靶细胞和对病毒感染细胞或肿瘤细胞的识别:NK 细胞表面表达 IgG1 和 IgG3 的低亲和力受体 FcγRⅢ(CD16),可与抗体 Fc 段结合,介导 NK 细胞识别与抗体结合的靶细胞,并通过胞内段的 ITAM 传递活化信号,杀伤与 IgG 抗体特异性结合的肿瘤或病毒感染细胞,即抗体依赖性细胞介导的细胞毒作用(ADCC)。

（2）通过 NK 细胞表面的活化性受体和抑制性受体协同识别和杀伤靶细胞:NK 细胞还可表达两类不同的受体,即能够激发 NK 细胞杀伤作用的活化性受体和能够抑制 NK 细胞杀伤作用的抑制性受体。细胞的活化性受体和抑制性受体通常共表达于细胞表面,均可与 MHC Ⅰ 类分子识别并结合。NK 细胞还组成性表达另外一类活化性受体,如自然细胞毒性受体(natural cytotoxicity receptor,NCR)和 NKG2D 等,其可识别表达于肿瘤细胞或病毒感染细胞表面的非 MHC Ⅰ 类分子。抑制性受体胞质区内含有免疫受体酪氨酸抑制模体(ITIM),并因此而传递活化抑制性信号,NK 细胞不被活化;活化性受体则可借助其自身胞质区的免疫受体酪氨酸激活模体(ITAM)或与其结合的其他分子胞质区中的 ITAM 传递活化信号,发挥杀伤毒性。在正常生理情况下,NK 细胞表面的抑制性受体和活化性受体与正常组织细胞表面的 MHC Ⅰ 类分子结合,由于抑制性受体与 MHC Ⅰ 类分子的亲和力高,故抑制性受体的作用占主导地位,表现为 NK 细胞对自身正常组织细胞不产生杀伤作用。当靶细胞表面 MHC Ⅰ 类分子表达异常,如病毒感染细胞和肿瘤细胞表面 MHC Ⅰ 类分子表达减少、缺失,或由于抗原肽 -MHC Ⅰ 类分子复合物的结构发生异常(如病毒肽 / 肿瘤肽取代自身肽,形成病毒肽 / 肿瘤肽 -MHC Ⅰ 类分子复合物,表达于细胞表面),NK 细胞的抑制性受体丧失识别"自身"的能力,此时 NK 细胞表面的另一类活化性受体(NCR 和 NKG2D)识别靶细胞表面的非 MHC Ⅰ 类分子,发挥杀伤作用。

根据分子结构的差异,将识别 MHC Ⅰ 类分子的 NK 细胞受体归属于免疫球蛋白超家族和 C 型凝集素超家族,分别被称为杀伤细胞免疫球蛋白样受体(killer immunoglobulin-like receptor,KIR)和杀伤细胞凝集素样受体(killer lectin-like receptor,KLR)。

杀伤细胞免疫球蛋白样受体 KIR 胞外段含有 2~3 个 Ig 样结构域,胞内段长短不一。其中一类 KIR 分子胞内段短小,不具备转导信号功能,称为 KIR2DS 和 KIR3DS,其跨膜区带正电荷,可与跨膜区带负电荷的 DAP-12 同源二聚体分子非共价键结合。另一类 KIR 分子胞质区较长,称为 KIR2DL 和 KIR3DL,其胞质区含有 ITIM,可转导活化抑制信号,属于抑制性受体。DAP-12 胞质区含有 ITAM、KIR2DS 和 KIR3DS,因此而获得转导活化信号的功能,属于活化性受体(图 8-1)。

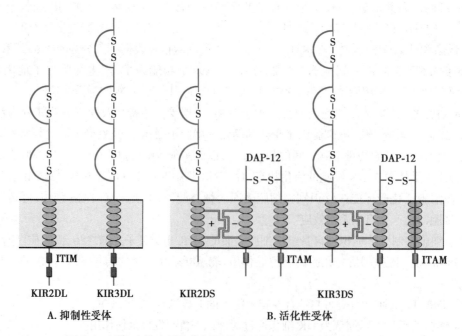

图 8-1　KIR 家族中杀伤抑制受体和杀伤活化受体结构组成示意图

杀伤细胞凝集素样受体 KLR 是由 Ⅱ 型跨膜分子 CD94 和 NKG2 家族不同成员共价结合形成的异源二聚体,CD94 和 NKG2 均属于 C 型凝集素超家族,胞外区含有可与 MHC Ⅰ 类分子结合的结构域。CD94 分子胞质区很短,不具备信号转导功能;NKG2 不同成员其胞质区长短不一;其中,NKG2A 胞质区较长,含有 ITIM,与 CD94 形成的二聚体 CD94/NKG2A 向细胞内传递活化抑制性信号,属于抑制性受体。NKG2C 胞质区较短,不具备信号转导功能,但跨膜区带正电荷,其与 CD94 形成的二聚体 (CD94/NKG2C) 可与 DAP-12 非共价结合,从而获得转导活化信号的能力,属于活化性受体(图 8-2)。

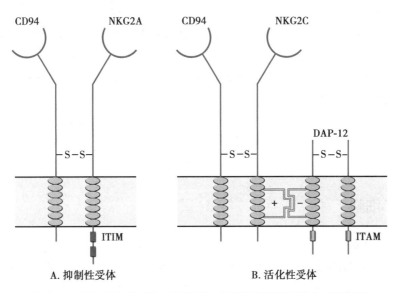

图 8-2　KLR 家族中杀伤抑制受体和杀伤活化受体结构组成示意图

除 KIR、KLR 外,NK 细胞还组成性表达一类识别非 HLA Ⅰ 类分子的活化性受体。此类受体是具有自然细胞毒作用的受体,主要包括自然细胞毒性受体和 NKG2D。NKG2D 属于 NKG2 家族,其识别的配体是上皮肿瘤细胞表达的 MHC Ⅰ 类链相关的 A/B 分子(MHC class Ⅰ chain-related molecules A/B,MⅠCA/B)。NKG2D 主要表达于 NK 细胞和 γδT 细胞,胞质区不具备信号转导能力,而是借助带正电荷的跨膜区与胞内含有 ITAM 的 DAP-10 结合,向 NK 细胞传递活化信号。自然细胞毒性受体 NCR 包括 NKp30、NKp44 和 NKp46,三者均属于免疫球蛋白超家族,仅表达于 NK 细胞表面。NCR 胞内区较短,无信号转导功能,跨膜区带正电荷,可与跨膜区带负电荷、胞质区含 ITAM 的膜分子非共价结合,从而获得转导活化信号的能力。其中 NKp30 和 NKp46 与 ζζ 同源二聚体结合,而 NKp44 与 DAP-12 同源二聚体结合(图 8-3)。

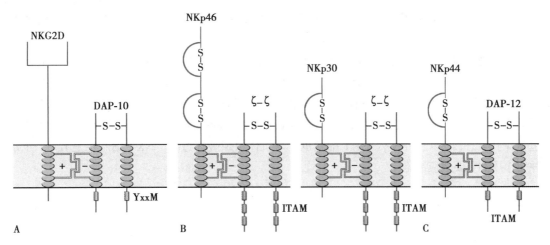

图 8-3　杀伤活化受体 NKG2D 和 NCR 结构组成示意图

5. 生物学功能   NK 细胞功能不同于 T、B 淋巴细胞,不表达特异性抗原识别受体,其识别靶细胞无 MHC 限制性,不需要抗原刺激预先致敏便可以直接杀伤肿瘤细胞及病毒感染细胞,而对正常自身组织细胞无细胞毒作用。NK 细胞的自然杀伤效应主要通过其 ADCC 效应,释放穿孔素、颗粒酶及细胞因子,从而发挥抗感染、抗肿瘤的作用,所以 NK 细胞是人类病毒感染和恶性肿瘤的免疫过继治疗的潜在效应细胞。临床将 TCR$^-$、mIg$^-$、CD56$^+$、CD16$^+$ 淋巴样细胞鉴定为 NK 细胞。

NK 细胞的靶细胞主要有某些肿瘤细胞、病毒感染细胞、寄生虫等,其识别这些靶细胞的机制可能与 NK 细胞 KAR/KIR 信号平衡和其他免疫细胞或免疫分子激活有关。NK 细胞直接杀伤这些细胞,故在机体抗肿瘤、早期抗病毒或胞内寄生菌感染的免疫应答中起十分重要的作用。

在肿瘤或病毒特异性 IgG 抗体存在条件下,NK 细胞也可通过表面 IgG Fc 受体(FcγRⅢ)介导 ADCC 效应,识别杀伤与 IgG 抗体结合的肿瘤/病毒感染细胞。NK 细胞的这种杀伤机制也参与Ⅱ型超敏反应和移植物抗宿主反应。

活化的 NK 细胞可合成和分泌多种细胞因子,例如 IFN-γ、IL-2 和 TNF 等,发挥调节免疫和造血作用以及直接杀伤靶细胞的作用。IL-2 和 IFN-γ 可增强 NK 活性;活化 NK 细胞又可分泌 IL-2、IFN-γ 和 GM-CSF 等细胞因子影响机体免疫功能,因此又是一种具有免疫调节作用的细胞。

四、NKT 细胞

1. 来源与分布   近年发现在胸腺、骨髓、脾和肝中存在一群 αβT 细胞,因为它们表达 NK 细胞的谱系标志(如人 CD56 和小鼠 NK1.1),所以被称为 NKT 细胞。小鼠 NKT 细胞只占血和外周淋巴结中 T 细胞总数的 0.5%,而人的 NKT 细胞在相应器官的比例更低,只有小鼠的十分之一。NKT 细胞主要在胸腺内发育,NKT 前体细胞是 CD4$^+$CD8$^+$ 双阳性胸腺细胞,通过其表面受体(Vα14/Vβ8.2)与其他表达 CD1d$^-$iGb3 的细胞相互作用,并经历胸腺内阳性选择及阴性选择,进一步发育成 CD4$^+$NKT 前体细胞。在外周组织,NKT 细胞进一步获得 NK 谱系标志。经典 NKT 细胞为 CD1$^+$ 和 CD4$^-$CD8$^-$ (DN),表达常见的 NK 标记如小鼠 NK1.1 抗原和 Ly49 受体。NKT 细胞发育除了胸腺依赖途径之外,还有非胸腺依赖途径,主要强调 NKT 细胞可独立地在外周器官(如肝脏)分化成熟。但确切公认的发育途径还不很清楚,推测 NKT 细胞可能主要来源于胸腺依赖途径。

NKT 细胞是一个复杂的异质性群体,准确定义 NKT 细胞仍很困难。目前,用于鉴定小鼠 NKT 细胞的表面标记主要是 αβDN、CD3$^+$ NK1.1$^+$(或 CD3$^+$DX5$^+$)和 Ly49A$^+$CD122$^+$CD3$^+$,人 NKT 细胞标记为 CD3$^+$CD56$^+$。

NKT 细胞缺乏 TCR 的多样性,抗原识别谱较窄,主要识别由非经典的 MHC Ⅰ类分子 CD1d 递呈的脂类抗原,故 NKT 细胞又命名为 CD1d 依赖的自然杀伤样 T 细胞(CD1d dependent natural killer like T cell)。活化的 NKT 细胞主要通过分泌 IFN-γ 和 IL-4,调节免疫应答或通过脱颗粒杀伤肿瘤细胞,NKT 细胞在自身免疫、抗感染免疫和抗肿瘤免疫中发挥作用。

2. 生物学功能   NKT 细胞受到刺激后,可以分泌大量的 IL-4、IFN-γ、GM-CSF、IL-13 和其他细胞因子和趋化因子,从而发挥免疫调节作用。NKT 细胞是联系固有免疫和获得性免疫的桥梁之一,主要指 NKT 细胞来源的 IL-4 和 IL-13 可以促进 Th2 亚群的发育,影响获得性免疫的性质。NKT 细胞活化后具有 NK 细胞相似的细胞毒活性,可裂解 NK 细胞敏感的靶细胞如 YAC-1 细胞。相关的效应分子包括穿孔素、FasL 以及 IFN-γ。NKT 细胞也参与机体组织破坏过程。NKT 细胞也是 IL-12 介导的抗肿瘤作用的重要效应细胞。

五、γδT 细胞

1. 来源与分布   γδT 细胞(γδT cell)主要分布于皮肤、小肠、肺以及生殖器官等黏膜及皮下组织,是构成表皮内淋巴细胞和黏膜组织上皮内淋巴细胞(IEL)的主要成分之一,在外周血中仅占 CD3⁺ T 细胞的 0.5%~1%。γδT 细胞作为固有淋巴细胞,缺乏抗原受体多样性,只能识别多种病原体的共同抗原成分。而且一般不参与淋巴细胞再循环,主要在黏膜免疫和维护上皮表面的完整性中发挥作用。γδT 细胞表达 CD2、CD3、CD11a/CD18(LFA-1)、CD25、CD45 等分化抗原,产生的纤维细胞生长因子Ⅶ (KGF Ⅶ)能促进多种上皮细胞的生长和分化,以此维持上皮作为第一道抗感染屏障的完整性。γδT 细胞能释放细胞毒性效应分子如穿孔素、颗粒酶,表达 Fas/FasL 及分泌 IFN-γ,识别和杀伤某些病毒和胞内寄生菌(如结核分枝杆菌)感染的靶细胞,以及一些表达热休克蛋白和异常表达 CD1d 分子的靶细胞,最终清除感染细胞和病原微生物。

2. 生物学功能　γδT 细胞是皮肤黏膜局部参与早期抗感染免疫的主要效应细胞,杀伤机制与 CD8⁺ CTL 细胞基本相同。此外,活化的 γδT 细胞还可分泌 IL-2、IL-4、IFN-γ、GM-CSF 和 TNF-α 等多种细胞因子,参与免疫调节。

γδT 细胞是构成表皮内淋巴细胞和黏膜组织上皮内淋巴细胞(IEL)的主要成分之一。γδT 细胞在人小肠 IEL 中占 10%~18%,在大肠 IEL 中占 25%~37%,在 PBMC 淋巴细胞中仅占 0.5%~5%,在胸腺、脾脏、淋巴结和派尔集合淋巴结 T 细胞中比例更低,这种分布模式提示 γδT 细胞在黏膜免疫中起重要作用。γδT 细胞在组织分布上,可分为上皮内 γδT 细胞和全身性 γδT 细胞。分布在不同黏膜组织中的 γδT 细胞可以表达不同的 TCRγδ 以识别不同性质的抗原,而在同一黏膜组织中的 γδT 细胞只表达一种相同的 TCRγδ,因而具有相同的抗原识别特异性。由此可见,γδT 细胞作为固有淋巴细胞,缺乏抗原受体多样性,只能识别多种病原体的共同抗原成分。大多数 γδT 细胞为 CD4⁻CD8⁻ 双阴性(DN)细胞;少部分为 CD8⁺ 细胞。

在病毒或寄生虫感染及细胞坏死时,损伤细胞释放的某些化学成分也能活化 γδT 细胞,可能有助于对损伤细胞的及时清除。全身性 γδT 可以快速被募集并易于活化,它们可以在局部释放 IL-2、IL-4、IL-5、IL-6、IL-10、IFN-γ、GM-CSF、TNF-α 等多种细胞因子,参与免疫调节,增强机体非特异性免疫防御功能。细胞毒性 γδT 细胞可通过表达 KIR 来维持免疫耐受,已知自身免疫病发病与 γδTCR 的天然配体表达上调及表面 KIR 表达下降,破坏原有免疫耐受并造成组织损伤。

六、B1 细胞

1. 来源与分布　B1 细胞即细胞表面表达 CD5 分子的 B 细胞,约占 B 细胞总数的 5%~10%,来源于骨髓外,在个体发育过程中胚胎期就已产生,其中 CD5 高表达的为 B1a 细胞,来源于胚胎肝脏,CD5 低表达的为 B1b 亚群,来源于围生期的肝脏和骨髓。B1 细胞主要分布于肠黏膜固有层、腹腔和胸腔,具有自我更新能力的 CD5⁺、mIgM⁺ 的 B 细胞。BCR 缺乏多样性,识别某些细菌表面共有的多糖抗原,如细菌脂多糖、肺炎球菌荚膜多糖和葡聚糖等;识别某些变性的自身抗原,如变性 Ig 和变性单股 DNA。

2. 生物学功能　B1 细胞在 48h 内即可产生以 IgM 为主的低亲和力抗体,对机体早期抗感染免疫和清除变性自身抗原具有重要作用,不发生 Ig 类别转换,无免疫记忆。B1 细胞在机体早期抗感染免疫和维持自稳中具有重要作用。

天然 IgM 主要由 B1 细胞分泌。这种抗体是多反应性的,能与许多病原体相关糖类抗原结合。天然抗体能保护机体防御细菌(如肺炎链球菌)感染,以及减轻缺血 - 再灌注损伤。具有类似 T15 独特型结构的天然 IgM,能结合血液中氧化型低密度脂蛋白并将其清除,减少动脉粥样硬化的发生。肠固有层和肠系膜淋巴结的 B1 细胞能分泌 IgA,这种 IgA 的产生需要有外源性抗原的刺激,但是不依赖 T 细胞的辅助作用。B1 细胞源性的分泌性 IgA 可能有助于肠道内共生细菌的维持。

Ⅱ型非 T 细胞依赖抗原(TI-2)主要为结构重复的多糖分子,B1 细胞与之结合后,通过受体交联而被活化。IL-5 可作为 B1 细胞活化第二信号,协助和增强 TI-2 型多糖抗原对 B1 细胞的激活和分泌功能。B1 细胞在接受 TI-2 型抗原刺激后,在较短的时间内即可产生低亲和力的 IgM 抗体,并通过补体清除病原微生物。B1 细胞在增殖分化和抗体产生过程中一般不发生 Ig 的类别转换,也不产生免疫记忆。除了 TI-2,B1 细胞还能识别革兰氏阴性菌表面以脂多糖为代表的 TI-1 型抗原,以及某些变性的自身抗原,如变性 Ig 和单链 DNA。

七、肥大细胞和嗜碱性粒细胞

1. **来源与分布**   来源于多能造血干细胞,肥大细胞(mast cell)和嗜碱性粒细胞(basophil)胞内均含有嗜碱性颗粒。嗜碱性粒细胞主要分布在血液中;肥大细胞分布于呼吸道、泌尿生殖道和胃肠道的上皮下及皮肤下的结缔组织内靠近血管处。表面表达 FcεR I(IgE 的 Fc 受体)、C3aR 和 C5aR。在 IgE 抗体作用下也可发生脱颗粒,参与 I 型超敏反应。

2. **生物学功能**   近年来发现,肥大细胞表达 MHC 分子、共刺激分子(B7-1 和 B7-2),功能上可作为 APC 加工和递呈抗原,启动免疫应答。此外,肥大细胞还表达 CD40 和 CD40L,促进 T、B 细胞和 APC 的活化。细胞活化释放生物活性介质,如组胺(histamine)、白三烯 C_4(leukotriene C_4)、前列腺素 D_2(prostaglandin D_2);肥大细胞还能分泌细胞因子,IL-1、IL-3、IL-4、IL-5、IL-6、IL-8、IL-10、IL-12、IL-13 及 GM-CSF、TNF-α 及趋化因子等,参与免疫调节,发挥免疫效应功能。

肥大细胞能阻止穿过上皮组织屏障的病原体的感染,有利于吞噬细胞的趋化和聚集;对 IgE 抗体结合的抗原迅速发生应答,引起急性变态反应性炎症反应;抗寄生虫感染。

八、嗜酸性粒细胞

1. **来源与分布**   嗜酸性粒细胞在骨髓中生成,受 IL-5、GM-CSF、IL-3 的调控,一旦缺乏这些嗜酸性粒细胞生长因子,嗜酸性粒细胞将迅速凋亡。其中 IL-5 能特异性地促进其分化、发育、成熟和释放,在嗜酸性粒细胞生成增多中最为重要。正常情况下嗜酸性粒细胞主要驻留于组织中,特别是呼吸道、胃肠道和泌尿生殖道的上皮细胞和深层组织之间,在组织内其生存时间可达数周。

2. **生物学功能**   限制嗜碱性粒细胞在速发性过敏反应中的作用。当嗜碱性粒细胞被激活时,释放出趋化因子,使嗜酸性粒细胞聚集到同一局部,并从三个方面限制嗜碱性粒细胞的活性:一是嗜酸性粒细胞可产生前列腺素 E 使嗜碱性粒细胞合成释放生物活性物质的过程受到抑制;二是嗜酸性粒细胞可吞噬嗜碱性粒细胞所排出的颗粒,使其中含有的生物活性物质不能发挥作用;三是嗜酸性粒细胞能释放组胺酶等酶类,破坏嗜碱性粒细胞所释放的组胺等活性物质。

参与对蠕虫的免疫反应。在对蠕虫的免疫反应中,嗜酸性粒细胞有重要的作用。这类粒细胞的细胞膜上分布有免疫球蛋白 Fc 片段和补体 C3 的受体。在已经对这种蠕虫具有免疫性的动物体内,产生了特异性的免疫球蛋白 IgE。蠕虫经过特异性 IgE 和 C3 的调理作用后,嗜酸性粒细胞可借助于细胞表面的 Fc 受体和 C3 受体黏着于蠕虫上,并且利用细胞溶酶体内所含的过氧化物酶等酶类损伤蠕虫体。在有寄生虫感染、过敏反应等情况时,常伴有嗜酸性粒细胞增多。

嗜酸性粒细胞参与免疫反应,能抵御大的不能被吞噬的病原体。利用其基础蛋白和嗜酸性阳离子蛋白的细胞毒作用杀伤多细胞病原体,如蠕虫类幼体。这些蛋白也可中和肝素的抗凝活性。嗜酸性粒细胞也能吞噬杀灭细菌和其他微生物,但在人体内并不起主要作用。嗜酸性粒细胞能合成多种细胞因子行使其功能,例如:血小板活化因子,能促进创口愈合和纤维化的转化生长因子(TGF)α 和 β;与成人呼吸窘迫综合征和哮喘发病有关的巨噬细胞移动抑制因子(MIF),可能与 Th2 介导炎症反应有关的 IL-12 等。嗜酸性粒细胞也能生成和释放多种炎症介质。因此,嗜酸性粒细胞在参与正常免疫防御反应的同时,也能造成组织细胞的损伤。嗜酸性粒细胞中另一种主要的蛋白质成分(磷酸醋酶 B)可形成夏科 - 莱登(Charcot-Leyden)结晶,见于与嗜酸性粒细胞增多有关疾病患者的痰、粪和组织内,常作为嗜酸性粒细胞相关疾病的标志。

九、固有淋巴样细胞

固有淋巴样细胞(innate lymphoid cells,ILCs)是一类新近定义的细胞家族,起源于共同淋巴样祖细胞(common lymphoid progenitor,CLP),表达 IL-2Rγ。ILC 在形态学上类似于淋巴细胞,但缺少抗原特异性受体,被认为是 Th 细胞的"镜像细胞",类似于一种放大器的作用,放大了免疫反应对机体的损伤强度。ILC 的谱系分化及其功能依赖于特定转录因子,不同的转录因子表达调节特有 ILC 亚群的发育,赋予其不同的功能效应。根据转录因子和效应分子的类型可将 ILC 分为三个亚群:ILC1 表达转录因子 T-bet(或 Eomes),经 IL-12 刺激后产生 IFN-γ,包括 cNK 细胞、NKp44$^+$CD103$^+$ 细胞等,对应于 Th1 细胞;ILC2 表达转录因子 GATA-3,分泌 IL-15 和 IL-13,包括自然辅助免疫细胞(natural helper cells,NH cells)、nuocyte 细胞或固有辅助细胞(innate helper cells,Ih2),对应于 Th2 细胞;ILC3 表达转录因子 RORγt,分泌 IL-17A、IL-17F 和 IL-22,对应于 Th17 细胞。ILC 主要存在于黏膜组织中,在促进淋巴组织发生、调节肠道共生菌、介导抗感染免疫、协调组织重塑及修复肠道黏膜屏障、促进炎症中发挥重要作用。

第三节　固有免疫分子

固有免疫分子种类繁多,在分布上,既有可溶性分子,又有表达在细胞膜上的跨膜型分子;在功能上,有主要参与固有免疫识别的分子,也有主要参与固有免疫效应的分子。虽然固有免疫分子在功能上的区分并没有明显的界线,这里还是用功能上的区分进行阐述。

一、参与固有免疫识别的分子

机体固有免疫系统能够区分"自己"和"非己",是由于固有免疫系统中有一类称为模式识别受体的固有免疫分子,能够识别"非己"物质上的病原相关分子模式或损伤相关的分子模式。

（一）固有免疫识别的对象

1. 病原相关分子模式(pathogen-associated molecular pattern,PAMP)　指一类或一群特定微生物病原体(及其产物)共有的某些非特异性、高度保守且对其生存和致病性必要的分子结构,可被固有免疫细胞识别。不同种类微生物(如病毒、革兰氏阴性和阳性菌、真菌等)可表达不同 PAMP,包括:①微生物的特征性蛋白,如 N-甲酰甲硫氨酸(N-formylmethionine);②微生物(而非哺乳动物细胞)合成的脂质复合物和碳水化合物,如脂多糖(lipopolysaccharide,LPS)、脂磷壁酸(lipotechoic acid,LTA)、肽聚糖(peptidoglycan,PGN)、甘露糖、酵母多糖(真菌组分)、葡聚糖等;③微生物特异性核苷酸,如复制的病毒所产生双链 RNA(double-stranded RNA,dsRNA)、细菌的非甲基化 CpG DNA 序列等。

2. 危险相关的分子模式(danger associated molecular pattern,DAMP)　各种原因(如炎症、损伤、缺氧、应激等)造成组织损伤,可向细胞间隙或血液循环释放某些内源性因子,即 DAMP。其来源为:①由受损或坏死细胞快速(被动)释放;②由某些激活的免疫细胞(尤其是专职 APC)借助特殊分泌系统(非经典途径)或内质网-高尔基分泌途径而释放。如同 PAMP,固有免疫细胞(包括巨噬细胞、DC 和中性粒细胞等)表面 PRR 也可识别 DAMP,从而启动固有免疫及适应性免疫。迄今已发现多种 DAMP，例如高迁移率族蛋白 B1（high mobility group protein B1，HMGB1）、热休克蛋白（heat shock protein，HSP）、尿酸、IL-33、IL-1α 等。它们在炎症和组织损伤时被迅速释放，亦称警报素（alarmin），在宿主防御反应和组织修复中发挥重要作用。

（二）固有免疫的模式识别受体

模式识别受体（pattern recognition receptor，PRR）是一类主要表达于固有免疫细胞（尤其是巨噬细胞、DC 等专职 APC）表面、由胚系基因编码、非克隆表达（即同一类型细胞所表达的 PRR 具有相同的特异性）、可识别一种或多种 PAMP 的分子。PRR 能够与广泛表达在病原微生物上 PAMP 或各种损伤时产生的 DAMP 发生特异性结合，快速激活效应细胞并发挥多种生物学效应。

1. PRR 的生物学特征

（1）多样性有限：TCR 和 BCR 是体细胞基因重组后的编码产物，具有极大多样性；而 PRR 是胚系基因编码产物，所具有的多样性远少于 TCR 和 BCR。因此，固有免疫仅能识别不同种类微生物（如病毒、革兰氏阴性菌、革兰氏阳性菌、真菌）所表达的不同 PAMP（或内源性 DAMP）。

（2）区分"非己"和"自己"：PRR 一般仅识别微生物及其产物（某些情况下可识别变应原和衰老、突变的细胞），但不能识别宿主自身抗原及非微生物的化学物质或大分子，由此赋予固有免疫具有区别"非己"与"自己"的功能。

（3）非克隆性表达：PRR 存在于多种固有免疫效应细胞（尤其是巨噬细胞、DC 等专职 APC）表面，其表达为非克隆性，即同一类型细胞（如巨噬细胞）所表达 PRR 具有相同特异性。

（4）介导快速生物学反应：PRR 一旦识别 PAMP，效应细胞即立刻被激活并发挥效应，一般不涉及细胞增殖，由此决定固有免疫具有快速反应性。

2. PRR 的分类

（1）分泌型 PRR：分布于血液和淋巴液中，是可在血液和淋巴液中循环的分泌分子。例如：①甘露糖结合凝集素（MBL），属 C 型凝集素，在肝脏中合成，作为急性期反应成分分泌入血清，可识别并结合革兰氏阳性／阴性菌、酵母菌及某些病毒、寄生虫表面的甘露糖组分，通过激活补体或发挥调理作用，参与清除病原体或凋亡细胞；②C 反应蛋白，可结合细菌细胞壁的磷酰胆碱。另外，LPS 结合蛋白（LBP）、胶原凝集素（collectin）、正五聚蛋白（pentraxin）、纤维胶凝蛋白（ficolin）也属分泌型 PRR。

（2）内吞型 PRR：指吞噬细胞表面表达的多种跨膜受体，可识别并结合病原微生物相应 PAMP，介导吞噬细胞对病原菌的摄取和运输，参与病原菌在溶酶体中的降解及病原体蛋白质的加工和处理。包括：①甘露糖受体（mannose receptor，MR），含多个碳水化合物识别位点，可特异性识别并结合微生物（如分枝杆菌、克雷伯菌、卡氏肺孢菌和酵母菌等）胞壁糖蛋白和糖脂分子末端的甘露糖和岩藻糖残基，介导吞噬或胞吞作用；②清道夫受体（scavenger receptor，SR），包括 SR-A Ⅰ、SR-A Ⅱ 和 MARCO，是三次穿膜糖蛋白，可识别乙酰化低密度脂蛋白、革兰氏阳性和阴性菌某些表面成分（LPS、磷壁酸）及磷脂酰丝氨酸（凋亡细胞重要表面标志），从而有效清除血循环中某些病原体、衰老红细胞和凋亡细胞，并可能参与动脉粥样硬化形成；③C 型凝集素受体（C-type lectin receptor，CLR），包括 Dectin-1、Dectin-2 和 Mincle 等，可与真菌细胞壁组分 β 葡聚糖和 α 甘露聚糖等结合，从而参与抗真菌免疫应答。

（3）信号转导型 PRR：此类 PRR 主要分布在细胞表面、内体、溶酶体或胞质内，可通过启动特定信号转导通路而诱导不同基因表达，从而精细调控针对不同 PAMP 的固有免疫应答和炎症反应。主要包括 4 个家族，即 Toll 样受体（TLR）、识别肽聚糖的 NOD 样受体（NLR）、识别 RNA 的 RIG-1 样受体（RLR）和识别胞质 DNA 的 DNA 受体。

二、参与固有免疫效应的分子

固有体液免疫分子主要包括补体系统、急性期蛋白、细胞因子、抗菌肽和具有抗菌作用的酶类物质。其中补体系统和细胞因子已在本书第五、六章阐述,这里仅介绍急性期蛋白、抗菌肽和具有抗菌作用的酶类物质。

1. 急性期蛋白 在感染、炎症、组织损伤等应激原作用于机体后的短时间(数小时至数日)内,即可出现血清成分的某些变化,称为急性期反应(acute phase reaction),参与急性期反应的物质称为急性期反应物(acute phase reactant)。急性期反应物大多数是蛋白质,称为急性期蛋白(acute phase protein,AP蛋白)。最早发现的AP蛋白是C反应蛋白(C-reactive protein,CRP),它能与肺炎双球菌的荚膜成分C-多糖体起反应,故起名为C反应蛋白。

C反应蛋白是在感染和组织损伤时血浆浓度快速,急剧升高的主要的急性期蛋白。CRP可以激活补体和加强吞噬细胞的吞噬而起调理作用,从而清除入侵机体的病原微生物和损伤、坏死、凋亡的组织细胞,在机体的天然免疫过程中发挥重要的保护作用。

现已证明,除了感染以外,创伤、烧伤、手术等许多应激原,均能引起人和许多动物血浆中一些AP蛋白的增多或减少,它是应激的一种重要变化。虽然AP蛋白的变化是非特异性的,但却有广泛的防御意义。

2. 抗菌肽及酶类物质

(1)防御素(defensin)是一组耐受蛋白酶、富含精氨酸的小分子多肽,对细菌、真菌和某些有囊膜病毒具有直接杀伤作用。人和哺乳动物体内存在的 α-防御素为阳离子多肽,主要由中性粒细胞和小肠帕内特(Paneth)细胞产生,可通过以下机制杀伤某些细菌和有囊膜病毒:①通过静电作用,与病原体 G^- 菌的脂多糖、G^+ 菌的磷壁酸和病毒囊膜脂质等结合,使病原体膜屏障破坏,通透性增加,导致病原体死亡;②诱导病原体产生自溶酶,干扰DNA和蛋白质合成;③致炎和趋化作用,增强吞噬细胞对病原体吞噬、杀伤和清除。

(2)溶菌酶(lysozyme)是一种不耐热的碱性蛋白质,广泛存在于各种体液、外分泌液和吞噬细胞溶酶体中。溶菌酶能够裂解 G^+ 菌细胞壁中 N-乙酰葡萄糖胺与 N-乙酰胞壁酸之间的 β-1,4 糖苷键,使细胞壁的重要组分肽聚糖破坏,从而导致细菌溶解、破坏。G^- 菌的肽聚糖外还有脂多糖和脂蛋白包裹,故对溶菌酶不敏感。但在特异性抗体和补体存在下,G^- 菌也可被溶菌酶溶解、破坏。

第四节 固有免疫应答过程及与适应性免疫应答的关系

固有免疫作为机体抵抗微生物侵袭的第一道防线,在抗感染免疫中发挥极为重要的作用,固有免疫细胞和分子在很大程度上参与免疫系统对"自己"与"非己"的识别。固有免疫应答是指机体内固有免疫细胞和固有免疫分子识别、结合病原体及其产物或其他抗原性异物后,被迅速活化,并产生生物学效应,从而将病原体等抗原性异物杀伤、清除的过程。

一、固有免疫应答过程

1. 瞬时固有免疫应答阶段 发生于感染0~4h之间,包括以下几个方面的作用。

(1)屏障作用:皮肤、黏膜及其分泌物中的抗菌物质和正常菌群构成物理、化学和微生物屏障,可阻挡外界病原体对机体的入侵,具有即刻免疫防卫功能。

(2)巨噬细胞的作用:少量病原体突破机体屏障结构进入皮肤或黏膜下组织,可及时被局部存在的巨噬细胞吞噬清除。

（3）补体激活：某些病原体可通过直接激活补体替代途径而被溶解破坏。补体活化产物 C3b/C4b 可介导调理作用,增强吞噬细胞的吞噬杀伤功能;C3a/C5a 可直接作用于肥大细胞,使之脱颗粒释放组胺、白三烯和前列腺素 D_2 等炎性介质和促炎性细胞因子,导致局部血管扩张、通透性增强,促使中性粒细胞穿过血管内皮细胞进入感染部位。

（4）中性粒细胞的作用：中性粒细胞是机体抗真菌和抗细菌感染的主要效应细胞,中性粒细胞浸润是细菌感染性炎症反应的重要特征。在感染部位组织细胞所产生的促炎性细胞因子(IL-1 和 TNF-α 等)和其他炎性介质作用下,局部血管内中性粒细胞被活化,并迅速穿过血管内皮细胞进入感染部位,发挥强大吞噬杀菌效应,通常大多数病原体感染终止于此时相。

2. **早期固有免疫应答阶段**　发生于感染 4~96h 之间,包括以下几个方面的作用。

（1）巨噬细胞募集：在某些细菌成分如脂多糖(LPS)和感染部位组织产生的 IFN-γ、MIP-1α 和 GM-CSF 等细胞因子作用下,感染周围组织中的巨噬细胞被募集至炎症部位并被活化,以增强局部抗感染应答。

（2）巨噬细胞活化：活化的巨噬细胞可产生大量促炎性细胞因子和其他炎性介质,进一步增强、扩大机体固有免疫应答和炎症反应,产生如下效应:①白三烯和前列腺素 D_2 等炎性介质和 MIP-1α/β、MCP-1 等趋化细胞因子使局部血管扩张、通透性增强,有助于血管内补体、抗体和吞噬细胞进入感染部位,使局部抗感染免疫作用显著增强;②TNF-α 和血小板活化因子可使局部血管内皮细胞和血小板活化,引起凝血、血栓封闭血管,从而阻止局部病原体进入血流向全身扩散;③促炎性细胞因子 TNF-α、IL-1 和 IL-6 等作为内源性致热原,可作用于下丘脑体温调节中枢引起发热,对体内病原体生长产生抑制作用;④促炎性细胞因子也是引发急性期反应的主要物质,可促进骨髓造血细胞生成并释放大量中性粒细胞入血,以提高机体抗感染免疫应答能力,还可刺激干细胞合成、分泌一系列急性期蛋白,其中 C 反应蛋白(CRP)和甘露糖结合凝集素(MBL)可激活补体,产生抗感染免疫。

（3）B1 细胞活化：B1 细胞受某些细菌共有多糖抗原(如脂多糖、荚膜多糖等)刺激,在 48h 内产生以 IgM 为主的抗菌抗体。此类抗体在补体协同作用下,可对少数进入血液的病原菌产生杀伤作用。

（4）NK 细胞、γδT 细胞和 NKT 细胞活化：活化 NK/γδT/NKT 细胞可对某些病毒感染和胞内寄生菌感染细胞产生杀伤作用,在早期抗感染免疫中发挥效应。

3. **适应性免疫应答诱导阶段**　发生于感染 96h 之后,诱导 T 细胞活化。活化的巨噬细胞和 DC 细胞此时可将病原体加工、处理为多肽,并以抗原肽 -MHC 分子复合物的形式表达于细胞表面,同时表面共刺激分子表达上调,为激活 T 细胞启动适应性免疫应答创造条件。

二、固有免疫应答与适应性免疫应答的关系

固有免疫和适应性免疫是相辅相成、密切相关的,参与适应性免疫的启动,并影响免疫应答强度、类型、免疫记忆形成与维护等。

1. **固有免疫参与并调控适应性免疫应答的启动**　固有免疫是适应性免疫应答启动的先决条件,比如树突状细胞和巨噬细胞属专职 APC,可吞噬病原微生物并进行加工和抗原递呈,为 T 细胞的激活递呈抗原。固有免疫在 T 细胞激活中的关键作用包括两方面:递呈抗原和提供共刺激信号,为此,要求两类细胞能有效地表达 MHC 分子和共刺激分子,这种表达,可以是组成性的,也可以是诱导性的。

2. **固有免疫影响适应性免疫应答的类型**　在适应性免疫应答中,初始 T 细胞具有分化为不同效应细胞的潜能,其分化方向取决于微环境组成(特别是细胞因子种类)。固有免疫能通过模式识别受体,识别不同的 PAMP,产生不同种类的细胞因子谱,从而为 T 细胞亚群的分化提供指令性信息,进而决定适应性免疫应答的类型。例如,DC 通过 PRR 识别 PAMP 被活化,分泌以 IL-12 为主的细胞因子,诱导 Th0 细胞向 Th1 细胞分化;胞外病原体或某些寄生虫(如蠕虫)刺激能够活化肥大细胞、嗜碱性粒细胞、嗜酸性粒细胞和巨噬细胞,病毒感染刺激能够活化 pDC,产生 IL-4、IL-5 或 IL-10,诱导 Th0

细胞向 Th2 细胞分化。

3. 固有免疫影响适应性免疫应答的强度　抗原递呈细胞活化后产生的共刺激信号能降低 T 细胞活化的阈值,增强 T 细胞免疫应答的强度。被补体片段 C3d 结合的抗原可同时与 CD21(补体受体 2)和 BCR 识别,降低 B 细胞对抗原应答的阈值,从而增强 B 细胞免疫应答。固有免疫与适应性免疫的关系是佐剂发挥作用的基础。许多佐剂是病原体产物,如 LPS 和灭活的分枝杆菌能激发强烈的免疫应答,并在抗原注入的局部引起炎症,可导致巨噬细胞和其他抗原递呈细胞高表达共刺激分子和分泌 IL-12 等细胞因子,促进细胞免疫和 T 细胞依赖的体液免疫。

4. 协助适应性免疫应答产物发挥免疫效应　CD4$^+$Th1 和 CD4$^+$Th2 细胞活化后,可通过分泌不同的细胞因子而发挥免疫效应,其中的某些细胞因子可以通过活化吞噬细胞和 NK 细胞的方式,促进其吞噬、杀伤功能,增强免疫防御和监视作用。另外,B 细胞活化分泌抗体,但抗体本身并不具备直接杀菌和清除病原体的能力,只有固有免疫细胞(如巨噬细胞和 NK 细胞)和分子(如补体)参与,才能发挥调理吞噬、溶菌和 ADCC 作用,有效清除病原体。

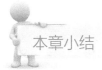

本章小结

固有免疫作为机体抵御微生物侵袭的第一道防线,在机体非特异性抗感染免疫过程中发挥极为重要的作用,在特异性免疫应答的启动、调节和效应阶段也起重要作用。固有免疫系统由机体内外屏障、固有免疫细胞和固有免疫分子组成。

固有免疫参与适应性免疫应答的全过程,影响特异性免疫应答的强度,影响特异性免疫应答的类型。固有免疫系统与适应性免疫系统之间紧密合作,互相调节,以维持机体免疫系统的平衡。固有免疫系统与适应性免疫系统在免疫应答的过程中协同作用、互相补充,在免疫防御、免疫监视、自身稳定中共同发挥作用,共同完成防御感染、维护自身稳定和监视自体细胞突变的任务。

(高成江)

思考题

1. 参与固有免疫应答的免疫细胞有哪些? 其主要生物学功能各是什么?
2. 简述固有免疫应答的组织屏障及其作用。
3. 简述 NK 细胞识别靶细胞的机制。
4. 简述固有免疫应答和适应性免疫应答的主要特点和相互关系。

第九章
适应性免疫细胞

适应性免疫(adaptive immunity)是个体在生命过程中接受病原微生物或其产物等抗原性异物刺激后产生的,且只针对相应特定抗原产生应答的防御体系,又称特异性免疫(specific immunity)或获得性免疫(acquired immunity)。参与和执行适应性免疫的淋巴细胞称为适应性免疫细胞(adaptive immune cell),包括在胸腺发育成熟的 αβT 细胞和在骨髓中发育成熟的 B2 细胞,即通常所指的表面具有特异性抗原识别受体的 T、B 淋巴细胞。

第一节　B 淋巴细胞

B 淋巴细胞(B lymphocyte)是由哺乳动物骨髓(bone marrow)或鸟类法氏囊中的淋巴样干细胞分化发育而来,故称为 B 细胞。成熟 B 细胞主要定居于外周淋巴器官的淋巴滤泡内,约占外周淋巴细胞总数的 20%。B 细胞可受抗原刺激分化成浆细胞并产生特异性抗体,从而发挥特异性体液免疫功能,同时 B 细胞也是重要的抗原递呈细胞,并且 B 细胞还具有免疫调节作用。

一、B 淋巴细胞的分化与发育

B 细胞是在中枢免疫器官——骨髓中发育成熟的。早期 B 细胞增殖分化与骨髓造血微环境密切相关。B 细胞在中枢免疫器官中的分化发育过程中发生的主要事件是:B 前体细胞在骨髓中经历免疫球蛋白基因的重排而表达多样性 B 细胞抗原受体(B cell receptor,BCR),同时需经历选择过程,形成 B 细胞的自身耐受。

(一) BCR 的基因结构及其重排

B 细胞特征性的表面标志 BCR 是表达于 B 细胞表面的膜免疫球蛋白(membrane immunoglobulin,mIg)。B 细胞通过 BCR 识别抗原表位而被激活,从而启动体液免疫应答。编码 BCR 的基因群在胚系阶段是以分隔的、数量众多的基因片段(gene segment)的形式存在。基因重排(gene rearrangement)是在 B 细胞的分化发育过程中,BCR 基因片段发生重新排列和组合,之后才具有基因转录功能,从而产生数量巨大、能识别特异性抗原的 BCR。

1. BCR 的胚系基因结构　人 Ig 重链和轻链的可变区和恒定区分别由分布于不同染色体的多个基因片段所编码。重链基因群位于第 14 号染色体长臂,由编码可变区的 V 基因片段(variable gene segment,VH)、D 基因片段(diversity gene segment,DH)和 J 基因片段(joining gene segment,JH)和编码恒定区的 C 基因片段组成。人 Ig 轻链基因群分为 κ 基因和 λ 基因,分别定位于第 2 号染色体短臂和第 22 号染色体长臂。轻链基因群由编码可变区的 V 基因片段(Vλ、Vκ)、J 基因片段(Jκ、Jλ)和编码恒定区的 C 基因片段（Cκ、Cλ）组成。

编码重链和轻链的每种基因都拥有多个基因片段,其中重链的 VH、DH 和 JH 基因片段数分别为 45 个、23 个和 6 个,C 基因片段有 9 个;轻链的 Vκ 和 Jκ 基因片段数分别为 40 个和 5 个,Vλ 和 Jλ 基因片段数分别为 30 个和 4 个,Cκ 基因片段数只有 1 个,Cλ 基因片段数有 4 个(图 9-1)。

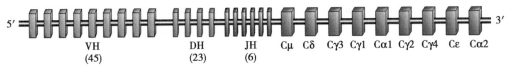

H链基因

VH DH JH Cμ Cδ Cγ3 Cγ1 Cα1 Cγ2 Cγ4 Cε Cα2
(45) (23) (6)

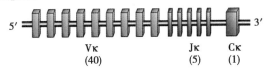

κ链基因

Vκ Jκ Cκ
(40) (5) (1)

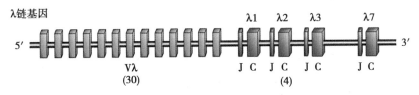

λ链基因

λ1 λ2 λ3 λ7

Vλ J C J C J C J C
(30) (4)

图 9-1 人 BCR 重链和轻链胚系基因结构示意图

人 BCR 重链(H 链)和轻链(L 链)均由可变区基因和恒定区基因片段组成。其中 H 链可变区基因由 V 基因片段(VH)、D 基因片段(DH)和 J 基因片段(JH)组成;而 L 链可变区基因由 Vκ 和 Jκ 或者 Vλ 和 Jλ 基因片段组成(注:图中括号内为基因片段数)。

2. BCR 的基因重排及其机制 Ig 的 V(D)J 基因片段在胚系基因中成簇存在,要编码完整的功能性 Ig 多肽链必须在这些成簇存在的基因中选择某些基因片段重新组合,这一过程称为基因重排。Ig 胚系基因重排的发生具有明显的程序化。首先重链 VDJ 基因片段发生重排,接着轻链 VJ 基因片段重排,在受到抗原刺激后,再连接 C 基因片段,以编码完整的 Ig 多肽链,进一步加工、组装成有功能的 BCR。

可变区基因重排主要是通过一组 VDJ 重组酶的作用来实现的。包括重组激活酶、末端脱氧核苷酸转移酶及 DNA 外切酶和 DNA 合成酶等。通过重组酶的作用,可以从众多的 V(D)J 基因片段中各选择 1 个 V 片段,1 个 D 片段(轻链无 D 片段)和 1 个 J 片段重排在一起,形成 V(D)J 连接(图 9-2),最终表达为有功能的 BCR。

3. 等位基因排斥(allelic exclusion)和同种型排斥(isotype exclusion) 一个 B 细胞克隆只表达一种 BCR,只分泌一种抗体。等位基因排斥是指 B 细胞中位于一对染色体上的轻链或重链基因,其中只有一条染色体上的基因得到表达,先重排成功的基因抑制了同源染色体上另一等位基因的重排。同种型排斥是指 κ 轻链和 λ 轻链之间的排斥,κ 轻链基因表达成功后将抑制 λ 轻链基因的重排。所以对于遗传上是杂合子的个体来说,保证 B 细胞克隆单一的特异性以及只表达一种 Ig 型的轻链,主要是通过等位基因排斥和同种型排斥的机制来实现的。

(二)抗原识别受体多样性产生的机制

免疫系统的 B 细胞库中包含众多的 B 细胞克隆,这些细胞克隆各自有着特异性不同的抗原识别受体。这种抗原识别受体的多样性主要是由于组合多样性、连接多样性、受体编辑和体细胞高频突变等机制形成的。

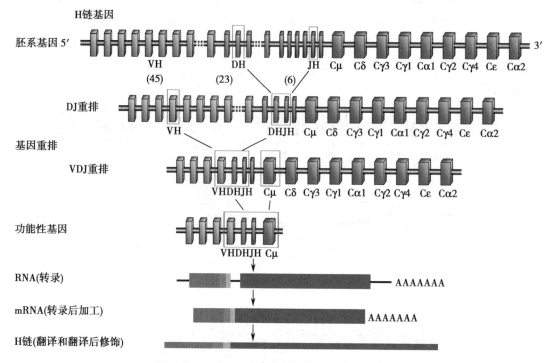

图 9-2　免疫球蛋白重链基因重排和表达示意图

重链胚系基因经过重排先形成 D-J 连接,然后发生 V-DJ 连接,编码功能性 V 区基因。

1. **组合多样性**(combinational diversity)　抗原识别受体的胚系基因以众多的 V、D、J 片段成簇存在,当发生 V、(D)J 基因片段重排时,只能分别在众多 V、(D)J 基因片段中各取用 1 个,因而可产生众多 V 区基因片段组合。如人类 Ig 重链 V 区排列组合的种类可达 6 000 之多,Vκ 和 Vλ 的 V、J 基因片段的组合种类分别达 200 种和 120 种。

2. **连接多样性**(junctional diversity)　Ig 各基因片段之间在连接时往往有插入、替换或缺失核苷酸的情况,从而产生新的序列。在 IgV 区基因重排过程中,V、(D)J 基因片段的连接处可以丢失或加入数个核苷酸。如末端脱氧核苷酸转移酶能将数个核苷酸加到 V、D、J 基因片段重排中出现的 DNA断端,从而显著增加 BCR 和 Ig 的多样性。

3. **受体编辑**(receptor editing)　指一些完成基因重排并成功表达 BCR(mIgM)的 B 细胞识别自身抗原后未被克隆清除,而是发生轻链 VJ 再次重排,合成新的轻链,替代自身反应性轻链,从而使 BCR 获得新的特异性。若受体编辑不成功,则该细胞凋亡。受体编辑使 BCR 的多样性进一步增加。

4. **体细胞高频突变**(somatic hypermutation)　该突变是在已完成 Ig 基因重排的基础上,成熟 B细胞在外周淋巴器官生发中心接受抗原刺激后发生。体细胞高频突变是发生于 Ig 可变区 CDR 部位的基因序列的点突变,它不仅能增加抗体的多样性,而且可导致抗体亲和力成熟。

（三）B 细胞在中枢免疫器官中的分化发育

B 细胞在骨髓中的发育经历了祖 B 细胞(pro-B cell)、前 B 细胞(pre-B cell)、未成熟 B 细胞(immature B cell)和成熟 B 细胞(mature B cell)等几个阶段。

在祖 B 细胞阶段发生重链基因重排。其中在早期 pro-B 阶段重排 D-J,在晚期 pro-B 阶段重排V-D-J,但此时没有 mIgM 的表达。pro-B 阶段开始表达 Igα/Igβ 异源二聚体,是 B 细胞的重要标记。pre-B 阶段的特征是表达前 B 细胞受体(pre-BCR)(图 9-3),pre-BCR 由 μ 链和替代轻链(包括 Vpre-B和 λ5)组成,可抑制另一条重链基因的重排(等位基因排斥),促进 B 细胞的增殖。一旦有功能性轻链的表达,就可与 μ 链结合成完整的 IgM 分子出现在细胞表面,此 B 细胞称为未成熟 B 细胞。当其表面同时表达 mIgM 和 mIgD 时,则称为成熟 B 细胞。

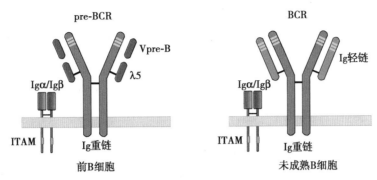

图 9-3　pre-BCR 与 BCR 结构示意图

前 B 细胞表面表达重链和替代轻链(由 Vpre-B 和 λ5 组成),
未成熟 B 细胞表面表达完整的重链和轻链。

　　B 细胞在骨髓特定内环境中按既定的程序分化发育,不受外来抗原影响,称为 B 细胞分化的非抗原依赖期。B 细胞在骨髓微环境诱导下发育为初始 B 细胞后离开骨髓,定居于外周淋巴器官,接受外来抗原的刺激而活化、增殖,进一步分化成熟为浆细胞和记忆 B 细胞,此过程称为 B 细胞分化的抗原依赖期(图 9-4)。

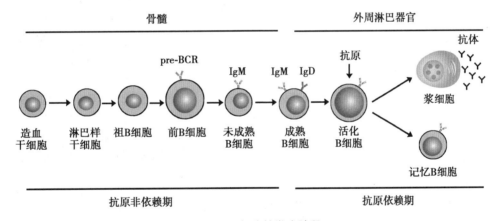

图 9-4　B 细胞的发育阶段

B 细胞在骨髓中的发育不依赖抗原,经历了祖 B 细胞、前 B 细胞、未成熟 B 细胞和成熟 B 细胞等阶段,
成熟 B 细胞迁移到外周,在抗原的刺激下进一步分化成浆细胞和记忆 B 细胞。

(四) B 细胞发育过程中的阴性和阳性选择

　　B 细胞在分化过程中须经历选择。B 细胞首先在骨髓中进行阴性选择,成熟后在外周再进行阳性选择。

　　pro-B 细胞在骨髓中分化为未成熟 B 细胞后,表面表达 mIgM,此时能识别自身抗原的 B 细胞克隆以其 BCR(mIgM)与骨髓中出现的自身抗原相互作用,则该细胞的发育被阻滞。被阻滞的细胞通过受体编辑(receptor editing)改变其 BCR 的特异性,成为对自身抗原无反应的克隆而继续发育成熟。若受体编辑不成功,则该细胞发生凋亡,形成克隆清除(clone deletion)。一些未成熟 B 细胞与可溶性自身抗原结合,则 mIgM 表达下调,这些细胞虽可进入外周免疫器官,但接受抗原刺激后不能产生免疫应答称为失能(anergy)。克隆清除和失能是 B 细胞对自身抗原形成中枢免疫耐受的主要机制,这样使得成熟的 B 细胞到达外周淋巴组织后仅被外来抗原激活,发挥 B 细胞的适应性免疫应答作用。

成熟 B 细胞在外周接受抗原刺激后,免疫球蛋白基因可发生体细胞高频突变,再加上抗原的选择,保留表达高亲和力 BCR 的细胞克隆,此现象称为亲和力成熟(见第十二章),也即 B 细胞的阳性选择。

二、B 淋巴细胞的表面膜分子及其作用

B 细胞表面表达多种膜分子,参与 B 细胞识别抗原、活化、增殖以及产生抗体等过程。

(一) B 细胞抗原受体复合物

B 细胞抗原受体(B cell receptor,BCR)复合物是由膜免疫球蛋白(mIg)和与其相连的 Igα/Igβ(CD79a/CD79b)异二聚体组成,mIg 识别并结合抗原,Igα/Igβ 转导抗原刺激信号(图 9-5)。

1. 膜免疫球蛋白(mIg) mIg 是 B 细胞的特征性表面标志。最早表达于未成熟 B 细胞表面的是 mIgM,至成熟 B 细胞阶段,细胞同时表达 mIgM 和 mIgD。在抗原刺激下,B 细胞最终分化为浆细胞后不再表达 mIg。mIg 能特异性识别和结合抗原,但由于其胞内区很短,不能直接与细胞内的信号转导分子结合传递抗原刺激信号,还需要其他膜分子的辅助来完成 BCR 结合抗原后信号的传递。不同 B 细胞克隆 mIg 的 V 区序列不同,识别抗原的特异性亦不同。

2. Igα/Igβ(CD79a/CD79b) Igα 和 Igβ 均属 Ig 超家族的成员,有胞外区、跨膜区和胞内区。Igα 和 Igβ 通过胞外区的二硫键相连形成二聚体,其跨膜区有极性氨基酸,借静电吸引与 mIg 组成稳定的复合体,其胞内区较长,含有 ITAM,能通过募集下游信号分子,转导抗原与 BCR 结合所产生的信号。

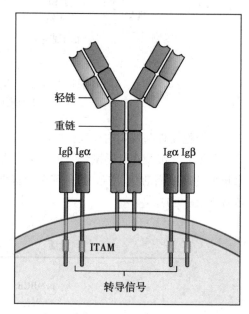

图 9-5　BCR 复合物结构模式图
膜表面 IgM 与 Igα/Igβ 二聚体相连,组成 BCR 复合物。IgM 识别抗原后产生的第一信号由 Igα/Igβ 胞质区的 ITAM 向细胞内传递信号。

(二) B 细胞共受体

B 细胞共受体(co-receptor)是由 CD19、CD21(CR2)和 CD81 三种膜分子组成的复合体(图 9-6),能增强 BCR 与抗原结合的稳定性并与 Igα/Igβ 共同传递 B 细胞活化的第一信号。复合体中的 CD21(即 CR2)可与补体活化后产生的 C3d 片段结合,而 BCR 与抗原结合,使 B 细胞共受体和 BCR 间形成交叉连接,在 CD19 和 CD81 分子的参与下,可使 BCR 识别抗原产生的信号明显增强。CD19 也是 B 细胞的重要的特异性标志,表达于前 B 细胞至成熟 B 细胞的各个发育阶段,可传递活化信号。此外 CD21 也是 EB 病毒受体,与 EB 病毒选择性感染 B 细胞有关。

(三) 共刺激分子(co-stimulatory molecule)

抗原与 B 细胞的 BCR 结合,所产生的信号经由 Igα/Igβ 和共受体转导至细胞内,此即为 B 细胞活化的第一信号。但仅有第一信号不足以使 B 细胞活化,还需要第二信号即共刺激信号。第二信号主要是由 Th 细胞和 B 细胞表面的共刺激分子相互作用产生。在共刺激信号的作用下,B 细胞活化增殖产生适应性体液免疫应答。而作为 APC,B 细胞可通过共刺激分子促进 T 细胞的活化与增殖。

1. CD40 CD40 组成性地表达于成熟 B 细胞表面,其配体是表达于活化 T 细胞的 CD40L 即 CD154。CD40 与 CD40L 的结合是 B 细胞活化的第二信号,对 B 细胞分化成熟和抗体产生起重要作用。CD40 除表达于 B 细胞外,也表达于其他抗原递呈细胞,如树突状细胞和巨噬细胞等。

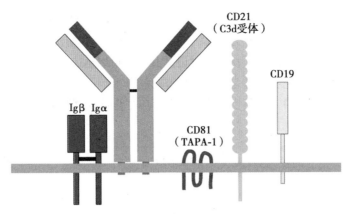

图 9-6　B 细胞共受体结构模式图

2. **CD80 和 CD86**　CD80(B7-1)和 CD86(B7-2)在静息 B 细胞不表达或低表达,在活化 B 细胞高表达。它与 T 细胞表面的 CD28 结合提供 T 细胞活化的第二信号,而与 T 细胞表面的 CTLA-4 相互作用则抑制 T 细胞的活化。

3. **黏附分子**　表达于 B 细胞的黏附分子有 ICAM-1、LFA-1 等。这些黏附分子也具有共刺激作用,在 Th 细胞与 B 细胞之间的相互作用过程中起很大作用。

（四）其他表面分子

1. CD20　表达于除浆细胞外的各发育阶段的 B 细胞,可调控 B 细胞的增殖和分化,在 B 细胞激活后逐渐丢失。CD20 是 B 细胞特异性标志,是 B 细胞淋巴瘤治疗性单抗识别的靶分子。

2. CD22　特异性表达于 B 细胞,其胞内段含有 ITIM,是 B 细胞的抑制性受体,能负调节 B 细胞的共受体。

3. CD32　有 a、b 两个亚型,其中 CD32b 即 FcγRⅡB 亚型能负反馈调节 B 细胞活化及抗体的分泌。

三、B 淋巴细胞的分类

根据是否表达 CD5 分子,外周成熟 B 细胞可分为 CD5⁺ 的 B1 细胞和 CD5⁻ 的 B2 细胞两个亚群。B1 细胞主要产生低亲和力的 IgM,参与固有免疫;B2 细胞即通常所指的 B 细胞,是参与适应性体液免疫应答的主要细胞。

（一）B1 细胞

B1 细胞约占 B 细胞总数的 5%~10%,主要定居于腹膜腔、胸膜腔和肠道黏膜固有层中。B1 在个体发育胚胎期即产生,具有自我更新能力。

B1 细胞抗原受体可变区序列相对保守,识别的主要是广泛存在于多种病原体表面的碳水化合物一类的抗原,其活化无需 T 细胞的辅助。活化后很少发生类别转换,所以产生的主要为 IgM 型抗体。因缺少体细胞高频突变和亲和力成熟,这种抗体的亲和力较低,能够与多种不同的抗原表位结合,该现象称为多反应性(polyreactivity)。此外,即使无明显外来抗原刺激,B1 也能自发分泌针对微生物脂多糖和某些自身抗原的 IgM 型抗体,即所谓天然抗体(natural antibody)。所以 B1 细胞一般被归为固有免疫细胞,在免疫应答的早期发挥作用。尤其在经常接触微生物的腹膜腔等部位,B 细胞能迅速产生 IgM 抗体,构成了机体抗感染免疫的第一道防线。此外 B1 细胞产生的多反应性自身抗体有助于清除变性的自身抗原,但一些致病性自身抗体可能会诱导自身免疫病的发生。

（二）B2 细胞

B2 细胞在个体发育中出现相对较晚,主要定居于外周淋巴器官,是分泌抗体参与适应性体液免疫应答的主要细胞。成熟 B 细胞多处于静止期,在特异性抗原刺激和 Th 细胞的辅助下,B2 细胞活化,并经历细胞增殖、体细胞高频突变、亲和力成熟和免疫球蛋白类别转换等最终分化为抗体形成细胞,即浆细胞(plasma cell),产生高亲和力抗体,行使体液免疫功能。初次免疫应答后保留下来的部分高亲和力细胞分化为记忆 B 细胞,当再次感染时记忆 B 细胞可以迅速活化并分化为浆细胞,介导再次免疫应答。此外 B2 细胞还具有抗原递呈和免疫调节功能。

B1 细胞和 B2 细胞在表面特征、免疫应答等多方面存在着明显的不同(表 9-1)。

表 9-1　B1 细胞和 B2 细胞亚群比较

性质	B1 细胞	B2 细胞
CD5 分子表达	+	−
更新方式	自我更新	由骨髓产生
自发产生 Ig	高	低
针对的抗原	碳水化合物类	蛋白质类
分泌的 Ig 类别	IgM>IgG	IgG>IgM
特异性	多反应性	特异性
体细胞高频突变	低 / 无	高
免疫记忆	少 / 无	有

四、B 淋巴细胞的功能

B 细胞的基本功能是产生抗体介导体液免疫应答。此外 B 细胞还可递呈可溶性抗原,并产生细胞因子参与免疫调节。

1. **产生抗体介导体液免疫应答**　B 细胞通过产生抗体发挥体液免疫应答效应,详见第四章中的"免疫球蛋白的功能"。

2. **递呈可溶性抗原**　作为专职抗原递呈细胞,巨噬细胞和树突状细胞能高效吞噬颗粒性抗原,但却不能有效摄取可溶性抗原,而活化的 B 细胞则可借助其表面的 BCR 结合可溶性抗原,并通过受体内化使结合的抗原进入胞内,抗原经加工、处理后,以抗原肽 -MHC 复合物形式递呈给 T 细胞。因此 B 细胞在可溶性抗原的加工与递呈方面发挥着独特的作用。静息态 B 细胞一般不表达共刺激分子,但在多种微生物组分(如脂多糖)的诱导下可表达 B7 分子,从而赋予其抗原递呈能力。

3. **免疫调节功能**　活化的 B 细胞可以产生多种细胞因子,参与调节包括 B 细胞在内的多种免疫细胞的功能。最近发现有一群调节性 B 细胞可通过分泌 IL-10、TGF-β 等抑制性细胞因子产生负向免疫调节作用。

第二节　T 淋巴细胞

T 淋巴细胞(T lymphocyte)即胸腺依赖性淋巴细胞(thymus-dependent lymphocyte),简称 T 细胞。T 细胞来源于骨髓多能造血干细胞,在胸腺中发育成熟后进入外周免疫器官的胸腺依赖区定居,并循血液→组织→淋巴→血液进行淋巴细胞再循环而分布全身。T 淋巴细胞占外周血淋巴细胞总数的 65%~70%。T 细胞在外周免疫器官接受抗原刺激,成为效应 T 细胞,从而介导细胞免疫应答,同时也在 TD-Ag 诱导的体液免疫应答中发挥重要的辅助作用。所以 T 细胞在适应性免疫应答中占据核心地位。

一、T 淋巴细胞在胸腺中的分化与发育

来自骨髓的淋巴样祖细胞到达胸腺后从被膜下区、皮质区到髓质区移行,在胸腺微环境的影响下,经历祖 T 细胞(pro-T)、前 T 细胞(pre-T)、未成熟 T 细胞,到成熟 T 细胞阶段。在胸腺中未成熟的各发育阶段 T 细胞又称为胸腺细胞(thymocyte)。各阶段细胞具有不同的表型,根据 CD4 和 CD8 分子的表达,可分为 CD4$^-$CD8$^-$ 双阴性细胞(double negative cell,DN 细胞)、CD4$^+$CD8$^+$ 双阳性细胞(double positive cell,DP 细胞)到 CD4$^+$CD8$^-$ 或 CD4$^-$CD8$^+$ 单阳性细胞(single positive cell,SP 细胞)。pre-T 细胞经历 TCR 基因重排,并通过阳性选择和阴性选择过程,最终形成表达多样性的 TCR 库的成熟 T 细胞。成熟的 T 淋巴细胞,既可对多样性的非己抗原发生免疫应答,又能对自身抗原形成免疫耐受。(图 9-7)。

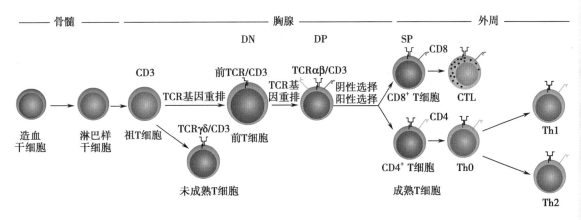

图 9-7　T 细胞的发育

1. TCR 的 V 基因重排和表达 TCR　根据 TCR 组成链的不同,可将 T 细胞分为 αβT 细胞和 γδT 细胞。其中 αβT 细胞约占 T 细胞总数的 95%~99%,γδT 约占 1%~5%。在胸腺发育过程中 pre-T 以前的 T 细胞均为 DN 细胞。DN 细胞首先经历 TCR 基因的重排。TCR 基因重排时 γδT 细胞重排 γ 和 δ 链基因,αβT 细胞重排 β 链基因,从而决定了 T 细胞的分化。αβT 细胞的 TCRβ 基因群分为 Vβ、Dβ、Jβ 三个基因片段。DN 细胞进行 TCR 重排时,先从 Dβ、Jβ 基因中各选 1 个片段,重排成 D-J,然后与 Vβ 基因中的 1 个片段重排成 V-D-J,再与 Cβ 重排成完整的 β 链,表达的 β 链与前 T 细胞 α 链(pre-T cell α,pTα)组装成前 TCR(pTα:β),表达于 pre-T 细胞表面。pre-T 细胞在 IL-7 等细胞因子的诱导下增殖活跃,β 链基因重排受抑制,同时出现 CD4 和 CD8 分子的表达,即发育为 DP 细胞。DP 细胞重排 α 基因,TCRα 基因群包括 Vα 和 Jα 基因片段。重排时从 Vα 和 Jα 中各选 1 个片段,重排成 V-J,再与 Cα 重排成完整的 α 链,最后与 β 链组装成完整的 TCR,表达于未成熟 T 细胞表面,形成多样性极其丰富的 TCR。

2. T 细胞发育过程中的阳性选择　在胸腺皮质中,未成熟 DP 细胞表达的随机多样特异性的 TCR 与胸腺上皮细胞表面的自身抗原肽-自身 MHC Ⅰ 或 Ⅱ 类分子复合物以适当亲和力特异结合,继续分化为 CD4$^+$ 或 CD8$^+$ SP 细胞,并获得 MHC 限制性。在此过程中,DP 细胞若与胸腺上皮细胞表面 MHC Ⅰ 类分子以适当亲和力结合,则其表面 CD8 表达水平增高,CD4 表达水平降低直至丢失,即发育为 CD4$^-$CD8$^+$ SP 细胞;DP 细胞若与胸腺上皮细胞表面 MHC Ⅱ 类分子以适当亲和力结合,则 DP 细

胞表面 CD4 表达水平增高,CD8 表达水平降低直至丢失,发育为 CD4$^+$CD8$^-$SP 细胞;DP 若不能结合或以高亲和力与 MHC 分子结合,则在胸腺皮质中发生凋亡而被清除,凋亡细胞占 DP 细胞的 95% 以上,约 5% 的 DP 细胞经阳性选择而存活。此过程称为胸腺的阳性选择(positive selection)。这种阳性选择的结果使 DP 细胞分化为 SP 细胞,并赋予 CD4$^-$CD8$^+$ 或 CD4$^+$CD8$^-$SP 细胞分别具有 MHC Ⅰ 或 Ⅱ 类限制性识别能力(图 9-8)。

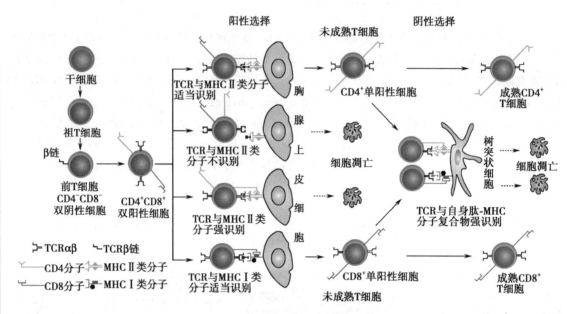

图 9-8　T 细胞的阳性选择和阴性选择

3. T 细胞发育过程中的阴性选择　经过阳性选择的 SP 细胞既包含识别异己抗原的特异克隆,也包含自身反应性克隆,前者介导适应性免疫应答,并维持机体免疫功能的平衡,后者则对机体有害。因此经阳性选择的 T 细胞还需通过阴性选择(negative selection)才能发育为成熟的,能识别外来抗原的 T 细胞。在皮质髓质交界处及髓质区,SP 细胞以其 TCR 识别胸腺树突状细胞、巨噬细胞等表面的自身抗原肽-MHC 分子复合物,凡能以高亲和力结合的 SP 细胞(即自身反应性 T 细胞)被激活发生凋亡,或处于失能(anergy)状态,以保证外周淋巴器官的 T 细胞库中不含针对自身成分的 T 细胞,从而获得对自身抗原的耐受性。少部分分化为调节性 T 细胞;而不能结合自身抗原肽-MHC 分子复合物的 SP 细胞存活成为成熟 T 细胞并进入外周免疫器官。此过程即为阴性选择,其意义在于保留多样性的抗原特异性 T 细胞,清除自身反应性 T 细胞,以实现 T 细胞的中枢免疫耐受(见图 9-8)。

经过上述阳性和阴性选择的 T 细胞,进入胸腺髓质区,成为能特异性识别抗原肽-MHC Ⅱ 或 Ⅰ 类分子复合物、具有自身 MHC 限制性以及自身免疫耐受的成熟 T 细胞。

4. T 细胞在外周免疫器官中的增殖分化　在胸腺中发育成熟的 T 细胞,迁出胸腺后,进入外周免疫器官,尚未受抗原刺激的成熟 T 细胞称为初始 T 细胞,主要定居于外周免疫器官的胸腺依赖区。T 细胞的准确定位与它在胸腺发育中获得的相应"归巢"受体(homing receptor)有关。T 细胞在外周免疫器官与抗原接触后,最终分化为具有不同功能的效应 T 细胞亚群或记忆 T 细胞。

二、T 淋巴细胞的表面膜分子及其作用

T 细胞可表达多种表面膜分子,参与 T 细胞识别抗原,活化、增殖、分化,以及效应功能的发挥。

(一) TCR-CD3 复合体

TCR-CD3 复合体是由 T 细胞受体(T-cell receptor TCR)和 CD3 分子以非共价键结合形成的复合

物,表达于所有 T 淋巴细胞表面,T 细胞依靠 TCR 识别特异性抗原,并通过 CD3 分子向细胞内传递抗原信号。

1. **TCR 的结构和功能** TCR 是 T 细胞表面特异性识别抗原的结构。由两条高度可变的异质肽链构成。根据所含肽链的不同,TCR 可分为两类:一类是 TCRαβ,由 α 和 β 两条肽链组成;另一类是 TCRγδ,由 γ 链和 δ 链组成。构成 TCR 的两条肽链均为跨膜蛋白,通过二硫键连接。每条肽链包含胞外区、跨膜区和胞内区三部分。胞外区含 1 个可变(V)区和 1 个恒定(C)区。V 区中含有 3 个互补决定区(CDR1、CDR2 和 CDR3),是 TCR 识别抗原肽 -MHC 复合物的结构域。跨膜区具有带正电荷的氨基酸残基,通过盐桥与 CD3 分子的跨膜区连接,形成 TCR-CD3 复合体。胞内区肽链很短,不具备转导活化信号的功能。

2. **CD3 的结构和功能** CD3 分子是由 γ、δ、ε、ζ 和 η 五种不同的肽链组成,其中 ε 链分别与 γ 链和 δ 链非共价结合,组成 γε 和 δε 异二聚体,ζ 链既能以 ζζ 同源二聚体形式存在,又能以 ζη 异二聚体形式存在。因此,一个 CD3 分子包含三对二聚体(γε、δε、ζζ 或 ζη)。五种肽链均为跨膜蛋白,跨膜区具有带负电荷的氨基酸残基,与 TCR 跨膜区带有正电荷的氨基酸残基形成盐桥(图 9-9)。所有肽链的胞内区都含有免疫受体酪氨酸激活模体(immunoreceptor tyrosine-based activation motif,ITAM)。该模体由 18 个氨基酸残基组成,其中包括两个酪氨酸 -X-X- 亮氨酸或缬氨酸(X 为任意氨基酸)样的保守序列。序列中的酪氨酸残基被细胞内的酪氨酸蛋白激酶磷酸化后,可募集其他含有 SH_2 结构域的酪氨酸蛋白激酶(如 ZAP-70),通过一系列信号转导过程激活 T 细胞。因此,CD3 分子的功能是转导 TCR 识别抗原所产生的活化信号。

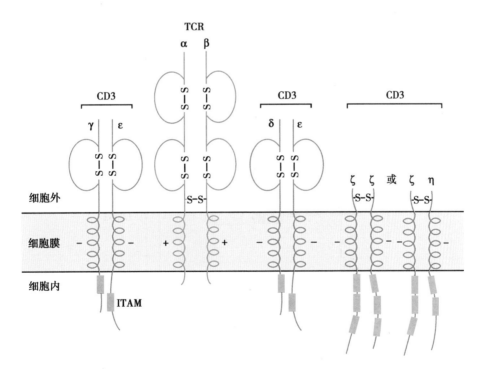

图 9-9 TCR-CD3 复合物结构模式图

(二) CD4 和 CD8 分子

成熟的 αβT 细胞只表达 CD4 或 CD8,即 CD4⁺ T 细胞或 CD8⁺ T 细胞。CD4 和 CD8 分子的主要功能是辅助 TCR 识别抗原和参与 T 细胞活化信号的转导,因此又称为 TCR 的共受体。

1. **CD4 的结构和功能** CD4 分子是一种分子量为 55kDa 的单链跨膜糖蛋白,属 Ig 超家族成员,胞外区具有 4 个 Ig 样结构域,其中远膜端的 2 个结构域能够与 MHC Ⅱ类分子 β2 结构域结合,是 MHC Ⅱ类分子的受体。其胞内区与蛋白酪氨酸激酶 p56Lck 相连,参与胞内活化信号的转导。CD4 分子也是人类免疫缺陷病毒(HIV)壳膜蛋白 gp120 的受体,借此它能与 HIV 结合,从而参与介导 HIV 感染 CD4⁺ T 细胞。

2. CD8 的结构和功能   CD8 分子是由 α 和 β 肽链组成的异二聚体,2 条肽链均为跨膜蛋白,由二硫键连接,属 Ig 超家族成员。胞外区各含 1 个 Ig 样结构域,能与 MHC Ⅰ 类分子 α 链 Ig 样区的 α3 结构域结合,是 MHC Ⅰ 类分子的受体,其胞内区也与 p56^Lck 激酶相连,参与胞内活化信号的转导。

在 T 细胞识别抗原过程中,CD4 和 CD8 分子分别与 MHC Ⅱ类和 MHC Ⅰ类分子结合,可增强 T 细胞与 APC 或靶细胞之间的相互作用并辅助 TCR 识别抗原,这也是 CD4⁺ T 细胞和 CD8⁺ T 细胞识别抗原时分别具有自身 MHC Ⅱ类和 MHC Ⅰ类限制性的原因。在 T 细胞识别抗原后,CD4 和 CD8 分子还能促进 TCR-CD3 复合体介导的信号转导。

(三) 共刺激分子

共刺激分子是为 T(或 B)细胞完全活化提供共刺激信号的细胞表面分子及其配体。缺乏共刺激信号,T 细胞不能发生活化(图 9-10)。

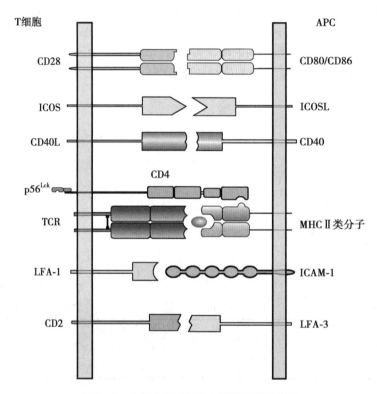

图 9-10   T 细胞与 APC 之间的共刺激分子

T 细胞表面的 TCR 在识别 APC 递呈的 pMHC 时,抗原刺激信号可通过 CD3 传入细胞内,为 T 细胞
活化的第一信号;APC 与 T 细胞表面共刺激分子的相互作用为 T 细胞的活化提供第二信号。

1. CD2   又称淋巴细胞功能相关抗原 -2(lymphocyte function associated antigen-2,LFA-2)或绵羊红细胞受体(E 受体),其配体是 LFA-3(CD58 分子)。CD2 表达于 95% 成熟 T 细胞、50%~70% 胸腺细胞以及部分 NK 细胞表面。CD2 分子可加强 T 细胞与抗原递呈细胞间的黏附作用,促进 T 细胞活化,也介导胸腺细胞的发育成熟。

2. CD28 和 CTLA-4   CD28 和 CTLA-4(cytotoxic lymphocyte antigen-4, 即 CD152)均是二硫键连接的同质二聚体膜分子,两者具有高度同源性,氨基酸序列极其相近。CD28 和 CTLA-4 的共同配体是主要表达于专职性 APC 表面的 B7 分子(CD80 和 CD86)。CD28 主要表达于人外周 T 细胞,与表达在 APC 上的 B7 分子结合,产生共刺激信号,促进初始 T 细胞活化和增殖。CTLA-4 表达于活化

T 细胞,也可与 APC 的 B7 分子结合,而且其同 B7 分子的亲和力较 CD28 强约 20 倍。CTLA-4 与 B7 结合,通过胞内区免疫受体酪氨酸抑制模体(immunoreceptor tyrosine-based inhibitory motif,ITIM),向活化 T 细胞传递抑制性信号,有效地下调或终止 T 细胞的活化。

3. CD40L　CD40L(CD154,gp39)即 CD40 配体,为 TNF 超家族成员,主要表达在活化 T 细胞表面,与 B 细胞表面 CD40 结合,可诱导 B 细胞产生共刺激信号,即 B 细胞活化第二信号;与树突状细胞和巨噬细胞等 APC 表面 CD40 分子结合相互作用,可促进 T 细胞活化;同时诱导 APC 活化,促进 B7 分子表达和 IL-12 等细胞因子的合成分泌。因此 CD40L 与 CD40 的结合所产生的效应是双向性的。另外 T 细胞表面的 CD40L 与 B 细胞表面的 CD40 结合可促进 B 细胞的增殖、分化、抗体生成和抗体类别转换。临床上发现,CD40L 突变的儿童只合成 IgM 抗体。

4. LFA-1 和 ICAM-1　T 细胞表面的淋巴细胞功能相关抗原 -1(lymphocyte function associated antigen-1,LFA-1)是由 α 链和 β 链组成的异二聚体,为整合素家族成员,主要表达于 T 细胞表面。与 APC 表面的细胞间黏附分子 -1(intercellular adhesion molecule,ICAM-1)相互结合,介导 T 细胞与 APC 或靶细胞的黏附。T 细胞也可表达 ICAM-1,同 APC、靶细胞或其他 T 细胞表达的 LFA-1 结合。

5. ICOS　ICOS 为诱导性共刺激分子(inducible co-stimulator molecule),即 CD278。表达于活化 T 细胞表面,其配体为 ICOSL,即 CD275。初始 T 细胞的活化主要依赖 CD28 提供共刺激信号,而 ICOS 则在 CD28 之后起作用,调节活化 T 细胞多种细胞因子的产生,并促进 T 细胞增殖。

(四)丝裂原受体及其他表面分子

T 细胞表达多种丝裂原受体,丝裂原可通过与相应受体结合非特异性直接诱导静息 T 细胞活化、增殖。其中刀豆蛋白 A(concanavalin A,ConA)和植物血凝素(phytohemagglutinin,PHA)是最常用的 T 细胞丝裂原。商陆丝裂原(pokeweed mitogen,PWM)除能诱导 T 细胞活化外,还可诱导 B 细胞活化。在体外常用 PHA 刺激人外周血 T 细胞,观察其增殖分化程度用于检测机体细胞免疫功能状态,此即淋巴细胞转化试验。

T 细胞活化后还表达许多与效应功能有关的分子,如与活化、增殖和分化密切相关的细胞因子受体(IL-1R、IL-2R、IL-4R、IL-6R、IL-7R、IL-12R、IFN-γR 和趋化因子受体等)及可诱导细胞凋亡的 FasL 等。T 细胞也表达 Fc 受体(如 FcγR 等)和补体受体(CR1)等。

三、T 淋巴细胞分类和功能

T 细胞是具有高度异质性的细胞群体,按照不同的分类方法,可将 T 细胞分为若干亚群,各亚群之间相互调节,共同发挥其免疫学功能。

(一)根据功能状态分类

1. 初始 T 细胞(naïve T cell,Tn)　是指发育成熟后未受到抗原刺激的 T 细胞。在遇到抗原刺激后活化,其中大部分分化成短寿命的效应 T 细胞,另一部分分化成记忆 T 细胞。初始 T 细胞主要表达 CD45RA、L 选择素(CD62L)和 CCR7,使该细胞亚群易于在外周免疫器官内定居,并参与淋巴细胞再循环,主要功能是识别抗原。

2. 效应 T 细胞(effector T cell,Teff)　指接受抗原刺激后,经克隆扩增和分化,能够发挥免疫效应的终末 T 细胞。效应 T 细胞存活期短,不表达 CD45RA 和 L- 选择素,而表达 CD45RO 和高水平 IL-2R,还表达 CCR3 和 CCR5 等。效应 T 细胞能向外周炎症部位或某些器官组织迁移,并不参与淋巴细胞再循环,而是与 APC 或靶细胞特异性结合,通过释放多种细胞因子或分泌细胞毒性物质,介导细胞免疫应答或辅助体液免疫应答。

3. 记忆 T 细胞(memory T cell,Tm)　是指接受抗原刺激后,在增殖分化过程中停止分化,成为处于静止期的具有免疫记忆的 T 细胞,寿命很长,可达数年,甚至几十年。Tm 细胞表达 CD45RO 和多种黏附分子(如 CD44),主要存在于血液和外周免疫器官,并能向炎症部位或某些组织迁移,可参与淋巴细胞再循环。再次受到相同抗原刺激后可迅速活化,进而增殖分化成效应 T 细胞,介导再次免疫应答。Tm 细胞可规律性自发性增殖,使其数量维持在一定水平。

（二）根据 TCR 类型分类

1. αβT 细胞　为表达 TCRαβ 的 T 细胞,即通常所说的 T 细胞。占脾脏、淋巴结和循环 T 细胞的 95% 以上,是机体免疫系统的主要 T 细胞群体。αβT 细胞多为 CD4 或 CD8 单阳性细胞,只能识别 MHC 分子递呈的抗原肽,即表达在 APC 表面的抗原肽 -MHC 分子复合物,并且具有自身 MHC 限制性,其主要功能是介导细胞免疫、辅助体液免疫和参与免疫调节。

2. γδT 细胞　为表达 TCRγδ 的 T 细胞。主要分布于皮肤和黏膜组织,其抗原受体缺乏多样性,主要识别 CD1 分子递呈的脂类抗原或某些完整的多肽抗原,包括糖脂、糖蛋白、磷酸糖和核苷酸衍生物、热休克蛋白等,且不受 MHC 限制。大多数 γδT 细胞为 CD4$^-$CD8$^-$,少数可表达 CD8。γδT 细胞具有如下生物学功能:①细胞毒作用:作为 CTL 的一个亚群杀伤感染细胞、肿瘤细胞等靶细胞,介导黏膜局部细胞性免疫应答。②免疫调节作用:γδT 细胞可释放 IL-2、IL-3、IL-4、IFN-γ、GM-CSF 和 TNF 等细胞因子,辅助 B 细胞分化和黏膜局部特异性抗体的产生,活化单核 / 巨噬细胞,参与免疫应答的调节。

αβT 细胞与 γδT 细胞的特征及功能的比较列于表 9-2 中。

表 9-2　αβT 细胞与 γδT 细胞的比较

特征		αβT 细胞	γδT 细胞
TCR 多样性		多	少
分布	外周血	60%~70%	5%~15%
	组织	外周淋巴组织	皮肤表皮和黏膜上皮
表型	CD3$^+$CD2$^+$	100%	100%
	CD4$^+$CD8$^-$	60%~65%	<1%
	CD4$^-$CD8$^+$	30%~35%	20%~50%
	CD4$^-$CD8$^-$	<5%	≥50%
识别抗原		8~17 个氨基酸组成的肽	HSP、脂类、多糖
递呈抗原		经典 MHC 分子	MHC Ⅰ 类样分子
MHC 限制		有	无
辅助细胞		Th 细胞	无
杀伤细胞		CTL	γδT 杀伤活性

（三）根据表达 CD4 或 CD8 分子分类

1. CD4$^+$ T 细胞　CD4 分子表达于 60%~65% 的 T 细胞及部分 NKT 细胞,巨噬细胞和树突状细胞亦可表达 CD4,但表达水平较低。CD4$^+$ T 细胞识别抗原时受 MHC Ⅱ 类分子限制,活化后分化为辅助性 T 细胞(Th),通过分泌多种细胞因子辅助细胞免疫和体液免疫,也有少数 CD4$^+$ 效应 T 细胞具有细胞毒作用和免疫抑制作用。

2. CD8$^+$ T 细胞　CD8 表达于 30%~35% 的 T 细胞。CD8$^+$ T 细胞识别抗原时受 MHC Ⅰ 类分子限制,活化后分化为细胞毒性 T 细胞(CTL),具有细胞毒作用,可特异性杀伤靶细胞。

（四）根据功能特征分类

1. 辅助性 T 细胞(T helper cell,Th)　Th 细胞是组成性表达 TCRαβ 和 CD4 的 T 细胞,通常所

称的 CD4⁺ T 细胞即指 Th 细胞。其 TCR 识别抗原肽受 MHC Ⅱ 分子限制。受抗原性质、微环境细胞因子及 APC 所表达共刺激分子等多种因素调控,Th 细胞可分化为不同功能亚群。未受到抗原刺激的初始 CD4⁺ T 细胞为 Th0,Th0 受抗原和细胞因子等因素的调控向不同谱系的分化,其中细胞因子的种类和细胞因子之间的平衡是影响 Th0 分化的重要因素(图 9-11)。例如,胞内病原体和肿瘤抗原以及 IL-12、IFN-γ 诱导 Th0 向 Th1 分化;普通细菌和可溶性抗原以及 IL-4 诱导 Th0 向 Th2 分化;TGF-β 和 IL-6 诱导 Th0 分化为 Th17;TGF-β 和 IL-2 诱导 Th0 分化为 Treg;IL-21 和 IL-6 诱导 Th0 分化为滤泡辅助性 T 细胞(follicular helper T cell,Tfh)。

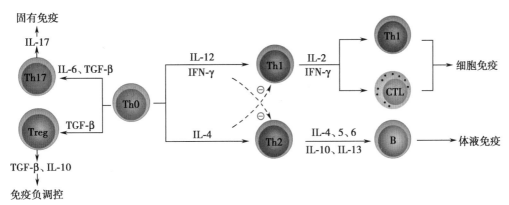

图 9-11　细胞因子对 Th 细胞亚群的调节作用

局部微环境中的细胞因子是调控 Th0、Th1、Th2、Th17 和 Treg 细胞分化的关键因素,
它们不仅影响机体免疫应答的类型,同时也影响 Th 细胞亚群之间的平衡。

(1)Th1:Th1 细胞主要分泌 IFN-γ、TNF、IL-2 等 Th1 型细胞因子促进 Th1 细胞的进一步增殖,进而发挥辅助细胞免疫的效应功能,同时能够抑制 Th2 细胞的增殖。

Th1 细胞的主要效应是通过分泌的细胞因子增强细胞介导的抗感染免疫,特别是抗胞内病原体的感染。例如,IFN-γ 活化巨噬细胞,增强其杀伤病原体的能力;IL-2、IFN-γ 和 IL-12 可增强 NK 细胞的杀伤能力;IL-2、IFN-γ 共刺激 CTL 的增殖和分化;TNF 除了直接诱导靶细胞凋亡外,还能促进炎症反应。Th1 细胞还可通过释放细胞因子介导以单个核细胞浸润为主的炎症反应,即介导迟发型超敏反应(DTH),故此类细胞也称为 T_DTH 细胞。在病理情况下,Th1 细胞参与类风湿关节炎和多发性硬化症等许多自身免疫病的发生和发展。

(2)Th2:Th2 细胞主要分泌 IL-4、IL-5、IL-10 及 IL-13 等 Th2 型细胞因子,通过促进 Th2 细胞的增殖,进而诱导 B 细胞增殖分化并分泌抗体,发挥其辅助体液免疫效应功能,同时抑制 Th1 细胞增殖。

Th2 细胞的主要效应是通过其分泌的细胞因子辅助 B 细胞的活化、增殖、分化及抗体的生成,发挥抗胞外病原体感染的免疫作用,同时在抗寄生虫感染中也发挥重要作用。病理情况下,Th2 细胞通过分泌 IL-4 和 IL-5 可诱导 IgE 生成,参与超敏反应的发生。

(3)Th17:Th17 主要通过分泌 IL-17、IL-21、IL-22、IL-26 及 TNF-α 等多种细胞因子参与固有免疫和某些炎症的发生,在免疫病理损伤,特别是自身免疫病的发生和发展中起重要作用。

(4)Tfh:Tfh 是一种存在于外周免疫器官淋巴滤泡的 CD4⁺ T 细胞,其产生的 IL-21 在 B 细胞分化为浆细胞、产生抗体和 Ig 类别转换中发挥重要作用,是辅助 B 细胞应答的关键细胞。

2. 细胞毒性 T 淋巴细胞(cytotoxic T lymphocyte,CTL)　CTL 表达 CD8,通常所称的 CD8⁺ T 细胞即指 CTL。其 TCR 识别抗原受 MHC Ⅰ 类分子限制。其主要作用是特异性杀伤某些肿瘤和病毒感染的靶细胞产生细胞毒作用,同时也可分泌细胞因子,参与免疫调节。活化 CTL 杀伤靶细胞的作用机制有两种:一是分泌穿孔素、颗粒酶、颗粒溶素及淋巴毒素等细胞毒性物质直接杀伤靶细胞;二是通过 Fas/FasL 途径诱导靶细胞凋亡。CTL 在杀伤靶细胞的过程中自身不受伤害,可连续杀伤多个靶细胞。此外,还可通过分泌 Th1 型细胞因子(IL-2、IFN-γ、TNF-β)或 Th2 型细胞因子(IL-4、5、6、10 和 IL-13)发挥免疫调节作用。

3. **调节性 T 细胞(regulatory T cell,Treg)**　通常所称的 Treg 是 CD4$^+$CD25$^+$Foxp3$^+$ T 细胞。Foxp3 (forkhead box P3)是一种转录因子,不仅是 Treg 的重要标志,也参与 Treg 的分化和功能。Treg 主要通过两种方式负调控免疫应答:①直接接触抑制靶细胞活化;②分泌 TGF-β、IL-10 等细胞因子抑制免疫应答。Treg 在免疫耐受、自身免疫病、感染性疾病及肿瘤等多种疾病中发挥重要作用。目前依据其来源不同可分为两类,即自然调节性 T 细胞(natural Treg,nTreg)和诱导性调节性 T 细胞(inducible Treg,iTreg),或称适应性 Treg 细胞。

nTreg 即 CD4$^+$CD25$^+$FoxP3$^+$ Treg。在胸腺中分化而成,约占外周血 CD4$^+$ T 细胞的 5%~10%。此类细胞本身缺乏增殖能力但具有天然的免疫抑制作用,可抑制 CD4$^+$ 或 CD8$^+$ T 细胞活化、增殖,并能抑制初始 T 细胞和记忆 T 细胞功能。机制可能为:①与靶细胞直接接触发挥抑制效应;②细胞组成性表达 CTLA-4 和跨模型 TGF-β,下调靶细胞表面 IL-2Rα 链,抑制靶细胞增殖;③下调 APC 表达 CD80 和 CD86 等共刺激分子,干扰 T 细胞活化。

iTreg 由初始 CD4$^+$ T 细胞在外周经抗原及其他因素(如 TGF-β 和 IL-2)诱导产生,对多种免疫细胞具有抑制作用。此类调节性 T 细胞主要通过释放抑制性细胞因子对免疫细胞产生抑制作用。iTreg 还包括 Tr1 和 Th3 两种亚群。Tr1 细胞主要分泌 IL-10 及 TGF-β,主要抑制炎症性自身免疫反应和由 Th1 介导的淋巴细胞增殖及移植排斥反应。此外,Tr1 分泌的 IL-10 可能在防治超敏反应性疾病(如哮喘)中起作用。Th3 细胞主要产生 TGF-β,通常在口服耐受和黏膜免疫中发挥作用。

本章小结

B 淋巴细胞特有的表面标志是 mIg。B 淋巴细胞由骨髓淋巴样祖细胞分化而来。在骨髓中 B 细胞经历祖 B 细胞、前 B 细胞、未成熟 B 细胞和成熟 B 细胞的发育阶段,其间 BCR 胚系基因经过基因重排完成多样化功能性 BCR 的表达。B 细胞有异质性,依 CD5 分子的表达,可分成 B1 细胞和 B2 细胞;不同亚群 B 细胞定位于机体淋巴系统和淋巴组织中不同的部位,执行不同的功能。B 细胞的主要功能是产生抗体介导适应性体液免疫应答,并作为抗原递呈细胞在递呈可溶性抗原中发挥独特作用,同时分泌多种细胞因子参与免疫调节。

T 淋巴细胞来源于骨髓的淋巴样造血祖细胞,在胸腺内分化并发育成熟。经祖 T 细胞、前 T 细胞、未成熟 T 细胞,到成熟 T 细胞阶段,从表达 CD4$^-$CD8$^-$ 的双阴性细胞、CD4$^+$CD8$^+$ 的双阳性细胞到最终成为 CD4$^+$CD8$^-$ 或 CD4$^-$CD8$^+$ 的单阳性细胞。经历 TCR 基因重排,表达多样性的 TCR,并通过阳性选择和阴性选择过程,最终形成 T 细胞库。T 淋巴细胞表面具有多种表面标志。其中 TCR/CD3 复合体为 T 细胞的特有标志。按 TCR 不同,T 细胞可分为 αβ 和 γδT 细胞;按表达 CD4 或 CD8 分子,T 细胞分为 CD4$^+$ T 细胞和 CD8$^+$ T 细胞;按功能的不同,T 细胞分为辅助性 T 细胞、细胞毒性 T 细胞和调节性 T 细胞;Th 细胞通过分泌细胞因子,增强细胞介导的免疫,并发挥其辅助体液免疫效应功能。CTL 细胞可通过分泌穿孔素、颗粒酶及表达 FasL 引起靶细胞的裂解和凋亡。CD4$^+$CD25$^+$Foxp3$^+$ Treg 细胞通过抑制 CD4$^+$ 和 CD8$^+$ T 细胞的活化与增殖,达到免疫的负调节作用,在免疫耐受、自身免疫病、感染性疾病及肿瘤等多种疾病中发挥重要作用。

(徐　雯)

思考题

1. B 细胞的主要表面分子有哪些? 功能如何?
2. B 细胞的亚群及功能如何?
3. T 细胞表面有哪些重要分子? 其功能是什么?
4. T 细胞有哪些亚群? 各自的功能是什么?
5. TCR 复合物和 BCR 复合物在结构和功能上有何特点?

第十章
抗原递呈细胞与抗原递呈

抗原递呈细胞（antigen-presenting cell，APC）是能够加工抗原并以抗原肽-MHC分子复合物的形式将抗原肽递呈给T细胞的一类细胞，在机体的免疫识别、免疫应答与免疫调节中起重要作用。通过MHC Ⅱ类分子途径递呈外源性抗原肽给CD4$^+$ T细胞的APC分为专职性APC和非专职性APC。专职性APC包括树突状细胞、单核/巨噬细胞和B细胞，它们组成性表达MHC Ⅱ类分子、共刺激分子和黏附分子，具有直接摄取、加工和递呈抗原的功能；非专职性APC包括内皮细胞、上皮细胞、成纤维细胞等多种细胞，它们通常不或低表达MHC Ⅱ类分子，但在炎症过程中或某些细胞因子的作用下，可被诱导表达MHC Ⅱ类分子、共刺激分子和黏附分子，故加工和递呈抗原的能力较弱。另有一类被胞内病原体感染而产生病原体抗原或细胞发生突变产生突变蛋白抗原的细胞（又称靶细胞），可通过MHC Ⅰ类分子途径递呈这些内源性抗原肽给CD8$^+$ T细胞而被识别和杀伤，此类细胞也属抗原递呈细胞。

第一节　专职性抗原递呈细胞的生物学特性

树突状细胞（dendritic cell，DC）是体内功能最强的专职性APC，可激活初始T细胞。单核/巨噬细胞和B细胞仅能刺激已活化的效应T细胞或记忆T细胞，同时本身被T细胞激活，发挥更强的作用。

一、DC

DC是一类成熟时具有许多树突样突起的、能够识别、摄取和加工外源性抗原并将抗原肽递呈给初始T细胞进而诱导T细胞活化增殖的、功能最强的抗原递呈细胞。DC是机体适应性免疫应答的始动者，也是连接固有免疫应答和适应性免疫应答的"桥梁"。

（一）DC的类型

DC主要分为经典DC（conventional DC，cDC）及浆细胞样DC（plasmacytoid DC，pDC）两大类。cDC根据表型和分化发育途径分为不同亚群，主要参与适应性免疫应答的诱导和启动。根据成熟状态，DC又分为未成熟DC和成熟DC，它们在不同组织中有不同名称。部分DC具有负向调控免疫应答、维持免疫耐受的作用，称为调节性DC（regulatory DC）。pDC也能加工递呈抗原，其主要功能是活化后可快速产生大量Ⅰ型干扰素，参与抗病毒固有免疫应答，在某些情况下也参与自身免疫病的发生发展。滤泡树突状细胞（follicular DC，FDC）虽呈树突状形态，但不具备抗原递呈能力，可通过负载抗原肽刺激生发中心B细胞发生体细胞超突变。

（二）经典 DC 的成熟过程

从骨髓造血干细胞分化而来的 DC 前体细胞表达多种趋化因子受体，经血液进入各种实体器官和上皮组织，成为未成熟 DC（immature DC）。未成熟 DC 摄取抗原后迁移到外周免疫器官成为成熟 DC（图 10-1、表 10-1）。

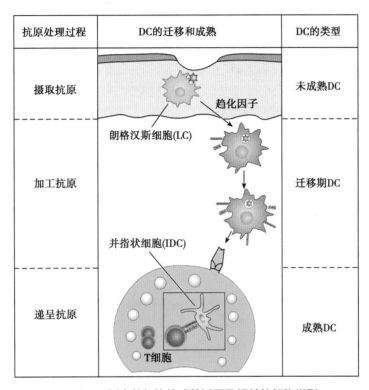

抗原处理过程	DC 的迁移和成熟	DC 的类型
摄取抗原	趋化因子 / 朗格汉斯细胞(LC)	未成熟DC
加工抗原		迁移期DC
递呈抗原	并指状细胞(IDC) / T细胞	成熟DC

图 10-1　树突状细胞的成熟过程及相关的细胞类型

表 10-1　未成熟 DC 与成熟 DC 特点的比较

特点比较	未成熟 DC	成熟 DC
Fc 受体的表达	++	–/+
甘露糖受体的表达	++	–/+
MHC Ⅱ类分子的表达	+	++
半寿期	约 10h	大于 100h
细胞膜表面的数目	约 10^6	约 7×10^6
共刺激分子的表达	–/+	++
抗原摄取、加工的能力	++	–/+
抗原递呈的能力	–/+	++
主要功能	摄取、加工抗原	递呈抗原

1. **未成熟 DC**　未成熟 DC 主要存在于各组织器官，包括分布于皮肤和黏膜的朗格汉斯细胞（Langerhans cell，LC）和分布于多种非免疫器官组织间质的间质 DC（interstitial DC）等，其特点是：①表达模式识别受体，能有效识别和摄取外源性抗原；②具有很强的抗原加工能力；③低水平表达 MHC Ⅱ类分子和共刺激分子、黏附分子，故递呈抗原和激发免疫应答的能力较弱。

2. **迁移期 DC**　未成熟 DC 在各组织器官中接触和摄取抗原或受到某些炎性刺激（如 LPS、IL-1β、TNF-α 等）后表达特定趋化因子受体（如 CCR7），在趋化因子的作用下发生迁移（migration），由外周组织器官(获取抗原信号)通过淋巴管和/或血液循环进入外周淋巴器官。未成熟 DC 在迁移的过程中逐渐成熟。

3. 成熟 DC　迁移到外周免疫器官的 DC 已是成熟 DC(mature DC),其特点是:①表面有许多树突样突起;②低表达模式识别受体,识别和摄取外源性抗原的能力弱;③加工抗原的能力弱;④高水平表达 MHC Ⅱ类分子和共刺激分子黏附分子,故能有效递呈抗原和激活 T 细胞,启动适应性免疫应答。外周免疫器官 T 细胞区的并指状 DC(interdigiting DC,IDC)属于成熟 DC。

不同组织器官中也有不同作用的成熟 DC。例如黏膜中的 DC 在局部摄取抗原并发育成熟和递呈抗原,诱导黏膜局部的免疫应答;胸腺 DC 摄取自身抗原并发育成熟,递呈抗原给未成熟 T 细胞,诱导 T 细胞的中枢免疫耐受。外周免疫器官中也存在未成熟 DC,可识别和摄取进入淋巴结或脾脏的抗原并发育成熟和递呈抗原,启动适应性免疫应答。

(三) DC 的功能

DC 在机体的多种生理和病理过程中发挥关键作用,通过人为调节 DC 的功能可增强或者抑制机体的免疫应答,对肿瘤、移植排斥、感染、自身免疫病发生机制的认识及其免疫防治具有重要价值。

1. 识别和摄取抗原,参与固有免疫应答　DC 表达多种模式识别受体(如甘露糖受体、Toll 样受体)以及 Fc 受体,可识别多种病原微生物或抗原抗体复合物,通过胞饮作用、吞噬作用、受体介导的内吞作用等摄取抗原物质并销毁之,从而行使固有免疫应答功能。pDC 活化后可快速产生大量 Ⅰ 型干扰素,参与抗病毒固有免疫应答。

2. 加工和递呈抗原,启动适应性免疫应答　这是 DC 最重要的功能。摄取和加工抗原后,DC 将抗原以抗原肽-MHC Ⅱ类分子复合物的形式表达在细胞膜上,并递呈给 CD4⁺ T 细胞,提供初始 T 细胞活化的启动信号(或抗原刺激信号、第一信号)。成熟 DC 还高表达 CD80、CD86、CD40 等共刺激分子,为 T 细胞充分活化提供了第二信号。DC 产生的细胞因子进一步诱导活化 T 细胞增殖和分化,从而完整启动免疫应答。DC 高表达 ICAM-1 等黏附分子使之与 T 细胞牢固结合,有利于细胞之间的相互作用。与已活化的或记忆 T 细胞不同,初始 T 细胞的活化更依赖于 DC 刺激信号的存在,因此,DC 是唯一能直接激活初始 T 细胞的专职性 APC。DC 亦能以抗原肽-MHC Ⅰ类分子复合物的形式将抗原肽递呈给 CD8⁺ T 细胞并激活之。

此外,DC 还能通过诱导 Ig 的类别转换和释放某些可溶性因子等促进 B 细胞的增殖与分化,参与体液免疫应答。

3. 免疫调节作用　DC 能够分泌多种细胞因子和趋化因子,通过细胞间直接接触的方式或者可溶性因子间接作用的方式,调节其他免疫细胞的功能,例如 DC 分泌大量 IL-12 诱导初始 T 细胞(Th0)分化为 Th1 细胞,产生 Th1 型免疫应答。

4. 诱导与维持免疫耐受　未成熟 DC 参与外周免疫耐受的诱导。胸腺 DC 是胸腺内对未成熟 T 细胞进行阴性选择的重要细胞,通过清除自身反应性 T 细胞克隆,参与中枢免疫耐受的诱导。

二、单核/巨噬细胞

单核细胞(monocyte)来源于骨髓,从血液移行到全身组织器官,成为巨噬细胞(macrophage,Mφ)。单核/巨噬细胞表达多种受体(包括补体受体、Fc 受体、清道夫受体、模式识别受体等),可通过胞饮作用、吞噬作用和受体介导的内吞作用等摄取抗原物质,其吞噬和清除病原微生物能力很强。

大多数单核/巨噬细胞低水平表达 MHC Ⅰ类分子、Ⅱ类分子和共刺激分子,虽然其摄取和加工抗原的能力很强,但递呈抗原的能力很弱。IFN-γ 等可诱导单核/巨噬细胞表达这些分子的水平升高,抗原递呈功能增强,激活 T 细胞产生细胞因子,后者进一步激活单核/巨噬细胞,使其发挥更强的清除被吞噬病原体的能力。单核/巨噬细胞的其他作用见第八章。

三、B 细胞

作为专职性 APC，B 细胞主要以 BCR 识别、浓集和内化抗原，亦可通过胞饮作用摄取抗原。浓集抗原的效应使 B 细胞在抗原浓度极低时仍能够递呈抗原。B 细胞将抗原加工成抗原肽后，以抗原肽 -MHC Ⅱ类分子复合物的形式表达于细胞表面，递呈给 Th。在激活 Th 的同时 B 细胞本身也受到 Th 的辅助而活化并对 TD 抗原应答产生抗体。通常，B 细胞不表达 CD80、CD86 等共刺激分子，但在细菌感染等刺激后或在 Th 的辅助下可以表达。B 细胞接受 T 细胞提供的第二信号而完全活化，并在 T 细胞产生的细胞因子作用下增殖、分化、产生抗体和发挥体液免疫效应。

三种专职性 APC 递呈抗原效应的比较如图 10-2。

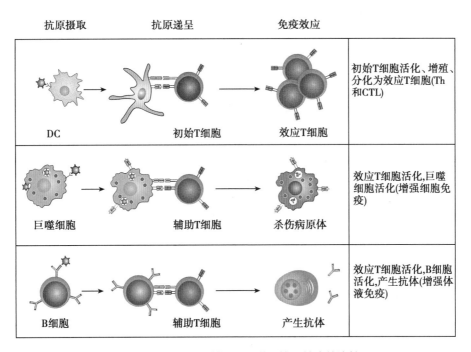

图 10-2　三种专职性 APC 递呈抗原效应的比较

第二节　抗原的加工和递呈

抗原加工（antigen processing）或称抗原处理，是 APC 将摄取入胞内的外源性抗原或胞质内自身产生的内源性抗原降解并加工成一定大小的多肽片段、使抗原肽适合与 MHC 分子结合、抗原肽 -MHC 分子复合物再转运到细胞表面的过程。抗原递呈（antigen presentation）是表达于 APC 表面的抗原肽 -MHC 分子复合物被 T 细胞识别、从而将抗原肽递呈给 T 细胞，诱导 T 细胞活化的过程。T 细胞只能识别 APC 递呈的抗原肽：CD4[+] T 细胞的 TCR 识别 APC 递呈的抗原肽 -MHC Ⅱ类分子复合物，CD8[+] T 细胞的 TCR 识别靶细胞递呈的抗原肽 -MHC Ⅰ类分子复合物。

一、APC 递呈抗原的分类

根据来源不同可将被递呈的抗原分为两大类（图 10-3）：①来自细胞外的抗原称为外源性抗原（exogenous antigen），例如被吞噬的细胞、细菌或蛋白质抗原等；②细胞内合成的抗原称为内源性抗原（endogenous antigen），例如病毒感染细胞内合成的病毒蛋白、肿瘤细胞内合成的肿瘤抗原和某些细胞内的自身抗原等。

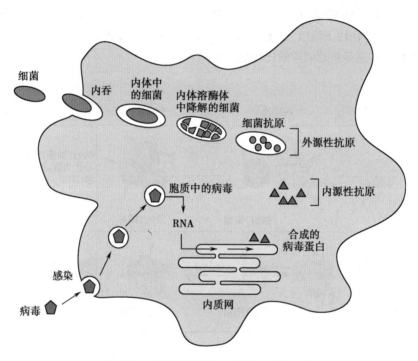

图 10-3   外源性抗原和内源性抗原的产生

二、APC 加工和递呈抗原的途径

根据抗原的性质和来源不同，APC 通过四种途径进行抗原的加工和递呈：MHC Ⅰ类分子途径（内源性抗原递呈途径或胞质溶胶抗原递呈途径）、MHC Ⅱ类分子途径（外源性抗原递呈途径或溶酶体抗原递呈途径）、非经典的抗原递呈途径（MHC 分子对抗原的交叉递呈途径）、脂类抗原的 CD1 分子递呈途径。表 10-2 归纳了 MHC Ⅰ类分子途径和 MHC Ⅱ类分子途径的差别。

表 10-2   MHC Ⅰ类和Ⅱ类分子抗原递呈途径的比较

抗原递呈途径比较	MHC Ⅰ类分子	MHC Ⅱ类分子
抗原来源	内源性抗原	外源性抗原
降解抗原的胞内位置	免疫蛋白酶体	M Ⅱ C、溶酶体
抗原与 MHC 结合部位	内质网	M Ⅱ C
递呈抗原肽的 MHC	MHC Ⅰ类分子	MHC Ⅱ类分子
伴侣分子和抗原肽转运分子	钙联蛋白、TAP 等	Ii 链、钙联蛋白等
加工和递呈抗原的细胞	所有有核细胞	专职性抗原递呈细胞
识别和应答细胞	CD8[+] T 细胞（CTL）	CD4[+] T 细胞（Th）

（一）MHC Ⅰ类分子抗原递呈途径

内源性抗原主要通过 MHC Ⅰ类分子途径加工与递呈（图 10-4）。由于所有有核细胞（也包括前述的专职性 APC）均表达 MHC Ⅰ类分子，因此，所有有核细胞均具有通过 MHC Ⅰ类分子途径加工和递呈抗原的能力。

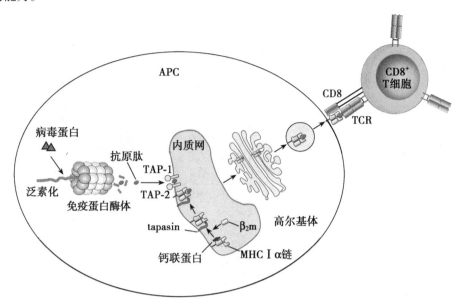

图 10-4　内源性抗原通过 MHC Ⅰ类分子途径加工和递呈

1. 内源性抗原的加工与转运　胞质中的蛋白抗原须首先降解成抗原肽，才能进行转运。细胞内蛋白首先与泛素结合，泛素化蛋白呈线性进入蛋白酶体（proteasome）被降解。蛋白酶体是一种胞内大分子蛋白酶的复合体，为中空的圆柱体结构，主要负责将胞质中多余的错误合成或折叠的蛋白质降解为多肽。干扰素等可诱导细胞产生低分子量多肽（low molecular weight peptide，LMP），LMP 取代蛋白酶体催化亚单位使其酶解蛋白质的模式发生变化而成为免疫蛋白酶体（immunology proteasome）。免疫蛋白酶体能降解内源性抗原，产生 6~30 个氨基酸残基大小的、C 端多为碱性或疏水氨基酸的抗原肽，有利于其转运和与 MHC Ⅰ类分子的抗原肽槽结合，所以免疫蛋白酶体是细胞加工内源性抗原肽的主要场所。

抗原加工相关转运物（transporter associated with antigen processing，TAP）是由两个 6 次跨膜蛋白（TAP1 和 TAP2）组成的异二聚体，在 ER 膜上形成孔道，其功能是将抗原肽从胞质转运至 ER 腔内与新组装的 MHC Ⅰ类分子结合。胞质中的抗原肽与 TAP 结合，TAP 以 ATP 依赖的方式发生构象改变，开放孔道，主动转运抗原肽进入 ER 腔内。TAP 可选择性地转运含 8~16 个氨基酸且 C 端为碱性或疏水氨基酸的抗原肽。TAP 也能将内质网中多余的抗原肽转运回胞质中。

2. MHC Ⅰ类分子的合成与组装　MHC Ⅰ类分子 α 链和 β2 微球蛋白（β2m）在 ER 中合成。α 链合成后立即与伴侣蛋白（chaperone）结合。伴侣蛋白包括钙联蛋白（calnexin）、钙网蛋白（calreticulin）和 TAP 相关蛋白（tapasin），他们参与 α 链的折叠及 α 链与 β2m 组装成完整的 MHC Ⅰ类分子、保护 α 链不被降解。其中 tapasin 介导新合成的 MHC Ⅰ类分子与 TAP 的结合，有利于转入的抗原肽就近与 MHC Ⅰ类分子结合。

3. 抗原肽 -MHC Ⅰ类分子复合物的形成与抗原递呈　在伴侣蛋白的参与下，MHC Ⅰ类分子组装为二聚体，其抗原肽结合槽与适合的抗原肽结合，形成复合物。在此过程中，内质网驻留的氨基肽酶（ER resident aminopeptidase，ERAP）进一步修剪转入抗原肽和内质网中，合成含 8~10 个氨基酸的肽段，使更适合与抗原肽结合槽结合；羟基氧化还原酶 Erp57 则可催化 MHC Ⅰ α2 功能区的二硫键断裂和重建，使抗原肽结合槽更适合结合抗原肽。结合抗原肽的 MHC Ⅰ类分子经高尔基体转运至细胞膜上，递呈给 CD8+ T 细胞。

（二）MHC Ⅱ类分子抗原递呈途径

外源性抗原主要通过MHC Ⅱ类分子途径加工与递呈（图10-5）。

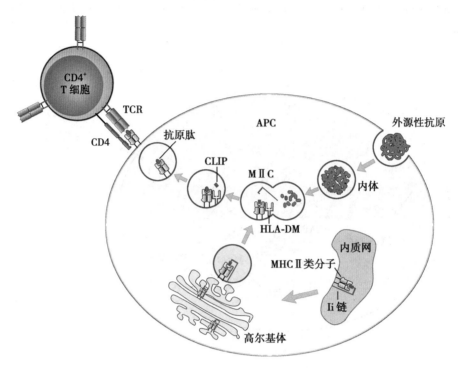

图10-5   外源性抗原通过MHC Ⅱ类分子途径加工和递呈

1. 外源性抗原的摄取与加工   APC主要通过模式识别外源性抗原,通过胞饮作用、吞噬作用、受体介导的内吞作用或内化等方式摄取抗原。DC通过上述方式摄取外源性抗原;单核/巨噬细胞也能通过上述方式摄取外源性抗原,但吞噬和清除病原微生物能力很强;B细胞主要通过受体介导的内吞作用摄取和浓集外源性抗原,也可经胞饮作用摄取蛋白质抗原。

摄取蛋白质抗原形成的囊泡与内体（endosome）融合;摄取的细菌等颗粒性抗原在胞内形成吞噬体（phagosome）,吞噬体与溶酶体融合为吞噬溶酶体。内体和吞噬体又与胞质中的MHC Ⅱ类小室（MHC class Ⅱ compartment,M Ⅱ C）融合。M Ⅱ C是富含MHC Ⅱ类分子的溶酶体样细胞器。M Ⅱ C和吞噬溶酶体中的多种酶类在酸性环境下活化,将抗原降解为适合与MHC Ⅱ类分子结合的、含10~30个氨基酸的短肽。因此,M Ⅱ C和吞噬溶酶体是APC加工外源性抗原的主要场所,而M Ⅱ C是抗原肽与MHC Ⅱ类分子结合的部位。

2. MHC Ⅱ类分子的合成与转运   在ER内新合成的3个MHC Ⅱ类分子（αβ异二聚体）,与三聚体的恒定链（invariant chain,Ii）结合形成九聚体复合物。Ii的主要功能是:①促进MHC Ⅱ类分子α链与β链组装和折叠及二聚体形成;②Ii链每一亚单位以非共价键形式与MHC Ⅱ类分子肽结合区结合,阻止其与ER内肽或部分折叠蛋白质结合;③Ii链促进MHC Ⅱ类分子转运到M Ⅱ C。MHC Ⅱ/Ii九聚体由ER经高尔基体形成M Ⅱ C。在M Ⅱ C腔内Ii被酸性蛋白酶降解,仅留有称为MHC Ⅱ类分子相关的恒定链多肽（class Ⅱ-associated invariant chain peptide,CLIP）的短片段在抗原肽结合槽内防止其他肽段与之结合。

3. MHC Ⅱ类分子的组装和抗原肽的递呈   MHC Ⅱ类分子的抗原肽结合槽两端为开放结构,与之结合的最适抗原肽约含13~17个氨基酸。在M Ⅱ C中,HLA-DM分子介导抗原肽结合槽与CLIP解离并结合具有更高亲和力的抗原肽,形成稳定的抗原肽-MHC Ⅱ类分子复合物。HLA-DO通过与HLA-DM结合,可对后者发挥负调控作用。然后,复合物被转运至APC膜表面,供CD4[+] T细胞识别,从而将外源性抗原肽递呈给CD4[+] T细胞。

此外,部分外源性抗原也可不通过 Ii 依赖性途径与 MHC Ⅱ类分子结合,部分短肽直接与胞膜表面的空载 MHC Ⅱ类分子结合后被递呈。一些抗原被内吞入细胞内,在 M Ⅱ C 中被降解为多肽,随后与再循环至胞内的空载 MHC Ⅱ类分子结合,形成稳定的抗原肽 -MHC Ⅱ类分子复合物,再转运到细胞膜被递呈。

(三) 非经典的抗原递呈途径(MHC 分子对抗原的交叉递呈途径)

抗原的交叉递呈(cross-presentation)也称为交叉致敏(cross-priming),是指 APC 能将摄取、加工的外源性抗原通过 MHC Ⅰ类分子途径递呈给 CD8$^+$ T 细胞;或将内源性抗原通过 MHC Ⅱ类分子途径递呈给 CD4$^+$ T 细胞。抗原的交叉递呈参与机体针对病毒(如疱疹病毒)、细菌(如李斯特菌)感染和大多数肿瘤的免疫应答,但并不是抗原递呈的主要方式,也不涉及 MHC 分子的合成。

1. 外源性抗原交叉递呈的机制 包括:①某些外源性抗原从内体或吞噬溶酶体中逸出进入胞质或者直接穿越细胞膜进入细胞质;②溶酶体中形成的抗原肽通过胞吐作用被排出细胞外,然后与细胞膜表面的空载 MHC Ⅰ类分子结合而被递呈;③细胞表面 MHC Ⅰ类分子被重新内吞进入内体,新合成的 MHC Ⅰ类分子也可进入内体,在内体中它们直接与外源性抗原肽结合形成复合物而被递呈。有些 DC 亚群优势交叉递呈外源性抗原。

2. 内源性抗原交叉递呈的机制 包括:①含有内源性抗原的细胞或凋亡小体被 APC 摄取,形成内体;②细胞自噬时,自噬体可与 M Ⅱ C 融合;③内源性抗原肽被释放出细胞外,然后与细胞膜表面的空载 MHC Ⅱ类分子结合为复合物。

(四) 脂类抗原的 CD1 分子递呈途径

脂类抗原(例如分枝杆菌胞壁成分)不能被 MHC 限制性 T 细胞识别。CD1 分子在 APC 细胞表面 - 吞噬体或内体 - 细胞表面的再循环过程中,结合胞外的脂类抗原或结合进入内体的自身脂类抗原,再运至细胞膜表面进行抗原递呈,其中没有明显的抗原加工过程。CD1 有 a~e 五个成员,均属 MHC Ⅰ类样分子,与 β$_2$m 结合成复合物。CD1 也有抗原肽结合槽,可与脂类抗原的乙酰基团结合。CD1a~c 主要将不同脂类抗原递呈给 CD4$^-$CD8$^-$T 细胞,介导对病原微生物的适应性免疫应答。CD1d 主要将自身脂类抗原递呈给 NKT 细胞,参与固有免疫应答。CD1e 为中间产物。

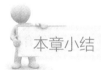

本章小结

专职性 APC 包括 DC、单核 / 巨噬细胞和 B 细胞。DC 是机体内功能最强的 APC,能刺激初始 T 细胞活化,启动免疫应答。非成熟 DC 摄取和加工抗原的能力强,而成熟 DC 递呈抗原的功能强;外源性抗原被摄取后主要通过 MHC Ⅱ类分子途径加工和递呈给 CD4$^+$ T 细胞,内源性抗原主要通过 MHC Ⅰ类分子途径加工和递呈给 CD8$^+$ T 细胞,也存在抗原交叉递呈现象。脂类抗原由 CD1 分子途径递呈。

(黄 波)

思考题

1. 专职性 APC 包括哪三类细胞? 这三类 APC 摄取、加工和递呈抗原的主要异同点是什么?
2. 根据树突状细胞的成熟过程,阐述 DC 的分类与功能特点。
3. 内源性抗原是如何通过 MHC Ⅰ类分子途径被加工和递呈的?
4. 外源性抗原是如何通过 MHC Ⅱ类分子途径被加工和递呈的?

第十一章
T 细胞介导的细胞免疫应答

初始 T 细胞(naïve T cell)从胸腺中发育成熟,通过血液循环迁移定居到外周淋巴器官或其他组织,并可在体内再循环。初始 T 细胞通过 TCR 识别 APC 上 MHC 分子递呈的抗原肽,在共刺激信号及细胞因子协同作用下,发生活化、增殖,分化为效应 T 细胞,从而完成清除抗原的过程,即 T 细胞介导的免疫应答。T 细胞在这个过程中是发挥效应的直接执行者,因此 T 细胞介导的免疫应答也称细胞免疫应答(cellular immune response)。

T 细胞介导的免疫应答是一个有序的生理过程,需要 T 细胞和其他免疫细胞相互协调、共同作用完成,可分为三个阶段:T 细胞特异性识别抗原;T 细胞活化、增殖和分化为效应细胞;效应 T 细胞发挥作用产生细胞免疫应答反应。

第一节　T 细胞对抗原的识别

初始 T 细胞通过膜表面 TCR 与 APC 表面抗原肽 -MHC 分子复合物(pMHC)特异性结合的过程称为抗原识别(antigen recognition)。抗原识别是 T 细胞特异性活化的第一步,这一过程遵循 MHC 限制性(MHC restriction),即 TCR 在特异性识别 APC 所递呈抗原肽的同时,也必须识别与抗原肽结合的 MHC 分子。

一、T 细胞与 APC 的非特异性结合

APC 从外周器官组织摄取抗原并加工,进入外周免疫器官与初始 T 细胞相遇,两者通过表面的黏附分子发生短暂的可逆性结合。此时的结合亲和力较低,仅相当于抗原与抗体亲和力的 1/1 000 左右,不足以介导 T 细胞与 APC 之间的稳定黏附。未能特异性识别相应抗原肽的 T 细胞与 APC 分离,仍定居于胸腺依赖区或进入淋巴细胞再循环。能特异识别 pMHC 的 T 细胞则进入与 APC 特异性结合阶段。

二、T 细胞与 APC 的特异性结合

在 T 细胞与 APC 短暂结合过程中,若 TCR 特异性识别相应的 pMHC 后,LFA-1 构象改变,与 ICAM-1 的亲和力增强,从而稳定并延长 T 细胞与 APC 间结合的时间。此时,T 细胞与 APC 以受体和配体相互作用在结合部位形成一种称为免疫突触(immunological synapse)的特殊结构(图 11-1)。在初始期,TCR-pMHC 分散在细胞膜表面,进而聚集到两个细胞接触部位,最终形成一组中央为 TCR-pMHC、外围为 CD28-CD80/CD86 等共刺激分子对,最外围为 LFA-1-ICAM-1 等黏附分子对的免疫突

触(图 11-2)。免疫突触不仅进一步增强 TCR 与抗原肽 -MHC 复合物之间的亲和力,还引发细胞膜相关分子的一系列重要变化,促进 T 细胞与 APC 表面其他分子的相互作用、T 细胞内信号通路的激活,从而参与 T 细胞的活化和生物学效应。

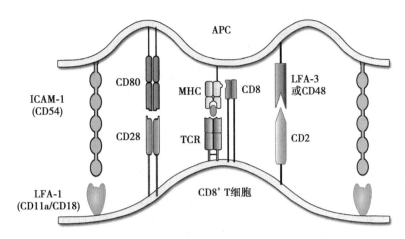

图 11-1　T 细胞与 APC 形成的免疫突触

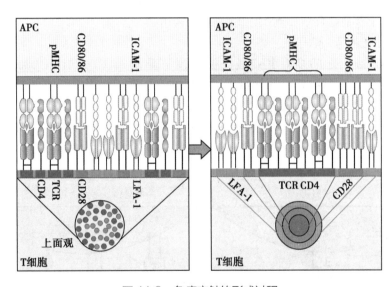

图 11-2　免疫突触的形成过程

　　T 细胞表面 CD4 或 CD8 分子是 TCR 识别抗原的共受体(co-receptor),在 T 细胞与 APC 的特异性结合中,CD4 或 CD8 可分别和结合 APC(或靶细胞)表面的 MHC Ⅱ类分子的 Ig 样区或 MHC Ⅰ类分子 α 链的 α3 区,从而提高 TCR 与 pMHC 特异性结合的亲和力,与 TCR 转导的信号一同启动 T 细胞活化,决定效应细胞的应答格局。

第二节　T 细胞的活化、增殖和分化

　　TCR 识别 MHC 递呈的抗原肽是 T 细胞活化的第一步。TCR 与 CD3 分子形成复合物,TCR 负责识别抗原肽,CD3 负责将 TCR 介导的细胞外刺激信号传递到细胞内部,通过细胞内信号转导途径将细胞膜刺激信号转化为细胞功能活化状态,这一过程称为 T 细胞活化的信号转导(signal transduction)。T 细胞经历活化后,才能发生克隆扩增及分化为效应 T 细胞,有效发挥免疫应答作用。

一、T 细胞的活化信号

T 细胞的活化依赖于 TCR-pMHC 和共刺激分子两个基本信号。初始 T 细胞的完全活化有赖于双信号的共同刺激。T 细胞活化的第一信号来自 TCR 与抗原的特异性结合,即 T 细胞对抗原识别,该信号确保免疫应答的特异性;第二信号来自于共刺激分子,即 APC 上的共刺激分子与 T 细胞表面的相应配体的相互作用,这一信号确保免疫应答在合适的条件下才能得以发生。

(一)T 细胞活化的第一信号

APC 将抗原肽通过 MHC 分子递呈给 T 细胞,TCR 特异性识别结合在 MHC 分子抗原结合槽中的抗原肽,CD4 和 CD8 分别与相应的 MHC 分子结合,使 CD3 和共受体(CD4 或 CD8)分子的胞质区尾部聚集,激活与胞质区尾部相连的酪氨酸激酶,促使 CD3 分子胞质区 ITAM 中的酪氨酸磷酸化,启动激酶活化的信号转导分子级联反应,最终通过激活转录因子启动多种膜分子和细胞活化相关基因的转录,使 T 细胞初步活化。这是 T 细胞活化的第一信号(抗原刺激信号),同时与 T 细胞接触的 APC 也被活化,并上调共刺激分子等活化相关基因的表达。

(二)T 细胞活化的第二信号

T 细胞和 APC 表面之间多对共刺激分子配体与受体,如 CD28/B7(CD80 和 CD86)、LFA-1/ICAM-1 或 ICAM-2、CD2/LFA-3、ICOS/ICOSL、CD40/CD40L 等,相互作用产生 T 细胞活化所需要的第二信号(即共刺激信号),导致 T 细胞的活化(图 11-3)。活化 T 细胞诱导性表达一系列细胞因子和细胞因子受体,也促进活化的 APC 产生多种细胞因子,这都为 T 细胞增殖和分化奠定基础。若缺乏共刺激信号,第一信号不但不能有效激活特异性 T 细胞,反而会导致 T 细胞失能(anergy)。

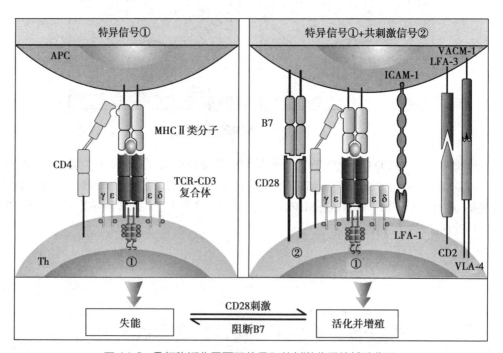

图 11-3　T 细胞活化需要双信号和共刺激分子的辅助作用

根据效应不同,可将共刺激分子分为正性共刺激分子和负性共刺激分子(共抑制分子)。CD28 是最重要的共刺激分子,与 B7(CD80 或 CD86)结合促进 IL-2 基因转录和稳定 IL-2 mRNA,从而有效促进 IL-2 的合成。与 CD28 高度同源的 CTLA-4，其配体也是 B7，则是重要的共抑制分子。CTLA-4 在 T 细胞活化后诱导性表达，其与 B7 的亲和力是 CD28 的 20 倍，可竞争抑制 CD28 的作用，启动抑制性信号，从而将 T 细胞的免疫应答控制在适度范围内。CD28 家族中的另一个抑制性受体是 PD-1，表达在活化的 T 细胞、B 细胞和单核细胞表面。PD-1 有两个配体：PD-L1 和 PD-L2。它们与 B7-1 和 B7-2 结构高度同源，在活化 DC、单核细胞以及其他细胞表面表达。PD-1 胞质尾部含有 ITIM 和免疫受体酪氨酸转换模体（immunoreceptor tyrosine-based switch motif，ITSM），可招募酪氨酸磷酸酶（SHP-1 和 SHP-2）阻断 T 细胞信号转导。共刺激分子和共抑制分子的相互作用，使免疫应答的不同阶段有序进行，实现了免疫应答的有效启动、适度效应和适时终止。

（三）细胞因子信号对活化 T 细胞调控作用

T 细胞完全活化后，还需要多种细胞因子（IL-1、IL-2、IL-6、IL-10、IL-12、IL-15 和 IFN-γ 等）的作用帮助 T 细胞增殖和分化。其中 IL-1 和 IL-2 对 T 细胞增殖至关重要，其他许多细胞因子也参与 T 细胞的分化。若没有适当水平细胞因子的存在，活化的 T 细胞不能增殖或分化，而发生活化后的凋亡（图 11-4）。

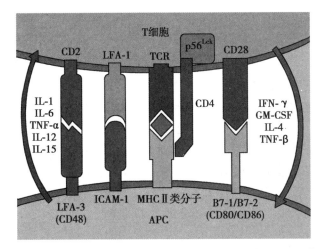

图 11-4　APC 与 Th 细胞通过细胞表面分子与细胞因子相互作用

二、T 细胞活化的信号转导

TCR 活化信号转导的途径主要有 PLC-γ 活化途径和 Ras-MAP 激酶活化途径（图 11-5）。在 T 细胞活化早期（约 30min），第一信号诱导转录因子和膜相关共刺激分子、黏附分子基因表达；T 细胞活化 4h 后，多种细胞因子及其受体基因的转录水平显著升高；T 细胞活化 12h 左右，开始表达并分泌生长因子 IL-2 等。活化 T 细胞通常可通过检测其表面蛋白的表达加以鉴定，这些蛋白称为活化标志，包括 CD69、CD25（IL-2 受体 α，IL-2α）等。T 细胞活化过程如下。

1. **TCR 交联**　T 细胞表面的 TCR 与 CD3 分子构成多肽链组成的跨膜复合物，TCR 胞外段与 APC 表面相应配体结合后，引起膜受体位置和构型改变，使随机分布的膜受体聚集，称为 TCR 受体交联。

2. **Lck 和 Fyn 的活化**　TCR 受体交联，致 TCR 复合物中的 CD3 和辅助受体 CD4、CD8 和 CD45 等膜分子胞质段发生聚集。表现为如下效应：① CD45 分子胞内区具有磷酸酯酶活性，活化 CD3 分子胞质区蛋白酪氨酸激酶（protein tyrosine kinase，PTK）Src 家族的 Fyn，活化的 Fyn 使邻近的 CD3 分子胞质区内免疫受体酪氨酸激活模体（ITAM）中的酪氨酸残基磷酸化；② Src 家族的 Lck 结合于 CD4/CD8 分子胞质尾部，共受体 CD4 或 CD8 分子同 APC 递呈的抗原肽 -MHC 复合物中的 MHC 特定部位结合，使 Lck 活化，加强 ITAM 中酪氨酸残基的磷酸化程度。

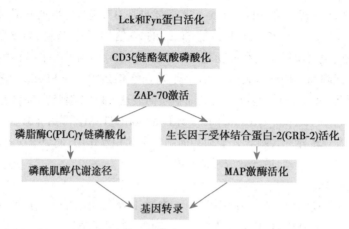

图 11-5　TCR 复合物及其辅助受体活化信号的胞内转导途径

3. ZAP-70 的活化和信号转导　Lck 活化后募集酪氨酸激酶 ζ 链相关蛋白（ζ chain-associated protein-70，ZAP-70），使其活化。活化的 ZAP-70 使接头蛋白 T 细胞活化连接蛋白（linker for activation of T cell，LAT）和 SLP-76 磷酸化，与磷脂酶 C-γ（PLC-γ）结合并使其活化；LAT 募集鸟嘌呤核苷交换因子（guanine-nucleotide exchange factor，GEF），也称 SOS，活化结合蛋白 Ras。活化的 PLC-γ 和 Ras 进一步启动三条重要的信号转导途径：① PLC-γ 可将二磷酸磷脂酰肌醇（PIP2）生成三磷酸肌醇（IP3）和甘油二酯（DAG）。IP3 可使细胞内储存的 Ca^{2+} 释放和打开 Ca^{2+} 通道，细胞外 Ca^{2+} 进入，致细胞内 Ca^{2+} 浓度升高，激活钙调磷酸酶（calcineurin），后者可激活活化 T 细胞核因子（nuclear factor of activated T cell，NF-AT），进而发生核转位，发挥调控基因表达的作用；② DAG 在 Ca^{2+} 存在下，使蛋白激酶 C（PKC）活化，进一步使转录因子核因子 - κB（nuclear factor- κB，NF- κB）活化，促进基因的表达；③被激活的 Ras 触发促分裂素原活化蛋白激酶（mitogen-activated protein kinases，MAPK）级联反应，促进 c-fos 和 c-jun 的表达，两者形成二聚体即为 AP-1。AP-1 与 NF-AT、NF-κB 共同作用于细胞染色体基因，启动新的基因转录表达，致使 T 细胞增殖、分化，发挥细胞效应功能。

三、T 细胞增殖和分化

活化的 T 细胞在 TCR 信号和细胞因子的作用下发生迅速扩增和分化成为效应 T 细胞，以产生有效的免疫应答反应。增殖和分化是连续或同时发生，是免疫应答过程密不可分的两个事件。

（一）活化 T 细胞的增殖

初始 T 细胞被抗原刺激活化，少数抗原特异性 T 细胞发生分裂，迅速增殖到清除抗原所需要的数量水平。

通常情况下，体内表达某一种抗原特异性 TCR 的 T 细胞克隆只占总 T 细胞群的 $1/10^6$~$1/10^4$。数量极少的特异性 T 细胞只有被相应抗原激活后，经克隆扩增产生大量效应细胞，$CD8^+$ 和 $CD4^+$ 抗原特异性 T 细胞的比例可分别增加到 1/10 和 1/1 000~1/100。小鼠在病毒感染后，抗原特异性 $CD8^+$ T 细胞发生 50 000~100 000 倍的数量增加，脾脏 1/3 的 $CD8^+$ T 细胞具有抗原特异性。在人类感染 EB 病毒或 HIV 病毒的急性期内，高达 10% 的循环 $CD8^+$ T 细胞具有抗原特异性。$CD8^+$ T 细胞的扩增能力比 $CD4^+$ T 细胞要强。活化的 T 细胞内的信号转导触发了 T 细胞表面分子、细胞因子及与增殖有关的基因转录和蛋白合成，使 T 细胞迅速进入细胞周期，通过有丝分裂而大量扩增。

多种细胞因子参与 T 细胞增殖，其中最重要的是 IL-2。IL-2 与 IL-2 受体（IL-2R）结合发挥 T 细胞生长因子的作用，介导 T 细胞增殖。IL-2 受体由 α、β、γ 链组成，静止 T 细胞仅表达中等亲和力 IL-2R（βγ 二聚体），激活的 T 细胞可表达高亲和力 IL-2R（αβγ 三聚体）并分泌 IL-2，所以 IL-2 可选择性促进经抗原活化的 T 细胞增殖。IL-1 增强 IL-2 受体的表达，IL-4 和 IL-15 通过受体提供刺激信号，

IL-15 与 IL-2 相似,但主要由 APC 和其他非淋巴细胞产生,刺激 CD8$^+$ T 细胞(尤其是记忆性 CD8$^+$ T 细胞)的增殖。

（二）效应 T 细胞的分化

在 TCR 信号存在下,IL-4、IL-6、IL-12、TGF-β、IL-1 和 IL-23 等细胞因子使活化 T 细胞向不同效应 T 细胞分化,其中 CD4$^+$ T 细胞分化为辅助性 T 细胞(T helper cell,Th),而 CD8$^+$ T 细胞则分化为细胞毒性 T 细胞(cytotoxic T cell,CTL)(图 11-6)。部分活化 T 细胞可分化为长寿命记忆 T 细胞,在再次免疫应答中发挥作用。

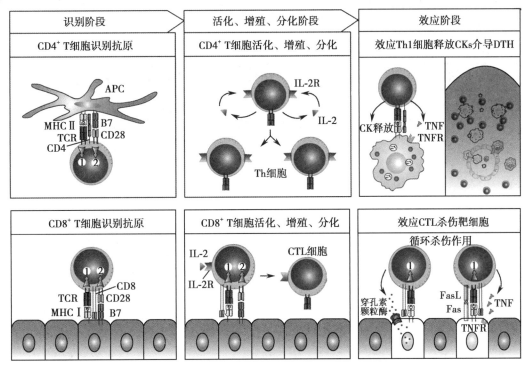

图 11-6　CD4$^+$ T/CD8$^+$ T 细胞介导的特异性免疫应答过程

1. **CD4$^+$ 辅助性 T 细胞的分化**　初始 CD4$^+$ T 细胞(Th0)经活化后,在不同细胞因子环境下向不同方向分化,介导不同的免疫应答类型。IL-12 和 IFN-γ 等细胞因子可促进 Th0 细胞向 Th1 细胞分化,主要介导细胞免疫应答。IL-4 等细胞因子可促进 Th0 细胞向 Th2 细胞分化,主要介导体液免疫应答。TGF-β、IL-6 和 IL-23 等促进 Th0 细胞向 Th17 细胞分化,在机体感染早期募集中性粒细胞过程中发挥重要作用;IL-6 和 IL-21 等可促进 Th0 细胞向 Tfh 细胞分化,辅助 B 细胞产生有效的免疫应答反应;TGF-β 和 IL-2 等可促进 Th0 细胞向 Treg 细胞(CD4$^+$CD25$^+$Foxp3$^+$)分化,通过分泌细胞因子或细胞接触方式发挥负性免疫调节作用,在维持免疫耐受中发挥重要作用。

2. **CD8$^+$ 细胞毒性 T 细胞的分化**　初始 CD8$^+$ T 细胞的分化主要有两种方式。

第一种方式是 Th 细胞依赖性的。当靶细胞低表达或不表达共刺激分子,不能有效激活初始 CD8$^+$ T 细胞,从而需要 APC 和 Th 细胞的辅助。病毒抗原、肿瘤抗原或同种异体 MHC 抗原从宿主细胞脱落,以可溶性抗原的形式被 APC 摄取,经加工、处理,分别与 MHC Ⅰ 和 MHC Ⅱ类分子结合形成复合物,表达在 APC 表面。pMHC Ⅱ结合 CD4$^+$ T 细胞的 TCR 后激活 Th 细胞,而 pMHC Ⅰ结合 CD8$^+$ T 细胞 TCR 后,在 Th 细胞释放的细胞因子共同作用下激活 CD8$^+$ T 细胞,分化为细胞毒性 T 细胞(CTL)。

第二种方式为 Th 细胞非依赖性的。某些病原体(如病毒)感染导致感染的细胞高表达共刺激分子,CD8$^+$ T 细胞的 TCR 识别 pMHC Ⅰ,直接产生 IL-2,促使 CD8$^+$ T 细胞自身增殖并分化为 CTL 细胞,此过程无需 Th 细胞的辅助。

第三节　T 细胞介导的免疫效应

不同效应 T 细胞亚群具有不同的特点、参与不同类型的免疫应答(表 11-1)。按功能不同,T 细胞介导的免疫效应分为 Th 细胞的免疫效应和 CTL 细胞的免疫效应。

表 11-1　不同效应 T 细胞亚群及其效应分子

生物事件	Th1	Th2	Th17	Tfh	Treg	CTL
TCR 识别	抗原肽 -MHC Ⅱ类分子复合物	抗原肽 -MHC Ⅱ类分子复合物	抗原肽 -MHC Ⅱ类分子复合物	抗原肽 -MHC Ⅱ类分子复合物	—	抗原肽 -MHC Ⅰ类分子复合物
诱导分化的关键细胞因子	IL-12 IFN-γ	IL-4	IL-1β TGF-β IL-6 IL-23	IL-21 IL-6	TGF-β IL-2	IL-2 IL-6
产生细胞因子和其他效应分子	IFN-γ LTα TNF-α IL-2 IL-3 GM-CSF	IL-4 IL-5 IL-10、IL-13 GM-CSF	IL-17	IL-4 IL-21 IFN-γ	IL-10 IL-35 TGF-β	IFN-γ TNF-α LTα 穿孔素 颗粒酶 FasL
介导免疫应答类型	参与和辅助细胞免疫	辅助体液免疫	固有免疫	辅助体液免疫	负性免疫调控	参与细胞免疫

一、Th 细胞的免疫效应

(一) Th1 细胞的效应

Th1 细胞能合成 IL-2、IFN-γ 和淋巴毒素(lymphotoxin,LT)等,通过促进巨噬细胞、CTL 和 NK 细胞的活化和增殖,发挥细胞效应,在防御胞内病原体和胞内寄生菌、真菌、病毒感染时发挥重要作用。由于 TNF-β 和 IFN-γ 等可以募集活化炎性细胞,故以 Th1 为主的免疫反应常和炎症反应及组织损伤有关,表现为迟发型超敏反应(delayed-type hypersensitivity responses,DTH),最典型的例子就是机体抗分枝杆菌的反应。此外,Th1 细胞与多种自身免疫病的发病密切相关,如多发性硬化、1 型糖尿病、类风湿关节炎以及炎症性肠病等。

1. Th1 细胞对巨噬细胞的作用　Th1 可通过活化巨噬细胞及释放多种细胞因子增强巨噬细胞清除胞内寄生病原体的能力,在宿主抗胞内病原体感染中发挥重要作用。Th1 细胞产生的细胞因子可通过多种途径作用于巨噬细胞。

(1)活化巨噬细胞:Th1 细胞可通过表达 CD40L 等膜分子和释放 IFN-γ 等细胞因子,诱导巨噬细胞活化;而活化后的巨噬细胞上调 CD80、CD86 和 MHC Ⅱ等免疫分子增强其抗原递呈和激活 CD4[+]

T 细胞的能力,分泌 IL-12 等细胞因子促进初始 CD4⁺T 细胞向 Th1 细胞方向分化,进一步增强 Th1 细胞的效应。

(2)诱生并募集巨噬细胞:Th1 细胞产生 IL-3 和 GM-CSF,促进骨髓造血干细胞分化为单核细胞;Th1 细胞产生 TNF-α、LTα 和 MCP-1 等,可分别诱导血管内皮细胞高表达黏附分子,促进单核细胞和淋巴细胞黏附与血管内皮细胞,继而穿越血管壁趋化到局部组织(图 11-7)。

2. Th1 细胞对淋巴细胞的作用 Th1 细胞分泌 IL-12 等细胞因子,可促进 T 细胞(包括 Th1、Th2 和 CTL 细胞)及 NK 细胞的活化与增殖,从而放大免疫效应;分泌 IL-2 可提高聚集在局部的 NK 细胞的杀伤活性;分泌 IFN-γ 可辅助 B 细胞产生具有调理作用的抗体,发挥中和作用,阻止病毒在细胞间扩散。

3. Th1 细胞对中性粒细胞的作用 Th1 细胞产生 LT 和 TNF-α,可活化中性粒细胞,促使其吞噬、杀伤病原体。

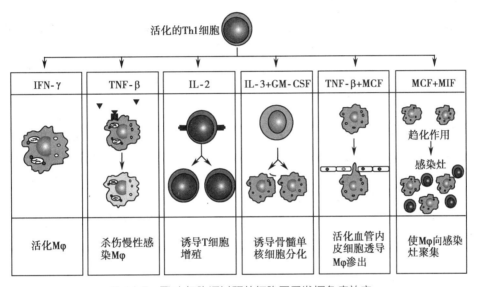

图 11-7　Th1 细胞通过释放细胞因子发挥免疫效应

(二)Th2 细胞的效应

1. 辅助体液免疫应答 Th2 细胞通过直接接触辅助 B 细胞活化,还通过产生 IL-4、IL-5、IL-10、IL-13、IL-25 等细胞因子,促进 B 细胞增殖和分化为浆细胞,产生抗体。IL-4 还能够促进 B 细胞产生抗体向 IgG1 和 IgE 型类别转换。

2. 参与超敏反应性炎症 Th2 细胞产生 IL-4、IL-5、IL-13 等细胞因子可抑制 Th1 和巨噬细胞活化,IL-10 可直接抑制巨噬细胞的炎性作用,Th2 细胞分泌 IL-5 可激活肥大细胞、嗜碱性粒细胞和嗜酸性粒细胞,参与超敏反应和抗寄生虫感染。当机体发生寄生虫感染时,虫体会促进 Th2 细胞的分化,从而有助于抵抗寄生虫感染。

(三)Th17 细胞的效应

Th17 细胞的主要功能是通过诱导中性粒细胞为主的炎症反应,吞噬和杀伤细菌、真菌等病原,以及维持消化道等上皮屏障的完整性,在固有免疫应答中发挥重要作用。短小棒状杆菌、克雷伯杆菌、结核分枝杆菌和白色念珠菌感染都可诱导强烈的 Th17 反应。Th17 细胞分泌 IL-17、IL-21、IL-22 等多种细胞因子,IL-17 刺激局部组织细胞产生趋化因子和 GM-CSF 等细胞因子,募集中性粒细胞和单核细胞,刺激中性粒细胞增生和活化;IL-17 也可刺激局部组织细胞产生防御素等抗菌肽。IL-21 可通过自分泌方式刺激和放大 Th17 细胞的功能,刺激 CD8⁺T 和 NK 细胞的增殖及分化,增强它们的功能,并参与 B 细胞的免疫应答。IL-22 可刺激组织细胞分泌抗菌肽,提高上皮组织的免疫屏障功能和促进免疫屏障修复功能;IL-22 还通过刺激上皮细胞分泌趋化因子和其他细胞因子参与组织损伤和炎症性疾病。TNF-α 可通过促进树突状细胞的成熟,进而增强 T 细胞的活化。Th17 细胞分泌的炎症因子(如 IL-6、IL-21、IL-22、TNF-α)也参与炎症和自身免疫病的发生,包括系统性红斑狼疮、特应性皮炎、银屑病、炎症性肠病、类风湿关节炎和多发性硬化症等的发生和发展。此外,Th17 细胞也参与移植排斥和肿瘤的发生与发展。

(四) Tfh 细胞的效应

Tfh 细胞的主要功能是在生发中心辅助 B 细胞分化为效应 GC-B 细胞(germinal center B cell)。Tfh 细胞以表达 CXCR5 为特征,并高表达 ICOS 表面分子和 Bcl-6 转录因子。Tfh 通过表达 CD40L,分泌 IL-21、IL-4 或 IFN-γ,参与抗体的类别转换。CD40L 可刺激 B 细胞,参与高亲和力 B 细胞的选择。Tfh 细胞还可以调节记忆 B 细胞的功能,促进其长期生存和保持免疫应答能力。Tfh 细胞同样也可诱导自身反应性抗体的产生,促进自身免疫病的发生和发展,如强直性脊柱炎、类风湿关节炎等。此外,Tfh 细胞同样与慢性感染,如小儿慢性腹泻、慢性乙型肝炎相关。

(五) Th9 细胞

Th9 细胞主要产生细胞因子 IL-9 和 IL-10,可通过促进气道的收缩以及黏液的分泌,引起哮喘的发生。与 Th2 细胞功能相似,Th9 细胞在抗寄生虫感染中发挥作用。另外,Th9 细胞也参与某些自身免疫病的发生。

(六) 调节性 T 细胞的效应

调节性 T 细胞(regulatory T cell,Treg)是最主要的一群具有抑制功能的细胞,属于 $CD4^+$ T 细胞一个亚群,高表达 CD25 和 Foxp3、低表达 CD127 分子。Treg 细胞可通过多种机制负调控免疫应答,维持机体免疫耐受。Treg 细胞通过表达 CTLA-4 等膜分子抑制 DC 的成熟,降低其抗原递呈能力。Treg 细胞可分泌 TGF-β、IL-10 和 IL-35 等可溶性细胞因子发挥免疫抑制作用。Treg 细胞还高表达 IL-2 高亲和力受体,竞争结合 T 细胞存活所需要的 IL-2,导致活化 T 细胞的增殖抑制和凋亡。Treg 细胞通过分泌颗粒酶 A、颗粒酶 B 和穿孔素等方式使临近的 CTL 和 NK 等细胞发生凋亡。Treg 细胞与其他效应 T 细胞的平衡对于维持机体免疫耐受至关重要,近年来,临床上已经开展基于 Treg 细胞的治疗研究,用于多种自身免疫病的治疗。

二、CTL 细胞的生物学效应

CTL 细胞介导的细胞免疫效应可高效、特异性杀伤感染胞内病原体(病毒和某些胞内寄生菌)的细胞、肿瘤细胞等靶细胞,而不损伤正常细胞。效应 CTL 可循环杀伤靶细胞,即杀伤靶细胞后本身不受损伤,可重复杀伤过程,几小时内可连续杀伤数十个靶细胞。CTL 的效应过程包括识别与结合靶细胞、CTL 的极化和致死性攻击导致靶细胞崩解。

(一) CTL 杀伤靶细胞的过程

1. **效 - 靶细胞结合**　$CD8^+$ T 细胞在外周免疫器官内活化、增殖、分化为效应性 CTL,在趋化因子作用下离开淋巴组织向感染灶或肿瘤部位集聚。CTL 高表达黏附分子(如 LEF-1、CD2 等),可有效结合表达配体(如 ICAM-1、LFA-3 等)的靶细胞。TCR 识别靶细胞递呈的 pMHC Ⅰ 后形成免疫突触,使 CTL 分泌的效应分子在局部形成很高的浓度,从而选择性杀伤所接触的靶细胞,而不影响邻近的正常细胞。

2. **CTL 的极化**　极化是指细胞膜分子或胞内成分聚集于细胞一端的现象。CTL 识别靶细胞表面 pMHC Ⅰ 后,TCR 和共受体向效 - 靶细胞接触部位聚集,导致 CTL 内某些细胞器极化,如细胞骨架系统(肌动蛋白、微管等)、高尔基复合体及胞质颗粒等向效 - 靶细胞接触部位重新排列和分布,从而保证 CTL 胞质颗粒中的效应分子释放后能有效作用于所接触的靶细胞。

3. **致死性攻击**　CTL 胞质颗粒中的效应分子释放到效 - 靶细胞结合面,效应分子对靶细胞进行致死性攻击,靶细胞会在多种杀伤机制作用下凋亡。CTL 随后发生脱离,去杀伤下一个靶细胞。

（二）CTL 杀伤靶细胞的机制

CTL 主要通过以下三条途径杀伤靶细胞。

1. 穿孔素／颗粒酶途径　CTL 可从胞质释放溶解颗粒，内含两种细胞毒性蛋白质，即穿孔素（perforin）和颗粒酶（granzyme）：①穿孔素作用方式类似于补体激活途径所形成的膜攻击复合物，可插入靶细胞膜，在 Ca^{2+} 存在下发生多聚化，在靶细胞膜形成管状跨膜孔道，使细胞外的水分及电解质迅速进入细胞内，致细胞崩解；②颗粒酶是一类重要的丝氨酸蛋白酶，可通过穿孔素在靶细胞膜上形成的通道进入靶细胞，也可借助颗粒酶受体内吞进入胞内，通过激活凋亡相关的酶系统（主要是半胱氨酸蛋白酶 CPP-32）而介导靶细胞凋亡。

2. Fas/FasL 途径　激活的 CTL 产生的膜型 FasL 和可溶型的 FasL 与靶细胞表面的受体 Fas 结合，通过一系列的信号转导过程，最终活化内源性核酸内切酶 CAD，进入细胞核，降解 DNA，导致靶细胞凋亡。

3. 细胞因子途径　CTL 分泌 TNF-α 和 TNF-β，这些效应分子可分别与靶细胞表面的 Fas 和 TNF 受体结合，通过激活胞内半胱氨酸蛋白酶系统，诱导靶细胞凋亡。

三、效应 T 细胞的转归

随着效应 T 细胞发挥免疫效应清除病原后，绝大多数细胞发生凋亡，只有非常少数细胞存活下来，分化成为记忆 T 细胞，这时免疫器官及免疫细胞重新恢复到近似基础静息状态，一般频率为 $1/10^4$，在再次相同抗原刺激时发挥快速的免疫应答反应。

（一）效应 T 细胞的凋亡

为了清除抗原，活化的抗原特异性 T 细胞要剧烈增殖，一般 1 周左右，效应 T 细胞表达 Fas 增加，与其他细胞表达的 FasL 结合，启动活化 T 细胞的凋亡程序，之后被巨噬细胞清除。这不仅可以帮助机体恢复免疫系统的稳态，也可以阻止由抗原交叉反应可能产生的自身反应性 T 细胞克隆，防止自身免疫病的发生。

（二）记忆 T 细胞的形成

免疫记忆是适应性免疫应答的重要特征之一，表现为免疫系统对曾接触的抗原产生记忆，能启动更为迅速和有效的免疫应答。记忆 T 细胞（memory T cell，Tm）可被低浓度抗原和细胞因子以及低水平的共刺激分子所激活。IL-7 通过与记忆 T 细胞高表达 IL-7 受体结合，从而促进细胞的存活。IL-15 对 $CD8^+$ 记忆 T 细胞的存活发挥作用，但对 $CD4^+$ 记忆 T 细胞无此作用。记忆 T 细胞是对特异性抗原有记忆能力的长寿命 T 细胞，记忆细胞可在体内存在数月，甚至数年，目前研究认为 Tm 可能由初始 T 细胞或效应 T 细胞分化而来。

1. Tm 的表型　人初始 T 细胞表型为 $CD45RA^+CD45RO^-$；人记忆 T 细胞表型为 $CD45RA^-CD45RO^+$。小鼠初始 T 细胞表型为 $CD62L^+CD44^-CD45RB^{hi}$；小鼠记忆 T 细胞表型为 $CD62L^{+/-}CD44^{hi}CD45RB^{low}$。

2. Tm 的作用特点　与初始 T 细胞相比，Tm 更易被激活，相对较低浓度的抗原即可激活 Tm；Tm 的活化对共刺激信号（如 CD28/B7）依赖性低；Tm 分泌更多细胞因子，且对细胞因子作用的易感性更高；Tm 细胞活化后产生的效应细胞数量也显著增加。

四、T 细胞介导免疫应答的生物学意义

1. 抗感染　Th1 和 CTL 细胞介导的细胞免疫效应主要针对胞内病原体感染，如胞内寄生细菌、病毒等；Th2 和 Th17 介导的细胞免疫应答主要针对胞外菌、真菌及寄生虫等。

2. 抗肿瘤　特异性细胞免疫是主要的抗肿瘤因素，包括 CTL 对肿瘤细胞的杀伤、T 细胞分泌

细胞因子的直接抗肿瘤作用、激活巨噬细胞或 NK 细胞的细胞毒作用以及细胞因子的其他抗肿瘤作用等。

3. **免疫病理作用**　T 细胞介导的细胞免疫效应在迟发型超敏反应和移植排斥的病理过程中发挥重要作用,Th1 和 Th17 细胞对自身抗原起反应,造成对自身组织的损伤和炎症,还可以通过调节 B 细胞功能等间接效应参与某些自身免疫病的发生与发展。

4. **免疫调节作用**　CD4$^+$ Th 亚群之间的平衡有助于调控机体产生合适类型和强度的免疫应答;Treg 则通过多种机制抑制过度免疫应答和及时终止免疫应答,从而在清除抗原的同时保持机体的免疫平衡状态,防止自身免疫病的发生。

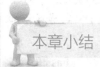

本章小结

T 细胞的表面分子是 T 细胞与其他细胞和分子间相互识别和作用的物质基础。TCR-CD3 复合物参与 T 细胞的抗原识别和活化信号的传递;CD4 和 CD8 分子能辅助 TCR 识别结合抗原并参与 T 细胞活化信号的转导;CD2、CD28、CTLA-4、CD45、CD40L 及 LFA-1 等膜蛋白分子参与 T 细胞与其他细胞间的相互作用,在生理或病理过程中调控 T 细胞的活化、增殖和分化等。

活化的 T 细胞在 TCR 信号和细胞因子的作用下发生迅速扩增和分化成为效应 T 细胞,以产生有效的免疫应答反应。在 TCR 信号存在下,IL-4、IL-6、IL-12、TGF-β、IL-1 和 IL-23 等细胞因子使活化 T 细胞向不同效应 T 细胞分化,其中 CD4$^+$ T 细胞分化为 Th 细胞,而 CD8$^+$ T 细胞则分化为 CTL 细胞。部分活化 T 细胞可分化为长寿命记忆 T 细胞,在再次免疫应答中发挥作用。

T 细胞的功能可以大概分成三种,即辅助功能、杀伤功能和抑制功能。Th 细胞辅助其他淋巴细胞发挥免疫活性的功能。CTL 可以在 MHC 限制下,直接、连续、特异性地杀伤靶细胞。调节性 T 细胞具有免疫抑制功能,在多种免疫性疾病中起重要的调节作用。

(张保军)

思考题

1. 简述 T 细胞抗原识别过程。
2. 论述与 T 细胞活化相关的信号及生物学意义。
3. 论述效应 T 细胞亚群及其功能。
4. 论述 CTL 效应过程及其机制。
5. 论述 T 细胞介导的免疫效应在自身免疫病中的生物学意义。

第十二章
B 细胞介导的体液免疫应答

病原体侵入生物机体后,胞外病原体寄居在宿主细胞外组织液、淋巴液和血液等体液中完成繁殖过程,胞内病原体也通过胞外体液环境进行细胞间传播与扩散。侵入生物机体的病原体刺激表达相应抗原识别受体的 B 细胞活化并最终分化为浆细胞,产生特异性抗体。抗体进入体液,通过抗体的中和作用、调理作用以及对补体的活化作用而阻止机体内病原体的吸附和感染。因此,B 细胞介导的体液免疫应答(humoral immune response),也称为抗体应答(antibody response),依据抗原种类和成分不同,分为对胸腺依赖性抗原(thymus-dependent antigen,TD-Ag)的免疫应答和对胸腺非依赖性抗原(thymus-independent antigen,TI-Ag)的免疫应答。

第一节　B 细胞对 TD 抗原的免疫应答

一、TD 抗原

TD 抗原(TD-Ag)属于蛋白质抗原,激活 B 细胞产生抗体需要 Th 细胞的辅助。该结论是通过小鼠过继转输实验获得的,实验首先通过辐射彻底破坏受体小鼠(recipient)的免疫系统,再转输来源于同基因供体小鼠(donor)不同种类的细胞,观察能否重建被辐射小鼠免疫系统。实验结果表明:单独转输骨髓细胞和胸腺细胞不能够恢复受体小鼠免疫系统;只有共同转输骨髓细胞和胸腺细胞至被辐射小鼠体内才能够重建其免疫系统。而胸腺是 T 细胞发育的器官,能够产生抗体的 B 细胞来源于骨髓,并且在骨髓中再循环。因此该实验表明,TD 抗原引起的免疫应答需要 T 细胞和 B 细胞的共同参与,在刺激 B 细胞活化产生抗体时需要 T 细胞的辅助。T 细胞的辅助主要表现为通过共刺激分子 CD40L 提供第二信号以及通过分泌细胞因子提供第三信号等,协同促进 B 细胞克隆增殖和浆细胞分化。TD 抗原刺激的 B 细胞经历抗体类别转换、体细胞高频突变和抗体亲和力成熟后,最终分化为长寿浆细胞和记忆 B 细胞。介导初次免疫应答和再次免疫应答,在较长时间内对病原体的再次入侵和感染具有免疫保护作用。

二、TD 抗原活化初始 B 细胞需要双信号

细菌和病毒蛋白、半抗原 - 载体蛋白偶联物、异种血清蛋白等 TD 抗原同时含有 B 细胞表位和 T 细胞表位,能够提供以下双信号活化 B 细胞:TD 抗原上的 B 细胞表位被 BCR 特异性识别启动 B 细胞活化第一信号,活化的抗原特异性 T 细胞通过表面共刺激分子 CD40L 和 B 细胞表面 CD40 结合提供第二信号,使 B 细胞完全活化、增殖和分化。

（一）B 细胞活化第一信号

1. BCR-CD79a/CD79b 复合物　B 细胞抗原受体（BCR）表达于 B 细胞膜表面，属于膜型免疫球蛋白，主要通过重链 C 端将 BCR 锚定在 B 细胞表面。B 细胞发育的不同阶段 BCR 类别不尽相同，初始 B 细胞 BCR 为 mIgM 和 mIgD，活化后的 BCR 多为 mIgD。由于 BCR 重链胞质区很短，自身不能传递信号，需要借助 BCR 复合物中的 CD79a/CD79b 分子。活化时，CD79a/CD79b 胞质区 ITAM 发生磷酸化，进一步招募下游信号分子，将抗原刺激信号传入 B 细胞内。

2. B 细胞共受体　微生物抗原能够激活补体途径产生溶菌效应，补体活化过程产生的补体裂解片段 C3d/C3dg 和细菌抗原以共价键结合。成熟 B 细胞表面表达 CD19、CD21 和 CD81 这 3 种跨膜分子以非共价键结合成 CD19/CD21/CD81 复合物，即 B 细胞共受体（B-cell co-receptor）。其中，CD21 是补体受体（CR2），能够识别和结合 C3d/C3dg。这就意味着和 C3d/C3dg 共价结合的微生物抗原，能够被 BCR 和 CD21 识别和结合，从而交联 BCR 和 CD19/CD21/CD81 共受体，促使 CD19 胞质区多个酪氨酸残基（Y）磷酸化，起到进一步增强 BCR 信号通路转导作用，提高了 B 细胞对抗原刺激的敏感性。有实验证实，共价偶联 C3dg 的鸡卵溶菌酶（HEL）比单纯的 HEL 抗原分子，免疫原性提高了 1 000~10 000 倍。

3. 抗原结合导致 BCR 交联成簇，启动信号跨膜转导　在 BCR 被多价抗原交联成簇情况下，附着于细胞膜脂筏内侧和 BCR 相连的 Src PTK 家族成员 Blk、Fyn 和 Syn，因相互靠拢和磷酸化被激活，使 CD79a/CD79b 胞质区 ITAM 中的酪氨酸残基磷酸化，为招募下游细胞质中含 SH2 结构域的酪氨酸激酶 Syk 提供了结合位点。在 BCR 和 CD19/CD21/CD81 共受体被 C3d/C3dg 共价偶联抗原交联成簇情况下，BCR 相连 Src PTK 家族成员 Blk、Fyn 和 Syn 使 CD19 胞质区多个酪氨酸残基（Y）发生磷酸化，磷酸化 CD19 招募激活 Src PTK 家族成员 Lyn，增强 CD79a/CD79b 胞质区 ITAM 的磷酸化，磷酸化 CD19 还通过招募激活 PI3K，起到增强 BCR 活化第一信号作用。

4. BCR 下游胞内信号转导途径　BCR 下游胞内信号转导途径主要包括肌醇 -1,4,5- 三磷酸（inositol 1,4,5-triphosphate，IP3）和甘油二酯（1,4-diacylglycerol，DAG）作为双信使的磷脂酰肌醇途径。信使 IP3 通过促进肌质网和内质网储存的 Ca^{2+} 释放和胞外 Ca^{2+} 内流，提高胞质 Ca^{2+} 浓度，激活钙调磷酸酶和转录因子 NFAT 通路。而信使 DAG 和 Ca^{2+} 协同激活蛋白激酶 C（PKC）和转录因子 NF-κB 通路。此外，经 Ras 蛋白激活丝裂原活化蛋白激酶（MAPK）通路，在胞核中汇集 Fos 和 Jun，组成转录因子 AP-1。上述三种转录因子的激活，启动与 B 细胞活化、增殖、分化相关基因的表达（图 12-1）。

（二）B 细胞活化第二信号

BCR 被多价抗原交联对于启动 BCR 跨膜和胞内信号转导至关重要，单价抗原无法启动上述 BCR 信号转导途径。B 细胞表面 BCR 对 TD 抗原的识别能够发挥以下两个作用：①启动 B 细胞活化第一信号。但由于 TD 抗原是结构复杂的蛋白质抗原，重复 B 细胞表位较少，交联 BCR 激活下游信号通路的能力有限。②B 细胞内化所结合的抗原，通过抗原加工递呈途径，将抗原以抗原肽 -MHC Ⅱ类分子复合物形式递呈给抗原特异性 Th 细胞识别，获得抗原特异性 Th 细胞辅助 B 细胞第二活化信号。B 细胞活化第二信号又被称为共刺激信号，由 Th 细胞与 B 细胞表面多对共刺激分子相互作用产生，其中最重要的共刺激分子是 CD40/CD40L。CD40 组成性表达在 B 细胞、单核细胞和 DC 表面，而 CD40L 表达在活化的 T 细胞表面。TD 抗原活化 B 细胞的过程中，T 细胞表面的 CD40L 和 B 细胞表面的 CD40 相互作用，向 B 细胞传递活化第二信号，诱导静止期 B 细胞进入细胞分裂周期。与 T 细胞类似，如果只有第一信号没有第二信号，B 细胞不仅不能活化，反而会进入失能的耐受状态。

（三）细胞因子作用

活化的 B 细胞表达多种细胞因子受体，B 细胞增殖和分化需要活化 T 细胞分泌的细胞因子（如 IL-4、IL-5、IL-21）作用。B 细胞活化过程中的细胞因子作用又称为第三信号。

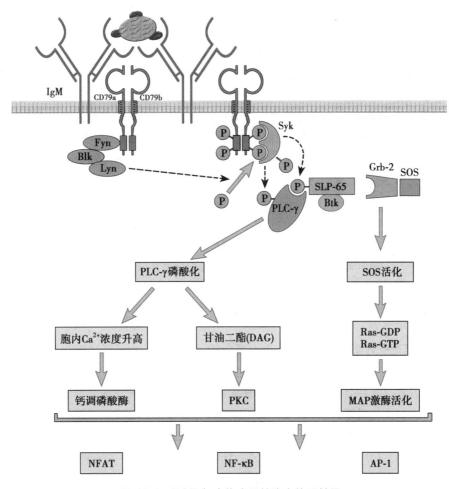

图 12-1　BCR 复合物介导的胞内信号转导

三、B 细胞对 TD 抗原应答过程

1. 成熟淋巴细胞定居淋巴滤泡和体内再循环　在外周淋巴器官,成熟的初始 B 细胞高表达趋化因子受体 CXCR5,其配体是趋化因子 CXCL13,由分布在淋巴滤泡的滤泡树突状细胞(follicular dendritic cell,FDC)和其他基质细胞分泌。因而,成熟的初始 B 细胞会向淋巴滤泡趋化,完成滤泡迁移。定居滤泡的初始 B 细胞大部分会在骨髓、血液和淋巴系统中再循环以发现抗原,如果几个月内没有接触到抗原,则会发生凋亡。在淋巴滤泡,FDC 大量分泌 B 细胞活化因子(B cell-activating factor, BAFF),对维持 B 细胞的生存很重要。

2. TD 抗原的获取与识别　外界抗原侵入机体内,会在外周淋巴器官富集和过滤。在 T 细胞区,初始 T 细胞通过 TCR 识别树突状细胞表面的 MHC 分子递呈的抗原肽,同时通过 CD28 和树突状细胞表面 B7 共刺激分子结合获得 T 细胞活化双信号,初始 T 细胞活化,活化 Th 会上调表达 CD40L。

在淋巴滤泡区,B 细胞识别抗原的方式不同于 T 细胞,不需要 MHC 分子,抗原可以是可溶性的或表达在细胞表面,BCR 和抗原表位可接触,以构象互补方式结合。微生物抗原通常会被补体裂解片段共价结合修饰,因而能够同时交联结合 BCR 和共受体,提供 B 细胞活化的第一信号。组织中可溶性抗原经输入淋巴管引流入局部引流淋巴结,血液循环中的抗原流经脾脏。小的可溶性抗原(<70kDa)可以经外周淋巴器官 FRC 导管系统进入淋巴滤泡,滤泡中的 B 细胞能够直接识别结合可溶性抗原并且不需要其他细胞的帮助。较大的如形成免疫复合物的抗原或和补体片段共价结合的微

生物抗原,能够被分布在外周淋巴器官中的一些内吞活性低的巨噬细胞和树突状细胞,通过补体受体和 FcR 捕获并转运至滤泡供 B 细胞识别。滤泡树突状细胞(FDC)在激发体液免疫应答和维持记忆性 B 细胞中起到关键作用。FDC 高表达 FcR 和补体受体,在与抗原 - 抗体、抗原 - 补体或抗原 - 抗体 - 补体复合物结合后,并不内吞,而是在 FDC 表面形成免疫复合物包被小体(iccosome)供 B 细胞识别。

3. 结合抗原的 B 细胞向 T 细胞区移动   与抗原接触 2~4min 后,其细胞膜会发生扩张,存在于细胞膜上的 BCR 会进行重新排列与聚集,更好地与抗原结合,为抗原刺激信号传递及 B 细胞的活化做准备。约 2h 后,B 细胞内吞抗原,处理加工产生的抗原肽段经 MHC Ⅱ类分子递呈,表达在 B 细胞表面。和抗原结合的 B 细胞,上调表达趋化因子受体 CCR7(其配体是 T 细胞区基质细胞分泌的趋化因子 CCL19 和 CCL21),同时仍然表达能够结合 B 细胞趋化因子 CXCL13 的趋化因子受体 CXCR5,因而迁移到 T 细胞区与 B 细胞区交界。同样,在 T 细胞区被抗原活化的 T 细胞,其趋化因子受体表达也发生改变,CCR7 下调和 CXCR5 上调,向滤泡区移动。在 T-B 细胞区交界,B 细胞将抗原递呈给 Th 细胞,Th 细胞提供 CD40L-CD40 共刺激信号、分泌细胞因子辅助 B 细胞充分活化。活化的 B 细胞,在淋巴组织 T 细胞区和 B 细胞区交界处出现 B 细胞活化的聚合灶,其中一部分 B 细胞在滤泡外区域增殖和分化为短寿命浆细胞;另一部分迁移至滤泡,经历生发中心途径分化为长寿命浆细胞和记忆 B 细胞。

4. 滤泡外初级聚合灶浆细胞的分化   部分活化的 B 细胞趋化因子受体表达发生变化,下调表达 CCR7 而表达 EBI2 和 CXCR4,离开 T 细胞区,向滤泡外区域如淋巴结髓索或脾脏的 T 细胞区和红髓交界处迁移。在这些区域,B 细胞在 T 细胞辅助下进一步增殖并分化为浆细胞,形成滤泡外初级聚合灶(primary foci)。在初级聚合灶,可见 B 细胞的抗体基因可变区超突变、抗原选择的亲和力成熟和抗体类别转换,但程度远低于生发中心。一般在免疫后 4d,这种滤泡外浆细胞(extrafollicular plasma cell)分化即可完成,产生少量抗体,以 IgM 为主。快速产生的抗体,参与早期防御。滤泡外浆细胞寿命短,通常只有数天,而且不具备迁移到骨髓的能力。

5. 滤泡生发中心途径浆细胞和记忆 B 细胞的分化   在 T-B 细胞区交界 T-B 细胞相互作用,部分 Th 细胞表达 CXCR5 和转录因子 BCL-6,分化为滤泡辅助性 T 细胞(Tfh)进入淋巴滤泡;活化的 B 细胞 CCR7 下调,表达 CXCR5 返回淋巴滤泡继续增殖分裂,在初级淋巴滤泡中生成新的结构,即生发中心(germinal center,GC)。生发中心 B 细胞经历抗体基因体细胞高频突变(somatic hypermutation,SHM)和抗体亲和力成熟(affinity maturation),以及抗体类别转换(class switch recombination,CSR),最终分化为分泌高亲和力抗体的浆细胞和记忆 B 细胞。浆细胞迁移至骨髓。初次免疫后,一般在 6~10d 完成超突变,在体循环中可以检测到突变后的高亲和力抗体(图 12-2)。

6. T-B 细胞的相互作用   TD 抗原诱导 B 细胞应答需要 T 细胞的辅助。T 细胞的辅助主要表现在两方面:① Th 细胞表面表达共刺激分子 CD40L 与 B 细胞表面组成性表达受体 CD40 结合,提供 B 细胞活化第二信号;② Th 细胞分泌 IL-4、IL-5 和 IL-21 等细胞因子,协同促进 B 细胞克隆增殖和分化。

T-B 细胞间的作用又是双相的:一方面,初始 B 细胞是 Th 细胞的辅助对象,在 Th 细胞辅助下充分活化和分化;另一方面,B 细胞也是 Th 细胞的抗原递呈细胞,活化的 B 细胞通过表达更多的抗原肽 -MHC Ⅱ类分子和上调表达 B7 共刺激分子,以及其他分子,进一步促进 Th 细胞的活化和分化。其中,活化 B 细胞表达的 ICOSL 和活化 T 细胞表达的 ICOS 结合,在 Tfh 细胞分化中发挥重要作用。

T 和 B 细胞之间经 TCR- 抗原肽 -MHC Ⅱ类分子特异性结合后,多个黏附分子对形成免疫突触(图 12-3),促使 T、B 细胞结合更牢固,并使 Th 细胞分泌的细胞因子局限在突触部位,高效协助 B 细胞进一步增殖、类别转换、亲和力成熟、产生抗体和分化为浆细胞或记忆 B 细胞。

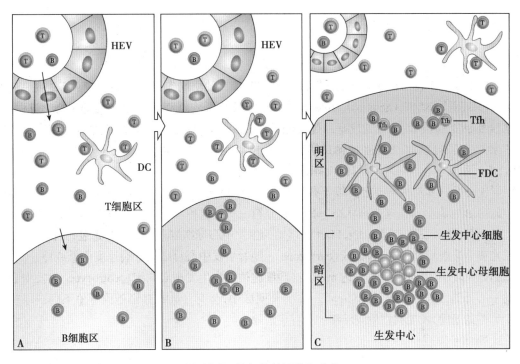

图 12-2 B 细胞的活化和分化

A. T、B 细胞经 HEV 进入外周淋巴器官 T 细胞区和 B 细胞区;B. T 细胞在 T 细胞区被 DC 致敏,抗原刺激 B 细胞移至 T 细胞区和 B 细胞区交界处,在 Th 辅助下活化,并一起返回 B 细胞区;C. 生发中心母细胞紧密聚集形成生发中心暗区,生发中心细胞和滤泡树突细胞(FDC)及滤泡 T 辅助细胞(Tfh)相互作用形成生发中心明区。

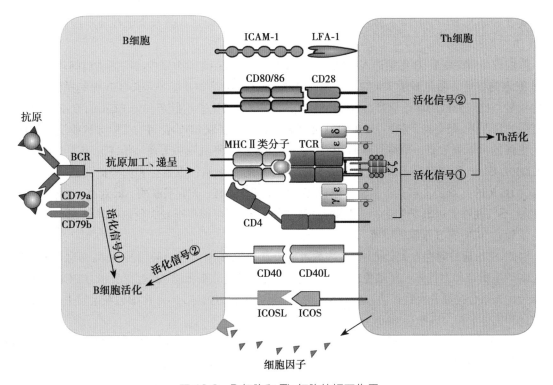

图 12-3 B 细胞和 Th 细胞的相互作用

四、应答产生的效应和结局

(一) 生发中心形成

生发中心是一个动态的微环境,是在 FDC 和 Tfh 细胞的协同作用下 B 细胞应对 TD 抗原应答的重要场所。生发中心反应(germinal center reaction)涉及 B 细胞增殖、发育和分化等生物学过程:抗原激活 B 细胞的克隆扩增、Ig 可变区基因体细胞高频突变(SHM)、抗原对高亲和力 B 细胞克隆的阳性选择和无关或自身反应性 B 细胞克隆的阴性选择、Ig 类别转换(CSR),以及最终分化为浆细胞或记忆B 细胞,离开生发中心进入外周循环,发挥体液免疫功能。

生发中心发育和形成需要经历以下几个阶段:一般情况下,在抗原刺激大约 7d 后生发中心即可形成。其中 B 细胞呈现快速分裂状态,每 6~8h 分裂一次。这种具有快速分裂能力、低表达 mIg 的 B 细胞,被称为生发中心母细胞(centroblast)。增殖的生发中心母细胞多居于淋巴滤泡的内层,由于细胞密集在光镜下呈现较暗,故称为暗区(dark zone)。随着生发中心母细胞分裂速度降低或停止,形成的子代细胞体积较小,并且重新高表达 mIg。这些细胞被称为生发中心细胞(centrocyte),生发中心细胞向生发中心外侧区移动形成明区(light zone)。在明区中,会有大量的 B 细胞因竞争不到抗原刺激信号和 T 细胞的辅助,发生凋亡后被巨噬细胞吞噬清除。

(二) 抗体多样性

定居外周免疫器官和淋巴样组织的 B 细胞,在抗原诱导 B 细胞应答中,B 细胞 Ig 基因进一步经历两种多样化过程:Ig 可变区基因体细胞高频突变(SHM),以及 Ig 重链恒定区基因重排,产生其他三类Ig,IgG、IgA 或 IgE,即抗体类别转换(class switch recombination,CSR)或同种型转换(isotype switching)。SHM 和 CSR 是 B 细胞介导体液免疫有效清除抗原的基础。

1. 体细胞高频突变、Ig 亲和力成熟,以及阳性和阴性选择　体细胞高频突变是在生殖细胞以外的体细胞中发生的较高频率的基因突变。Ig 基因重链和轻链可变区高频突变发生于生发中心暗区、快速分裂的生发中心母细胞。每次细胞分裂,Ig V 区基因中大约有 1/1 000 碱基对突变,而一般体细胞自发突变频率是 $1/10^{10} \sim 1/10^{7}$。体细胞高频突变,使产生高亲和力 B 细胞克隆成为可能,需要抗原诱导和 Th 细胞的辅助。

体细胞高频突变后,B 细胞进入明区。实验发现,B 细胞存在于生发中心明区的时间较短,而明区中 B 细胞的数量又明显多于 Tfh 细胞。因此,B 细胞之间必须相互竞争获得 Tfh 细胞提供的生存和活化信号。比较公认的理论模型是,由于 SHM 的随机性,相比表达低亲和力 BCR 的 B 细胞,在抗原量有限的情况下,拥有高亲和力 BCR 的 B 细胞更能竞争性获取 FDC 表面的抗原和抗原抗体复合物,产生更强的抗原刺激第一信号。继而,BCR 介导抗原内吞、将抗原加工递呈给 Tfh,获得 T 细胞提供的 CD40L-CD40 和细胞因子信号,表达高亲和力 BCR 的 B 细胞得以生存和优势扩增。另外,拥有高亲和力 BCR 的 B 细胞能够竞争结合抗原,激活 PI3K 和丝氨酸 / 苏氨酸激酶 Akt 通路。Akt 是一种多效激酶,不仅能够促进 B 细胞生存,抑制凋亡蛋白的产生,还可以促进 p53 蛋白的降解,进而保证了表达高亲和力 BCR 的 B 细胞的增殖。

因此,初次应答时存在大量抗原,表达不同亲和力 BCR 的 B 细胞克隆可被激活,而这些 B 细胞克隆大多产生低亲和力抗体。伴随免疫应答的进行,当大量抗原被清除,表达高亲和力 BCR 的 B 细胞克隆会优先结合抗原并得到扩增,这一过程最终产生高亲和力抗体,此为 B 细胞在生发中心经历的阳性选择和抗体亲和力成熟(affinity maturation)。

由于 SHM 是一种随机过程,突变会产生自身反应性 B 细胞。如果这些自身反应性 B 细胞不被清除,则可能导致自身免疫病。生理条件下,高亲和力自身反应性 T 细胞在胸腺发育过程中被清除。SHM 产生的自身反应性 B 细胞与生发中心内的自身抗原结合后,因为得不到 Tfh 细胞提供的第二信号最终发生凋亡,此为 B 细胞在生发中心经历的阴性选择。

2. Ig 类别转换　初始 B 细胞表达 mIgM 和 mIgD, 其余三类 Ig, mIgG、mIgE 和 mIgA 需要在抗原诱导 B 细胞应答过程中产生, 而且 Ig 类别和抗原特点以及进入途径有关。B 细胞在骨髓 Ig 重链 V 区基因完成重排后, 其子代细胞中的重链 V 区基因保持不变, 但 C 区基因在抗原应答过程中则会发生不同的重排, 重链 V 区基因从连接 Cμ 外显子转换为连接 Cγ、Cα 或 Cε 外显子, 从而产生其他三种类别 Ig, IgG、IgA 或 IgE。Ig 类别转换可变区相同而 Ig 类别发生变化, 遗传学基础是每个重链 C 区基因的 5′ 端内含子中含有一段称之为转换区 (switching region, S 区) 序列, 不同恒定区基因转换区之间发生重排 (图 12-4)。Tfh 细胞分泌的细胞因子可直接调节抗体转换类别。如在小鼠中, IL-4 诱导 Ig 的类别转换成 IgG1 和 IgE, TGF-β 诱导转换成 IgG2b 和 IgA, IFN-γ 诱导转换成 IgG2a 和 IgG3。Ig 的类别转换是机体针对不同抗原特点产生有效应答的基础。

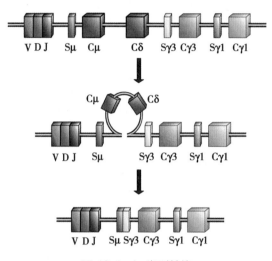

图 12-4　Ig 类别转换

3. AID 介导体细胞高频突变和 Ig 类别转换　体细胞高频突变使产生高亲和力 B 细胞克隆成为可能。B 细胞体细胞高频突变和 Ig 类别转换由活化诱导胞苷脱氨酶 (activation induced cytidine deaminase, AID) 启动, 都是基于 AID 介导胞嘧啶 (C) 脱氨基为尿嘧啶 (U) 导致 U-G 错配, 激起 DNA 损伤修复机制所致。在体细胞高频突变情况下, AID 引起 U-G 错配位点位于 Ig H 链和 L 链 V 区, 产生突变较为简单的途径是通过复制将 AID 引起的 U-G 错配位点转换为 A-T, 还可以通过激活 DNA 损伤修复系统形成突变。在 Ig 类别转换情况下, AID 引起 U-G 错配位点位于 Ig 重链 C 基因转换区 (S 区), 激活 DNA 损伤修复系统, 在修复过程中产生类别转换所需要的双链 DNA 断裂, 通过非同源末端连接 (non-homologous end joining, NHEJ) 上下游 S 区断端, 中间的 DNA 会从染色体中去除, 重链可变区基因从连接 Cμ 外显子转换为连接 Cγ、Cα 或 Cε 外显子, 这一过程最终将 BCR 从 IgM 转换为其他类别。抗体类别转换重排过程中, Ig 重链 V 区保持不变, 说明抗体类别转换不涉及改变 Ig 的抗原结合特异性。

已知 CD40L 和细胞因子 IL-4 以及 IL-21 可以诱导 AID 在 B 细胞的表达, 而 CD40L 缺陷或 AID 缺陷可以引起高 IgM 综合征, 表现为患者 B 细胞抗体类别转换障碍, 血清 IgM 水平升高或正常, IgA、IgE、IgG 大多降低缺如。

另外, 抗体多样化中, 抗体基因在基因组水平面临 DNA 损伤和修复, 虽然受到精细调控, 但也可能造成基因组不稳定性, 导致癌症发生。例如, 生发中心来源的 B 细胞淋巴瘤中, AID 起始 DNA 损伤产生染色体易位和基因突变是癌变的主要机制之一。

(三) 浆细胞

B 细胞在生发中心经历超突变、类别转换以及进一步的抗体亲和力成熟之后, 最终会分化为分泌抗体的长寿命浆细胞 (long lived plasma cell)。

浆细胞是生产抗体的工厂,其细胞质中除少量线粒体外,几乎全部是粗面内质网。浆细胞膜表面的 Ig 水平接近于零,并且不能够再次被抗原刺激或递呈抗原给 T 细胞识别。生发中心产生的浆细胞是终末分化细胞,通常失去了增殖和生长的能力,大部分迁移至骨髓,并在较长时间范围内持续产生抗体。研究表明,B 细胞中一系列的转录因子控制着 B 细胞向 GC-B 细胞或浆细胞分化。Bcl-6 基因敲除小鼠不能够形成生发中心,说明转录因子 Bcl-6 对于维持生发中心 B 细胞的活化状态有很重要的作用。Blimp-1 基因敲除小鼠完全失去了产生浆细胞的能力,说明转录因子 Blimp-1 能够调节 B 细胞向浆细胞分化。同时,B 细胞谱系转录因子 Pax-5 和 Bcl-6 和浆细胞形成相关转录因子 Blimp-1 表达存在相互抑制。在野生型小鼠中,B 细胞向浆细胞分化过程中,会表达大量 Blimp-1,尤其高表达于骨髓中长寿命的浆细胞和外周淋巴组织中的早期浆细胞。表达 Blimp-1 同时也会下调 B 细胞表面MHC 分子,这也是浆细胞不能够再向 T 细胞递呈抗原的原因之一。此外,Blimp-1 可以促进免疫球蛋白 mRNA 的可变剪切,对于抗体的成熟转录与分泌有重要的作用。

(四) 记忆 B 细胞

记忆 B 细胞(memory B cell,Bm)是来源于生发中心、存活下来但未向浆细胞分化的 B 细胞。记忆 B 细胞产生后,部分留在淋巴滤泡,其余大部分进入血液参与再循环。人的记忆 B 细胞的表面分子标记为 CD19$^+$CD27$^+$。记忆 B 细胞的表型和功能与其他 B 细胞存在明显差别,其寿命较长,不分裂或分裂非常慢,膜表面表达抗原特异性 BCR,但不分泌抗体。记忆 B 细胞活化阈值低,再次应答时,在遇到很低浓度的抗原即可被迅速激活,快速产生大量抗原特异性、高亲和力抗体。部分学者认为,FDC 表面持续存在的抗原提供了记忆性 B 细胞的存活信号。

第二节　B 细胞对 TI 抗原的免疫应答

一、TI 抗原

不是所有抗体产生过程都需要 T 细胞的参与。*Foxn1* 基因突变纯合子裸鼠,其毛发不能正常生长并且缺失胸腺,T 细胞不能发育成熟。通过对裸鼠进行抗原免疫实验,发现大部分蛋白质抗原都不能够刺激机体产生抗体,但裸鼠对一些糖类,如细菌脂多糖和多糖类抗原的抗体应答不受影响。这些能够诱导无胸腺裸鼠或无成熟 T 细胞动物产生抗体的抗原,即 TI 抗原(TI-Ag)。根据激活 B 细胞抗原方式,TI 抗原又可分为 TI-1 抗原和 TI-2 抗原两类(图 12-5)。

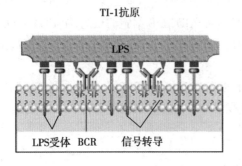
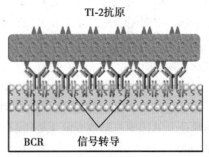

图 12-5　TI-1 抗原和 TI-2 抗原

二、TI-1 抗原诱导的抗体应答

来源于革兰氏阴性菌细胞壁的脂多糖(LPS)是典型的 TI-1 抗原,具有 B 细胞表位和丝裂原特性。在 LPS 高浓度的情况下,通过与 B 细胞表面的丝裂原受体,即 TLR4 结合,非特异性激活未成熟和成熟的 B 细胞,B 细胞增殖和分化为浆细胞,产生低亲和力 IgM 抗体。低浓度 LPS 可以特异性激活 B 细胞,通过 LPS 上的 B 细胞表位和丝裂原成分交联 BCR 和 TLR4,以抗原特异性方式激活 B 细胞。由于无需 T 细胞的帮助,机体对 TI-1 抗原免疫应答发生较快。这在针对一些胞外病原体的抗感染中发挥重要作用。但 TI-1 抗原单独作用于机体时,不能够引起抗体的类别转换、亲和力成熟以及记忆 B 细胞的形成。

三、TI-2 抗原诱导的抗体应答

与 TI-1 抗原不同,TI-2 抗原是多价抗原,通过其重复的抗原表位引起 BCR 发生交联而特异性激活 B 细胞。肺炎球菌荚膜多糖和沙门菌多聚鞭毛蛋白是具有代表性 TI-2 抗原。TI-2 抗原仅能激活成熟的 B 细胞,B1 细胞是 TI-2 抗原主要应答细胞,由于体内 B1 细胞至 5 岁左右才发育成熟,故婴幼儿易感染含 TI-2 抗原的病原体。

B 细胞对 TI-2 抗原的应答具有重要的生理意义。大多数胞外菌有胞壁多糖,能抵抗吞噬细胞的吞噬。针对此类抗原的抗体,可发挥调理作用,促进吞噬细胞对病原体的吞噬,并且有利于巨噬细胞将抗原递呈给 T 细胞。B 细胞对 TD 抗原和 TI 抗原的应答有着多方面的不同(表 12-1)。

表 12-1 TD 抗原和 TI 抗原主要特性比较

主要特性比较	TD 抗原	TI-1 抗原	TI-2 抗原
刺激无胸腺小鼠产生抗体	−	+	+
诱导婴幼儿抗体应答	+	+	−
抗体产生时间	1 周后	48h 内	48h 内
T 细胞辅助	+	−	−
对重复抗原表位的需要	−	−	+
类别转换和亲和力成熟	+	−	−
记忆 B 细胞	+	−	−
主要应答 B 细胞	B2,单克隆	B1 和 B2,多克隆	B1,单克隆
举例	白喉毒素、PPD、病毒血凝素	LPS	荚膜多糖、葡聚糖、多聚鞭毛蛋白

第三节 抗体产生的一般规律

外来抗原在进入机体后能够特异性诱导 B 细胞活化,通过体细胞高频突变和 Ig 类别转换产生高亲和力抗体,有效清除抗原。外来抗原初次刺激机体所诱发的体液免疫应答称为初次应答(primary response);在初次免疫应答中所产生的记忆细胞,当再次接触相同抗原刺激后会产生快速、高效、持久的应答,称为再次应答(secondary response),或称记忆应答(memory response)。

一、初次应答

在初次免疫应答中,B 细胞产生的针对特异性抗原的抗体数量少且亲和力低,其抗体产生过程可分为以下 4 个阶段。

1. **潜伏期(lag phase)**　指从机体受到抗原刺激到血清中特异抗体可被检出之间的阶段。该时期可持续数小时至数周,时间的长短主要取决于侵入机体的抗原的性质、抗原侵入机体的途径、所用佐剂的类型,以及机体的状态等。

2. **对数期(log phase)**　该期机体中血清抗体量呈指数增长,血清中特异抗体量增长速度的快慢主要取决于抗原侵入机体的剂量以及抗原的性质。

3. **平台期(plateau phase)**　该期血清中的抗体量基本维持在相对稳定的较高水平。平台期可持续数天至数周,时间的长短依抗原不同而异,不同类型的抗原刺激,机体初次应答到达平台期所需的时间、平台的高度以及其维持的时间都各异。

4. **下降期(decline phase)**　该期血清中特异抗体的浓度呈缓慢下降趋势,可持续几天至几周,取决于抗体被降解或与特异抗原结合而被清除的速度。

二、再次应答

当同一种抗原再次进入机体时,因为初次免疫应答所产生的记忆 T 细胞和记忆 B 细胞的存在,机体能够产生特异、迅速且高效的再次应答。相比于初次免疫应答,再次免疫应答时,抗体的产生有以下特征:①潜伏期持续时间短,约是初次应答潜伏期的一半;②血清抗体浓度增加迅速,快速到达平台期,且平台高度相比初次应答可高 10 倍以上;③血清抗体在机体内维持时间长;④小剂量抗原即可诱发再次免疫应答;⑤相比初次应答中主要产生低亲和力的 IgM,再次免疫应答主要产生高亲和力的抗体 IgG。

再次免疫应答的强弱主要取决于机体受到两次抗原刺激的间隔时间长短:间隔太短,则应答越弱,因为再次刺激的抗原可与初次免疫应答后存留的抗体结合,通过形成抗原抗体复合物而被迅速清除;间隔若太长,则反应也会较弱,因为记忆 B 细胞有一定的寿命。再次应答的效应可持续数月至数年(图 12-6)。

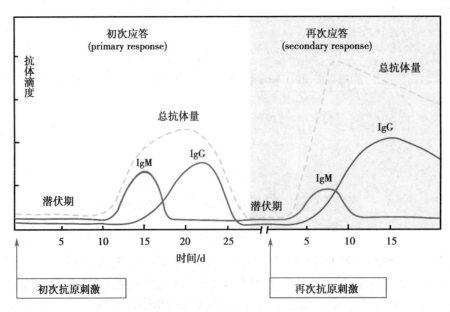

图 12-6　初次及再次免疫应答抗体产生的一般规律

本章小结

　　抗胞外病原体感染主要依赖于 B 细胞介导的特异性体液免疫应答,由浆细胞所分泌的抗体执行效应功能。根据抗原激活 B 细胞是否需要 T 细胞的辅助,分为 TD-Ag 和 TI-Ag 介导的 B 细胞免疫应答。初始 B 细胞对 TD 抗原应答场所是脾脏、淋巴结和黏膜淋巴样组织的淋巴滤泡,通过 BCR 特异性识别 TD 抗原上的 B 细胞表位,所产生的第一活化信号经由 CD79a/CD79b 向胞内转导,BCR 共受体复合物加强了第一信号的转导,提高了 B 细胞对抗原刺激的敏感性。T 细胞辅助初始 B 细胞活化,主要通过共刺激分子 CD40L/CD40 提供 B 细胞第二活化信号,以及分泌细胞因子,协同促进 B 细胞克隆增殖,在初级淋巴滤泡内形成生发中心;同时在活化的 B 细胞和生发中心 B 细胞表达活化诱导胞苷脱氨酶(AID)。在生发中心,AID 起始体细胞高频突变和类别转换过程,最终分化为分泌高亲和力 IgG、IgA 或 IgE 抗体的长寿命浆细胞或记忆 B 细胞,伴随生发中心抗原的选择作用,免疫应答呈现抗体亲和力成熟特点。B 细胞对 TI 抗原的免疫应答一般不需要 T 细胞的辅助。初次免疫应答产生的抗体以低亲和力 IgM 为主,再次免疫应答则主要产生高亲和力 IgG。

（储以微）

思考题

1. 试述 B 细胞活化的双信号及其生物学意义。
2. 试述 B 细胞对 TD、TI 抗原的免疫应答异同点。
3. 试述在对 TD-Ag 应答中 Th 细胞和 B 细胞的相互作用。
4. 试述抗原依赖阶段抗体多样化过程。
5. 试述 B 细胞的生发中心分化过程。

第十三章
免疫应答的调节

机体免疫系统通过有效的免疫应答发挥免疫防护、免疫监督及免疫稳定三大功能,以维持机体内环境稳定。免疫调节(immune regulation)是指免疫应答中免疫分子间、免疫细胞间、免疫系统与机体其他系统(如神经内分泌系统)之间相互协作,构成一个相互协作与制约的调节网络,使免疫应答维持在最合理的水平,以保证机体生理内环境稳定。免疫应答作为一种生理功能,无论是对自身成分的耐受,还是对外来入侵的病原和体内突变细胞的"非己"抗原清除都是在免疫调节机制的控制下进行的。免疫调节贯穿固有免疫应答(innate immune response)和适应性免疫应答(adaptive immune response)的整个过程。从机体整体层面,免疫调节通过免疫分子(抗原、抗体、补体、细胞因子及膜受体分子等)、免疫细胞(包括 T 细胞、B 细胞、NK、DC 及巨噬细胞等)和机体多个系统(包括神经、内分泌系统和免疫系统)参与协作完成;在免疫系统内部,免疫调节主要由具有免疫抑制功能的免疫分子(主要是胞内含 ITIM 或诱导细胞凋亡结构域的分子)和具有调节功能的免疫细胞(如调节性 T 细胞、调节性 B 细胞)来实现的。在免疫应答失调时,机体如果不能对"非己物质"或抗原产生正常免疫应答并将其清除,则会降低机体的保护作用,无法控制感染或清除突变细胞与肿瘤细胞;机体如果对自体成分或抗原产生过激的免疫应答,则会导致超敏反应和自身免疫病的发生,造成自身机体组织的损伤(图 13-1)。此外,需要强调的是在识别"非己"抗原产生免疫应答之前,需要机体免疫系统能够区分与识别自己或自身成分为前提,对自身成分耐受才能实现对"非己"抗原的正常免疫应答,否则容易造成免疫应答的紊乱。

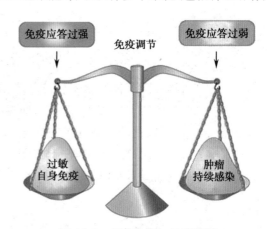

图 13-1 免疫应答与免疫平衡

免疫应答在正常情况下呈平衡状态,使机体得以维持内环境的稳定:如果对自身组织和异源性物质发生过强的免疫应答,则引起自身免疫病和超敏反应;如果免疫应答能力过弱,则容易发生持续性感染和肿瘤。

第一节 固有免疫应答的调节

机体免疫系统中的自然杀伤细胞(natural killer cell,NK cell)、抗原递呈细胞(antigen-presenting cell,APC)是重要的固有免疫细胞,且巨噬细胞、NK 细胞数量多,是介导固有免疫以及调节固有免疫应答的重要细胞。固有免疫应答的调节可分为细胞与细胞之间、细胞与分子、分子与分子(受体、蛋白分子、RNA)水平的调节。

一、TLR 信号的反馈调节

Toll 样受体（Toll-like receptor, TLR）是重要的蛋白分子，通常表达于巨噬细胞、树突状细胞（dendritic cell, DC）等固有免疫细胞表面及细胞内，通过识别病原相关模式分子（pathogen associated molecular pattern, PAMP），介导固有免疫。TLR 接受病原信号刺激后，通过接头蛋白 MyD88 和 TRIF 募集 IRAK4、IRAK1 和 TRAF-6 等下游蛋白，进而激活 NF-κB 和 IRF3 等转录因子，促进炎症细胞因子的转录和合成。适度的免疫应答有助于机体对病原微生物的清除，但是过度、持续的应答却会导致自身免疫或慢性炎症等疾病产生。因此，TLR 信号介导的免疫应答需受到精确调控，以维持免疫平衡。TLR 信号在蛋白水平负向调控的机制主要有两种：一方面，免疫细胞内一些分子，如细胞因子信号转导抑制蛋白（suppressor of cytokine signaling, SOCS）中的 SOCS-1，可以诱导 TLR 及其下游接头蛋白或相关转录因子降解，负向调控 TLR 信号；另一方面，胞内信号分子之间存在着竞争性抑制，例如胞内 SARM 能与 TRIF 结合从而抑制 TRIF 介导的 TLR 信号，MyD88s 能与 MyD88 结合阻断 IRAK1 的活化最终抑制 TLR 信号。

二、SOCS 对 JAK-STAT 信号转导途径的负向调节

细胞因子在各种细胞的成熟、分化和凋亡过程中扮演重要角色。它们通过结合靶细胞表面的受体启动胞内下游信号级联，其中 JAK-STAT 信号通路的激活在多种细胞因子功能的实现过程中起关键作用。JAK（Janus kinase）属于非受体酪氨酸激酶家族，已发现四个成员，即 JAK1、JAK2、JAK3 和 TYK1，不含 SH2、SH3 结构域，C 段具有两个相连的激酶区。JAK 的底物为信号转导和转录激活子（signal transducer and activator of transcription, STAT），具有 SH2 和 SH3 两类结构域。STAT 被 JAK 磷酸化后发生二聚化，然后穿过核膜进入核内启动相关基因的表达，这条信号通路称为 JAK-STAT 途径。

SOCS 在 JAK-STAT 信号通路中发挥重要的负性调控作用。人类基因组可编码 8 种 SOCS 蛋白，分别是 SOCS1~7 和 CIS，其共同特征为中央区域均具有 SH2 结构域，C 端含有一段结构保守模体，被命名为"SOCS box"。SOCS 抑制细胞因子信号的传导有两种方式：①覆盖细胞因子受体上的 STAT 结合位点，阻断受体对 STATs 的招募；②直接结合 JAK，降低其激酶活性，甚至通过蛋白酶体使 JAK 蛋白降解。

三、自然杀伤细胞的免疫调节

NK 细胞是一种重要的固有免疫细胞，在无需抗原预先致敏的条件下即可对肿瘤细胞和病毒感染细胞进行杀伤。

NK 细胞的杀伤功能在体内受到精密调控，其细胞表面表达多种调节性受体。按照 NK 细胞识别的配体性质，可分为识别 HLA Ⅰ类分子（包括经典 HLA Ⅰ类分子和非经典 HLA Ⅰ类分子）和非 HLA Ⅰ类分子为配体的调节性受体；按其功能可分为杀伤细胞激活性受体（killer activation receptor, KAR）和杀伤细胞抑制性受体（killer inhibitory receptor, KIR）。KAR 胞内段含有免疫受体酪氨酸激活模体（immunoreceptor tyrosine-based activation motif, ITAM），可以将激活信号传入胞内；而 KIR 胞内段存在免疫受体酪氨酸抑制模体（immunoreceptor tyrosine-based inhibition motif, ITIM），向胞内传递抑制信号，KIR 识别自身正常组织细胞表面 HLA Ⅰ类分子后，可启动抑制性信号转导，从而使活化性受体的功能受到抑制，使 NK 细胞不能杀伤自身正常组织细胞。生理条件下，由于 KIR 与 HLA Ⅰ类分子的亲和力高，所以抑制性信号占主导地位。人体母胎界面存在大量的 NK 细胞，通过抑制性受体与蜕膜组织大量表达的非经典Ⅰ类分子 HLA-G 结合，抑制 NK 细胞的功能，有利于保护胎儿免受母体排斥。

NK 细胞还能分泌多种细胞因子和趋化因子来调节免疫应答。人 NK 细胞可分为 CD56$^+$ 和 CD56$^-$ 两种不同的细胞亚群,在外周血中大部分(约 90%)人类 NK 细胞呈 CD56$^-$,具有细胞毒性;小部分(约 10%)呈 CD56$^+$ 和 CD16$^-$,具有调节性。在妊娠早期,子宫母胎界面的 NK 细胞占蜕膜淋巴细胞总量的 50%~90%,且主要是调节性的 CD56$^+$CD16$^-$NK 细胞。

四、巨噬细胞的免疫调节

巨噬细胞在固有免疫和适应性免疫中都起着重要的作用:一方面可作为专职抗原递呈细胞向 T 细胞递呈抗原而使 T 细胞活化;另一方面,巨噬细胞也分泌各种促炎因子或抑炎因子参与炎症反应,通过吞噬和清除凋亡细胞以维持内环境稳定。

巨噬细胞可通过分泌细胞因子来调控 T 细胞的增殖、分化,从而影响 T 细胞应答中 Th1/Th2 的平衡格局。根据活化方式的不同巨噬细胞可分为经典活化的巨噬细胞(M1)和替代活化的巨噬细胞(M2)。M1 型巨噬细胞专职递呈抗原,分泌促炎因子;M2 型巨噬细胞则通过分泌 IL-10 或 TGF-β 等抑炎因子调节免疫应答,并在组织损伤修复中发挥重要作用。在妊娠期间,M2 型巨噬细胞的极化程度高于 M1 型巨噬细胞,可通过分泌细胞因子 IL-10 诱导 T 细胞向 Th2 细胞分化,也可诱导 Treg 等抑制性 T 细胞的产生,发挥免疫耐受作用。

第二节　适应性免疫应答的调节

适应性免疫应答的调节机制也包括细胞与细胞之间、细胞与分子、分子与分子之间的调节。T、B 淋巴细胞是介导适应性免疫应答的主体,围绕 T、B 淋巴细胞的活化、分化及效应不同阶段,均存在细胞、分子水平的负性免疫调节。

一、淋巴细胞活化的反馈调节

淋巴细胞的活化是适应性免疫应答的关键限速步骤,受到胞内外多种机制的精密调控。初始 T 细胞的活化需要两个必要信号:第一信号为 TCR 传递的抗原刺激信号;第二信号亦称共刺激信号,是由 APC 表面的 B7 分子和 T 细胞表面的共刺激分子受体 CD28 相结合而提供。T 细胞活化后开始表达抑制性共刺激分子 CTLA-4。CTLA-4 序列与 CD28 高度同源,而且与 B7 分子具有更高亲和力,能够与 CD28 竞争性结合 B7 分子。它们之间主要的区别在于 CD28 属于激活性受体,胞内段存在 ITAM,可以将激活信号传入胞内;而 CTLA-4 属于抑制性受体,胞内段含 ITIM,向胞内传递抑制信号,负向调节 T 细胞的免疫应答,防止 T 细胞的过度活化(图 13-2)。

同样,B 细胞活化过程也存在着负反馈机制:B 细胞激活后产生的免疫球蛋白(通常为 IgG 抗体)可以与相应的抗原形成抗原抗体复合物,如果复合物中的抗原为多价抗原,即有机会同时与 B 细胞表面的 BCR 结合,而复合物中的抗体 Fc 段可与 B 细胞表面的抑制性受体 FcγR ⅡB(CD32B)结合,进而形成了 BCR 与 FcγR ⅡB 的交联,通过 Fc 受体下游的 SHP-1 与 BCR 相连的酪氨酸激酶的作用,从而阻断 B 细胞的进一步活化(图 13-3)。

淋巴细胞在免疫应答过程中具有防止过度激活的机制。在免疫效应阶段,活化的 T 细胞大量表达 FasL,能与表达 Fas 的靶细胞结合诱导靶细胞的凋亡。当抗原被清除后,活化的 T 细胞可通过

第十三章 免疫应答的调节　141

其表面的 FasL 与自身或邻近(活化的)T、B 细胞表面的 Fas 结合,诱导活化细胞的凋亡,避免淋巴细胞过度、持续的活化和活化细胞的积累所引起的自身免疫伤害,这个过程称为活化诱导的细胞死亡(activation induced cell death,AICD)。通过上述机制,应答后冗余的 T、B 淋巴细胞绝大部分在体内被清除,使得免疫应答在一定的时间和合适的强度上被终止,避免过度免疫应答对自身造成伤害。

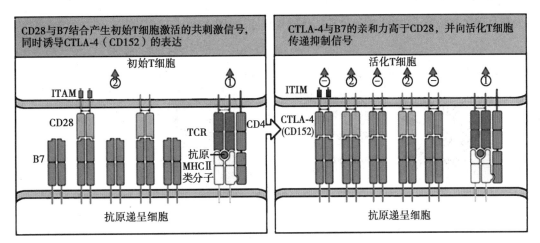

图 13-2　T 细胞活化的反馈调节

抗原递呈过程中,APC 通过 MHC Ⅱ类分子将抗原递呈给 TCR,提供 T 细胞激活所必需的第一信号;同时,APC 表面表达的 B7 分子与 T 细胞表达的共刺激分子受体 CD28 结合,提供 T 细胞激活所必需的第二信号(亦称共刺激信号)。T 细胞被激活后,CTLA-4 表达上调,可以与 CD28 竞争结合 B7 家族分子,同时通过胞内的 ITIM 将抑制性信号转导入 T 细胞内限制其进一步的激活。

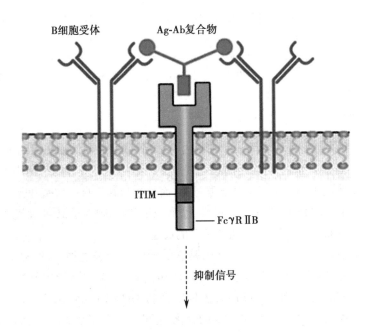

图 13-3　B 细胞活化的反馈调节

B 细胞活化后产生的抗体与相应的抗原形成复合物,其中的多价抗原表位与 B 细胞表面 BCR 结合,抗体的 Fc 段则与 B 细胞表面抑制性受体 FcγR ⅡB 结合,使 BCR 与 FcγR ⅡB 交联,从而抑制 B 细胞的活化。

二、Th1 和 Th2 细胞亚型的免疫调节

CD4⁺ T 细胞在抗原刺激下可分化为 Th1 和 Th2 细胞亚群。Th1 主要分泌 IL-2 和 IFN-γ,介导细胞免疫应答及迟发型超敏反应,在宿主抗胞内感染中发挥关键作用;Th2 分泌 IL-4、IL-5 和 IL-10 等,主要介导体液免疫应答、抗寄生虫免疫和拮抗胞外病原体(图 13-4)。

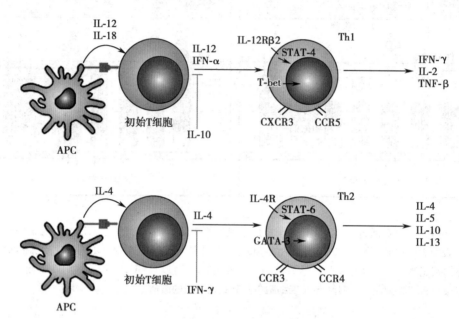

图 13-4　Th1 和 Th2 细胞亚群的免疫调节

根据表达的细胞因子格局不同,辅助性 T 细胞可分为 Th1 和 Th2 两个不同的亚群,Th1
细胞主要分泌 IFN-γ、IL-2 和 TNF-α,由转录因子 T-bet 和 STAT-4 介导;Th2 细胞主要分
泌 IL-4、IL-5、IL-10 和 IL-13,由转录因子 GATA-3 和 STAT-6 介导。两类细胞因子在功能
上相互拮抗:Th1 所分泌的 IL-2 和 IFN-γ 可以促进自身的增殖和分化,而分泌的 IFN-γ 可
以抑制辅助性 T 细胞向 Th2 亚群分化;同理,Th2 所分泌的 IL-4 可以促进自身的增殖和
分化,而分泌的 IL-10 可以抑制辅助性 T 细胞向 Th1 亚群分化。

Th1 与 Th2 的分化受细胞外环境因素和细胞内遗传因素的影响,例如抗原的种类与剂量、细胞因子微环境及细胞膜表面分子等,它们之间的相互调节又在维持免疫应答的平衡中发挥重要作用:Th1 和 Th2 分泌的这些细胞因子不仅决定了其亚群分类,而且参与其自身的增殖和分化。例如,Th1 型细胞因子 IFN-γ 可促进 Th1 的分化,抑制 Th2 的分化;而 Th2 型细胞因子 IL-4 促进 Th2 分化的同时抑制 Th1 的分化,Th1 与 Th2 的平衡有利于机体免疫的稳定。

Th1 和 Th2 分泌不同细胞因子的根本原因是它们转录因子表达格局的不同。Th1 表达转录因子 T-bet,它是 IFN-γ 基因的转录激活剂,不仅可以使初始 CD4⁺ T 细胞产生 IFN-γ,还能将分化中的 Th2 及已分化完全的 Th2 细胞转化为 Th1 细胞,同时抑制 Th2 细胞分泌 IL-4。而 Th2 表达转录因子 GATA-3,它不仅能刺激 IL-4 的产生,促进 Th2 的分化,还可通过抑制 STAT4 的活化及下调 T-bet 来抑制 Th1 的分化和 IFN-γ 的分泌。

Th1 和 Th2 之间的动态平衡是维持机体免疫调节功能稳定的重要因素,其失衡与多种疾病(如肿瘤、过敏反应性疾病、自身免疫病等)相关。例如,当 Th2 细胞占优势时,可分泌大量 IL-4,从而进一步促进 Th2 分化并辅助 B 细胞产生 IgE 类抗体,易诱发哮喘等过敏性疾病;肿瘤细胞中 Th1 型细胞因子 IFN-γ 水平明显降低,相反 Th2 型细胞因子 IL-4 水平明显增高,因此 Th2 偏移现象与肿瘤的发生发展也密切相关;而当 Th1 占优势时,过度应答可导致组织器官的损伤,引起自身免疫病。

三、调节性 T 淋巴细胞

1995 年日本学者 Sakaguchi 报道,采用抗 CD25 单抗剔除 IL-2 受体 α 链阳性的细胞后反而造成小鼠严重的自身免疫症状,提示 CD25 阳性 T 细胞在维持自身免疫平衡中发挥重要作用。此后,将表达 $CD4^+CD25^+$ 标志以及高表达转录因子 Foxp3、能抑制其他免疫细胞功能的 T 细胞定义为调节性 T 细胞(regulatory T cell, Treg)。调节性 T 细胞在外周血和淋巴组织中约占 $CD4^+$ T 细胞的 5%~10%,是具有免疫调节功能的成熟 T 细胞亚群。$CD4^+CD25^+$ 调节性 T 细胞可分为直接从胸腺中发育而来的自然调节性 T 细胞(nTreg)和诱导产生的适应性调节性 T 细胞(iTreg)。

Treg 具有抑制 $CD4^+$ T 细胞、$CD8^+$ T 细胞、B 细胞以及 DC 等多种细胞的功能,在维持机体自身免疫耐受中起到重要作用。Treg 可通过影响抗原递呈细胞功能、分泌抑制性细胞因子(IL-10 和 TGF-β)和分泌穿孔素 / 颗粒酶来抑制效应细胞或者诱导其凋亡发挥免疫调节作用(图 13-5)。

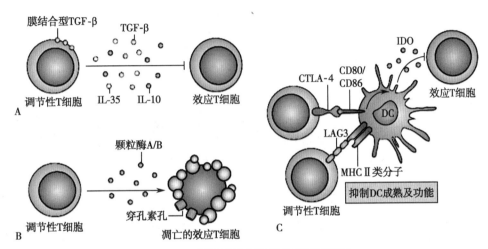

图 13-5　调节性 T 细胞的免疫调节机制

调节性 T 细胞通过多种机制调节效应性免疫细胞功能:A.调节性 T 细胞可以分泌 IL-10、TGF-β 和 IL-33 等抑制性细胞因子调节效应 T 细胞的功能;B.调节性 T 细胞可通过直接接触或释放穿孔素、颗粒酶等物质诱发效应 T 细胞凋亡;C.调节性 T 细胞可通过各种机制影响树突状细胞的成熟和功能,使之释放吲哚 -2,3 双加氧酶(IDO)等进一步抑制效应 T 细胞的功能。

Treg 细胞失衡在多种免疫相关疾病的发病中扮演重要角色。Th17/Treg 失衡在自身免疫病的发生发展中起重要作用。在炎症反应中,Th17 可分泌大量 IL-17,发挥促炎作用;Treg 可分泌 TGF-β 等细胞因子抑制 Th17 的功能。临床上,自身免疫病患者体内出现 Th17 功能亢进、Treg 数量或功能下降的现象。Treg 在母胎界面的免疫耐受维持中也扮演重要角色。孕程中母胎界面 Treg 在孕激素作用下发生扩增,在妊娠后期数量逐渐减少;相反在习惯性流产患者体内,Treg 数量相对于正常妊娠个体减少,是导致妊娠失败的可能机制。

Treg 有着较好的应用前景,诱导或增强 Treg 细胞功能在 1 型糖尿病、GVHD 的防治中具有应用前景,而抑制或清除 Treg 细胞则可能应用于防治肿瘤及严重的感染。

四、调节性 B 细胞

近年来的研究发现,缺乏 B 细胞和 CD19 敲除的小鼠在实验性自身免疫性脊髓炎模型中呈现更加严重的症状,提示 B 细胞群体在维持自身免疫平衡中的重要作用。人体内确认存在着一群和调节性 T 细胞功能相似、通过分泌细胞因子对免疫应答进行调节的 B 细胞亚群,称为调节性 B 细胞(regulatory B cell,Breg)。其特征性表型为 CD1d^{high}CD5$^+$CD19$^+$,主要通过分泌 IL-10 和 TGF-β 发挥调节作用,其中 IL-10 可以诱导 Th1 向 Th2 分化,TGF-β 可诱导 Treg 的形成。同时,也可抑制 DC 和巨噬细胞的活性。Breg 在多发性硬化、1 型糖尿病和系统性红斑狼疮的动物模型中展示出了显著的疗效;此外,Breg 在过敏反应的动物模型中显示明显的抑制作用,具有良好的应用前景。

五、树突状细胞的免疫调节

DC 按照功能状态可分为未成熟 DC(immature DC,imDC)和成熟 DC(mature DC,mDC),对免疫应答具有双向调节作用:大部分 DC 处于未成熟状态,具有很强的抗原摄取和加工能力,低水平表达共刺激分子和黏附分子。imDC 因缺乏活化 T 细胞的共刺激分子信号,可诱导 T 细胞失能或耐受,或诱导 T 细胞成为分泌 IL-10、具有调节作用的 T 细胞。imDC 经炎症因子刺激后转变为 mDC,其抗原摄取能力下降,抗原递呈能力、共刺激分子和细胞因子表达显著增强,可有效激活 T 细胞介导适应性免疫应答。

第三节　免　疫　耐　受

一、免疫耐受的概念和特点

生理状态下,免疫系统担负着识别抗原并产生免疫应答以清除病原体与肿瘤等重要的免疫防御功能,而对机体自身组织和细胞表达的自身抗原,却表现为"免疫不应答"(immunological unresponsiveness)。在一定条件下,机体免疫系统对接触到的特定抗原产生免疫低应答或免疫无应答的状态称为免疫耐受(immune tolerance)。诱导免疫耐受的抗原称为耐受原(tolerogen),同一抗原物质既可以是耐受原,也可以是免疫原,通常取决于抗原的理化性质、剂量、进入途径、机体遗传背景及生理状态等因素。针对自身抗原的免疫耐受是正常免疫系统的基本属性,一旦这种耐受被打破,机体将产生针对自身抗原的免疫应答,导致自身免疫病的发生。但是,如果机体对入侵的病原或肿瘤细胞产生免疫耐受,则会导致感染和肿瘤发生。因此,免疫应答和免疫耐受相辅相成,二者之间的平衡是维持机体免疫自稳(immunological homeostasis)发挥正常生理功能的关键。

免疫耐受有别于免疫抑制和免疫缺陷所导致的非特异性免疫无应答,具有以下特点。

1. **免疫耐受具有特异性和记忆性**　免疫耐受的特异性表现在仅针对特定抗原产生无应答,但对其他抗原仍保持正常免疫应答能力;免疫耐受的记忆性表现在针对同一耐受原,机体再次接触时,仍不发生免疫应答。

2. **免疫耐受具有可诱导性**　同一抗原物质在不同的条件(抗原的理化性质、进入机体的途径和剂量等)下,可以是免疫原,也可以是耐受原。无论是先天还是后天的免疫耐受都是抗原诱导的,先天免疫耐受发生于免疫系统成熟之前但是仍需要抗原的诱导,而后天免疫耐受的建立则依赖于病原感染或人工给予抗原诱导。

3. **免疫耐受具有转移性,但不能被遗传**　免疫耐受可通过转输已耐受的细胞进而转移给非耐受个体。但无论是先天免疫耐受还是后天免疫耐受都是接触特异性耐受原诱导后产生的,因此遗传因素并不影响免疫耐受的形成。

二、免疫耐受的分类

先天免疫耐受和后天免疫耐受：在免疫系统成熟前，天然或人工诱导机体接触抗原，出生后再次接触这种抗原时产生的免疫无应答状态，称为先天免疫耐受（natural tolerance）；而在免疫系统成熟后，通过改变抗原的性状、免疫途径或剂量而建立的免疫无应答状态称为后天免疫耐受或获得性免疫耐受（acquired tolerance）。

中枢免疫耐受和外周免疫耐受：中枢免疫耐受（central tolerance）是指 T 淋巴细胞和 B 淋巴细胞尚未发育成熟前在中枢免疫器官胸腺和骨髓内能识别自身抗原的细胞克隆被清除或处于无反应性状态而形成的自身耐受，如 T 细胞在胸腺发育过程中，通过阴性选择诱导自身抗原特异的 T 细胞凋亡，以清除自身反应性 T 细胞产生的免疫耐受。外周免疫耐受（peripheral tolerance）是淋巴细胞发育成熟后迁移到外周免疫器官后，遇到自身或外源性抗原后诱导建立的免疫耐受现象。

三、免疫耐受的形成机制

（一）先天免疫耐受既可天然形成也可人工诱导产生

1. 天然形成的免疫耐受　1945 年，Owen 首次报道了遗传背景不同的异卵双生小牛的胎盘血管相互融合，血液自由交通并未出现排斥现象；小牛出生后，相互之间进行皮肤移植也不发生排斥，但是若将其他小牛的皮肤移植给它们则发生排斥。这种现象说明在胚胎发育期，免疫系统接触同种异体抗原则可形成抗原特异的免疫耐受，出生后若再次接触此种抗原仍将发生免疫耐受现象。

2. 人工诱导的免疫耐受　20 世纪中叶，Medawar 和 Burnet 发现胚胎时期免疫系统尚未发育成熟，人工引入外源性抗原易诱导机体对抗原产生免疫耐受：他们将 CBA 品系的小鼠骨髓输入到不同品系小鼠的体内，成功建立了针对 CBA 来源同种异体抗原的获得性免疫耐受，Medawar 和 Burnet 于1960 年因此获得诺贝尔生理学或医学奖。人工诱导的免疫耐受理论对免疫学的发展起到了巨大的推动作用（图 13-6）。

（二）中枢免疫耐受

在胚胎发育期，处于发育阶段的 T、B 淋巴细胞遇见自身抗原之后便会遭遇阴性选择发生凋亡或程序性死亡从而被清除，即克隆清除。首先，胸腺中处于发育阶段的 CD4 和 CD8 双阳性 T 细胞在与胸腺皮质上皮细胞表面表达的 MHC Ⅰ 类或Ⅱ类分子结合，与 MHC 分子有适当亲和力的细胞被阳性选择，不能与 MHC 分子结合的细胞则发生凋亡。经历阳性选择的 CD4$^+$ 或 CD8$^+$ 单阳性 T 细胞，在皮髓质交界处及髓质区与 DC 表面的自身抗原肽 -MHC 分子复合物相遇，能与复合物高亲和力结合的细胞则发生凋亡而被清除，即胸腺的阴性选择。只有不能与自身抗原结合的成熟 T 细胞进入外周免疫系统，以保证其不会针对自身组织产生应答。在骨髓中，B 细胞发育到不成熟 B 细胞阶段，其细胞表面表达 mIgM-Igα/Igβ BCR 复合物，当其遇到与自身抗原呈高亲和力结合时，亦被克隆清除。若上述过程被打乱，可能会导致自身免疫性 T 细胞、B 细胞的逃逸，产生自身免疫病。因此，克隆清除在确保针对自身抗原免疫耐受的过程中非常关键。

（三）外周免疫耐受

中枢免疫耐受的克隆清除不可能完全消除自身反应性 T 细胞和 B 细胞，一些逃逸的自身反应性细胞一旦到达外周组织遇到相应抗原时，即有可能产生自身免疫甚至引起自身免疫病。因此，免疫系统在进化过程中产生了外周免疫耐受以确保自身耐受的维持。

1. 免疫豁免　人体内有一些生理屏障，能将自身反应性细胞与某些特殊组织隔离开来，这些特殊部位即为免疫隔离部位（如人体的脑、睾丸和眼球）。生理性屏障可能是产生免疫隔离的第一原因，它使得循环中的免疫细胞与隔离部位的细胞彼此互不交通，因此不能产生自身免疫应答。但是，一旦生理屏障被打破,这种免疫耐受也立即被破坏,例如临床上严重的眼球外伤可使得眼内的抗原成分进入外周循环被免疫系统所识别,活化自身反应性 T 细胞并会启动针对另一只眼的免疫攻击,产生交感性眼炎。因此一侧眼球严重外伤后,可能需要及时摘除以免伤及另一只眼。

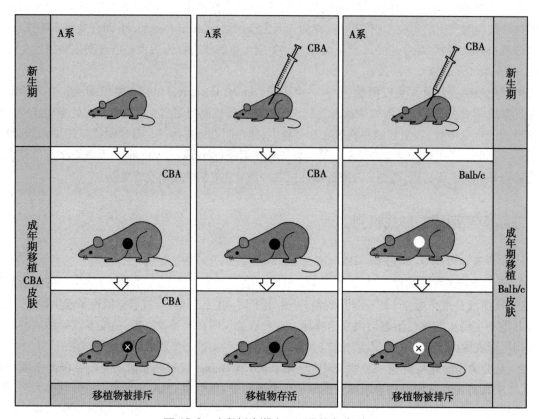

图 13-6　小鼠新生期人工诱导的免疫耐受

A 系小鼠新生期未接受 CBA 小鼠骨髓移植,成年后移植 CBA 小鼠的皮肤,发生排斥反应;A 系小鼠新生期接受 CBA 小鼠骨髓移植,成年后若移植 CBA 小鼠的皮肤,则移植物存活,若移植 Balb/c 小鼠的皮肤,则移植物被排斥。

2. 克隆清除　外周免疫耐受的克隆清除机制与中枢免疫耐受有所不同。存在于外周免疫器官中的成熟 T 细胞和 B 细胞与特异性自身抗原高亲和力结合,这种自身抗原浓度高时,可经 APC 递呈,但此类未经活化的 APC 表达的共刺激因子较少,无法提供第二信号,导致被自身抗原所激活的 T 细胞发生凋亡或活化诱导的细胞死亡(AICD),即被克隆清除(clonal deletion)。在这一过程中,Fas 和 FasL 扮演着重要角色。

3. 克隆忽视　在中枢耐受中逃逸出的自身反应性 T 细胞能够发育成熟并成功进入外周循环,但其可能永远没有机会遇到相应的抗原,这些自身反应性细胞可能由于长期缺乏抗原刺激逐渐衰老死亡;而逃脱了克隆清除的自身反应性 B 细胞也可能由于未能结合自身抗原或者未能得到特异性 T 细胞的辅助而不能被激活最终死亡,这种自身反应性细胞与特异性的自身抗原并存于体内而不产生有效地免疫激活的现象即为克隆忽视(clonal ignorance)。但是,如果用适量的自身抗原刺激这些被"忽视"的免疫细胞,仍可以诱导有效的免疫应答。

4. 克隆失能　外周耐受中,自身反应性 T 细胞虽能与 APC 递呈的抗原肽结合产生活化所需的第一信号,但是由于某些 APC 低表达或不表达 B7 或 CD40 等共刺激分子,无法提供 T 细胞活化所需的第二信号,最终导致 T 细胞无法活化,呈现克隆失能(clonal anergy)状态。CTLA-4 与其配体 B7 分子结合发挥的抑制效应也可诱导 T 细胞的失能。自身反应性 B 细胞失去 T 细胞的辅助也无法激活,导致细胞的凋亡或克隆清除。此外,自身反应性 B 细胞接触大量可溶性抗原时会下调自身表面的 IgM

而表现克隆无能状态。

5. **调节性 T 细胞** 胸腺在进化过程中不断经历自身抗原的刺激,产生发挥负性免疫调节作用的 CD4$^+$CD25$^+$Foxp3$^+$ T 细胞,进入外周后,通过细胞间直接接触或分泌免疫抑制 TGF-β、IL-10 的方式抑制自身反应性 T/B 淋巴细胞,维持外周耐受。因此,调节性 T 细胞在免疫耐受中具有重要作用。

四、免疫耐受建立的影响因素

免疫耐受的形成受机体、抗原以及接种途径等多种因素的影响。同一抗原物质在不同的条件下,可以是良好的免疫原,也可以是耐受原。

(一) 抗原因素

耐受原仅是一个功能性定义,有多种因素可影响某抗原使之成为良好免疫原或耐受原。

1. **抗原的理化性质** 一般来说分子量小的抗原免疫原性差,易诱导免疫耐受。例如多聚鞭毛素(分子量 104kDa)、单体鞭毛素(分子量 40kDa)及由单体鞭毛素提取的成分 A(分子量 18kDa),三者的免疫原性依次递减。颗粒性抗原易被吞噬细胞迅速摄取诱发免疫应答,而可溶性抗原较颗粒性抗原易诱发免疫耐受,多为耐受原。牛或人的丙种球蛋白呈大分子聚合状态时具免疫原性,若先经高速离心去除其中的聚体(aggregate),则所剩单体(monomer)分子无法刺激 B 细胞产生抗体而成为的耐受原。

2. **抗原的剂量** 诱导免疫耐受的抗原剂量随抗原种类、动物的种属、品系及年龄、参与效应细胞类型等的不同而有所差异,例如:致耐受所需抗原量随个体年龄的增长相应增大;与抗原的类型也有关,即强免疫原性抗原大量注入时能引起耐受,继续注入大量抗原使耐受性增强;TI 抗原高剂量才能诱导 B 细胞耐受,TD 抗原在高、低剂量均可诱导 B 细胞耐受。低剂量 TD 抗原可诱导 T 细胞耐受,高剂量诱导 T 细胞、B 细胞耐受。

Mitchison 在 1964 年首次发现低带耐受(low zone tolerance)、高带耐受(high zone tolerance)现象(图 13-7),即给予小鼠注射低剂量(10^{-8}mol/L)与高剂量(10^{-5}mol/L)牛血清白蛋白(BSA)后,均不能使动物产生特异性的抗体,只有注射中等剂量 BSA 才能引起良好的免疫应答,产生高水平抗体。抗原剂量过低,不足以激活淋巴细胞,引起低带耐受;而抗原剂量过高,易诱导应答的淋巴细胞凋亡,或诱导抑制性 T 细胞活化,从而抑制免疫应答,引起高带耐受。

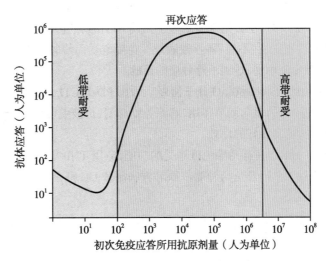

图 13-7 低带耐受和高带耐受现象

抗原剂量过低或者过高引起不应答状态,只有注射合适剂量的抗原才能启动免疫应答。

(二) 机体因素

1. **年龄因素(免疫系统的发育成熟程度)** 年龄与免疫耐受易感程度密切相关。胚胎期与新生期的免疫系统接触抗原(不论是天然或人工的)后,极易导致终生或长期的耐受性,这主要与免疫系统发育未成熟有关。成年机体一般不易诱导耐受,常需联合应用其他免疫抑制措施,以加速其诱导过程。

2. 种属因素　不同种属及品系的免疫耐受易感性具有差异。人类新生儿的免疫系统较小鼠发育得成熟,所以新生儿出生后接种疫苗不会出现免疫耐受。小鼠和大鼠即使出生后也可诱发免疫耐受。不同品系的动物诱导免疫耐受的难易程度随品系不同而异。

3. 免疫抑制剂的使用　单独使用抗原一般不易对成年机体诱导耐受,但与免疫抑制联合应用时,可抑制或阻断抗原刺激后免疫活性细胞的分化,易建立免疫耐受。常用的有效方法包括全身淋巴组织照射、应用抗淋巴细胞血清、环磷酰胺、环孢素、糖皮质类激素等免疫抑制药物。临床器官移植已证实免疫抑制联合应用可有效延长同种器官移植物存活,是防治移植物排斥、诱导移植耐受的有效方法。

(三) 抗原免疫途径及耐受原表位

一般来说,抗原经静脉注射最易诱导耐受,口服和腹腔注射次之,皮下及肌内注射最难诱导耐受。有些抗原经皮内注射能诱导免疫应答,但口服则发生耐受,原因是口服抗原经胃肠道消化后使抗原大分子降解而降低其免疫原性。口服抗原是肠道 CD4$^+$ T 细胞产生 IL-4 及 TGF-β,这些细胞因子可诱导抗原特异性 B 细胞产生 IgA,在黏膜局部发挥免疫效应,同时通过诱导 Treg 导致系统性免疫耐受,这种现象称为耐受分离(split tolerance)。此外,某些抗原表位在特定宿主更倾向于诱导免疫耐受,可能与诱导 Treg 细胞活化相关。这种能够诱导 Treg 细胞活化的抗原表位称为耐受原表位(tolerogenic epitope)。

五、免疫耐受与临床医学

免疫耐受与多种疾病的发生密切相关。机体免疫系统对病原体抗原和肿瘤抗原的病理性耐受阻碍了正常免疫防御和监视功能的有效发挥,导致慢性持续性感染和肿瘤的发生与发展,而免疫系统对自身抗原的不耐受是自身免疫病发生的根本原因。打破或建立免疫耐受的策略与方法在动物实验研究中显示出良好的效果,具有应用前景。

(一) 打破免疫耐受

肿瘤在某种程度上是一种病理性的免疫耐受,肿瘤细胞通过低表达 MHC 分子和共刺激分子、高表达 PD-1/PD-L1 等负调控分子、分泌免疫抑制分子及诱导 Treg 产生等策略有效逃逸免疫系统的监视,造成自身免疫系统对其不识别、不应答,导致病理性免疫耐受而使肿瘤无限制生长。因此,靶向这类分子或细胞有可能打破免疫耐受,达到治疗肿瘤的目的。

1. 免疫检查点(immune checkpoint)分子阻断　采用 PD-1、CTLA-4 等分子的封闭抗体阻断这些免疫检查点分子对免疫应答的负向调节作用,解除免疫抑制、打破免疫耐受。PD-1 抗体治疗已通过肿瘤免疫治疗的临床试验,具有良好的疗效。

2. 增强 DC 的功能　imDC 具有诱导免疫耐受的功能,应用 TNF 等刺激 DC 的成熟,或采用共刺激分子、细胞因子基因修饰 DC 以及负荷肿瘤抗原等方法制备 DC 疫苗,可有效激活 T 细胞抗肿瘤免疫应答。

3. 抑制调节性 T 细胞的功能　利用抗 CD25 或 CTLA-4 抗体,可以部分去除体内的 Treg,增强免疫应答及抗肿瘤免疫。

(二) 建立免疫耐受

通过改变抗原的性质、免疫途径、诱导调节 T 细胞的功能等策略,重新建立免疫耐受,是防治自身免疫病、器官移植排斥的理想方案。但由于对生理状态下免疫耐受机制,尤其是外周耐受建立和病理情况下免疫耐受丧失的机制尚缺乏透彻的理解,人工诱导免疫耐受很大程度上仍是实验性的尝试。

1. 口服或静脉注射抗原　口服抗原在肠道黏膜局部诱导特异性免疫应答,同时却可能抑制全身性应答,产生耐受分离现象。例如,注射髓鞘碱性蛋白(MBP)可诱导小鼠发生实验性变态反应性脑脊髓炎(EAE),如先给小鼠喂饲 MBP,小鼠肠道局部 CD4⁺ T 细胞产生 TGF-β 及 IL-4,能诱导抗原特异性 B 细胞产生 IgA,同时抑制 T 细胞应答。口服热休克蛋白 HSP65,能够诱导 Treg 细胞,并对类风湿关节炎有一定治疗效果。在器官移植前静脉注射供体来源血细胞或供体特异性输血(donor-specific transfusion,DST),一定程度上抑制受者随后对同种异型抗原的免疫应答,促进免疫耐受形成,延长移植器官的存活。

2. 使用可溶性抗原或自身抗原肽的拮抗肽 可溶性蛋白抗原不易被 APC 摄取,且不能有效诱导抗原受体交联,不但不导致淋巴细胞活化,反可引起耐受。此外,某些肽段能模拟表位肽与 MHC 分子形成复合物,并被 TCR 识别,但却不能有效启动 TCR 下游的信号转导和激活特异性 T 细胞。因此,在确定能诱导自身免疫病的自身抗原肽后,可从人工肽库中,筛选其拮抗肽,用于治疗相应的自身免疫病。该策略在类风湿关节炎动物模型上取得了良好的效果。

3. 阻断共刺激信号 除抗原受体介导的信号,T、B 细胞活化均需要共刺激信号。通过阻断共刺激信号成功诱导出对多种抗原的耐受,包括以 CTLA-4/Ig 融合蛋白阻断 CD28 与 CD80/CD86 间的相互作用,以抗 CD40L 抗体阻断 CD40-CD40L 分子间的相互作用等。

4. 过继输入调节性免疫细胞 通过体外扩增 Treg,然后再输入到受者体内,有助于自身免疫病的控制,有利于免疫耐受的建立。

本章小结

免疫应答的完成有赖于各种免疫细胞、免疫分子间的协调和合作。细胞、分子及基因水平的调节机制贯穿于固有免疫应答和适应性免疫应答的整个过程。在固有免疫应答中,可通过抑制性分子 SOCS-1、M2 型巨噬细胞等调节固有免疫;在适应性免疫应答中,抑制性分子(如 CTLA-4)及调节性细胞(如 Treg)可调节淋巴细胞的活化,调控 Th1/Th2、Treg/Th17 之间的平衡以维持免疫内环境的稳定。如果这些免疫调节功能失衡将可能导致相关疾病的产生。免疫耐受是淋巴细胞对某种特定抗原不应答的状态。对自身抗原的耐受是免疫系统维持机体稳定的重要功能,而对肿瘤和感染源的耐受则是导致这些疾病发生的重要机制。免疫耐受分为中枢和外周免疫耐受,而外周免疫耐受中涵盖克隆无能、免疫忽视等多种机制。利用耐受形成机制,打破免疫耐受或建立免疫耐受将为肿瘤和自身免疫疾病的治疗提供新的方法和策略。

(王全兴)

思考题

1. 试述 Th1/Th2 平衡在调节体内免疫应答中的意义。
2. 试述调节性 T 淋巴细胞在维持自身免疫平衡中的作用。
3. 举例说明,建立中枢和外周免疫耐受的机制有哪些?
4. 从免疫系统对肿瘤耐受的形成机制,阐述如何打破机体对肿瘤的免疫耐受为临床治疗治疗提供策略。

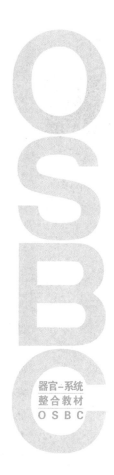

第三篇
免疫系统与疾病

第十四章
风湿性疾病总论

一、概述

风湿性疾病是一组累及骨与关节及其周围软组织（如肌肉、肌腱、滑膜、滑囊、韧带和软骨等）的慢性疾病，但可以累及人体全身各个组织和器官。风湿性疾病包含 100 余种疾病，病因多种多样，发病机制尚不明确，多数与自身免疫的异常反应密切相关。风湿性疾病既可以是某一局部脏器的病理损伤，也可以是全身性疾病，如果不及时得到诊治，这些疾病大多数都有致残甚至致死的风险，给社会和家庭带来沉重负担。随着社会发展、卫生水平提高和生活方式的改变，风湿性疾病的疾病谱也发生了显著变化，感染相关的风湿性疾病已明显减少，而骨关节炎、痛风性关节炎的发病率呈上升趋势。随着分子生物学、免疫学、遗传学和临床医学研究的深入，许多新的风湿性疾病不断被认识，再加上许多新的治疗药物不断涌现，风湿免疫病学的发展显示出更广阔的前景。

二、风湿性疾病的分类

风湿性疾病的病因和发病机制复杂多样，大部分疾病的确切病因尚未明确，至今尚无完善分类。目前临床较为常用的分类方法是沿用 1983 年美国风湿病协会（American Rheumatology Association, ARA）所制定的分类方法，根据其发病机制、病理和临床特点，将风湿性疾病分为 10 大类（表 14-1）。

表 14-1 风湿性疾病的分类

疾病分类	疾病名称
弥漫性结缔组织病	类风湿关节炎、系统性红斑狼疮、系统性硬化症、炎性肌病、抗磷脂综合征、系统性血管炎（大动脉炎、巨细胞动脉炎、结节性多动脉炎、抗中性粒细胞胞质抗体相关血管炎、贝赫切特病等）
脊柱关节炎	强直性脊柱炎、反应性关节炎、肠病性关节炎、银屑病关节炎、未分化脊柱关节炎等
退行性变	骨关节炎
遗传、代谢和内分泌疾病相关的风湿病	Marfan 综合征、先天性或获得性免疫缺陷病；痛风、假性痛风；肢端肥大症、甲状腺功能减退症、甲状旁腺功能亢进症相关关节病等
感染相关风湿病	反应性关节炎、风湿热等
肿瘤相关风湿病	原发性肿瘤（滑膜瘤、滑膜肉瘤等）；继发性肿瘤（多发性骨髓瘤、转移癌等）
神经血管疾病	神经性关节病、压迫性神经病变、反射性交感神经营养不良等
骨与软骨病变	骨质疏松、骨软化、肥大性骨关节病、弥漫性原发性骨肥厚、骨炎等
非关节性风湿病	关节周围病变（滑囊炎、肌腱病等）、椎间盘病变、特发性腰痛、其他疼痛综合征（如纤维肌痛综合征）等
其他有关节症状的疾病	周期性风湿病、间歇性关节积液、药物相关风湿综合征、慢性肝炎等

三、风湿性疾病的病史采集和体格检查

1. **病史采集**　风湿性疾病的诊断所需信息大多可从完整的病史采集中获得。一份完整的病史包括患者的一般情况(年龄、性别、职业等),主要症状,按时间顺序的诊治经过,既往史、个人史、月经婚育史、家族史等,以及全面的系统回顾。

发病的性别年龄方面,系统性红斑狼疮(SLE)多见于育龄女性,强直性脊柱炎多见于青年男性,骨关节炎多见于中老年患者。病程常与疾病生理相关,如退行性病变呈现缓慢、隐匿的病程;痛风等晶体性关节炎多起病急骤(24h 内达到高峰),但有自限性(多于 1 周左右缓解);反应性关节炎常在感染后数周内相继出现皮肤黏膜损害和关节炎;弥漫性结缔组织病则多呈现病情稳定与活动交替,缓解与复发加重的慢性病程。治疗方面,若患者对抗生素、非甾体抗炎药、糖皮质激素等药物有效,则可为诊断和治疗提供重要依据。个人史中,饮酒史可为痛风发作的重要诱因,吸烟史与类风湿关节炎(RA)的发病有一定相关性,冶游史需除外反应性关节炎;婚育史中,反复自然流产提示抗磷脂综合征的可能;血清阴性脊柱关节炎患者常有相关疾病的家族史等。

2. **症状**

(1)疼痛:关节、软组织疼痛是风湿性疾病最常见的症状之一。疼痛发作的时间、性质、部位、伴随症状和缓解方式常能提供诊断线索。例如,炎性腰背痛往往在下午或晚间加重,而机械性损伤的疼痛往往与动作体位相关;夜间发作的第一跖趾关节剧烈的针刺样、烧灼感的疼痛是痛风发作的表现;神经被压迫的疼痛常常有放射痛,而血管源性的疼痛则可呈搏动性。疼痛可以为局限性或全身性,全身性疼痛可见于风湿性多肌痛、纤维肌痛综合征等。疼痛的定位常需体格检查进一步判定。

(2)僵硬和肿胀:僵硬是指经过一段静止或休息后,患者试图再活动某一关节时感到不适,而且关节活动范围和程度均受限,常与关节痛、关节肿相伴随。骨关节炎表现为起始运动时出现的短暂的僵硬,而 RA 则更为持续的僵硬,尤其晨起时关节僵硬的时间超过 1h;风湿性多肌痛也可表现为明显的晨僵。关节肿胀往往意味着关节或关节周围软组织的炎症,患者的自觉症状常在体征出现之前发生,因此结合疼痛、僵硬症状,将有助于早期诊断。

(3)疲乏和肌无力:疲乏是风湿性疾病最常见、也是最容易被忽视的症状。尽管疲乏可以是功能性的,可见于非炎性的风湿性疾病,如纤维肌痛综合征;但在 SLE、RA 等患者中,疲乏可以成为病情活动的预警信号。患者常将疲乏主诉为"乏力",而真正的肌无力常常提示肌炎(肌病)或神经病变,肌无力的特点如局部或全身、是否对称、分布于近端或远端有助于疾病的鉴别诊断。疲乏 / 乏力、肌无力可伴随于疼痛、僵硬等症状出现。

(4)系统受累症状:风湿性疾病患者常见发热、体重下降、食欲减退等全身表现,也可有多系统受累的症状体征(表 14-2)。在病史采集时需要全面系统收集归纳。

表 14-2　风湿性疾病的系统受累表现

	弥漫性结缔组织病	脊柱关节炎
全身症状	发热、体重下降、食欲减退等	
皮肤	光过敏,脱发,皮疹,雷诺现象	银屑病,皮肤角化过度,指甲病变
眼	葡萄膜炎,巩膜炎,眼干燥症,视力下降	结膜炎
口腔	口腔溃疡,口干,龋齿	口腔溃疡
呼吸系统	干咳,胸痛,呼吸困难	胸廓活动受限
消化系统	吞咽困难,吸收不良综合征,腹痛,腹泻,肠梗阻	腹痛,腹泻
泌尿生殖系统	蛋白尿,血尿,肾功能不全	尿道炎,宫颈炎

续表

	弥漫性结缔组织病	脊柱关节炎
神经系统	头痛,偏瘫,抽搐	少见
血液系统	血栓栓塞,贫血,白细胞、血小板减少	少见

3. 体格检查

(1)关节查体:检查要点在于受累关节有无红、肿、压痛,有无关节畸形和活动障碍。关节肿的程度常以骨性标志为界判定轻重。受累关节(如指关节)为滑膜炎多呈梭形肿胀,常见于 RA;而远端指 / 趾关节及其周围软组织的弥漫性肿胀,伴有发红、发亮,称之为腊肠指 / 趾,多见于脊柱关节炎。

关节变形和活动范围受限,如手的掌指关节向尺侧偏斜,关节半脱位,"天鹅颈"和"纽扣花"样畸形等,均与软骨、骨质破坏和肌腱受累有关,常见于 RA。手关节的检查,可通过主动的握拳动作及双手合掌动作的完成情况来评估。正常腕关节被动的背伸和掌屈角度均分别为 60°~90°。肘关节伸直和屈曲的活动范围为 0°~145°。肩关节可以通过两臂上举,两手置于枕后,双手背后三个简单动作来检测其上举、外展、后伸、内旋、内收等功能。颞颌关节可以通过张口动作有无受限检查,但系统性硬化症患者可因面部及口周皮肤绷紧而张口受限。脊柱强直的检查包括立位的枕墙距、指地距,第 4 肋水平的胸廓最大活动度,脊椎前屈的 Schober 试验等。骶髂关节区压痛,可通过挤压两侧髂前上棘引发疼痛、"4"字试验阳性等证实,可提示骶髂关节炎;"4"字试验在髋关节病变时也为阳性。膝关节平卧位应能完全伸直,伸直 - 屈曲的活动范围为 0°~135°,浮髌试验阳性提示关节腔积液,骨擦音提示骨关节炎。踝关节正常活动范围为背屈 15°~ 跖屈 55°。应注意,关节查体时需避免动作过于用力,以免给患者带来损伤。

(2)关节外的其他系统查体:体格检查是对病史提供的信息的确证、补充和延伸,应做到系统全面而重点突出。患者的发育、营养状况,有无库欣貌、贫血貌,步态等往往在问诊前即可提供疾病初步印象。而颧部蝶形皮疹与 SLE,眶周淡紫红色的水肿性红斑(向阳疹)和 Gottron 征与皮肌炎,指端、颜面皮肤的绷紧变硬与硬皮病,银屑病样皮疹与银屑病关节炎,双下肢的可触性紫癜与过敏性紫癜,类风湿结节与 RA,耳郭的痛风石与痛风,"猖獗龋"(牙齿龋坏严重,成片脱落,残根发黑)与干燥综合征,以上特异性体征往往提示了疾病诊断,以及是否有严重合并症,并关系到后续治疗方案的制定和预后判断。

4. 关节病变的诊治思路

风湿性疾病的临床表现纷繁复杂,首先应建立对该类疾病的模式辨析(disease pattern recognition)概念,并在诊治过程中遵循关节表现和关节外表现两条主线。关节受累时应主要回答三个问题:有无炎症表现? 多少关节受累? 有什么特殊关节受累? 炎性关节病变的特点包括:关节红、肿、晨僵持续时间,血象、血沉、C 反应蛋白和关节滑液分析等辅助检查有助于进一步判断。关节受累的多少可分为单关节、寡关节(2~4 个关节)和多关节(≥5 个关节)受累,在此基础上再可分为对称、不对称受累,有无中轴关节受累,急性、慢性病程等不同类别。其中急性单关节炎多提示感染性关节炎、晶体性关节炎、创伤和反应性关节炎。慢性单关节炎可见于结核、真菌感染、晶体介导的慢性关节炎、脊柱关节炎,以及包括骨关节炎在内的非炎性关节病。慢性多关节炎 / 寡关节炎,如为对称性则多为 RA、SLE、成人斯蒂尔病等;如为非对称性,提示脊柱关节炎或晶体性关节炎。急性单关节炎应争取进行滑液分析,以排除感染、晶体性关节炎;慢性单关节炎(大于 8 周)则应考虑滑膜活检。不同疾病受累的关节和性质均有不同。

四、辅助检查

1. 常规检查

血、尿、便常规检查以及肝、肾功能的检查必不可少,如白细胞数量的变化、贫血、血小板减少、蛋白尿、镜下血尿都可能与风湿性疾病相关。血沉、C 反应蛋白、免疫球蛋白定量、补体检查对于诊断及病情活动性的判断都有帮助。RA、血管炎活动常常伴随炎症指标如血沉、C 反应蛋白升高;SLE 的病情活动常伴随补体 C3、C4 的下降。

2. 自身抗体　患者血清中出现自身抗体是风湿性疾病的主要特点,即体内产生了针对自身组织、器官、细胞及细胞成分的抗体。自身抗体的检测对风湿性疾病的诊断和鉴别有极大帮助。任何抗体检测均有其对应的敏感性和特异性,因此用于疾病诊断均有一定的假阳性和假阴性率,诊断不能单纯依据抗体结果,而应该结合临床表现综合分析。风湿性疾病的自身抗体包括以下几类。

(1)抗核抗体(anti-nuclear antibody,ANA):包括抗 ENA 抗体(anti-extractable nuclear antigen antibody,anti-ENA)、抗双链 DNA 抗体(anti-double strand DNA antibody,anti-dsDNA)和抗组蛋白抗体(anti-histone antibody,AHA)等,对风湿病的诊断尤为重要。抗 dsDNA 抗体可用于 SLE 疾病活动性的判断;抗 Sm 抗体是 SLE 标记性抗体;抗 SSA/SSB 抗体多见于原发性干燥综合征和 SLE 等。

(2)抗磷脂抗体(antiphospholipid antibody,APA):目前临床上常检测抗心磷脂抗体、狼疮抗凝物和抗 β2-GP1 抗体。本抗体常见于抗磷脂综合征,可原发或继发于 SLE 等系统性结缔组织病,也可继发于感染肿瘤等其他疾病。APA 阳性尤其是多种抗体阳性容易出现血栓、血小板减少和习惯性流产。

(3)抗中性粒细胞胞质抗体(antineutrophil cytoplasmic antibody,ANCA):靶抗原为中性粒细胞胞质的多种成分,其中丝氨酸蛋白酶 -3(proteinase3,PR3)、髓过氧化物酶(myeloperoxidase,MPO)与系统性血管炎中 ANCA 相关血管炎的诊断有关。

(4)RA 相关的自身抗体:类风湿因子(rheumatoid factor,RF)常见于 RA(阳性率 80%),亦可见干燥综合征、SLE、系统性硬化症等结缔组织病。在部分的感染性疾病、肿瘤、5% 的正常人群也可出现。抗角蛋白抗体谱的靶抗原为细胞基质中的聚角蛋白微丝蛋白,该组抗体对 RA 特异性较高,有助于早期诊断。临床上常检测的抗角蛋白类抗体包括:抗环瓜氨酸肽抗体(anti-cyclic citrullinated peptide antibody,anti-CCP)、抗核周因子抗体(anti-perinuclear factor autoantibody,APF)、抗角蛋白抗体(anti-keratin antibody,AKA)等,对 RA 的诊断具有较高的敏感性和特异性。

(5)自身免疫性肝病相关的自身抗体:可出现 ANA、抗平滑肌抗体(anti-smooth muscle antibody,anti-SMA)、抗线粒体抗体(anti-mitochondrial antibody,AMA)、抗肝细胞溶质抗原Ⅰ型抗体(anti-liver cytosol antibody type 1,anti-LC1)和抗可溶性肝抗原抗体(anti-soluble liver antigen antibody,anti-SLA)等。上述抗体对自身免疫性肝病的诊断具有一定的特异性,而在病毒性肝炎和药物性肝损伤等患者中多为阴性。常见的自身抗体及临床意义见表 14-3。

表 14-3　常见的自身抗体及临床意义

分类	抗体	临床意义
抗核抗体谱	抗核抗体	多种结缔组织病
	抗双链 DNA 抗体	用于监测 SLE 病情活动度药物治疗效果
	抗组蛋白抗体	可见于多种结缔组织病,无特异性,也常见于药物狼疮
	抗 Sm 抗体	SLE 诊断的标记性抗体
	抗 U1RNP 抗体	对结缔组织病的诊断具有一定意义,系统性硬化症阳性率 20%~40%
	抗 SSA 抗体	多见于原发性干燥综合征(阳性率 40%~95%)、系统性红斑狼疮(20%~60%)和类风湿关节炎
	抗 SSB 抗体	多见于原发性干燥综合征(阳性率 65%~85%),系统性红斑狼疮
	抗 rRNP 抗体	系统性红斑狼疮的特异性抗体(阳性率 10%~40%),阳性提示中枢神经系统受累
	抗 Scl-70 抗体	系统性硬化症的血清标记性抗体,对诊断有重要价值
	抗 Jo-1 抗体	炎性肌病的血清特异性抗体(阳性率 20%~30%),提示抗合成酶综合征
	抗着丝点抗体	常见于系统性硬化症亚型 CREST 综合征(阳性率 80%~98%),也可见于干燥综合征,自身免疫性肝病

续表

分类	抗体	临床意义
抗磷脂抗体	抗心磷脂抗体、狼疮抗凝物和抗 β2-GP1 抗体	多见于抗磷脂综合征,与血栓栓塞密切相关
抗中性粒细胞胞质抗体	胞质型	靶抗原为抗蛋白酶 3,多见于 ANCA 相关血管炎
	核周型	靶抗原为髓过氧化物酶等,多见于 ANCA 相关血管炎
类风湿关节炎相关的自身抗体	类风湿因子	类风湿关节炎(阳性率约为 80%),也可出现在干燥综合征,系统性红斑狼疮等结缔组织病,或病毒性肝炎等其他疾病,约 5% 健康中老年人中可呈阳性
	抗环瓜氨酸肽抗体	类风湿关节炎的早期即可出现,诊断特异性>80%
	抗角蛋白抗体	类风湿关节炎的早期特异抗体
	抗核周因子抗体	类风湿关节炎的早期特异抗体
自身免疫性肝病相关的自身抗体	抗平滑肌抗体	主要见于自身免疫性肝炎
	抗线粒体抗体	抗线粒体抗体 M2 亚型主要见于原发性胆汁性胆管炎
	抗肝细胞溶质抗原 I 型抗体	自身免疫性肝炎的特异性抗体
	抗可溶性肝抗原抗体	自身免疫性肝炎的特异性抗体

3. **人类白细胞抗原**(human leukocyte antigen,HLA)　HLA-B27 在血清阴性脊柱关节炎中的阳性率超过 80%,常出现于强直性脊柱炎,也可见于反应性关节炎、银屑病关节炎等;在正常人群阳性率约为 5%。HLA-B5 与贝赫切特病有关。HLA-DR2、DR3 与 SLE 有关。HLA-DR3、B8 与原发性干燥综合征有关。HLA-DR4 与 RA 有关。

4. **关节液检查**　可通过关节腔穿刺获取关节液,关节液的白细胞计数有助于鉴别炎症性、非炎症性和感染性关节炎。非炎症性关节炎白细胞计数往往在 $2 \times 10^9/L$ 以下;当白细胞超过 $3 \times 10^9/L$ 以上,中性粒细胞达 50% 以上,提示炎症性关节炎;感染性关节液不仅外观呈脓性且白细胞数更高。此外,在关节液中找到尿酸盐结晶或细菌涂片/培养阳性分别有助于痛风性关节炎和感染性关节炎的诊断。

5. **病理**　肾组织活检对于狼疮肾炎的诊断和病理分型,肌活检对于多发性肌炎/皮肌炎的诊断,唇腺组织活检的灶性淋巴细胞浸润对于干燥综合征的诊断,关节滑膜活检病理对不同病因所致的关节炎的鉴别均有重要的意义。病理结果必须结合临床表现才能帮助疾病诊断。如临床考虑巨细胞(颞)动脉炎,该病变多呈节段性、跳跃性分布,病理活检可能因未取到病变组织而呈阴性结果,因此病理阴性不能除外诊断。解决办法是取材足够、连续切片,积极治疗,必要时重复活检。再如肾活检病理呈节段性坏死性肾小球肾炎伴细胞新月体形成,可见于肉芽肿性多血管炎、显微镜下多血管炎、SLE、Goodpasture 综合征、特发性急进性肾小球肾炎、亚急性细菌性心内膜炎等多种疾病。因此,病理结果需要结合临床症状、特异性自身抗体(ANA、ANCA、抗基底膜抗体等)进行疾病的鉴别。

6. **影像学检查**　影像学是重要的辅助检查手段,一方面有助于关节、脊柱受累疾病的诊断、鉴别诊断、疾病分期、药物疗效的判断等;另一方面可用于评估肌肉、骨骼系统以外的脏器受累。X 线是骨和关节检查最常用的影像学技术,有助于诊断、鉴别诊断和随访。可发现软组织肿胀及钙化、骨质疏松、关节间隙狭窄、关节侵蚀脱位、软骨下囊性变等。关节 CT 比 X 线敏感性更高,用于检测骶髂关节、股骨头、胸锁关节、椎间盘等。双能 CT 有助于检出痛风性关节炎关节腔内的尿酸盐结晶。MRI 对骨、软骨及其周围组织包括肌肉、韧带、肌腱、滑膜有成像优势,因此对软组织和关节软骨损伤、骨髓水肿、缺血性骨坏死、早期微小骨破坏和肌肉炎症等是敏感且可靠的检查手段。此外,近十余年来关节超声在关节检查中日益发挥重要作用,可以早期发现关节滑膜及软骨的损伤,还能监测病情变化。

影像学对于其他受累脏器的评估也非常重要。如胸部高分辨率 CT 用于肺间质病变的诊断;头颅

CT、MRI 用于 SLE 中枢神经受累评估；血管超声、CT 血管造影（CT angiography，CTA）、磁共振血管造影（magnetic resonance angiography，MRA）、血管造影（digital subtraction angiography，DSA）和正电子发射断层显像（positron emission tomography，PET）检查有助于血管炎的评估等。

五、治疗手段

风湿性疾病的种类繁多，多为慢性疾病，明确诊断后应尽早开始治疗，治疗目的是缓解临床症状，保护脏器功能，减少合并症的出现，提高生活质量，改善预后。治疗手段包括一般治疗（教育、生活方式、物理治疗、锻炼、对症等），药物治疗和手术治疗（矫形、滑膜切除、关节置换等）。抗风湿药物主要包括非甾体抗炎药（non-steroidal anti-inflammatory drugs，NSAIDs）、糖皮质激素、免疫抑制剂及生物制剂。

1. **非甾体抗炎药** 可抑制环氧合酶（cyclooxygenase，COX），从而抑制花生四烯酸转化为炎症介质前列腺素，起到抗炎、解热、镇痛的作用。该药应用广泛，起效快，镇痛效果好，但一般不能控制原发病的病情进展。COX 有两种同工酶，即 COX-1 和 COX-2。生理情况下，COX-1 主要表达于胃黏膜，可维持胃血流量及胃黏膜的正常分泌，保护胃黏膜不受损害。一旦 COX-1 被 NSAIDs 抑制，就可出现胃肠道不良反应。COX-2 主要出现在炎症部位，抑制 COX-1 出现胃肠道不良反应，抑制 COX-2 达到抗炎镇痛的目的。

传统的 NSAIDs 包括布洛芬、双氯芬酸、萘普生等，能非选择性抑制 COX-1 和 COX-2，副作用主要为胃肠道反应，严重者可出现消化性溃疡。选择性 COX-2 抑制剂包括塞来昔布、依托考昔等，能选择性抑制 COX-2，胃肠道反应较少，但需警惕潜在增加心血管事件的风险。

2. **糖皮质激素** 该类药物具有强大的抗炎和免疫抑制作用，因而被广泛用于治疗风湿性疾病。糖皮质激素制剂众多，根据半衰期可分为短效糖皮质激素，包括可的松、氢化可的松；中效糖皮质激素，包括泼尼松、泼尼松龙、甲泼尼龙、曲安西龙等；长效糖皮质激素，包括地塞米松、倍他米松等。其中氢化可的松、泼尼松龙和甲泼尼龙为 11 位羟基化合物，可不经过肝脏转化直接发挥生理效应，因此肝功能不全患者优先选择此类激素。长期激素使用会引起一系列激素相关的不良反应，包括：内分泌及代谢异常，如库欣综合征、高脂血症、类固醇性糖尿病、电解质紊乱等；心血管系统受累如高血压、加速动脉粥样硬化；消化系统受累如消化性溃疡，严重可至消化道出血；神经精神异常，如失眠、行为、认知和情绪改变；皮肤、骨骼、肌肉病变如皮肤紫纹、面部毳毛增多、伤口不易愈合、骨质疏松和骨坏死、类固醇性肌病；眼病如青光眼和白内障；长期激素使用可能导致合并感染，尤其是机会性感染的风险增加。故临床应用激素时要权衡其疗效和副作用，严格掌握适应证和剂量，并注意监测上述不良反应。

3. **免疫抑制剂** 目前治疗风湿免疫病常用的免疫抑制剂包括环磷酰胺、钙调磷酸酶抑制剂、吗替麦考酚酯等具有较强免疫抑制作用的药物；以及改善病情的抗风湿药如硫唑嘌呤、甲氨蝶呤、来氟米特、柳氮磺吡啶、羟氯喹等；植物类抗风湿药如雷公藤多苷，也具有一定的免疫抑制作用。临床需要依据不同的疾病分类及受累脏器选择不同的免疫抑制类药物。常用的免疫抑制剂的主要作用机制和常见不良反应见表 14-4。

表 14-4　免疫抑制剂的主要作用机制和常见不良反应

药名	主要作用机制	常见不良反应
环磷酰胺	交联 DNA 和蛋白质，使细胞生长受阻	骨髓抑制，肝损害，胃肠道反应，出血性膀胱炎，性腺抑制
吗替麦考酚酯	其活性代谢物通过抑制次黄嘌呤单核苷酸脱氢酶抑制鸟嘌呤核苷酸，使活化淋巴细胞的合成和生长受阻	偶见白细胞下降，肝损害

续表

药名	主要作用机制	常见不良反应
硫唑嘌呤	干扰腺嘌呤、鸟嘌呤核苷酸的合成,使活化淋巴细胞的合成和生长受阻	骨髓抑制,肝损害,胃肠道反应
甲氨蝶呤	通过抑制二氢叶酸还原酶抑制嘌呤、嘧啶核苷酸的合成,使活化淋巴细胞的合成和生长受阻	肝损害,胃肠道反应,肺间质病变
来氟米特	其活性代谢物通过抑制二氢乳清酸脱氢酶抑制嘧啶核苷酸的合成,使活化淋巴细胞的合成和生长受阻	肝损害,胃肠道反应,骨髓抑制,高血压
柳氮磺吡啶	在肠道分解为 5-氨基水杨酸和磺胺吡啶,前者可抑制前列腺素的合成,并清除吞噬细胞释放的致炎性氧离子	肝损害,过敏反应,胃肠道反应
抗疟药	通过改变细胞溶酶体的 pH,减弱巨噬细胞的抗原呈递功能和 IL-1 的分泌,也可减少淋巴细胞活化	视网膜病变,皮疹,心律失常
环孢素	通过抑制 IL-2 合成和释放,抑制和改变 T 细胞的分化和效应	高血压、肝损害、肾损害、多毛
雷公藤多苷	抑制淋巴细胞增殖,减少免疫球蛋白合成	胃肠道反应,性腺抑制,肝肾功损害

4. **生物制剂** 通过基因工程制造的单克隆抗体或细胞因子受体融合蛋白等称为生物制剂,是近二十多年来风湿免疫领域最大的进展之一,目前应用于 RA、脊柱关节炎和 SLE 等治疗。这类药物是靶向阻断疾病发病中的某个重要环节而发挥作用。迄今已有十数种生物制剂获批用于风湿性疾病的治疗,并有大量的生物靶向药物处于转化研究和临床试验阶段。

以肿瘤坏死因子 α(tumor necrosis factor-α,TNF-α)为靶点的生物制剂率先在 RA、脊柱关节炎治疗中获得成功。这类生物制剂可迅速改善病情,阻止关节破坏,改善关节功能。此外 IL-1、IL-6 受体拮抗剂已获批用于治疗 RA,IL-17 拮抗剂和 IL-12/23 拮抗剂获批用于银屑病关节炎。此外,近年来出现了一类合成的小分子靶向药物,如 JAK 抑制剂,也获批用于 RA 的治疗中。

抗 B 细胞活化因子(B cell-activating factor,BAFF)单克隆抗体成为首个批准用于治疗 SLE 的生物制剂,适用于在常规治疗基础上仍有高疾病活动(如抗 dsDNA 抗体阳性,低补体,SLEDAI2000 评分 ≥8 分)的 SLE 患者。抗 CD20 单克隆抗体最早应用于非霍奇金淋巴瘤的治疗,也有用于难治性 SLE、抗体阳性 RA、溶血性贫血、免疫相关血小板减少性紫癜及难治性血管炎等成功的案例报道。此外,抗 CD19、抗 CD22 单抗等在风湿性疾病的治疗中处于临床试验研究阶段。

生物制剂发展迅速,已成为抗风湿性疾病药物的重要组成部分。其主要不良反应是感染、过敏反应等。此外,其价格昂贵,远期疗效和不良反应还有待评估。临床使用时应严格把握适应证,注意筛查感染,尤其是乙型肝炎和结核,以免出现严重不良反应。

5. **辅助治疗** 静脉输注免疫球蛋白对于难治性 SLE、干燥综合征、炎性肌病等结缔组织病可有一定的临床疗效。血浆置换可清除外周血中的自身抗体和免疫复合物,缓解病情并争取治疗时间,对于风湿性疾病所致的肺泡出血、急进性肾功能不全等重症患者可有一定的疗效。此外,血浆免疫吸附、间充质干细胞等治疗方法,对风湿性疾病疗效有待验证。

(张 烜)

思考题

1. 风湿性疾病的分类包括哪些?

2. 风湿性疾病中常见的自身抗体包括哪几类?它们的临床意义分别是什么?

3. 关节病变的诊断和鉴别诊断思路是什么?

第十五章
系统性红斑狼疮

系统性红斑狼疮(systemic lupus erythematosus,SLE)是一种以致病性自身抗体和免疫复合物形成,并介导多个器官和组织损伤的自身免疫病,临床上常存在多系统受累表现,病情的异质性较大,血清中存在多种自身抗体。SLE 好发于 20~40 岁的育龄女性,患病率因地区和人群而异,全球平均患病率为(12~39)/10 万,北欧大约为 40/10 万,黑种人患病率约为 100/10 万。我国患病率为(30.13~70.41)/10 万。及时诊断,快速诱导缓解以及制定个体化的维持治疗方案是本病诊治的关键。通过早期诊断和综合性治疗,本病的预后已较前明显改善。

一、病因与发病机制

系统性红斑狼疮的病因及发病机制复杂,尚未完全阐明,可能与以下因素有关。

1. 病因

(1)遗传因素:流行病学及家系调查资料表明,SLE 患者第 1 代亲属中罹患 SLE 概率增加 8 倍,单卵双胞胎罹患 SLE 概率 5~10 倍于异卵双胞胎。临床上 SLE 患者的家族中也常有患其他结缔组织病的亲属。易感基因方面,多年研究已证明 SLE 是多基因相关疾病。罕见单基因缺陷导致 SLE 发病的风险比增加,其中包括补体早期成分的纯合缺失和 X 染色体上 TREX1 的突变。SLE 的发病是很多易感基因异常的叠加效应。然而,现已发现的 SLE 相关基因也只能解释约 15% 的遗传易感性。

(2)环境因素:①阳光:紫外线使皮肤上皮细胞出现凋亡,新抗原暴露而成为自身抗原。②药物、化学试剂:吸烟、长期的职业性硅暴露会增加 SLE 的患病风险,一些药物可以使得 DNA 甲基化程度降低,从而诱发药物相关的狼疮;③微生物病原体:病原体诱导免疫应答过程中,能够识别自身抗原,导致免疫异常活化并产生自身抗体。

(3)雌激素:流行病学调查显示 SLE 女性患者明显高于男性,在更年期前阶段为 9:1。服用含有雌激素的口服避孕药或接受雌激素替代治疗的女性患 SLE 风险增加 1.2~2 倍。

2. 发病机制

SLE 发病机制复杂,尚未完全阐明。目前认为主要是外来抗原(如病原体、药物等)引起人体 B 细胞活化。易感者因免疫耐受性减弱,B 细胞通过交叉反应模拟外来抗原的自身抗原相结合,并将抗原呈递给 T 细胞,使之活化,在 T 细胞活化刺激下,B 细胞得以产生大量不同类型的自身抗体,造成组织损伤。

(1)致病性自身抗体:①IgG 型为主的抗核抗体,与自身抗原有很高的亲和力,如抗 DNA 抗体可与肾组织直接结合导致肾小球损伤;②抗血小板抗体及抗红细胞抗体导致血小板和红细胞破坏,临床出现血小板减少和溶血性贫血;③抗 SSA 抗体经胎盘进入胎儿心脏引起新生儿心脏传导延迟;④抗磷脂抗体引起抗磷脂综合征;⑤抗核糖体 P 蛋白抗体与神经精神狼疮相关;⑥抗 U1 核糖核蛋白抗体与雷诺现象和肺动脉高压相关。

(2)致病性免疫复合物:免疫复合物是自身抗体和相应自身抗原结合而成,能够在组织沉积导致组织损伤。本病免疫复合物形成的原因包括:免疫复合形成过多、大小不当不能被吞噬或者排出;以及机体清除免疫复合物的机制异常。

（3）T细胞、B细胞和NK细胞功能失调：SLE患者的调节性T细胞和NK细胞功能失调，不能抑制CD4$^+$T细胞的活化并释放炎性因子，因此在CD4$^+$T细胞的刺激下，B细胞持续活化并产生大量自身抗体。炎症因子和抗体介导自身免疫的异常活化和组织器官的炎症与损伤。

二、临床表现

SLE患者临床表现复杂多样，病情迁延反复，发病时SLE可累及一个或多个器官系统，随着病情进展，会出现越来越多的临床表现。

1. 全身症状　可出现发热和乏力等全身症状，多出现在活动期。各种热型均可出现，以低热和中等度热最为常见。可有疲倦、乏力、食欲下降、体重下降等。

2. 皮肤黏膜表现　大多数SLE患者在病程中会出现皮疹，蝶形红斑和盘状红斑是SLE特征性皮疹。蝶形红斑为累及面颊和鼻部的红斑样皮疹，一般不累及鼻唇沟，可有少许脱屑。盘状红斑近似环状、边缘稍凸起，有带鳞屑及色素沉着的边缘，中间色素脱失、萎缩。其他皮肤损害还包括手足掌面和甲周红斑、冻疮样皮疹、脂膜炎、网状青斑以及光过敏、脱发、雷诺现象等。皮疹可轻可重，加重常伴有全身疾病活动。SLE患者可出现口鼻溃疡，表现为口腔和鼻黏膜处小的痛性溃疡，常提示疾病活动。

3. 关节肌肉表现　关节痛是常见的症状之一，出现在指、腕、膝关节。常出现对称性多关节疼痛、肿胀。10%的SLE患者因关节周围的肌腱受损出现关节病，称为夏科关节，其特点为非侵蚀性关节半脱位，可以维持正常关节功能，关节X线片多无关节骨破坏。此外，SLE患者，尤其是在全身应用糖皮质激素的患者中，缺血性骨坏死的患病率明显升高。可出现肌痛和肌无力，5%~10%出现肌炎。

4. 肾脏表现　肾脏是SLE主要的受累器官，SLE出现肾脏损害又称狼疮肾炎（lupus nephritis，LN），表现为蛋白尿、血尿、管型尿，乃至肾功能衰竭。LN主要是根据组织病理学进行分类的，LN的病理分型对于评价预后和指导治疗有积极的意义。SLE患者有平滑肌受累者可出现输尿管扩张和肾盂积水，该临床表现可能与抗SSA抗体有一定的相关性。

5. 神经系统表现　SLE患者有多种中枢神经系统和外周神经系统表现。神经系统受累是部分患者发病和死亡的主要原因。诊断应首先除外感染、药物和代谢性疾病等继发因素。最常见的弥漫性中枢神经系统受累称为神经精神狼疮（neuropsychiatric SLE，NP-SLE）。引起NP-SLE的病理基础复杂，包括脑局部血管炎、血栓性微血管病、合并抗磷脂综合征、来自Libman-Sack心瓣膜赘生物脱落的小栓子、或针对神经元和胶质细胞的自身抗体。临床表现为认知障碍、运动障碍、情绪障碍、头痛、癫痫发作、精神症状、脑血管病变、无菌性脑膜炎、脱髓鞘综合征等。外周神经系统受累可表现为吉兰-巴雷综合征、自主神经病、单神经病、重症肌无力、脑神经病变、神经丛病及多发性神经病等。

6. 血液系统表现　三系均可受累，表现为贫血、白细胞减少、血小板减少。贫血的原因可以是慢性病贫血、自身免疫性溶血或肾性贫血，其中以慢性病贫血最为常见。血小板减少与血清中存在抗血小板抗体，抗促血小板生长因子受体抗体，抗磷脂抗体以及骨髓巨核细胞成熟障碍有关。部分患者可出现无痛性淋巴结肿大及脾大。

7. 肺脏与胸膜表现　SLE患者可以累及胸膜、肺实质、肺间质及肺血管，表现为胸腔积液、肺炎、肺间质病变、肺动脉高压等。肺动脉高压可表现为喘憋、活动耐量下降，右心漂浮导管试验是诊断金标准。重度肺动脉高压者可能会发生心源性猝死，危及生命。弥漫性肺泡出血常有咯血、呼吸困难、低氧血症等表现，病情凶险，死亡率高。肺泡灌洗液或肺活检标本的肺泡腔中发现大量充满含铁血黄素的巨噬细胞，或者肺泡灌洗液呈血性对于诊断具有重要意义。还可出现肺萎缩综合征，表现为肺容积减少、膈肌上抬、盘状肺不张和呼吸肌功能障碍。

8. 心血管系统表现　心包、心肌、心脏传导系统、瓣膜及冠状动脉等均可受累，表现为心包积液、心肌炎、心律失常、心瓣膜病和心肌梗死。SLE 累及瓣膜的疣状心内膜炎又叫 Libman-Sack 心内膜炎，与感染性心内膜炎不同，其常见于二尖瓣后叶的心室侧，并不引起心脏杂音。通常疣状心内膜炎不引起临床症状，但有时可合并感染性心内膜炎。SLE 患者心肌梗死往往是由于早发和加速动脉粥样硬化所致，而加速动脉粥样硬化的原因可能是动脉免疫损伤、慢性炎症和慢性氧化性损伤。此外，抗磷脂抗体相关的动脉血栓也是心肌梗死的重要原因。

9. **胃肠道表现**　SLE 患者胃肠道任何部分均可受累，表现为恶心、呕吐、腹痛、腹泻、便秘等症状；也可以引起肠系膜血管炎，出现急腹症类似表现，可能发生如穿孔、缺血、出血、败血症等严重并发症。SLE 患者可出现假性肠梗阻，与内脏平滑肌或肠道神经系统功能异常导致的肠道运动能力下降有关。SLE 还可以影响肝脏和胰腺，出现肝酶异常及急性胰腺炎。在少数情况下，有些患者会出现肝脏弥漫性结节，最终导致门静脉高压。此外，SLE 累及肠道还可以出现蛋白丢失性肠病，表现为腹泻、严重凹陷性水肿和低蛋白血症等。

10. **眼部表现**　包括结膜炎、葡萄膜炎、眼底改变和视神经病变等，多为急性起病，重者可在数日内致盲，早期治疗，多数可逆转。还可以因继发干燥综合征，出现眼干症状。偶有眶周软组织改变，可能为脂膜炎所致。

11. **继发性抗磷脂综合征（antiphospholipid syndrome，APS）和干燥综合征**　SLE 患者血清可以出现抗磷脂抗体，但不一定是 APS，APS 出现在 SLE 为继发性 APS。继发性 APS 可以出现在 SLE 中的活动期，临床表现为脉管血栓形成，习惯性自发性流产，血小板减少，血栓性微血管并导致的多脏器损伤，如狼疮脑病、肺动脉高压、狼疮肾炎等。继发性干燥综合征出现在约 30% 的 SLE 患者中，有唾液腺和泪腺功能不全。

三、辅助检查

1. **常规检查**　血常规中出现一系或多系减少，SLE 引起的白细胞下降多以淋巴细胞为主；尿蛋白、红细胞、白细胞以及管型尿都是临床肾脏损害的指标；炎性指标中红细胞沉降率，C 反应蛋白大多在疾病活动期增高，免疫球蛋白可有一定程度的增高，而补体可有下降；NP-SLE 的脑脊液并无特征性表现，可出现脑脊液压力升高、白细胞轻度增加以及蛋白增多等。

2. **免疫学检查**　患者血清中可检测出多种自身抗体，有些抗体是 SLE 诊断标记性抗体，有些抗体与 SLE 疾病活动相关。因此自身抗体的检测在 SLE 诊断中具有重要的意义，见表 15-1。

表 15-1　SLE 的自身抗体及其临床意义

抗体	阳性率	靶抗原	临床意义
抗核抗体	98%	多种细胞核成分	SLE 筛查项目，多次阴性可除外 SLE
抗 dsDNA 抗体	70%	双链 DNA	高滴度抗 dsDNA 抗体为 SLE 标记性抗体 与 SLE 活动度相关
抗 Sm 抗体	25%	6 种核 u/RNA 蛋白复合物成分	SLE 标记性抗体
抗 Rib-P 抗体	20%	核糖体大亚基 P 蛋白	与神经精神狼疮相关
抗 RNP 抗体	40%	U1RNA 蛋白复合物	SLE 非特异性抗体，与雷诺现象和肺动脉高压相关
抗 SSA 抗体	30%	RNA 蛋白复合物	SLE 非特异性抗体，与光过敏、血管炎、平滑肌受累、新生儿狼疮伴先天性心脏房室传导阻滞相关
抗 SSB 抗体	10%	RNA 蛋白复合物	常与抗 SSA 抗体同时出现
抗组蛋白抗体	70%	DNA 相关组蛋白	可见于药物性狼疮

续表

抗体	阳性率	靶抗原	临床意义
抗磷脂抗体	50%	磷脂,β2糖蛋白1,辅因子,凝血酶原	与血栓、流产、血小板减少相关
抗红细胞抗体	60%	红细胞膜	与溶血相关
抗血小板抗体	30%	血小板表面抗原	与血小板减少相关
抗神经元抗体	20%	神经元表面蛋白	与神经精神狼疮相关

(1)抗核抗体谱:出现在 SLE 的抗核抗体如下述。

1)ANA:在 99% 的 SLE 患者中呈阳性,部分正常人中亦可见阳性,故单纯 ANA 阳性不能诊断 SLE。另外,其效价与疾病活动度多不相关。

2)抗 dsDNA 抗体:具有诊断特异性,多出现在 SLE 活动期,其效价随病情缓解而下降,稳定期的患者如抗 dsDNA 抗体滴度动态增高,提示复发风险较高。

3)抗 ENA 抗体谱:是一组临床意义不同的抗体:①抗 Sm 抗体:为 SLE 标记性抗体,阳性率 20%~30%,与病情活动性无关,有助于早期及不典型患者的诊断或回顾性诊断;②抗 RNP 抗体:对 SLE 诊断特异性不高,高滴度阳性见于混合性结缔组织病,与 SLE 的雷诺现象及肺动脉高压相关;③抗 SSA 抗体:与光过敏、血管炎、平滑肌受累、新生儿狼疮等相关;④抗 SSB 抗体:与抗 SSA 抗体同时出现,与继发性干燥综合征相关;⑤抗 Rib-P 抗体:与 NP-SLE 相关。

(2)抗磷脂抗体谱:包括抗心磷脂抗体、狼疮抗凝物、抗 β2 糖蛋白 1(β2GP1)抗体、梅毒血清试验假阳性等针对自身不同磷脂成分的自身抗体。结合其特异的临床表现可诊断是否合并有继发性抗磷脂综合征。

(3)其他抗体:抗红细胞抗体、抗血小板抗体、抗神经元抗体与相应症状相关。

3. **病理学检查**　国际肾脏病学会 / 肾脏病理学会将 LN 分为以下病理类型:Ⅰ型轻微系膜性 LN、Ⅱ型系膜增殖性 LN、Ⅲ型局灶增殖性 LN、Ⅳ型弥漫增殖性 LN、Ⅴ型膜性 LN、Ⅵ型硬化性 LN。见表 15-2。

表 15-2　狼疮肾炎病理分型

病理分型	病理表现
Ⅰ型	系膜轻微病变性狼疮肾炎,光镜下正常,免疫荧光可见系膜区免疫复合物沉积
Ⅱ型	系膜增生性狼疮肾炎,系膜细胞增生伴系膜区免疫复合物沉积
Ⅲ型	局灶性狼疮肾炎(累及<50% 肾小球)。A,活动性病变;A/C,活动伴慢性病变;C,慢性病变
Ⅳ型	弥漫性狼疮肾炎(累及≥50% 肾小球)。S,节段性病变(累及<50% 肾小球毛细血管祥);G,球性病变(累及≥50% 肾小球毛细血管祥)
Ⅴ型	膜性狼疮肾炎,可合并Ⅲ型或Ⅳ型,也可伴有终末期硬化性狼疮肾炎
Ⅵ型	终末期硬化性狼疮肾炎,≥90% 肾小球呈球性硬化

4. **影像学检查**　有助于早期发现器官系统损害。如神经系统磁共振及 CT 有助于发现和治疗评估颅内病灶;心脏超声及磁共振,有助于心包积液、心瓣膜病变、肺动脉高压、心肌病变等病变的早期诊断。

四、诊断与鉴别诊断

目前普遍采用美国风湿病学会 1997 年推荐的 SLE 分类标准。该分类标准的 11 项中,符合 4 项或 4 项以上者,在除外感染、肿瘤和其他结缔组织病后,可诊断 SLE。其敏感性和特异性分别为 95%

和 85%。2009 年和 2019 年 SLE 分类标准均进行了更新修订,新标准在临床应用日趋广泛。

1. **SLE 分类标准** 目前普遍采用美国风湿病学会 1997 年修订的 SLE 分类标准,其中的 11 项中符合 4 项或 4 项以上者可以诊断 SLE,见表 15-3。

表 15-3 SLE 分类标准(美国风湿病学会 1997 年推荐)

标准	定义
1. 颊部红斑	固定红斑,扁平或隆起,在两颧突出部位
2. 盘状红斑	片状隆起于皮肤的红斑,黏附有角质脱屑和毛囊栓;陈旧病变可发生萎缩性瘢痕
3. 光过敏	对日光有明显反应,引起皮疹,从病史中得知或医生观察到
4. 口腔溃疡	经医生观察到的口腔或鼻咽部溃疡
5. 关节炎	非侵蚀性关节炎,累及 2 个或更多的外周关节,有压痛、肿胀或积液
6. 浆膜炎	胸膜炎或心包炎
7. 肾脏病变	尿蛋白>0.5g/24h 或 +++,或管型(红细胞、血红蛋白、颗粒或混合管型)
8. 神经病变	癫痫发作或精神病,除外药物或已知的代谢紊乱
9. 血液学疾病	溶血性贫血,或白细胞减少,或淋巴细胞减少,或血小板减少
10. 免疫学异常	抗 dsDNA 抗体阳性,或抗 Sm 抗体阳性,或抗磷脂抗体阳性(抗心磷脂抗体、狼疮抗凝物阳性、至少持续 6 个月梅毒血清试验假阳性三者中具备一项阳性)
11. 抗核抗体	在任何时候和未用药物诱发"药物性狼疮"的情况下,ANA 滴度异常

2. **SLE 疾病活动度评估** 根据 SLE 疾病活动度评分(systemic lupus erythematosus disease activity index,SLEDAI)来评价患者的疾病活动度,见表 15-4。

表 15-4 SLEDAI 2000 疾病活动度评分

临床表现	积分	定义
癫痫发作	8	近期出现,除外代谢、感染、药物所导致者
精神症状	8	由于严重的显示感知障碍导致正常活动能力改变,包括幻觉,思维无连贯性、思维奔逸,思维内容贫乏,不合逻辑,行为异常、行动紊乱。需除外尿毒症或药物所致者
器质性脑病	8	智力改变如定向差,记忆力差,智能差。起病突然并有波动性,包括意识模糊,注意力减退,不能持续注意周围环境,加上至少下述两项:知觉力异常,语言不连贯,失眠,白天困倦,抑郁或亢奋,除外由于代谢、药物或感染引起者
视觉障碍	8	狼疮视网膜病变:包括细胞状小体,视网膜出血,脉络膜出血或渗出性变化,视神经炎。除外由于高血压、药物或感染引起
脑神经病变	8	近期出现的运动性、感觉性脑神经病变
狼疮性头痛	8	严重、持续的疼痛,可以是偏头痛、镇静止痛剂无效
脑血管意外	8	近期出现,除外动脉粥样硬化
脉管炎	8	破溃、坏死,手指压痛性结节,甲床周围梗死、片状出血,或为活检或血管造影证实的血管炎
关节炎	4	至少两个关节痛并有炎性体征,如压痛、肿胀和积液
肌炎	4	近端肌痛,无力并有肌酸激酶升高,肌电图改变或活检证实有肌炎
管型尿	4	红细胞管型,颗粒管型或混合管型
血尿	4	>5 个红细胞/高倍视野,除外其他原因

续表

临床表现	积分	定义
蛋白尿	4	>0.5g/24h,近期出现或近期增加 0.5g/24h 以上
脓尿	4	>5 个白细胞 / 高倍视野,除外感染
脱发	2	新出现或反复出现的异常,斑片状或弥漫性脱发
新出现皮疹	2	新出现或反复出现的炎性皮疹
黏膜溃疡	2	新出现或反复出现的口腔、鼻腔溃疡
胸膜炎	2	胸膜炎所致胸痛,并有摩擦音或积液或胸膜肥厚
心包炎	2	心包炎导致疼痛及心包摩擦音或积液(心电图或超声证实)
低补体	2	CH50、C3、C4 下降,低于正常值低限
抗 dsDNA 抗体	2	Farr 方法检测应>25%,或高于正常
发热	1	>38℃,除外感染
血小板减少	1	<100×10⁹/L
白细胞减少	1	<3×10⁹/L,除外药物所致

注:0~4 分,基本无活动;5~9 分,轻度活动;10~14 分,中度活动;≥15 分,重度活动。

3. SLE 鉴别诊断　SLE 存在多系统累及,每种临床表现均须与相应的各系统疾病相鉴别。SLE可出现多种自身抗体及不典型临床表现,尚须与其他结缔组织病和系统性血管炎等鉴别。有些药物如肼屈嗪等,如长期服用,可引起类似 SLE 表现(药物性狼疮),但极少有神经系统表现和肾炎,抗dsDNA 抗体、抗 Sm 抗体阴性,血清补体多正常,可资鉴别。

五、治疗

多数 SLE 不能完全治愈,但大部分患者可以长期完全缓解。治疗过程中,除需关注 SLE 病情控制程度,也要关注治疗药物相关不良反应。治疗方案需根据以下情况进行选择:①疾病表现是否危及生命或可能造成器官受损,根据情况来决定治疗积极程度;②疾病表现是否可逆;③采取最佳措施预防疾病本身和治疗带来的并发症。

1. 药物治疗　药物治疗是治疗 SLE 最重要的方法,主要药物有五大类。

(1)NSAIDs:对发热及关节痛有效,但使用时应注意两点:①与普通人群相比,SLE 患者发生NSAIDs 诱导的无菌性脑膜炎、肝功异常、高血压和肾功能受损的危险增加;② NSAIDs 药物可能会增加发生心肌梗死的风险。

(2)抗疟药:常用于控制皮疹、关节炎和减轻光过敏,是 SLE 治疗的基础用药,配合激素使用可提高疗效并减少激素用量,并可以预防疾病复发。副作用主要是过敏反应及视网膜病变,应每 12 个月进行一次眼底检查。

(3)糖皮质激素:是 SLE 的首选药物,根据病情不同,剂量选择也不同。在诱导缓解期,一般采用泼尼松 0.5~1mg/(kg·d),病情稳定后 2 周或 6 周后缓慢减量。如果病情允许,以<10mg/d 小剂量泼尼松长期维持。出现狼疮危象应进行糖皮质激素冲击治疗,即泼尼松 500~1 000mg,静脉滴注每日 1 次,连用 3~5d 为 1 疗程。如病情需要,1~2 周后可重复使用,达到诱导缓解目的。糖皮质激素可能的副作用包括:库欣综合征、继发感染、高血压、高血糖、脂质代谢紊乱、电解质紊乱、精神异常、胃肠道出血、青光眼,长期使用易导致骨质疏松及股骨头无菌性坏死等。

(4)免疫抑制剂:对重症 SLE 患者,特别是重要器官受累的患者应与糖皮质激素联合应用,有利于更好控制 SLE 活动、保护重要脏器功能,减少复发以及减少长期糖皮质激素的需要量及副作用。

1）环磷酰胺：环磷酰胺有效代谢产物能够与 DNA 发生交叉联结，抑制 DNA 的合成，干扰 RNA 的功能，抑制细胞增殖，对体液免疫和细胞免疫均有抑制作用。适用于狼疮肾炎、神经精神狼疮及严重的血管炎等。环磷酰胺的副作用主要是骨髓抑制、胃肠道反应、肝功能损害、脱发、性腺抑制、出血性膀胱炎，此外还可增加恶性肿瘤的发生率。

2）硫唑嘌呤：其有效活性成分为 6- 硫基鸟嘌呤三磷酸，可抑制 DNA、RNA 的合成下调 B 细胞和 T 细胞功能，同时可以促进激活的 T 细胞凋亡，减轻炎症反应。值得注意的是，巯基嘌呤甲基转移酶（thiopurine S-methyltransferase，TPMT）作为硫唑嘌呤代谢的关键酶，若缺失或者活性明显下降，会导致患者服用硫唑嘌呤后会出现严重粒细胞减少，因此用药前可对 TPMT 基因多态性进行检测，评估用药风险。

3）甲氨蝶呤：能通过对二氢叶酸还原酶的抑制影响细胞 DNA 和 RNA 合成。主要用于关节炎、肌炎、浆膜炎和皮肤损害为主的 SLE 患者。副作用包括胃肠道反应、口腔溃疡、肝功能损害及骨髓抑制等。应用甲氨蝶呤的第二天可加用小剂量叶酸以减轻副作用。

4）吗替麦考酚酯：抑制次黄嘌呤核苷酸脱氢酶，抑制嘌呤合成。对有明显血管炎表现的狼疮肾炎有效，可以有效地控制狼疮肾炎活动。副作用包括感染、胃肠道反应、骨髓抑制、致畸。

5）环孢素、他克莫司：两种药物均是钙调磷酸酶抑制药物，能够阻滞辅助性 T 细胞、B 细胞活化。环孢素和他克莫司的优点是较少有骨髓抑制作用，但可以导致高血压、肝肾功能损害、胃肠道反应、高血钾，环孢素还可导致震颤、多毛和齿龈增生，用药期间需要监测血药浓度。

6）来氟米特：主要是抑制二氢乳清酸脱氢酶的活性，从而影响活化淋巴细胞的嘧啶合成。有助于 LN 的治疗。不良反应包括感染、腹泻、肝功损害、白细胞下降、脱发和皮疹等。

7）雷公藤多苷：传统中成药，能够阻止 T 细胞增殖，抑制辅助 T 细胞的功能，从而抑制体液免疫。主要用于 LN、关节炎和肌炎的治疗。不良反应包括胃肠道反应、骨髓抑制、肝肾功能损伤和性腺抑制等。

（5）生物制剂：单克隆抗体如抗 CD20、抗 CD22 和抗 BAFF 单克隆抗体等。抗 BAFF 单克隆抗体是首个在中国获批用于治疗系统性红斑狼疮的生物制剂，适用于在常规治疗基础上仍有高疾病活动（如抗 dsDNA 抗体阳性，低补体，SLEDAI 2000 评分 ≥ 8 分）的 SLE 成年患者。

2. 非药物治疗

（1）血浆置换：可以清除血循环中的自身抗体和免疫复合物，减轻病情并争取治疗时间，但此法非常规治疗，为危重症狼疮患者的短期应急过渡措施。

（2）造血干细胞移植：近年来采用造血干细胞移植治疗重症 SLE 取得了一定的疗效，但费用昂贵，远期疗效及如何选择干细胞供体方案有待进一步实验研究和大量临床实践来验证。

六、治疗目标

SLE 的早期诊断及早期治疗，与患者预后密切相关，特别是对于有重要脏器受损的患者，早期抗炎及免疫抑制剂治疗存在确切获益。

1. 完全缓解（completely response，CR） 患者连续 5 年没有疾病活动（SLEDAI=0），且没有服用糖皮质激素、抗疟药或免疫抑制剂。

2. 临床静止伴血清学指标活动（persisting serologically activity with clinically quiescent disease，SACQ） 患者有血清学指标的持续阳性，如低补体血症或抗 dsDNA 抗体阳性，但没有临床症状（SLEDAI 2000 评分 =0），可以使用抗疟药而不使用激素或免疫抑制剂，时间 ≥ 2 年。

3. 最小疾病活动度（minimum disease activity，MDA） 至少一次随访中，SLE 2000 评分中除外血清学指标的评分 =1，并在之后的随访中持续稳定。

4. 低疾病活动度（low disease activity，LDA） SLEDAI 2000 评分 ≤ 4、无主要器官受损、基本无新的疾病活动、医生全面评估 ≤ 1、维持激素治疗剂量泼尼松 ≤ 7.5mg/d、维持标准免疫抑制剂方案。

七、预后

随着早期诊断的方法增多和治疗 SLE 水平的提高,SLE 预后已明显改善。目前,SLE 患者的生存期已从 20 世纪 50 年代 4 年生存率 50% 提高至 15 年生存率 80%。10 年存活率也已达 90% 以上。急性期患者的死亡原因主要是 SLE 的多脏器严重损害和感染,尤其是伴有严重神经精神狼疮、肺动脉高压和急进性狼疮性肾炎者;慢性肾功能不全和药物(尤其是长期使用大剂量激素)的不良反应,冠状动脉硬化性心脏病等,是 SLE 远期死亡的主要原因。

(张　烜　杨娉婷　杨华夏)

思考题

1. 系统性红斑狼疮的临床特征有哪些?该病的特征性皮肤、肾和血液受累的表现有哪些?
2. 在对系统性红斑狼疮患者进行诊治时,如何进行正确的诊断和病情活动度评估?哪些是系统性红斑狼疮的预后不良因素?
3. 系统性红斑狼疮的治疗原则是什么?列举治疗手段和主要的治疗药物种类。

第十六章
类风湿关节炎

类风湿关节炎（rheumatoid arthritis，RA）是一种以侵蚀性、对称性多关节炎为主要临床表现的慢性、全身性自身免疫病。目前 RA 病因及确切发病机制未明，基本病理改变为关节滑膜的慢性炎症、血管翳形成，并逐渐出现关节软骨和骨破坏，最终导致关节畸形和功能丧失。早期诊断、早期积极治疗至关重要。

RA 呈全球性分布，是造成人群丧失劳动力和致残的主要原因之一。流行病学资料显示，RA 可发生于任何年龄，80% 发病于 35~50 岁，女性患者 2~3 倍于男性。我国 RA 的患病率为 0.28%~0.36%。

一、病因与发病机制

病因和发病机制复杂，在遗传和环境等多因素共同作用下，自身免疫反应导致的免疫紊乱是 RA 发生和发展的基础。

1. **遗传易感性**　流行病学调查显示，RA 的发病与遗传因素密切相关，家系调查显示 RA 患者的一级亲属患 RA 的概率为 11%，而同卵双生子的同病率为 12%~15%。大量研究发现人类白细胞抗原（HLA）-DRB1 等位基因突变与 RA 发病相关，其 DR4 亚型 β 链第三高变区第 70~74 位点具有高度相似的氨基酸序列，称为共同表位（shared epitope，SE），参与致病抗原肽的递呈，与 RA 易感性、严重关节破坏及关节外表现相关。另外，非 MHC 相关基因如 PTPN22 和 PADI4 基因多态性，以及表观遗传学调控如转录后组蛋白修饰、DNA 甲基化、microRNAs 等也与 RA 易感性及发病机制有关。

2. **环境因素**　未证实有导致本病的直接感染因子，但目前认为一些感染原，如细菌、支原体和病毒等，可能通过被感染激活的 T、B 等淋巴细胞，分泌致炎因子，产生自身抗体，影响 RA 的发病和病情进展。感染因子的某些成分也可通过分子模拟导致自身免疫反应。近年研究发现，引起牙周炎的牙龈卟啉单胞菌可能参与了 RA 的发病。吸烟能显著增加 RA 发病的风险，可导致肺部慢性炎症与抗瓜氨酸化蛋白抗体（anti-citrullinated protein antibody，ACPA）的产生。暴露于硅尘等可吸入颗粒物的环境中也会增加 RA 发病的风险。

3. **免疫紊乱**　免疫紊乱是 RA 的主要发病机制，活化的 CD4$^+$ T 细胞和 MHC Ⅱ型阳性的抗原递呈细胞（antigen-presenting cell，APC）浸润关节滑膜。关节滑膜组织的某些特殊成分或体内产生的内源性物质也可能作为自身抗原被 APC 递呈给活化的 CD4$^+$ T 细胞，启动特异性免疫应答，导致相应的关节炎症状，因此滑膜组织是 RA 自身免疫紊乱的靶组织。此外，活化的 B 细胞、巨噬细胞及滑膜成纤维细胞等作为抗原递呈及自身抗体来源细胞，在 RA 滑膜炎的发生及演化中发挥了重要作用。RA 患者在临床关节炎表现出现前即可检出血清自身抗体，如类风湿因子（rheumatoid factor，RF）、ACPA 及可以识别Ⅱ型胶原和葡萄糖 -6- 磷酸异构酶（glucose-6-phosphate isomerase，GPI）等抗原的自身抗体，这些自身抗体可能通过局部补体激活等多种机制促进滑膜炎症。

RA 患者异常活化的免疫细胞还可以分泌大量细胞因子促进滑膜炎症和骨破坏，包括肿瘤坏死因子 α（TNF-α）、白细胞介素（interleukin，IL）-1、IL-6、IL-15、IL-17、IL-18、IL-33 和粒细胞 - 巨噬细胞集落刺激因子等。RA 的炎症反应与特异性的细胞信号转导通路激活有关，包括 Janus 激酶（JAK）、核因子(NF)-κB、丝裂原活化蛋白激酶(MAPK)、激活蛋白-1、磷脂酰肌醇-3激酶和脾酪氨酸激酶通路等。靶向 CD4+ T 细胞、B 细胞,促炎因子 TNF-α、IL-6 等多种生物制剂和针对 JAK 的小分子靶向药物已用于临床 RA 治疗。

二、临床表现

RA 多为慢性起病,时间从数周到数月不等,少数为急性起病,数天内出现典型的关节症状。可累及几乎所有的滑膜关节引起关节肿痛,也可以出现关节外表现和全身症状。

1. **关节表现**　RA 受累关节特点为对称性、多发性、周围小关节受累,以手、足小关节为主,其中以腕关节、掌指关节和近端指间关节受累最常见。其他常见受累关节包括足趾、膝、踝、肘、肩等关节,远端指间关节受累不常见。受累关节表现为关节疼痛、压痛、肿胀、晨僵、关节畸形和功能障碍。手关节受累还可以出现屈肌腱鞘炎,导致手指活动范围缩小、握力下降和“扳机”指。

(1)关节疼痛与压痛:关节疼痛往往是最早的症状,多呈对称性、持续性,但时轻时重,疼痛的关节往往伴有压痛。但关节皮肤红斑较少出现,如有需考虑有无合并感染。

(2)关节肿胀:多因关节腔积液、滑膜增生和软组织水肿所致,凡受累的关节均可肿胀,亦多呈对称性。近端指间关节受累可出现梭形肿胀,为 RA 典型表现。

(3)晨僵:表现为关节部位的僵硬和胶着感。晨起明显,活动后减轻。持续时间超过 1h 者意义较大。常作为反映关节滑膜炎症严重程度的指标之一,但主观性很强。晨僵可在疼痛之前出现,是炎症性关节炎的重要表现,可见于多种关节炎,但 RA 最突出。

(4)关节畸形:见于较晚期的患者,关节周围肌肉的萎缩、痉挛则使畸形更为加重。常见的关节畸形包括掌指关节半脱位、手指向尺侧偏斜、“天鹅颈”畸形、“纽扣花”畸形及“Z 线”畸形等。“天鹅颈”畸形是远端指间关节过度屈曲、近端指间关节过度伸展所致。“纽扣花”畸形是远端指间关节过度伸展、近端指间关节过度屈曲所致。第一掌指关节半脱位伴第一指间关节过度伸展可造成“Z 线”畸形。

(5)特殊关节

1)颈椎:RA 很少累及中轴关节,但颈椎受累常见,尤其是 C_1~C_2 颈椎。由于骨侵蚀和韧带损伤可导致颈椎不稳并引起寰枢关节半脱位,患者可出现颈痛、僵硬和神经根痛等症状,严重者可导致延髓受压,可表现为意识水平改变、呼吸功能障碍和大小便失禁,甚至猝死。

2)颞颌关节:表现为讲话或咀嚼时关节疼痛,严重者有张口受限。

3)大关节:RA 患者膝、踝、肩、肘和髋等大关节受累也较常见。膝关节的内外侧常同时受累,可出现明显滑膜增生和大量关节腔积液,表现为关节疼痛、肿胀和活动受限,浮髌征阳性。持续关节腔积液可出现腘窝囊肿(Baker 囊肿),囊肿压迫腘窝处神经、动静脉引起相应症状。如囊肿破裂,积液进入腓肠肌,可引起局部疼痛、肿胀或软组织包块。超声可协助诊断并排除血栓性静脉炎。肩和髋关节周围有较多肌腱等软组织包围,体检很难发现关节肿胀,最常见的症状是局部疼痛和活动受限,髋关节往往表现为臀部及腹股沟区疼痛。

(6)关节功能障碍:关节肿痛和结构破坏都会引起关节活动障碍。美国风湿病学会将因本病影响生活的程度分为 4 级:Ⅰ级,能照常进行日常生活和各项工作;Ⅱ级,可进行一般的日常生活和某种职业工作,但参与其他项目活动受限;Ⅲ级,可进行一般的日常生活,但参与某种职业工作或其他项目活动受限;Ⅳ级,日常生活的自理和参与工作的能力均受限。

2. **关节外表现**　约 40% 的 RA 患者在病程中甚至在发生关节炎前出现关节外表现。

(1)类风湿结节:以往报道见于 30%~40% 的 RA 患者,并且往往 RF 阳性、病情活动。近年队列研究报道类风湿结节的发生有下降趋势。若 RF 阴性的 RA 患者出现皮下结节,需进行仔细的鉴别诊断,如慢性痛风石性痛风、皮肌炎皮下钙化等。类风湿结节可发生于任何部位,但多位于关节隆突部及受压部位的皮下,如前臂伸面、尺骨鹰嘴下方、跟腱、滑囊等处。结节大小不一,直径由数毫米至数厘米不等,质硬、无压痛。此外,几乎所有脏器如心、肺、胸膜、眼、中枢神经系统等均可出现。有报道甲氨蝶呤治疗的 RA 患者,尽管关节病变控制良好,但出现皮下结节增多。

(2)类风湿血管炎:往往见于病程长、病情活动度高、RF 或抗 CCP 抗体阳性、低补体血症的 RA 患者,整体发病率不足 1%。其皮肤表现各异,包括网状青斑、瘀点、紫癜、指/趾坏疽、梗死,病情严重者可出现下肢深大溃疡。其他表现还有巩膜炎、角膜炎、视网膜血管炎、多发性单神经炎等。需积极应用免疫抑制剂治疗。

(3)心血管系统:心脏受累以心包炎最常见。然而,尽管近半数的患者可通过超声心动图检查发现心包炎,仅不足 10% 的患者会出现临床症状。RA 是发生动脉粥样硬化和冠心病的独立危险因素,冠心病是 RA 患者最常见的死亡原因。

(4)呼吸系统:呼吸系统受累很常见,其中男性多于女性,有时可为首发症状。

1)肺间质病变:最常见的肺病变,多见于吸烟者,有时可出现在关节症状发生前。主要表现为干咳、活动后气短,查体可闻及 Velcro 啰音。RA 患者间质性肺炎以普通型间质性肺炎和非特异性间质性肺炎为主,肺功能表现为限制性通气功能障碍和弥散功能下降,肺高分辨率 CT 有助于早期诊断。

2)胸膜炎:见于约 10% 的患者,为单侧或双侧少量胸腔积液,偶有大量胸腔积液。胸腔积液呈渗出性,糖含量低。

3)肺结节:肺内出现单个或多个结节,为肺内的类风湿结节表现。结节有时可液化,咳出后形成空洞。值得注意的是,RA 患者出现肺结节尤其是单个结节时须与肺癌鉴别。尘肺患者合并 RA 时易出现大量肺结节,称为 Caplan 综合征,也称类风湿性尘肺病。临床和胸部 X 线表现均类似肺内的类风湿结节,数量多,较大,可突然出现并伴关节症状加重。

4)其他少见表现:如呼吸性细支气管炎、支气管扩张、肺动脉高压等。

(5)神经系统:①周围神经卡压综合征:较常见,如正中神经在腕关节处受压可出现腕管综合征,表现为正中神经支配区(包括第 1、2、3 指及第 4 指桡半侧)的疼痛或感觉异常;胫后神经在踝关节处受压可出现跗管综合征,表现为足底和第 1~3 趾的疼痛或感觉异常。②血管炎:可导致手足麻木或多发性单神经炎,表现为感觉异常和运动功能受损,均提示需要更积极的治疗。③ C_1~C_2 颈椎受累:可出现神经根或颈髓压迫表现。

(6)血液系统:①贫血:正细胞正色素性贫血是 RA 患者最常见的血液系统表现,贫血程度与关节的炎症程度相关,控制炎症可以改善贫血。如出现小细胞低色素性贫血时,贫血可由病变本身或因服用非甾体抗炎药而造成胃肠道长期少量出血所致。② Felty 综合征:是指 RA 患者伴有脾大、中性粒细胞减少三联征,往往见于晚期严重的 RA 患者,多合并其他关节外表现。大多数 Felty 综合征不需要特殊治疗,治疗主要针对患者严重的 RA。③淋巴瘤:RA 患者患淋巴瘤概率高于普通人群 2~4 倍,以弥漫大 B 淋巴瘤最常见。

(7)眼:约 10% 的 RA 患者合并继发性干燥综合征,出现干燥性角结膜炎,引起眼干燥症,还可出现口干、腮腺肿大,甚至淋巴结肿大,需结合自身抗体,经口腔科及眼科检查进一步明确诊断。RA 患者也可出现巩膜炎和巩膜外层炎,引起眼红、流泪、疼痛,严重者可出现穿孔性巩膜软化。

(8)骨质疏松:RA 患者骨质疏松的患病率高于同年龄与性别的普通人群,与慢性炎症诱导破骨细胞活化、使用糖皮质激素、关节功能障碍导致的制动相关。

(9)消化系统:可有上腹不适、胃痛、恶心、食欲缺乏甚至黑便,但多与服用抗风湿药物,尤其是非甾体抗炎药有关,很少由 RA 本身引起。

(10)肾:RA 血管炎很少累及肾,偶有轻微膜性肾病、肾小球肾炎、肾内小血管炎以及肾脏的淀粉样变等报道,药物相关的继发性肾损害更为常见。

3. 全身症状　全身症状包括乏力、低热、肌肉酸痛、抑郁、体重下降等,严重者可出现类风湿性恶病质。出现全身症状提示高度的炎症活动,部分患者在关节症状出现前即已出现。如出现高热,需考虑有无合并血管炎或感染。

三、实验室和其他辅助检查

1. **血液学改变**　轻至中度贫血,以正细胞正色素性常见,多与病情活动程度相关,常见于病情较重或病程较长的患者。活动期患者血小板计数可增高,病情缓解后下降。Felty综合征患者可出现中性粒细胞减少。免疫球蛋白升高,血清补体大多正常或轻度升高,但少数伴血管炎者可出现补体降低。

2. **炎症标志物**　红细胞沉降率(erythrocyte sedimentation rate,ESR)和C反应蛋白(C-reactive protein,CRP)常升高,是反映病情活动度的主要指标,病情缓解时可降至正常。

3. **自身抗体**

(1)RF:是RA患者血清中针对IgG Fc片段上抗原表位的一类自身抗体,可分为IgM、IgG、IgA和IgE型。临床主要检测IgM型RF,在RA患者中阳性率为75%~80%。但RF并非RA的特异性抗体,其他自身免疫病(如干燥综合征、SLE、混合性结缔组织病等)、冷球蛋白血症和慢性感染性疾病(如病毒性肝炎、结核、疟疾、麻风、亚急性感染性心内膜炎等)及1%~5%的健康人群也可出现RF阳性,RF阴性亦不能排除RA的诊断。

(2)ACPA:是一类针对含有瓜氨酸化表位自身抗原的抗体统称,包括抗核周因子抗体(anti-perinuclear factor autoantibody,APF)、抗角蛋白抗体(anti-keratin antibody,AKA)、抗聚丝蛋白抗体(anti-filaggrin antibody,AFA)、抗环瓜氨酸肽抗体(anti-cyclic citrullinated peptide antibody,anti-CCP)和抗突变型瓜氨酸化波形蛋白抗体(anti-mutated citrullinated vimentin antibody,anti-MCV)等。其中抗CCP抗体敏感性和特异性均很高,约75%的RA患者出现,特异性93%~98%,亦可在疾病早期甚至关节症状出现之前出现,与疾病预后相关。约15%的RA患者RF和ACPA均为阴性,称为血清学阴性RA。

(3)其他自身抗体:包括抗GPI抗体、抗RA33抗体、抗氨基甲酰化蛋白抗体(anti-carbamylatedprotein antibody,anti-CarP)、抗肽酰基精氨酸脱亚胺酶4抗体(anti-peptidylarginine deaminase 4 antibody,anti-PAD4)等。

4. **关节滑液**　正常人关节腔内的滑液不超过3.5ml。RA关节炎时滑液增多,外观浑浊,呈半透明状,滑液中的白细胞明显增多,达5×10^9~50×10^9/L,约2/3为多形核白细胞,病原学检查为阴性。临床上关节滑液检查可用于证实关节炎症,同时可鉴别感染和晶体性关节炎,如痛风、假性痛风等,但是尚不能通过关节滑液检查来确诊RA。

5. **关节镜及细针滑膜活检**　关节镜对诊断及治疗均有价值。细针滑膜活检是一种操作简单、创伤小、耗时短、场地要求低的检查方法。RA滑膜的病理改变以衬里下层大量炎症细胞浸润和衬里层细胞增生为特征。通过关节镜和细针活检取得的滑膜标本进行病理检查可鉴别色素沉着绒毛结节性滑膜炎、关节结核等关节病变。

6. **影像学检查**　影像学检查是RA诊断的重要手段和依据,也是判断关节病变分期、病情演变监测的重要指标。

(1)X线检查:常规放射学检查是评估RA关节结构损害最常用的影像学技术,X线片可见受累关节软组织肿胀、软骨及软骨下骨质破坏、骨质疏松、关节融合或畸形等。其典型表现是近端指间关节梭形肿胀、关节面模糊或毛糙及囊性变,晚期则出现关节间隙变窄甚至消失。X线改变分为4期:Ⅰ期,无骨关节破坏性改变或有骨质疏松;Ⅱ期,有骨质疏松,伴或不伴轻度软骨下骨破坏、关节间隙变窄;Ⅲ期,明显软骨或骨破坏,关节间隙狭窄,关节畸形,无骨性或纤维性强直;Ⅳ期,在Ⅱ期、Ⅲ期病变的基础上,出现骨性或纤维性强直。但病程小于半年的RA患者常规X线片可能是正常的。

(2)计算机断层扫描(CT):CT检测骨侵蚀、大关节病变及肺部疾病分辨率高,CT的轴位成像可以提高对早期微小骨关节侵蚀的分辨率,故当RA累及骨和关节或合并肺部病变时可使用CT观察病变。

(3)磁共振成像(MRI):MRI是目前检测早期RA关节病变最敏感的工具。MRI比常规放射学检查能更早地检测出滑膜炎、关节间隙狭窄、骨侵蚀等变化。其T_1加权像和T_2加权压脂像可以发现滑膜炎、骨髓水肿以及骨侵蚀等多种病变,钆增强 MRI 检查可以更清楚地显示滑膜炎,鉴别骨髓水肿和骨侵蚀。MRI 还可用于检测腱鞘炎和肌腱断裂等病变和测定软骨含量。MRI 的应用有助于 RA 早期诊断及治疗效果的评估和预后判断。

(4)关节超声:超声检测关节结构性损害的敏感度高于常规放射学检查。多普勒超声可用于确认滑膜炎的存在,监测疾病活动和进展,评估炎症情况。超声能清晰显示关节滑膜、滑囊、关节腔积液、关节软骨厚度及形态等;彩色多普勒血流显像和能量图能直接检测关节组织内的血流分布,反映滑膜炎症情况,且具有较高的敏感度;超声检查还可以动态判断关节积液量及与体表的距离,用以指导关节穿刺及治疗。超声检测安全、便捷,目前在风湿免疫领域开始越来越多使用。

四、诊断与鉴别诊断

1. **诊断**　RA 的诊断主要依据临床表现、实验室检查和影像学检查结果综合判定。国际上广泛应用的是 1987 年美国风湿病学会(ACR)修订的 RA 分类标准(表 16-1)和 2010 年 ACR 和欧洲抗风湿病联盟(The European League Against Rheumatism,EULAR)的 RA 分类标准(表 16-2)。1987 年标准对典型 RA 诊断特异性好,但易漏诊早期及不典型病例。2010 年标准对于至少有一个关节明确表现为滑膜炎(肿胀)并且滑膜炎无法用其他疾病解释的患者,根据患者的关节受累情况、血清学检查、滑膜炎的病程和急性时相反应物等 4 个方面的评分诊断 RA,有助于早期和不典型 RA 的诊断,但应除外其他疾病。

表 16-1　1987 年 ACR 关于 RA 的分类标准及注释

标准	注释
1. 晨僵	在获得最大程度改善前,关节及其周围晨僵持续至少 1h
2. 3 个 /3 个以上关节区的关节炎	医生观察到的 14 个关节区(包括双侧近端指间关节、掌指关节、腕关节、肘关节、膝关节、踝关节和跖趾关节)中,至少 3 个关节区同时有软组织肿胀或积液,而非单纯的骨质增生
3. 手关节炎	关节肿痛累及近端指间关节、掌指关节及腕关节中至少 1 个关节区域
4. 对称性关节炎	同时累及左右两侧相同的关节区域(如双侧近端指间关节、掌指关节或跖趾关节受累,但不要求绝对对称)
5. 类风湿结节	医生观察到在骨突部位、伸肌表面或近关节区域的皮下结节
6. 血清 RF 阳性	任何方法证明血清中 RF 含量异常,而同样方法在正常对照人群中阳性率<5%
7. X 线片改变	后前位手和腕 X 线片有典型的 RA 改变,必须有骨侵蚀或关节局部及其邻近部位明确的骨质疏松等

注:上述标准中,1~4 项至少持续 6 周;7 项中符合 4 项或 4 项以上标准,即可诊断为 RA。

表 16-2　2010 年 ACR/EULAR 关于 RA 的分类标准*

临床表现	评分标准	分值
1. 关节受累情况 (0~5 分**)	1 个中大关节	0 分
	2~10 个中大关节	1 分
	1~3 个小关节	2 分
	4~10 个小关节	3 分
	>10 个关节(至少 1 个为小关节)	5 分

续表

临床表现	评分标准	分值
2. 血清学 (0~3 分)	RF 和抗 CCP 抗体均为阴性	0 分
	RF 和 / 或抗 CCP 抗体低滴度阳性 (滴度超过正常,但<3 倍正常上限)	2 分
	RF 和抗 CCP 抗体高滴度阳性 (滴度 ≥ 正常上限 3 倍)	3 分
3. 滑膜炎的病程 (0~1 分)	<6 周	0 分
	≥6 周	1 分
4. 急性时相反应物 (0~1 分)	CRP 和 ESR 均正常	0 分
	CRP 或 ESR 异常	1 分

* 该标准纳入前至少有一个关节明确表现为滑膜炎(肿胀),并且滑膜炎无法用其他疾病解释。

** 每项评估中,取患者符合的最高分值,如患者有 5 个小关节和 4 个大关节受累,评分为 3 分;关节受累意为关节肿胀和压痛,为与骨关节炎鉴别,小关节包括掌指关节、近端指间关节、第 2~5 跖趾关节、腕关节,上述关节中不包括远端指间关节、第一腕掌关节和第一跖趾关节;大关节包括肩、肘、髋、膝和踝关节;总分 ≥6 分可诊断 RA。

2. RA 疾病活动度评估 RA 疾病活动度的评估,可以依据肿胀关节数、压痛关节数,ESR、CRP、健康评估问卷(health assessment questionnaire,HAQ)评分、患者总体评价、医生的总体评价等指标。较常用的复合评分指数包括 28 个关节疾病活动度(disease activity score 28,DAS28)、临床疾病活动性指数(clinical disease activity index,CDAI)、简化的疾病活动指数(simplified disease activity index,SDAI)等。其中 DAS28 评分较为常用,评价的 28 个关节包括腕(2 个)、肘(2 个)、肩(2 个)、膝(2 个)、双手近端指间关节(8 个),拇指指间关节(2 个)和掌指关节(10 个)。依据公式计算数值可以判断 RA 病情活动度:高度活动,DAS28>5.1;中度活动,3.2<DAS28 ≤ 5.1;低度活动,2.6 ≤ DAS28 ≤ 3.2;缓解,DAS28<2.6。

3. RA 鉴别诊断 RA 需与其他风湿性疾病所致关节炎相鉴别,如骨关节炎、脊柱关节炎、痛风、SLE、干燥综合征、炎性肌病、硬皮病等;也需与非风湿性疾病导致的多关节炎相鉴别,如结核分枝杆菌、布鲁氏菌感染、副肿瘤综合征等。

(1)骨关节炎:特点为:①多见于中老年人,起病缓慢;②以累及负重关节(如膝、髋、脊柱等)为主,活动时关节疼痛加重,手部远端指间关节可见赫伯登(Heberden)结节,近端指间关节可见布夏尔(Bouchard)结节;③ X 线可见受累关节间隙不对称狭窄、关节边缘唇样增生或骨疣形成;④ RF 及抗 CCP 抗体等多阴性。

(2)脊柱关节炎:脊柱关节炎累及外周关节时需要与 RA 鉴别。脊柱关节炎特征为:①青壮年男性较多见;②可有中轴关节(如骶髂关节及脊柱)受累,出现相应影像学改变;③常有肌腱及韧带附着点疼痛等肌腱端炎表现;④有家族发病倾向,HLA-B27 阳性,血清 RA 特异性抗体阴性;⑤银屑病关节炎的关节受累表现为手指受累时以远端指间关节最常见,可同时伴有银屑病皮疹、指甲病变及脊柱关节炎的其他表现;⑥可能出现葡萄膜炎、炎症性肠病等关节外表现。

(3)痛风:好发部位为第一跖趾关节,多为单或寡关节受累,可累及手指关节,可有痛风石和高尿酸血症。关节滑囊尿酸盐沉积典型超声检查表现为"双轨征",双能 CT 也可查见尿酸盐沉积。关节或滑囊液在偏振光显微镜下查见负性双折光的针形尿酸盐结晶。

(4)SLE:可有与 RA 分布相似的非侵蚀性关节炎,血清抗核抗体、抗 dsDNA 抗体及抗 Sm 抗体等自身抗体阳性,ACPA 阴性。雅库(Jaccoud)样关节病的手部畸形是由韧带和 / 或关节囊松弛引起的,可恢复,影像学检查无骨侵蚀。

(5)其他结缔组织病:干燥综合征、炎性肌病、硬皮病和混合性结缔组织病等均可伴有关节症状,或以关节表现为首发症状,并可有 RF 阳性,应注意鉴别。

五、治疗

目前 RA 不能根治,最佳的治疗方案需要临床医生与患者之间共同协商制订,应按照早期、达标、个体化方案的治疗原则,密切监测病情,减少致残。治疗的主要目标是达到并维持临床缓解或低疾病活动度状态。临床缓解的定义是没有明显的炎症活动症状和体征。

1. **治疗措施**　包括一般治疗、药物治疗、外科治疗等,其中药物治疗最为重要。

(1)一般治疗:一般治疗包括患者教育、休息,注意保持关节功能位,适当功能锻炼等。

(2)药物治疗:治疗药物主要有非甾体抗炎药(non-steroidal anti-inflammatory drugs,NSAIDs)、糖皮质激素、改善病情抗风湿药(disease-modifying antirheumatic drugs,DMARDs)以及植物药等。

1)NSAIDs:具有镇痛抗炎作用,只能缓解关节炎症状,不能控制 RA 病情。NSAIDs 种类很多,选择时需注意胃肠道等不良反应,选择性环氧合酶(cyclooxygenase,COX)2 抑制剂可以减少胃肠道不良反应,应避免两种或两种以上 NSAIDs 同时服用。NSAIDs 可增加心血管事件的发生,应谨慎选择药物并以个体化为原则。

2)DMARDs:是指能够控制 RA 病情的药物,但严格来讲,DMARDs 是指经随机对照试验(RCT)证实不仅可以控制病情,还可以减缓放射学进展的药物,包括传统合成改善病情抗风湿药(conventional synthetic DMARDs,csDMARDs)、生物类改善病情抗风湿药(biological DMARDs,bDMARDs)以及靶向合成改善病情抗风湿药(targeted synthetic DMARDs,tsDMARDs)。

A. csDMARDs:RA 一经确诊,均应早期使用 csDMARDs。药物的选择和应用方案应根据患者病情活动性、严重性和进展而定,视病情可单用,也可采用两种及两种以上 csDMARDs 药物联合使用。各种 csDMARDs 有其不同的作用机制及不良反应,在应用时需谨慎监测。常用药物如下:

甲氨蝶呤:是 RA 治疗的首选用药,也是联合治疗的基本药物。每周 7.5~20mg。不良反应有肝损害、胃肠道反应、骨髓抑制和口炎等,应定期监测血常规、肝肾功能等指标,可在服用 MTX 第 2d 加服叶酸。

来氟米特:每日 10~20mg。主要不良反应有胃肠道反应、肝损伤、脱发、骨髓抑制和高血压等。

硫酸羟氯喹:每日 0.2~0.4g,分两次服。肝、肾相关副作用较小。用药前和治疗期间需检查眼底,注意视网膜病变。

柳氮磺吡啶:剂量为每日 1~3g,分 2~3 次服用,由小剂量开始,以减少不良反应,对磺胺过敏者禁用。

其他 csDMARDs,如硫唑嘌呤、环孢素、米诺环素和多西环素等亦可用于 RA 治疗。

B. bDMARDs 和 tsDMARDs:bDMARDs 是近年来 RA 药物治疗的重要进展,包括 TNF-α 拮抗剂、IL-6 拮抗剂、CTLA-4Ig 融合蛋白、抗 CD20 单抗等。tsDMARDs 包括 JAK 抑制剂,如托法替布和巴瑞替尼等。bDMARDs 或 tsDMARDs 分别与 csDMARDs 联合使用可能有协同作用。

3)糖皮质激素(GC):有强大的抗炎作用,能迅速缓解关节肿痛症状和全身炎症,其治疗 RA 的原则是小剂量、短疗程。使用 GC 必须同时应用 DMARDs,仅作为 DMARDs 的“桥梁治疗”(bridge therapy)。低至中等剂量的 GC 与 DMARDs 药物联合应用在初始治疗阶段对控制病情有益,当临床条件允许时应尽快递减 GC 用量至停用。有关节外表现,如伴有心、肺、眼和神经系统等器官受累,特别是继发血管炎的 RA 患者,应予以中到大量 GC 治疗。关节腔注射 GC 有利于减轻关节炎症状,但频繁关节腔穿刺可能增加感染风险,并可能发生类固醇晶体性关节炎,一年内不宜超过 3 次。使用 GC 患者均应注意补充钙剂和维生素 D,避免骨质疏松。

4)植物药:多种植物药可用于 RA 的治疗,如雷公藤多苷、白芍总苷、青藤碱等。应注意雷公藤类药物的性腺抑制、肝损伤等副作用。

(3)外科治疗:外科治疗包括滑膜切除、关节成形术和人工关节置换手术等,应在 RA 患者经药物积极治疗基础上实施。

2. **预后**　RA 患者的预后与病程长短、病情程度及治疗有关。近年来,随着人们对 RA 的认识加深、DMARDs 正确应用,RA 的预后明显改善,经早期诊断、规范化治疗,多数患者能达到病情缓解或疾病低活动度,仍有少数最终致残。长病程和治疗不规范者可合并消化道出血、心血管并发症、肺间质病变和肺动脉高压等。

（朱　平　戴　冽）

思考题

1. 类风湿关节炎患者的关节受累特点是什么? 请举例说明。

2. 哪些自身抗体有助于类风湿关节炎的诊断?

3. 如何诊断类风湿关节炎?

4. 如何评估类风湿关节炎患者的病情活动度?

5. 请列举类风湿关节炎的主要治疗措施和主要的治疗药物种类。

第十七章
干燥综合征

干燥综合征(Sjögren syndrome,SS)是一种以口干、眼干为突出表现的系统性自身免疫病,病理特征为全身外分泌腺淋巴细胞灶性浸润、高球蛋白血症性小血管炎,又称自身免疫性外分泌腺病或自身免疫性外分泌腺上皮炎。临床表现为唾液腺和泪腺炎症引起的口干、眼干,尚可出现皮肤黏膜、关节肌肉、肺、肾、肝、血液、甲状腺、神经等系统器官损害的系统性表现。

本病分为原发性和继发性两类,后者是指继发于某种诊断明确的风湿免疫病如类风湿关节炎、系统性红斑狼疮、硬皮病、皮肌炎、系统性血管炎等。原发性干燥综合征(primary Sjögren syndrome,pSS)指不伴有任何一种明确的风湿免疫病者,男女之比为1∶9,好发年龄30~50岁,中国人群患病率为0.29%~0.77%,60岁以上人群患病率3%~4%,也可见于儿童,据推算中国SS患者有700万,患病率高于SLE、RA、强直性脊柱炎等疾病。

一、病因与发病机制

pSS病因至今未明,已有的研究认为与下列因素有关。

1. **遗传因素**　患者家族中本病的发病率明显高于正常人群的发病率,研究显示HLA-DRB1*0301、DQA1*0501、DQB1*0201单倍体型与pSS发病易感的相关性高,与种族相关。

2. **感染因素**　如EB病毒、巨细胞病毒、丙型肝炎病毒和HIV病毒感染后,病毒通过分子模拟交叉,引起免疫紊乱,导致自身免疫病。

3. **性激素**　本病多发于女性,雌激素水平高可能参与发病和病情进展。雌激素能活化多克隆B淋巴细胞,同时增加血催乳素水平,增强免疫活性,加快自身免疫反应进展。

4. **免疫因素**　患者血清中RF高滴度阳性,外周血抑制性T细胞减少,有抗SSA、SSB、α-胞衬蛋白(α-fodrin)等抗体。

在遗传背景的基础上,易感人群受到病原体感染、化学物质、性激素水平紊乱等刺激,外分泌腺体上皮细胞高表达MHC Ⅰ类分子、促进自身抗原递呈给Tc细胞,分泌穿孔素等效应分子杀伤上皮细胞;同时腺体上皮细胞MHC Ⅱ类分子表达增多、激活Th1细胞产生多种促炎因子,辅助激活B细胞克隆,产生抗SSA、SSB等抗体,活化单核巨噬细胞释放炎症介质,激活补体,通过ADCC效应,损伤腺上皮与导管上皮细胞,后期促进腺体萎缩、纤维化的形成。

二、病理

1. **外分泌腺体淋巴细胞浸润**　主要累及柱状上皮细胞构成的外分泌腺,以大小唾液腺(腮腺、颌下腺、舌下腺、唇腺、颊腺)和泪腺为代表。共同病理表现为腺体间质有大量淋巴细胞浸润,腺体导管管腔扩张和狭窄等,小唾液腺的上皮细胞则有破坏和萎缩,功能受到严重损害,病变一般与淋巴细胞浸润程度成正比。

除泪腺、唾液腺最多受侵外,类似病变还可出现在其他外分泌腺体以及内脏器官具有外分泌腺体结构的组织,如皮肤、呼吸道黏膜、胃肠道黏膜、阴道黏膜以及肾小管、胆小管、胰腺管等。

    2. 高球蛋白性血管炎　血管炎也是本病的一个基本病理病变,包括小血管壁和血管周边巨噬细胞、淋巴细胞的浸润,有时管腔出现栓塞,局部组织供血不足。

三、临床表现

    1. 一般表现　本病女性多见,男女比例为 1:9 至 1:20。起病多隐匿,口干、眼干、关节痛、疲乏症状间歇出现,多数患者很难说出明确的起病时间,导致临床出现症状至确诊 SS 的平均时间达到 3~5 年。临床表现多样,病情轻重差异较大。偶有发热,多数为低热,极少数表现为高热,可有疲乏、贫血、消瘦。

    2. 外分泌腺体表现

    (1)口干燥症:因唾液分泌减少而引起,有 5 个特征:①持续口干:80% 的 pSS 患者有口干主诉,严重者讲话、进食时需频频饮水,进固体食物时必须伴水或流质送服等,有时夜间需起床饮水。②舌面干裂:舌部表现为皲裂、干燥、舌乳头萎缩、舌面光滑等。③口腔溃疡:上下唇、颊部、舌边缘、舌底、软硬颚可出现溃疡或继发感染。④猖獗龋(图 17-1):近 50% 的患者有不易控制的进行性龋齿,表现为牙齿逐渐变黑、继而小片脱落,最终只留残根,与唾液减少、口腔继发厌氧菌感染有关。⑤反复腮腺肿大(图 17-2):约 50% 的患者因腮腺导管阻塞出现间歇性腮腺肿大,伴疼痛、压痛及发热,可累及单侧或双侧,但继发感染少见,大多于 1~2 周自行消退。

    (2)眼干燥症:即干燥性角膜炎,因泪腺分泌的泪液与黏蛋白减少而出现眼干涩、泪少、异物感以及膜翳障目感等,严重时哭而无泪。少数患者有眼睑缘反复化脓性感染、结膜炎、角膜炎等,严重时有角膜穿孔、失明。

    (3)其他腺体症状:鼻、硬腭、消化道黏膜、泌尿道生殖道黏膜、呼吸道的外分泌腺体均可因分泌减少而出现相应的消化不良、便秘、尿频尿痛、性交干涩刺痛、刺激性干咳等症状。

    3. 脏器表现　约有 2/3 的患者出现系统损害表现。

    (1)皮肤:皮肤病变的病理基础是局部血管炎。1/4 患者有高球蛋白血症性皮肤血管炎,特征性表现为紫癜样皮疹,多见于下肢,米粒大小、边界清楚的红色丘疹,成批出现,每批持续时间约 10d,常自行消退而遗有褐色色素沉着。结节红斑较少见。

    30% 左右的患者有雷诺现象,多不严重,不引起指端溃疡或组织萎缩。皮肤干燥引起瘙痒抓痕亦属多见。

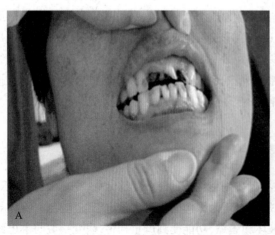
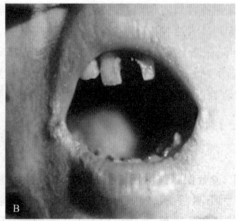

图 17-1　SS 患者的猖獗龋
A. 牙齿变黑、龋变。B. 牙齿块状脱落、有残根。

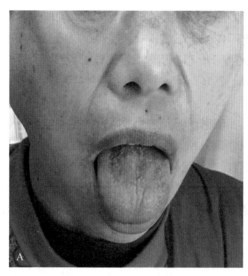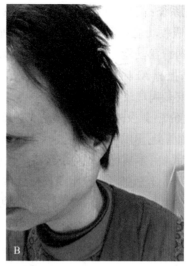

图 17-2 SS 患者的口腔病变
A.舌质绛红、干裂。B.左侧腮腺肿大。

(2)骨骼肌肉:约80%的患者诉关节痛,少数出现一过性关节炎表现(肿胀、积液),但极少出现关节畸形。出现肌炎改变的仅见于约5%的患者。

(3)肾:30%~50%的患者有肾损害,主要累及远端肾小管,表现为Ⅰ型肾小管性酸中毒。因肾小管排钾过多而引起血钾降低,严重者引起周期性低钾麻痹。50%的患者没有明显的临床表现,但用氯化铵负荷试验可以发现亚临床型肾小管性酸中毒。当肾小管排出钙离子增多时,钙沉积于肾组织、尿路,严重者出现肾钙化和肾结石。大量钙离子的排出,可出现软骨病。因肾小管对抗利尿激素缺少反应,肾小管重吸收水分障碍而出现肾性尿崩症(有多尿、多饮)。近端肾小管损害较少见。小部分患者的肾小球损害较明显,出现大量蛋白尿、低白蛋白血症甚至肾功能不全,预后较差。

(4)肺:因气管及其分支的腺体分泌减少可出现刺激性干咳和反复呼吸道感染。无论患者有无呼吸道症状,超过72%的患者有肺功能下降。肺间质病变是本病最常见的呼吸系统病变(约15%),轻者无症状,仅表现为肺功能异常并可长期保持稳定。小部分较重的患者可出现进行性呼吸困难、劳动力减退、夜间干咳和低氧血症。病变广泛者可因继发感染和/或呼吸衰竭而死亡。见图17-3。

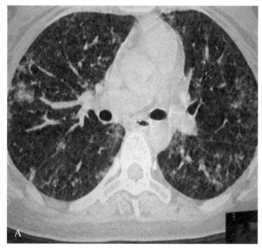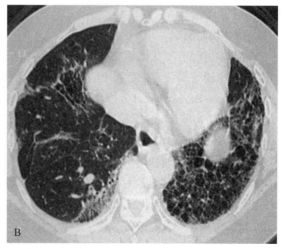

图 17-3 SS 继发性肺间质纤维化
A.两肺渗出性病变伴条索状影。B.两肺条索状、蜂窝状阴影伴少许渗出。

(5)消化系统:高达 70% 的 pSS 患者有萎缩性胃炎,35% 的患者血清抗壁细胞抗体阳性;20% 的患者有小肠吸收功能低下,少数病例可因吸收不良综合征(脂肪泻、假性肠麻痹、恶病质)导致死亡;15% 有胰腺外分泌功能异常,少数患者因胰腺导管干燥阻塞引起急性胰腺炎;免疫性肝脏损害见于约 20% 的患者,血清 ALT、AST、ALP 及 γ-GT 升高,黄疸较少见。本病与原发性胆汁性胆管炎可以并存,主要依据肝穿刺病理改变鉴别。

(6)神经系统:累及神经系统者多达 5%~10%,以周围神经损害为多见,大多是神经血管炎的结果。少数发生脑部血管炎,出现意识障碍、偏瘫、抽搐、运动障碍、横贯性脊髓炎、精神分裂症及无菌性脑膜炎等。

(7)血液系统:本病可出现免疫性溶血性贫血、白细胞减少和 / 或血小板减少,血小板低下严重者可有出血倾向。本病患者淋巴组织反应性增生明显,发生淋巴瘤的概率显著高于正常人群。尤其是有持续腮腺肿大、紫癜、白细胞减少、血清单克隆球蛋白升高、冷球蛋白血症及 C4 水平降低时,应警惕淋巴瘤。

临床上,本病主要表现为外分泌腺的高度淋巴细胞浸润,在大多数患者仍只局限于泪腺和 / 或唾液腺,病程慢性、相对良性、稳定,一部分患者累及皮肤、胃肠道、胆道、泌尿生殖道外分泌腺。还有很少一部分患者若干年后,淋巴组织恶性增殖发展成为非霍奇金淋巴瘤。其发生淋巴瘤的相对危险度高于正常人群。

(8)内分泌系统:部分患者合并自身免疫性甲状腺炎,出现甲状腺功能减退临床表现,如怕冷、肌肉无力、倦怠等,当胰胆管阻塞时可诱发急性胰腺炎。

四、辅助检查

1. **常规检查** 轻度贫血,白细胞减少和 / 或血小板降低,ESR 增快,CRP 轻度增高等。

2. **自身抗体** 本病血清中可出现多种自身抗体,45%~90% 的患者有 ANA 滴度升高,61% 的患者有 RF 阳性,抗 SSA 抗体、抗 SSB 抗体的阳性率分别为 70% 和 40%,20% 的患者出现抗心磷脂抗体,5%~10% 可出现抗 RNP 抗体和抗着丝点抗体,2%~6% 的患者有抗线粒体抗体和抗 Sm 抗体阳性。其中抗 SSA 抗体及抗 SSB 抗体对本病诊断更有意义,前者的敏感性高,后者则特异性较强。另外,近 50% 的患者出现抗甲状腺抗体阳性。近年发现,抗 α- 胞衬蛋白抗体有助于可疑患者的诊断。

3. **免疫球蛋白** 90% 以上的患者有高丙种球蛋白血症,为多克隆性,与下肢皮肤紫癜、ESR 增快等症状有关。少数患者出现巨球蛋白血症或单克隆性高丙种球蛋白血症,出现这种情况时须警惕并发淋巴瘤的可能。

4. **腺体功能测定**

(1)泪腺功能测定:①滤纸(Schirmer)试验:5min 泪液湿润的长度 >5~10mm 为正常, ≤5mm/5min 为异常;②角膜结膜荧光染色:用荧光素钠染色角膜 + 丽丝胺绿或孟加拉红染色鼻侧颞侧结膜,染色点计数 ≥4 van Bijsterveld 计分法为异常;③泪膜破裂时间:眼科荧光镜下观察 <10s 者为异常。

(2)唾液腺功能测定:①唾液流率测定:40 岁以下应 10min ≥1ml,大于 40 岁应 10min ≥0.6ml;②腮腺造影:可见点状扩张、球状扩张、空腔形成等腺体破坏的形态变化;③唾液腺放射性核素检查:可观察腺体的量及分泌速度。

(3)唇腺活检:在容易取材的下唇微创活检出腺泡组织,HE 染色可见不同程度的淋巴细胞浸润、腺体萎缩、导管阻塞等变化,Chisholm 病理分级光镜低倍镜下在 4mm^2 范围内发现 ≥50 个淋巴细胞称为 1 灶。见图 17-4。

五、诊断与鉴别诊断

1. **诊断标准** 临床 pSS 的诊断需综合以下特征:口干燥症及干燥性角结膜炎症表现、检测抗

SSA 和/或抗 SSB 抗体、唇腺活检的灶性淋巴细胞浸润。目前干燥综合征国际分类(诊断)标准(2002年修订)被普遍采用,见表 17-1。

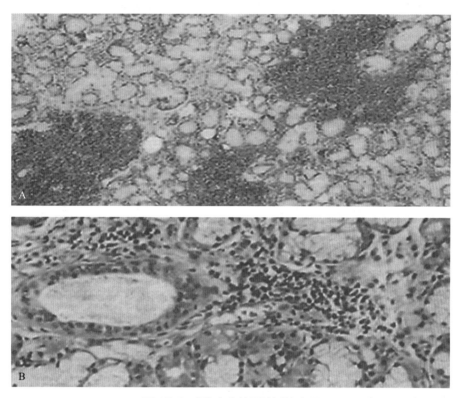

图 17-4 SS 患者的唇腺活检病理
A. 低倍镜显示 3 灶。B. 高倍镜显示 1 灶。

表 17-1 干燥综合征国际分类(诊断)标准(2002 年修订)

项目定义
Ⅰ. 口腔症状(3 项中有 1 项或 1 项以上):
1. 每日感到口干,持续 3 个月以上
2. 成人腮腺反复或持续肿大
3. 吞咽干性食物时需用水帮助
Ⅱ. 眼部症状(3 项中有 1 项或 1 项以上):
1. 每日感到不能忍受的眼干,持续 3 个月以上
2. 反复的砂子进眼感或砂磨感
3. 每日需用人工泪液 3 次或 3 次以上
Ⅲ. 眼部体征(下述检查任意 1 项或 1 项以上阳性):
1. Schirmer 试验(≤5mm/5min)
2. 角膜染色(+)(≥4 van Bijsterveld 计分法)
Ⅳ. 组织学检查:
唇腺淋巴细胞灶 ≥1 灶(指光镜低倍镜下在 4mm² 范围内发现 ≥50 个淋巴细胞称为 1 灶)

续表

项目定义

V. 唾液腺受损（下述检查任 1 项或 1 项以上阳性）：

　　1. 唾液流率（≤1.5ml/15min）

　　2. 腮腺造影

　　3. 唾液腺放射性核素检查

项目定义

Ⅵ. 自身抗体：

　　抗 SSA 抗体；抗 SSB 抗体；或两者都有（双扩散法）

　　项目具体判定标准：

　　（1）原发性干燥综合征：无任何潜在疾病的情况下，按下述两条诊断：①符合上述标准中 4 条或 4 条以上，但Ⅳ（组织学检查）和Ⅵ（自身抗体）两项中至少有 1 项阳性；②标准Ⅲ、Ⅳ、Ⅴ和Ⅵ等 4 项中任意 3 项阳性。

　　（2）继发性干燥综合征：患者有潜在的疾病（如任何结缔组织病），符合上述标准中的Ⅰ和Ⅱ项中任意 1 项，同时符合Ⅲ、Ⅳ、Ⅴ项中的任意 1 项。

　　按上述（1）或（2）诊断必须排除以下病例：颈、头、面部有放疗史，丙型肝炎病毒感染史、AIDS、淋巴瘤、结节病、GVH 病、服用抗乙酰胆碱药（如阿托品、莨菪碱、溴丙胺太林、颠茄等）。

　　2016 年 ACR/EULAR 提出了新的干燥综合征分类标准，强调客观指标的权重积分，去除了主观口干、眼干条目，敏感性 92%~97%，特异性 95%~98%，也在逐渐被接受，见表 17-2。

表 17-2　2016 年 ACR/EULAR 干燥综合征分类标准

项目定义	积分
Ⅰ. 唇腺淋巴细胞灶 ≥1 灶 /4mm²	3 分
Ⅱ. 抗 SSA 抗体阳性	3 分
Ⅲ. 单侧或双侧眼角膜荧光染色评分 ≥5 或 van Bijsterveld ≥4 分	1 分
Ⅳ. 单侧或双侧眼 Schirmer 试验 ≤5mm/5min	1 分
Ⅴ. 未刺激唾液流率 ≤0.1ml/min	1 分

　　项目具体判定标准：总分 ≥4 分可判定为 SS，需排除颈面部有放疗史、丙型肝炎病毒感染、AIDS、淋巴瘤、结节病、GVH 病、服用抗乙酰胆碱药。

　　2. 干燥综合征疾病活动性（The EULAR Sjögren syndrome disease activity index，ESSDAI）2010 积分评估　2010 年 EULAR 组织通过对 SS 患者的全身症状、淋巴结、腺体、皮肤、关节、肌肉、肺、肾、中枢神经、外周神经、血液系统及血清学 12 个系统病变对 SS 活动性进行评估，各系统病变分为 4 个活动度，即不活动为 0 分，低度活动为 1 分，中度活动为 2 分，高度活动为 3 分，病变活动总分为各个系统活动分乘以该系统病变权重之和。理论总分 123 分，一般认为 0~3 分为稳定期，4~9 分为轻度活动，10~13 分为中度活动，≥14 分为重度活动。见表 17-3。

表 17-3　EULAR-ESSDAI2010 系统损害与积分评定方法

系统损害	活动度	× 权重积分	定义
全身症状	无	0	无症状
	低活动	3	低中热 37.5~38.5℃、夜汗、消瘦 5%~10% 体重
	中活动	6	较高热 ≥38.5℃、夜汗、消瘦 >10% 体重
淋巴结	无	0	无肿大
	低活动	4	各区域淋巴结 ≥1cm 或腹股沟部 ≥2cm
	中活动	8	各区域淋巴结 ≥2cm 或腹股沟部 ≥3cm 或脾肿大
	高活动	12	有恶性 B 淋巴瘤

续表

系统损害	活动度 × 权重积分		定义
腺体	无	0	无肿大
	低活动	2	轻度腮腺肿大≤3cm 或局限颌下腺、泪腺肿大
	中活动	4	重度腮腺肿大≥3cm 或广泛颌下腺、泪腺肿大
皮肤	无	0	无活动性皮损
	低活动	3	多形性红斑
	中活动	6	局限性皮肤血管炎
	高活动	9	弥漫性皮肤血管炎
肌肉	无	0	无活动性肌炎
	低活动	6	肌电图或肌活检轻度肌炎,肌酶升高≤1 倍
	中活动	12	肌电图或肌活检中度肌炎,肌酶升高≤1~3 倍
	高活动	18	肌电图或肌活检高度肌炎,肌酶升高≥4 倍
关节	无	0	无关节肿痛
	低活动	2	手腕足踝关节痛伴晨僵
	中活动	4	28 个关节中有 1~5 个有滑膜炎
	高活动	6	28 个关节中有≥6 个有滑膜炎
肺	无	0	无活动性症状
	低活动	5	持续咳嗽但无影像学肺部病变
	中活动	10	影像学中度肺间质病变,DLCO<70% 或 FCV<80%
	高活动	15	影像学重度肺间质病变,DLCO<40% 或 FCV<60%
肾	无	0	无活动性肾病变,蛋白尿<0.5g/d
	低活动	5	轻度酸中毒,GFR>60ml/min,尿蛋白 0.5~1g/d
	中活动	10	中度肾病变,GFR<60ml/min,尿蛋白 1~1.5g/d
	高活动	15	重度肾病变,GFR<60ml/min,尿蛋白≥1.5g/d
外周神经	无	0	无外周神经病变
	低活动	5	活动性外周神经传导障碍
	中活动	10	感觉神经病变、轻中度运动失调、脱髓鞘病变
	高活动	15	感觉 - 运动神经障碍、共济失调、脱髓鞘性多发神经病变
中枢神经	无	0	无神经病变
	中活动	10	脑神经病变、视神经炎、多发性硬化样综合征
	高活动	15	脑血管意外、失神发作、脊髓炎、脑膜炎
血液系统	无	0	无免疫性血细胞较少
	低活动	2	轻度免疫性粒细胞<1.5×10⁹/L,淋巴细胞减少<1×10⁹/L
	中活动	4	中度免疫性粒细胞<1×10⁹/L,淋巴细胞减少<0.5×10⁹/L,PLT<100×10⁹/L
	高活动	6	重度免疫性粒细胞<0.5×10⁹/L,Hb<80g/L,PLT<50×10⁹/L
生物学指标	无	0	无变化
	低活动	1	C3、C4、CH50 减少,IgG 16~20g/L
	中活动	2	冷球蛋白血症,IgG>20g/L,近期 IgG 减少

项目积分判定参考标准:0~3 分为稳定期,4~9 分为轻度活动,10~13 分为中度活动,≥14 分为重度活动。

3. 鉴别诊断

(1)其他风湿性疾病:如 RA、SLE、混合性结缔组织病等。主要鉴别要点为:pSS 多见于中老年女性,发热少见,但疲乏、全身不适明显;少见颊部红斑皮疹、脱发、光过敏与血管炎皮疹;关节炎症状远不如 RA 明显和严重,极少见关节破坏、畸形、功能受损;口眼干燥明显;肾小管酸中毒、低血钾无力是其常见表现；血清高球蛋白血症明显，血清抗 SSA 抗体、抗 SSB 抗体、RF 呈高滴度；一般病程迁延日久、很少急骤变化。

（2）非风湿性疾病口干：原有糖尿病、甲状腺功能减退症、尿崩症，口服安眠药精神药性口干，老年性外分泌腺体功能下降、长期饮酒吸烟，秋季多风、精神紧张、长时间说话等，血清自身抗体和球蛋白检测有助鉴别。

六、治疗

本病目前尚无根治的办法。治疗目的是改善症状，预防因口、眼干燥造成局部损伤，积极防治因免疫反应引起的脏器损害。

1. **口眼干燥外用药**　①减轻口干很困难，应禁止抽烟、饮酒，避免服用引起口干的药物如阿托品等，保持口腔清洁，勤漱口，减少龋齿和口腔继发感染的可能。多饮水、口腔含水浸泡 5min 再吐出，外出时带茶水杯。②干燥性角膜炎：可用人工泪液（0.5% 羧甲基纤维素液）、透明质酸眼水、双氯芬酸眼水、氯霉素滴眼液等以减轻角膜损伤。有眼角膜溃疡、巩膜炎等免疫活动征象者，用地塞米松眼水、环孢素眼水。

2. **刺激腺体分泌药**　口服或静脉用溴己新、沐舒坦、氨溴索对部分患者口眼干燥有改善，毛果芸香碱国内尚无口服制剂，西维美林（cevimeline）可使用。近年有研究发现毒蕈碱受体 3（M3）激动剂对改善口眼干燥有效。

3. **脏器损害治疗**　①合并肾小管酸中毒低血钾者，需给予补钾，初采用静脉补钾为主，平稳后改口服钾盐片、枸橼酸钾合剂，有的患者需终身服用，以防低血钾再次发生。②关节肌肉疼痛可用非甾体抗炎药。③如合并神经系统损害、肝肾损害、间质性肺炎、白细胞低下、血小板减少、肌炎、血管炎等，可使用大剂量糖皮质激素和免疫抑制剂，如羟氯喹、来氟米特、沙利度胺、硫唑嘌呤、环磷酰胺、环孢素、他克莫司等治疗。④并发淋巴瘤者需联合化疗。

4. **生物制剂与细胞治疗**　对于出现自身免疫亢进损害的可用抗 CD20 单抗（利妥昔单抗），抗 IL-6R 单抗（妥珠单抗）。间充质干细胞静脉输注治疗 pSS 已经在实验治疗中，重症患者可用血浆置换、免疫吸附治疗。

七、预后

本病发展相对缓慢，经恰当治疗大部分都能使病情缓解，甚至康复到恢复日常生活和工作。仅局限于唾液腺、泪腺、皮肤黏膜外分泌腺体者预后良好，但随着时间推移，病情会有转化。内脏损害中出现进行性肺纤维化，易继发呼吸道反复感染甚至呼吸衰竭，有中枢神经病变、肾小球受损伴肾功能不全、重症血小板减少、反复肝损者易出现器官衰竭，合并恶性淋巴瘤者预后差。

（汤建平　帅宗文）

> 思考题
>
> 1. 口干燥症的主要临床表现有哪些？
> 2. 除唾液腺和泪腺外，本病还会引起哪些具有外分泌功能的腺体或组织的损害？
> 3. 原发性干燥综合征在什么情况下应使用激素和免疫抑制剂治疗？

第十八章
系统性硬化症

系统性硬化症（systemic sclerosis，SSc）是一种病因不明、临床表现各异的慢性、系统性自身免疫病，其主要特征是由慢性炎症、自身免疫调节异常、微血管功能障碍引起受累的组织和/或内脏器官纤维化、大量胶原纤维沉积，最终导致局限性或弥漫性皮肤增厚和受累器官功能障碍。根据皮损范围及内脏器官是否受累分为弥漫皮肤型 SSc（diffuse cutaneous systemic sclerosis，dcSSc）和局限皮肤型 SSc（limited cutaneous systemic sclerosis，lcSSc）。

一、流行病学

SSc 是一种获得性散发疾病，呈世界性分布，所有的种族均有发病。患病率（150~300）/100 万人口，发病率每年（2.3~22.8）/100 万。年龄、性别、种族是决定疾病易感性的重要因素。虽然 SSc 可在任何年龄发病，但发病高峰年龄平均 30~50 岁，女性患者多见，男女发病的比例为 1∶（3~7）。儿童相对少见。黑种人比白种人发病率更高，起病年龄更早。另外，黑种人更容易罹患弥漫皮肤型 SSc、更容易伴发间质性肺病，预后更差。

二、病因

SSc 确切病因不明，目前认为 SSc 的发生是多因素（包括遗传易感性、自身免疫以及环境因素等）共同作用的结果。

1. **遗传因素**　SSc 以非孟德尔遗传方式来遗传。同卵双胞胎共患率仅为 4.7%，然而有 1.6% 的 SSc 患者的一级亲属患 SSc，这明显高于一般人群，提示该疾病易感性和遗传因素相关。SSc 与 BANK1、BLK、IRAK1、TNIP1 等基因多态性相关，IRAK1 是与 SSc 相关的 X 染色体连锁基因，这可以解释该病女性罹患率高的原因。候选基因研究和 GWAS 研究均显示 SSc 的发生与 HLA Ⅱ类基因相关，尤其是与 HLA-DR1 相关性明显。

2. **感染因素**　某些患者发病前有扁桃体炎、咽峡炎、肺炎等。近年来提出伯氏疏螺旋体感染、巨细胞病毒隐性感染和细小病毒 B19 感染与 SSc 发病有关。

3. **职业、环境因素和药物**　SSc 在煤矿、金矿和与硅石尘埃接触的人群中发病率较高，提示在 SSc 发病中环境因素占有很重要地位。20 世纪 80 年代，西班牙暴发一种具有 SSc 特点的疾病流行，后来被证实与使用被污染的菜籽油烹饪有关，称为"毒油综合征"。10 年后在美国发生类似的疾病流行，被称作嗜酸性粒细胞增多症-肌痛综合征（eosinophilia-myalgia syndrome，EMS），与食品添加剂左旋色氨酸相关。其他可能与导致 SSc 有关的职业暴露物质包括聚氯乙烯、有机溶剂等。有些药物如 L-色氨酸、博来霉素、喷他佐辛、戊唑辛、可卡因等也是诱发 SSc 发生的潜在因素。

4. **性别**　育龄期妇女发病率明显高于男性，提示雌激素可能与本病发病有关。

三、发病机制

SSc 的具体发病机制尚不清楚。目前认为微血管病变、免疫系统功能异常和组织纤维化,是其发病的 3 个关键环节。

1. **微血管病变**　SSc 患者的小血管受累可累及许多血管床,导致雷诺现象、缺血性手指溃疡、硬皮病肾危象和肺动脉高压等严重的临床后果。发病机制的研究中,多数学者认为血管内皮细胞损伤是最早发生的。病毒、细胞毒素、抗磷脂抗体和抗内皮细胞抗体等,都可能是内皮细胞损伤的启动因素。在 SSc 的疾病早期阶段可以看到血管内皮细胞损伤并释放炎症因子、趋化因子和血管活性物质(一氧化氮、前列环素、内皮素 -1、血栓素),导致受累组织大量炎细胞浸润,血管收缩和血小板聚集,血小板活化。而血栓素是平滑肌细胞和成纤维细胞的趋化因子和促有丝分裂原,导致平滑肌细胞及内膜细胞增生,基底膜增厚及重叠,进而发生外膜层纤维化;这一病变过程影响毛细血管和小动脉,严重时可累及大血管,导致血流量减少和组织缺血。内膜和中膜肥大导致进行性血管腔阻塞,与内皮细胞损伤和外膜纤维化一起形成恶性循环,最终导致血管显著缺失(稀疏),进入疾病晚期。另外,活化的血小板释放转化生长因子(TGF-β),刺激成纤维细胞合成胶原;缺氧性血管内皮损伤后再灌注可导致氧自由基释放增加,进一步通过细胞膜脂的过氧化反应损伤内皮细胞。通常在 SSc 患者中,恢复缺血组织血流的再血管化过程是有缺陷的。因此,广泛的毛细血管缺失、中小动脉阻塞性血管病变和损伤血管的修复失败是 SSc 的标志。

2. **自身免疫异常**　T 细胞介导的细胞免疫异常和 B 细胞介导的体液免疫异常均参与 SSc 的发生和发展。受累组织中的肥大细胞、中性粒细胞和嗜酸性、嗜碱性粒细胞数量的增加促进了免疫系统的活化,分泌多种细胞因子,导致炎性反应的发生;淋巴细胞、血管内皮细胞和成纤维细胞上黏附分子、细胞间黏附分子及淋巴细胞功能抗原表达增加,增强 T 细胞的归巢和与成纤维细胞的结合。

约 90%~95% 的 SSc 患者血清中可检测出多种自身抗体,如抗核抗体(anti-nuclear antibody, ANA)、抗着丝点抗体(anti-centromere antibody, ACA)、抗拓扑异构酶 Ⅰ 抗体(anti-scleroderma-70 antibody)、抗内皮细胞抗体(anti-endothelial cell antibody, AECA)等,证实 SSc 是一个免疫异常介导的自身免疫病。产生的多种自身抗体与内皮细胞和成纤维细胞结合,促进抗体依赖的细胞毒反应,最终引起血管内皮细胞损伤和活化,刺激成纤维细胞合成过多的胶原,导致血管壁和组织纤维化。特异性抗体与疾病的不同表型有强相关性,见表 18-1,如 Scl-70 和 RNA 聚合酶 Ⅰ、Ⅱ、Ⅲ 与细胞增殖相关。SSc 的自身抗体在临床中作为指导诊断和预后的生物标志物。

表 18-1　系统性硬化症的自身抗体及相关特点

靶抗原	SSc 亚型	特征性临床表现
拓扑异构酶 Ⅰ	dcSSc	肌腱摩擦音,早期 ILD,心脏受累,硬皮病肾危象
着丝点蛋白	lcSSc	手指缺血性溃疡,皮肤钙质沉着,独立的 PAH,重叠综合征;肾危象少见
RNA 聚合酶Ⅲ	dcSSc	快速进展的皮肤受累,肌腱摩擦音,关节挛缩,GAVE,肾危象,伴发肿瘤
U3-RNP(纤维蛋白)	dcSSc	PAH,ILD,硬皮病肾危象,肌炎
Th/T0	lcSSc	ILD,PAH
PM/Scl	lcSSc	皮肤钙质沉着,ILD,重叠肌炎
Ku	重叠综合征	SLE,肌炎
U1-RNP	MCTD	PAH,关节炎,肌炎

注:dcSSc,弥漫性皮肤型 SSc;lcSSc,局限性皮肤型 SSc;GAVE,胃窦血管扩张;ILD,肺间质病变;PAH,肺动脉高压;MCTD,混合性结缔组织病;SLE,系统性红斑狼疮。

3. **组织纤维化**　多器官纤维化是 SSc 的主要病理特征,可能是炎症、自身免疫和微血管损伤的结果；主要表现为致密僵硬无细胞的结缔组织进行性取代正常的组织结构。SSc 患者淋巴细胞、巨噬细胞、内皮细胞活化及成纤维细胞活化释放促纤维化细胞因子、转化生长因子、结缔组织生长因子和细胞因子（IL-4、IL-6、IL-13）增加，进一步刺激成纤维细胞增殖和合成胶原等细胞外基质蛋白，最终导致了受损组织纤维化的发生。

其中 TGF-β 是一个强大的促纤维化的细胞因子，可以促进成纤维细胞增殖、迁移，分泌胶原、生长因子、趋化因子和细胞因子；通过促进成纤维细胞向肌纤维母细胞迁移和分化，导致胶原纤维增生和细胞外基质蛋白的聚集。

除组织中的成纤维细胞和上皮细胞可以转化为肌成纤维细胞外，骨髓来源的循环间充质祖细胞也可导致纤维化。间充质祖细胞和组织成纤维细胞一样，可以分化成平滑肌样的肌成纤维细胞。

四、病理

受累组织广泛的毛细血管缺失、阻塞性微血管病变，以及皮肤和内脏器官的胶原纤维增殖和纤维化是 SSc 的主要病理特点。

皮肤病理表现：水肿期见真皮层胶原纤维水肿，真皮上层小血管周围有淋巴细胞、单核和/或巨噬细胞、浆细胞和朗汉斯巨细胞散在浸润；硬化期见真皮及皮下组织炎细胞消失，大量胶原纤维增生、纤维化，胶原肿胀、透明样变和均质化，血管壁内皮细胞和成纤维细胞增生，以致血管腔狭窄、血流淤滞，指/趾血管数量明显减少；萎缩期见表皮变薄，微血管系统损伤破坏，皮肤附属器官萎缩，真皮深层及皮下组织钙盐沉积。内脏损害如肺脏、心脏、肾脏、食管主要表现为间质纤维化，血管内皮细胞肿胀，内膜增生，血管管腔狭窄，中层黏液样变，纤维素样坏死，致使内脏器官灌注受损。受累组织中，胶原、纤连蛋白、蛋白多糖和其他结构大分子积聚，进行性破坏正常组织，导致受累器官功能受损。

五、临床表现

SSc 患者起病隐匿，几乎所有器官都可被累及，但临床表现多样化，部分患者起病前可有发热、乏力、体重下降等非特异表现。

1. **雷诺现象**（Raynaud's phenomenon，RP） 约 80% 的患者首发症状为雷诺现象，可先于其他表现（如关节炎、内脏受累）1~2 年或与其他症状同时出现。雷诺现象常见诱因有寒冷、温度下降、情绪激动及振动等，主要表现为指/趾端呈发作性苍白、发绀和潮红三项反应，保暖后可缓解，偶见于鼻尖和耳郭，可伴有局部的麻木、疼痛。三种颜色阶段的进展反映了血管收缩、缺血和再灌注的病理过程。

3%~5% 的正常人群可以出现雷诺现象，女性更多见，称为原发性雷诺现象。原发性雷诺现象常见于：病史和体格检查没有发现能引起雷诺现象的原因；有雷诺现象的家族史；无指/趾坏死、溃疡或坏疽；抗核抗体检测阴性。继发雷诺现象常见于 SSc 或其他结缔组织病、血液和内分泌疾病、职业病，以及药物使用如 β 受体阻滞剂阿替洛尔和抗癌药顺铂、博来霉素等。雷诺现象反复发作，可导致局部皮肤出现点状坏死、萎缩下陷或瘢痕形成，严重者可出现指/趾末端发凉、发绀、溃疡甚至坏疽形成，末节指骨溶解、吸收、变短。

2. **皮肤改变** 皮肤改变是 SSc 标志性病变，常呈对称性分布。SSc 的皮肤改变按受累范围分为 dcSSc 和 lcSSc，见表 18-2。lcSSc 皮损局限于肘关节和膝关节的以远的皮肤，伴/或不伴有脸部及颈部皮肤受累，但进展缓慢；dcSSc 皮肤受累范围广，除上述部位的皮肤受损外，可累及四肢近端皮肤及躯干皮肤。典型皮肤病变按病程分为肿胀期、硬化期和萎缩期。

（1）肿胀期：绝大多数患者皮肤硬化表现从肢体远端开始，逐渐向近端发展，继而面部、颈部皮肤受累；受累的皮肤紧绷、粗糙和增厚、肢体和躯干呈黑色素沉着。

（2）硬化期：患者皮肤逐渐变厚变硬，最终紧贴皮下组织，皮肤逐渐发亮、变紧、变硬、皮革样改变，有蜡样光泽,不易捏起,皮纹不清或消失,汗毛减少。面部皮肤受累可表现为面部皱纹消失、鼻翼萎缩、鼻孔狭窄、鼻端变尖,似鸟嘴样改变;嘴唇变薄、口周出现放射性沟纹、张口受限、舌系带变短、面部无表情,呈"面具脸"改变。受累皮肤可出现色素沉着和 / 或色素脱失,形成"椒盐征"。

(3)萎缩期:皮肤萎缩变薄,皮下组织及肌肉亦发生萎缩及硬化,紧贴于骨面,形成"皮包骨样"。指端及关节处皮肤易发生顽固性溃疡,不易愈合。受累皮肤少汗和毛发脱落,少数患者可出现毛细血管扩张和皮下组织钙化。

表 18-2 局限性皮肤型 SSc 和弥漫性皮肤型 SSc 的特点

特征	lcSSc	dcSSc
皮肤受累	起病缓慢,病变局限在手指、肢端至肘关节,面部;进展缓慢	起病迅速,病变较广泛,病变自手指开始,渐累及近端肢体和躯干;进展迅速
雷诺现象	先于皮肤数年出现;可能和严重的手指缺血有关	和皮肤受累同时发生;严重的手指缺血少见
肌肉骨骼受累	轻微的关节痛	严重的关节痛,腕管综合征,肌腱摩擦音
肺间质病变	通常较轻微,进展缓慢	常见,早期出现和进展,可以非常严重
肺动脉高压	常见,迟发,可为单独出现的并发症	常和肺间质病变相关
硬皮病肾危象	非常少见	发生率约为 15%;通常早期出现(起病 4 年内)
钙质沉着	常见,突出	少见,轻微
特征性自身抗体	抗着丝点抗体	抗拓扑异构酶Ⅰ(Scl-70)抗体,抗 RNA 聚合酶Ⅲ抗体

注:SSc,系统性硬化症;dcSSc,弥漫性皮肤型 SSc;lcSSc,局限性皮肤型 SSc。

3. 肌肉骨骼表现 由于皮肤变厚变硬,并紧贴骨面,致使关节屈曲挛缩(尤其是近端指间关节和腕关节),关节功能受限;腕管综合征可以是 SSc 的首发表现。关节炎少见,少数患者会出现侵蚀性关节炎。SSc 可因失用性萎缩,引起肢体近端或远端肌肉出现隐匿性肌无力;也可因疾病本身导致肌肉受累,出现肌痛和 / 或肌无力的表现。后者又常见两种类型:一种为无或仅轻度肌酶升高,病理表现为肌纤维被纤维组织代替而无炎细胞浸润;另一种则为典型的多发性肌炎表现。

4. 消化系统表现 约 90% 的 SSc 患者会出现消化系统受累,且口腔到直肠均可累及,但以食管受累最为常见,肛门、直肠次之,小肠和结肠较少。

(1)口腔:嘴唇变薄,口周出现放射性沟纹,张口受限,舌系带变短,齿龈萎缩,牙齿脱落,牙周疾病及下颌骨髁状突的再吸收等导致的口咽疾病。

(2)食管:管下段括约肌功能受损导致胃食管反流,表现为胸骨后烧灼痛,并向咽部放射,伴反酸和胆汁引流;食管下 2/3 蠕动减弱使食管清除反流的胃内容物发生障碍,晚期可出现下段食管扩张和松弛,进一步加重胃食管反流;约 1/3 的 SSc 患者食管可发生 Barrett 化生,出现这种病变的患者需要定期进行内镜检查及活检。

(3)胃:胃部受累表现为胃部扩张、松弛,张力减低,排空延迟,出现饱腹感。胃窦血管扩张,在内镜下呈宽条带状,被称为"西瓜胃",是引起上消化道出血的原因之一。

(4)胆道:部分 SSc 患者可能合并原发性胆汁性肝硬化,主要见于病程较长的局限性皮肤型患者。

(5)小肠:常见于病程较长的 SSc 患者,十二指肠、空肠与回肠均可受累。小肠蠕动减弱可引起腹痛和肠胀气,严重者可导致小肠麻痹性肠梗阻(假性肠梗阻);部分患者出现吸收不良综合征,表现为腹泻、贫血、营养不良和体重下降,偶见肠壁囊样积气征或巨十二指肠。

(6)大肠:10%~50% 的患者有大肠受累,表现为扩张、无张力、特征性肠炎、慢性便秘和大便干结、肠梗阻、肠套叠、直肠脱垂和大便失禁等。

5. **肺部表现**　肺部受累是本病最主要的死亡原因之一。间质性肺病(interstitial lung disease，ILD)和肺动脉高压(pulmonary arterialhypertension，PAH)是最常见的肺部并发症。肺部受累直到晚期才会出现症状，最常见的是运动后呼吸困难、乏力及运动耐力减低，少数患者可出现干咳，症状常隐匿并进展缓慢。

约 85% 的 SSc 患者在高分辨率 CT 上会发现 ILD 的证据，其中 25%~30% 的 ILD 呈进行性发展，ILD 早期症状不典型，主要表现为干咳，后期会出现渐进性劳力性呼吸困难、活动耐受量减低。ILD 以非特异性间质性肺炎(nonspecific interstitial pneumonia，NSIP)为主，其中男性、非洲裔美国人、dcSSc、抗 Scl-70 抗体阳性、一氧化碳弥散率(diffusion capacity of carbon monoxide，mDLCO)下降和用力肺活量(forced vital capacity，FVC)减低是 ILD 进行性发展的高危因素。

约 15% 的 SSc 患者会出现 PAH，可以与 ILD 伴发或独立存在。早期 PAH 症状常不典型，仅表现为乏力和运动耐量的下降，因此常导致临床诊断延迟；随着疾病的进展，患者会出现心绞痛、运动时晕厥和右心衰竭的临床表现。发生肺动脉高压潜在的临床危险因素有老年人、男性患者、长病程、钙质沉着、胃食管反流、局限性皮肤型 SSc(尤其是 CREST 综合征)、指溃疡、严重的雷诺现象、甲皱毛细血管密集度下降等。预测 SSc 发生肺动脉高压的血清学抗体为抗着丝点抗体、抗 Th/To 抗体、抗 U1RNP 抗体和抗 U3RNP 抗体阳性。

6. **心脏表现**　大约 20% 的 SSc 患者心脏病变是由于原发的心血管疾病所致，另约 20% 的 SSc 患者心脏病变是继发于 SSc 疾病本身。SSc 患者由于心脏受累导致的死亡率为 26%~36%。SSc 心脏病变可以是自身免疫系统活化、微血管损伤和纤维化直接导致，也可由于间质性肺疾病和肺动脉高压所致。SSc 患者的心包、心肌、心脏传导系统都可累及，表现为心包炎、心肌炎、心律不齐、心脏传导系统异常、瓣膜病变和心功能不全；其中最常见的表现为心包炎，伴或不伴有心包积液、心力衰竭和不同程度的心脏传导阻滞或心律失常。心肌受损多见于 dcSSc 患者，表现为胸闷、气短、心悸、水肿等，有心肌病变者预后差。另外，在 SSc 中，高血压、缺血性心脏病和血脂异常的发生率也明显高于正常人群。

7. **肾脏表现**　硬皮病肾危象(scleroderma renal crisis，SRC)是 SSc 最严重的并发症，也是导致患者死亡的重要原因之一，见于 10%~15% 的患者，绝大多数发生在起病 4 年内；肾危象发生的危险因素包括男性、非洲裔美国人、弥漫性皮肤型 SSc、抗 RNA 多聚酶Ⅰ和Ⅲ抗体阳性。可触及的肌腱摩擦音、心包积液、新出现的不明原因的贫血、血小板减少可能预示将发生肾危象。肾脏受累的患者可表现血尿、蛋白尿、高血压、内生肌酐清除率下降甚至进展为慢性肾功能不全。肾危象的患者表现为疲乏加重、气促、严重头痛、视力模糊，严重者可发生抽搐甚至昏迷等症状。由于糖皮质激素与肾危象是相关的，因此，在有肾危象风险的患者中，谨慎使用泼尼松，必要时使用剂量应小于每日 10mg。

8. **其他表现**　本病常伴口干和／或眼干症状，小唾液腺显示纤维化改变；部分患者可出现神经系统受累，多表现为局限型，如三叉神经病变、腕管综合征、面神经麻痹、感觉异常性股痛、周围神经病变等，亦可发生亚临床型自主神经功能综合征；约半数患者血清中有抗甲状腺抗体，约 14% 患者有甲状腺纤维化，部分患者出现甲状腺功能减退；本病亦可合并胆汁性肝硬化及自身免疫性肝炎。

六、实验室和影像学检查

1. **一般检查**　血常规可有轻度正细胞或小细胞贫血，缺铁性贫血见于胃窦血管扩张或慢性食管炎引起的胃肠道出血；部分患者可有白细胞或血小板减少。血沉正常或轻度增快，可有免疫球蛋白(主要是 IgG)升高。尿常规可有尿蛋白阳性或镜下血尿、管型尿。

(1)免疫学异常:90% 以上患者 ANA 阳性，核型为斑点型、核仁型和抗着丝点型，抗核仁型抗体对 SSc 的诊断相对特异；抗拓扑异构酶Ⅰ(Scl-70)抗体和抗着丝点抗体(ACA)是 SSc 的特异性抗体，两种抗体相互排斥，不会同时存在。抗 Scl-70 抗体阳性率为 15%~20%，该抗体阳性与弥漫性皮肤硬化、肺纤维化、指/趾关节畸形、远端骨质溶解相关。ACA 在 lcSSc 中的阳性率约为 38%,是 CREST 综合征较特异的抗体,常与雷诺现象、指端缺血、肺动脉高压相关。SSc 患者可见抗 ssDNA 抗体、AECA、抗 U1RNP 抗体、抗 PM/Scl 抗体、抗 I/IV 型胶原抗体、类风湿因子、抗 RNA 聚合酶 I/III 抗体阳性。

(2)甲皱毛细血管显微镜检查:微血管结构异常是 SSc 相关的病理生理过程中关键特征之一,并能通过非侵入性的微循环检查技术被检测出来,因此 2013 年 ACR/EULAR 的 SSc 分类标准均将甲皱毛细血管显微镜检查作为 SSc 患者的微血管病变评估、预测疾病进展以及进行病情监测和疗效评估的手段。早期 SSc 患者就可出现特征性的微循环结构异常,表现为微循环毛细血管床结构紊乱和破坏,微动脉、微静脉血管支明显扩张迂曲,毛细血管袢环丢失、减少。

(3)影像学检查:X 线检查可发现皮下钙化,末端指骨吸收溶解变细甚至消失,关节间隙狭窄和关节面骨硬化。食管钡餐造影可见食管蠕动减弱或消失,严重者可见食管扩张或僵硬。高分辨率 CT 是诊断 ILD 的“金标准”,且高分辨率 CT 不仅可筛查出没有任何临床症状的早期肺间质病变,还可预测肺间质病变的进展、肺功能的下降和对治疗的反应。高分辨率 CT 最常见的表现是网格影、蜂窝影、索条影及磨玻璃影。

2. **其他** 无创性超声心动图和心电图检查可发现心包肥厚或心包积液、肺动脉高压、心律失常和传导阻滞,其中肺动脉高压确诊金标准是右心导管检查;肌电图显示多相电位增加,波幅和时限降低;肺功能检查多表现为限制性肺通气功能障碍,肺活量下降和肺顺应性下降,一氧化碳弥散率下降和活动后氧分压的降低。

七、诊断和鉴别诊断

1. 诊断、分型和评估

(1)诊断:SSc 是临床表现和结局多样的异质性疾病,缺乏特异的诊断标准,以往最常使用的是 1980 年 ACR 的 SSc 分类标准(表 18-3),但由于此分类标准对早期 dsSSc 及 20% 的 lcSSc 不敏感,再加上近年对 SSc 自然病程、发生机制和相关自身抗体有了更多认识,2013 年 ACR 和 EULAR 联合推出了新分类标准(表 18-4)。新标准包括了更为广泛的 SSc 的疾病谱表现,有血管病、免疫异常和纤维化表现,增加了 SSc 相关的自身抗体,雷诺现象、甲皱毛细血管异常和毛细血管扩张,明显提高了 SSc 的诊断敏感性和特异性,分别达到了 91% 和 92%。

表 18-3 1980 年 ACR 系统性硬化分类标准

主要标准:近端皮肤硬化
掌指或跖趾近端皮肤对称性增厚、变紧和硬化
皮肤改变可累及全部肢体、面部、颈部和躯干(胸、腹)
次要标准:1. 硬指:皮肤改变局限于指尖凹陷性瘢痕
2. 指腹消失(缺血所致)
3. 双侧肺基底纤维化

注:具有主要标准或至少 2 项次要标准,诊断为系统性硬化症。

表 18-4 2013 年 ACR/EULAR 系统性硬化症分类标准

项目	子项目	权重/积分
双手手指皮肤增厚至掌指关节近端	—	9
手指皮肤增厚	手指肿胀	2
(仅取较高分)	手指指端硬化(掌指关节以远)	4
指尖病变	指尖溃疡	2
(仅取较高分)	指尖凹陷性瘢痕	3

续表

项目	子项目	权重/积分
毛细血管扩张	—	2
甲皱襞毛细血管异常	—	2
肺动脉高压和/或间质性肺疾病	肺动脉高压	2
	间质性肺疾病	2
雷诺现象	—	3
SSc 相关自身抗体	ACA、抗 Scl-70 抗体、抗 RNA 多聚酶Ⅲ抗体	3

注：≥9 分的患者为明确的系统性硬化症。

（2）分型：疾病的分型和分期有助于指导初始的治疗。皮肤受累的范围是 SSc 分型的基础。根据患者皮肤增厚的范围 SSc 分为 4 种临床亚型：弥漫皮肤型 SSc，局限皮肤型 SSc，无皮肤硬化的 SSc，硬皮病重叠综合征。

（3）评估：由于表型的异质性，SSc 的总体评估仍然是有一定困难的，目前还没有公认的、经过验证的疾病总体评估指数。相关 ANA 类型和临床特征可用于亚型的早期识别。皮肤增厚硬化的评价主要用修订 Rodnan 评分（modified Rodnan skin score，mRSS），皮肤增厚硬化的程度和范围与生存率、内脏受累的风险、总的疾病进展相关。

高分辨率薄层 CT、肺功能检测有助于发现和监测早期肺间质纤维化。血压和肾功能检测是早期发现预测肾危象的主要指标。多普勒超声心动图可以估测肺动脉压并进行后续随访。

2. 鉴别诊断

（1）嗜酸性筋膜炎：是病因不清的硬皮病样综合征，特征是炎症，随后出现真皮、皮下和深筋膜硬化，但没有雷诺现象和内脏器官受累和小血管病变，多影响成人。患者通常突然出现对称压痛和四肢肿胀，然后迅速皮肤和皮下组织的硬化，受累区域有特征性"棍棒"的感觉。腕管综合征、屈曲挛缩出现在病程早期。在疾病早期可有外周血的嗜酸性粒细胞增高，随后减少。应用糖皮质激素可改善症状，减少嗜酸性粒细胞。

（2）混合性结缔组织病：有雷诺现象，但无指端溃疡，无弥漫性皮肤硬化，抗 U1RNP 抗体阳性，抗着丝点抗体和抗 Scl-70 抗体阴性。

（3）硬肿症和硬化性黏液水肿：一半的硬肿症患者合并有糖尿病，可自行缓解。硬化性黏液水肿表皮发红更明显，常伴有皮肤丘疹。一般手足不受累，无雷诺现象，抗体检查阴性。

（4）肾源性系统性纤维化（nephrogenic systemic fibrosis，NSF）：发生于慢性肾功能不全患者，经常出现在透析患者。发展较快，易累及下肢，一般不影响手部。NSF 不出现雷诺现象，有报道肾移植可以使 NSF 好转。

八、治疗和预后

SSc 治疗近年有很大的进步，包括免疫和血管方面的治疗有了更好的证据，特别是在 SSc 的血管合并症治疗上，反映了这个领域取得的主要进步。然而由于 SSc 具有非常强的异质性，其发生涉及三大机制，即免疫系统激活、血管内皮损伤及组织纤维化，所以很难有一种药物同时具有多个靶点，因此 SSc 的治疗到目前为止仍是十分复杂的。再加上每个个体遗传背景不同，可能处于不同的疾病阶段，涉及的发生机制各有侧重，进一步加重了治疗的复杂性。目前 SSc 的治疗主要是基于器官损害的对症治疗。2017 年 EULAR 基于目前的证据发布了 SSc 的治疗推荐更新（表 18-5），将 SSc 按临床表现和器官受累分为六个亚组治疗。用于 SSc 治疗的药物主要包括三大类，即免疫抑制剂、各类血管活性药物和抗纤维化药物。

表 18-5   2017 年 EULAR 系统性硬化症的治疗推荐

器官受累	建议	证据级别	推荐强度
雷诺现象	推荐使用二氢吡啶类钙通道拮抗剂,常用口服硝苯地平作为 SSc 雷诺现象的一线治疗,此外也可考虑 5- 磷酸二酯酶抑制剂	1A	A
	严重雷诺现象应使用静脉伊洛前列素	1A	A
	口服治疗效果不佳者应使用静脉伊洛前列素		
	可考虑使用氟西汀	3	C
肢端溃疡	应考虑使用静脉伊洛前列素	1B	A
	应考虑使用 5- 磷酸二酯酶抑制剂	1A	A
	应考虑使用波生坦以减少肢端溃疡,尤其是尽管使用钙通道拮抗剂,5- 磷酸二酯酶抑制剂及静脉伊洛前列素治疗后仍存在多发肢端溃疡者	1B	A
肺动脉高压	推荐使用内皮素受体拮抗剂、5- 磷酸二酯酶抑制剂;或利奥西呱	1B	B
	严重肺动脉高压(Ⅲ~Ⅳ级),推荐静脉使用依前列醇	1B	A
	可考虑使用前列环素类似物	1B	B
皮肤和肺部病变	推荐使用甲氨蝶呤治疗早期弥漫性皮肤病变	1B	A
	尽管存在毒性,鉴于 2 个高质量的随机对照试验结果,推荐使用环磷酰胺治疗 SSc-ILD,尤其是进展性 ILD	1B	A
	快速进展性 SSc 存在器官衰竭风险的患者应考虑使用造血干细胞移植。鉴于治疗相关不良反应及早期治疗相关的死亡风险,严格筛选患者及医疗团队的经验至关重要	1B	A
硬皮病肾危象	专家推荐硬皮病肾危象一经诊断,尽快使用血管紧张素转化酶抑制剂	3	C
	使用糖皮质激素治疗时应密切监测血压及肾功能	3	C
胃肠道受累	应考虑使用质子泵抑制剂治疗胃食管反流、预防食管溃疡和狭窄	1A	C
	应考虑使用促动力药物治疗症状性胃肠动力减低(消化不良,胃食管反流,早饱,腹胀,假性阻塞等)	3	C
	间断或定期使用抗生素治疗有症状的小肠细菌过度生长	3	D

1. **治疗原则**   早期诊断,明确分型,早期、个体化、综合治疗,防止疾病进展是主要策略。定期筛查肺脏、心脏和肾脏功能,及早发现 SSc 相关合并症,及早调整治疗,改善长期预后。

2. **一般基础治疗**

(1)加强患者教育,有利于缓解紧张恐惧心理,避免剧烈情绪波动,改善患者治疗顺应性,要让患者充分了解治疗的长期性,规律随诊的必要性。

(2)注意全身保暖,戒烟,进行适当的体育运动,有利于改善末梢循环。

(3)肢体末梢的保护也十分重要,有助于减少创伤。如戴手套,穿厚的棉毛袜子,穿合适的软鞋,避免穿凉鞋。

(4)辅助供氧:如有肺功能受累,可以用氧疗。

(5)疫苗:目前已有证据显示此类患者感染风险增加,因此在 SSc 患者应用疫苗预防感染是非常必要的。

3. **免疫抑制剂治疗**   免疫抑制疗法是 SSc 的一个重要治疗策略。一系列试验证实了免疫抑制治疗的收益,可以改善皮肤硬化,稳定肺功能。对 dcSSc 需要使用免疫抑制剂尽快诱导疾病缓解,减少重要脏器受累,阻止疾病进展。目前常用免疫抑制剂如下。

(1)糖皮质激素(glucocorticoid,GC):由于 GC 在 SSc 治疗中的收益证据有限,在 SSc 中使用 GC 一直存在争议。但到目前为止 GC 仍广泛用于有肌炎、ILD、皮肤纤维化和关节炎表现的 SSc 患者的治疗。大多数患者使用中小剂量,不超过 15mg/d,一般不单独使用,而是和免疫抑制剂如 MTX、CTX

和 MMF 等联合使用。此外,有回顾性研究显示 GC 使用与 SRC 风险升高相关,所以应在疾病控制的情况下,尽可能使用小剂量、短疗程 GC 治疗,并密切检测血压和肾功能。

(2)环磷酰胺(cyclophosphamide,CTX):有两项 RCT 研究显示 CTX 使用可以稳定 SSc-ILD 患者的 FVC 和 DLCO,改善的肺功能和健康相关生活质量,减轻呼吸困难和皮肤增厚。目前仅作为诱导治疗药物用于中重度进展的 SSc-ILD 患者及进展性的严重 dcSSc,剂量为 400~500mg/m²,每月一次给药,时间一般 3~6 个月。用药期间应密切监测。

(3)吗替麦考酚酯(mycophenolate mofetil,MMF):有 RCT 研究比较了 MMF 与 CYC 的疗效,发现 MMF 改善肺功能和健康相关生活质量,减轻呼吸困难和皮肤纤维化积分的疗效不劣于 CYC,而 MMF 有更好的安全性和耐受性,更适用于相对长期的维持治疗。多个指南推荐 MMF 作为 CYC 不耐受或禁忌时的一个替代选择药物治疗 SSc-ILD。主要副作用是胃肠道反应,白细胞减少,合并感染。

(4)甲氨蝶呤(methotrexate,MTX):主要用于有轻中度皮肤纤维化的 SSc 患者。有两项 RCT 研究显示 MTX 对早期 dsSSc 的皮肤和肌肉骨骼系统受累有效,每周剂量 10~20mg。

(5)硫唑嘌呤(azathioprine,AZA):可以用作 SSc-ILD 的维持治疗,回顾性研究显示 AZA 对部分 SSc-ILD 有一定疗效。

(6)利妥昔单抗(rituximab,RTU):属于新型靶向免疫生物制剂,是一种人鼠嵌合的抗 CD20 的单克隆抗体。目前研究显示 RTU 对于多种 SSc 的表现都是一个有希望的新治疗选择,特别是 SSc-ILD。一个开放、非对照的研究显示,RTU 可以保存肺功能。

(7)托珠单抗(tocilizumab,TCZ):一种 IL-6 受体拮抗剂。TCZ 可以用于 SSc 相关的炎性关节炎,也有病例报道 TCZ 可以改善皮肤纤维化积分,但其确切临床作用仍需要进行相关研究。

4. 靶向血管活性药物治疗 SSc 也被认为是一种血管病,SSc 患者普遍存在血管病变,靶向血管活性药物广泛用于 SSc 的血管病变的治疗,包括 RP、指端溃疡、PAH 和 SRC。PAH 治疗是主要的疾病负担,对 SSc 的结局和预后有非常不良的影响。近年这一领域治疗有很多进步。主要药物可以分为两大类,一是传统药物,包括 CCB、ACEI,二是新型靶向药物,根据作用靶点不同分为四类,包括有 5 型磷酸二酯酶抑制剂、内皮素受体抑制剂、前列环素类似物和鸟苷酸环化酶刺激剂。最近又有一种选择性前列环素受体激动剂 selexipag 也用于临床。

(1)二氢吡啶型钙离子通道阻滞剂(calcium channel blockers,CCBs):硝苯地平、氨氯地平或非洛地平是最早用于 RP 的治疗,是目前推荐的 RP 一线治疗。可以明显减少 RP 的发作频率和严重性,促进指端溃疡愈合,已有多个 RCT 证据支持。应用的常见不良反应有低血压、脸红、水肿和头痛。

(2)血管紧张素转换酶抑制剂(angiotensin converting enzyme inhibitors,ACEI):ACEI 主要用于 SRC 治疗,是 SRC 的一线治疗。由于 SRC 是一种罕见的高死亡率病变,进行 RCT 试验很困难,所以目前无 ACEI 用于 SRC 有效性及安全性的 RCT 数据。目前不推荐预防性使用 ACEI 来减少发生 SRC 的风险。

(3)5 型磷酸二酯酶抑制剂(phosphodiesteras-5 inhibitors,PDE5 inhibitors):西地那非、伐地那非和他达拉非已获得多个 RCT 的证据,可以明显减少 RP 发作的频率和严重性,促进指端溃疡愈合,并可能预防新发指端溃疡。特别是对 CCBs 反应不佳的患者。对 SSc-PAH 可以改善运动耐力,减少疾病恶化风险,是轻型 PAH 的一线治疗。常见不良反应有肌痛、脸红、消化不良、鼻塞和视觉异常。

(4)内皮素受体抑制剂(endothelin receptors antagonists,ERA):已有多项 RCT 证实 ERA 可以有效减少新发指端溃疡,特别是对 CCB 等反应不佳时。ERA 是轻型 SSc-PAH 的二线治疗,目前有专家认为 ERA 和 PDE5 抑制剂联合可以作为重型 SSc-PAH 的一线治疗。波生坦是非选择性的双受体拮抗剂,常用量 62.5mg,每日两次,是证据最多的 ERA,其他还有安立生坦、马西替坦。常见不良反应有肝功能异常、外周水肿、心悸和头痛等,应注意每个特异药物安全性不同。

(5)前列环素类似物(prostacyclin analogues):静脉输注伊洛前列素可以用于严重 RP,对于指端溃疡的愈合有效。依前列醇主要问题是半衰期非常短,需要长期置管,增加了感染、出血的风险,突然撤用,可能出现威胁生命的 PAH 反弹。其他的前列环素类似物还有曲罗尼尔(treprostinil),有皮下、吸入剂型。皮下注射的前列环素类似物常出现输注部位的疼痛。

（6）鸟苷酸环化酶刺激剂：利奥西呱（riociguat），一种可溶性鸟苷酸环化酶刺激剂。

5. 抗纤维化治疗　一直以来认为 SSc 是一种纤维化疾病。纤维化是 SSc 主要病理生理学病变，纤维化也是 SSc 的主要临床表现，包括皮肤纤维化和内脏器官纤维化，最常见的是肺间质病，在一些患者可以表现为快速进展型。近年有关纤维化治疗也有进步，更强调在导致成熟纤维坏死机制的早期阶段调节或预防炎症，预防阻断纤维化进程。

（1）尼达尼布（nintedanib）：一种酪氨酸激酶抑制剂（tyrosine-kinase inhibitors，TKI），2014 年首先获得美国 FDA 批准用于特发性肺纤维化的治疗，2019 年美国 FDA 批准用于 SSc-ILD 治疗，2020 基于证据的欧洲 SSc-ILD 诊断治疗共识发布，推荐尼达尼布用于 SSc-ILD。常用剂量是 100~150mg，每日两次，主要不良反应是胃肠道不适，包括腹泻等。

（2）吡非尼酮（pirfenidone）：2014 年获得美国 FDA 批准用于特发性肺纤维化的治疗，具有抗纤维化和抗炎症的特性，但具体作用靶点尚不清楚。起始剂量 0.2g，每日 3 次，以后可以根据患者情况加量。

（3）对乙酰半胱氨酸（*N*-acetylcysteine）：是一种抗氧化剂，用于进展性肺疾病，作为辅助治疗，有助于改善肺功能。用法 600mg，每日 3 次。

6. 细胞和移植治疗

（1）自体造血干细胞移植（autologous hematopoietic stem cell transplantation，ASCT）：可能是早期进展性 SSc 的一个治疗选择。有研究显示 ASCT 改善了 SSc 的无事件长期生存。但在第一年 ASCT 组较 CTX 治疗组有更多的事件，包括治疗相关的死亡。目前认为 ASCT 的主要的适应证是对标准治疗无反应的、非吸烟的、病程在 4~5 年内的 dsSSc 伴轻中度进展性器官受累患者。移植相关死亡率约 10%。

（2）肺移植：对于部分 SSc-ILD 患者，肺移植是一种有效的治疗。肺移植的 2 年和 5 年生存率分别是 72% 和 55%。

7. 其他治疗

（1）抗血小板聚集剂 / 抗血栓制剂：小剂量阿司匹林可以阻断缩血管物质血栓素 A2 的形成。双嘧达莫（dipyridamole）可以减少血小板黏附于损伤的血管壁。这些药物理论上使用是合理的，但有效性证据有限。

（2）免疫球蛋白：静脉输注免疫球蛋白（intravenous immunoglobulin，IVIG）可以作为辅助治疗，用于对传统治疗反应不佳的有肌病表现的 SSc-ILD 患者。

（3）选择性 5- 羟色胺再摄取抑制剂：近年有多项研究显示小剂量氟西汀可以减轻 RP 发作。

（4）他汀类：有报道他汀类药物对预防 DU 有益。

8. 预后　SSc 是难治性的，严重影响寿命的疾病。近年随着疾病认识的提高，预后有所改善，但目前仍是结缔组织病中死亡率最高的疾病之一。标化死亡率（standardized mortality ratio，SMR）为 2.72~3.5。主要引起死亡的原因是 ILD 和 PAH 等心肺合并症，其中 SSc-ILD 所致死亡占 SSc 相关死亡的 35%，PAH 占 28%，由肾脏危象所致死亡从 42% 明显下降到 6%。目前的五年生存率大约是 75%，十年生存率不到 65%。预后不良的主要因素有老年人、男性、dcSSc 亚型、有呼吸困难症状、合并 ILD、SRC。

（何　岚　王永福）

思考题

1. 系统性硬化症的主要临床表现有哪些？

2. 2013 年 ACR/EULAR SSc 分类标准的特点有哪些？

3. SSc 的治疗原则和主要治疗策略有哪些？

第十九章
炎性肌病

炎性肌病（inflammatory myopathy，IM）是一组系统性自身免疫病，其特征为四肢近端慢性肌无力、肌肉疲劳以及骨骼肌单个核细胞的浸润。可以表现为从急性甚至致命性到缓慢进展的、慢性、隐匿性疾病，可以复发和缓解交替的疾病模式出现，具有很强的异质性。炎性肌病主要包括两大类：一类是具有明确病因的炎性肌病，如病毒性肌炎、寄生虫性肌炎等；另一类是病因未明但与自身免疫有关的炎性肌病，被称为特发性炎性肌病（idiopathic inflammatory myopathies，IIMs），包括多发性肌炎（polymyositis，PM）、皮肌炎（dermatomyositis，DM）、青少年型皮肌炎（juvenile dermatomyositis，JDM）、恶性肿瘤相关性 PM 或 DM、包涵体肌炎（inclusion body myositis，IBM）、无肌病性皮肌炎（amyopathic dermatomyositis，ADM）、免疫介导的坏死性肌病（immune-mediated necrotizing myopathy，IMNM）、其他结缔组织病伴发 PM 或 DM 等亚型。IIM 的实际发病率随种族、年龄及性别不同而有所不同，可以在任何年龄发病、不同亚型的发病年龄不同。PM 平均发病年龄为 50~60 岁，而 DM 有两个发病高峰，分别为 5~15 岁和 45~65 岁，而 IBM 多于 50 岁以上发病。PM 和 DM 中男女比例为 1：2，而 IBM 为 2：1。IIM 合并其他结缔组织病患者占所有患者的 11%~40%。

一、病因与发病机制

炎性肌病的病因及发病机制复杂，尚未完全阐明，可能与以下因素有关。

1. 病因

（1）遗传危险因素：炎性肌病与免疫应答基因的相关性以及家族聚集性的报道，支持遗传因素在其中的作用。人类白细胞相关抗原 Ⅰ 类和 Ⅱ 类基因的多态性是包括 IIM 在内的多种自身免疫病的遗传危险因素。但是在不同人种和不同的血清学分组中，HLA 的危险或者保护作用也有显著区别。目前已知 HLA-DRB1*0301 和 HLA-DQA1*0501 是白种人最强的遗传危险因素，而在非裔美国人中这两种基因不是 IIM 的强相关基因，但是在日本人群中 HLA-DRB1*0301 却是一个保护性因素。其他非 HLA 免疫反应基因还有细胞因子及其受体，包括肿瘤坏死因子 -α（TNF-α）、白细胞介素 -1（IL-1）等、补体成分如 C4 等、免疫球蛋白重链同种异型以及 T 细胞受体等。

（2）环境危险因素：与炎性肌病有关的环境因素包括感染因素与非感染因素。肠道病毒、小核糖核酸病毒家族、反转录病毒、细小病毒 B19、乙型以及丙型肝炎病毒等可以引起肌肉炎症。葡萄球菌、梭状芽孢杆菌和分枝杆菌可以感染骨骼肌并引起急性肌肉炎症。寄生虫如鼠弓形虫、克鲁斯锥虫、螺旋体都可能启动炎性肌病的发生。紫外线辐射很可能是 DM 发生的危险因素之一，根据流行病学研究结果，DM 的发病率在近赤道附近最高，而 PM 则在北方国家发病率更高，这种纬度差异可能直接与紫外线辐射相关。恶性肿瘤可能是另一个影响 IIM 发生的危险因素，特别是 DM 与恶性肿瘤之间具有很强的相关性。DM 患者在确诊 DM 时及其随后的 10 年内患恶性肿瘤的风险增加，DM 可能是一种副肿瘤现象。另外，还有研究显示，IIM 与高血压、糖尿病和缺血性心脏病存在关联。部分患者在确诊前存在高血压和缺血性心脏病，而确诊后的患者也更容易发生高血压和糖尿病；IIM 患者的心血管疾病是继感染和肿瘤之后最常见的死亡危险因素。因此，对患者要进行心血管疾病风险因素的综合评估。

（3）损伤及药物引起的类肌炎：多种损伤可以造成类似肌炎的临床以及病理表现。许多药物包括
D-青霉胺、他汀类降脂药（阿托伐他汀、洛伐他汀）可以引起肌病。这些药物抑制3-羟-3-甲基戊二
酰辅酶A（HMG-CoA）还原酶（一种将HMG-CoA转化成甲羟戊酸的限速酶），从而阻止胆固醇合成途
径中活性甾体及其他中间产物的合成，但是这些药物引起肌病的确切机制目前还不清楚。他汀类药
物诱导的自身免疫性肌病患者存在抗HMGCR抗体。其他药物如羟基脲能引起与DM相似的皮疹。
TNF抑制剂可能诱导或者加速DM或抗Jo-1抗体阳性的PM的发生。氢氧化铝佐剂疫苗能引起巨
噬细胞肌筋膜炎。

2. **发病机制**　免疫机制（细胞免疫和体液免疫）和非免疫机制（缺氧和内质网应激）可能参与了
本病的发生和发展。

（1）体液免疫反应：半数以上的IIM患者血清可以检测出特殊的自身抗体，包括肌炎特异性抗体
（myositis-specific autoantibody，MSA）和肌炎相关抗体（myositis-associated autoantibody，MAA）。MSA
直接针对蛋白质合成途径中相关成分和某些核成分，常与不同的临床表现和疾病亚型相关。抗组
氨酰tRNA合成酶抗体（抗Jo-1抗体）是最常见的MSA。抗Mi-2抗体与DM有很强的相关性，尤
其是与Gottron疹、向阳疹、"V"型征和披肩征等相关。一般情况下一个患者只会出现一种MSA。
MAA包括抗多种细胞核和细胞质抗原成分的自身抗体，它们不与某个IIM亚型特别相关。抗核抗体
（ANA）是最常见的MAA。其他的MAA包括抗PM-Scl抗体、抗snRNP抗体、抗SSA/Ro抗体、抗Ku
抗体以及抗PMS1抗体。目前这些自身抗体在不同类型IIM的发病机制中的确切作用机制还不清
楚，但是它们可以作为良好的血清标志物帮助疾病进行临床诊断和分型。

（2）细胞免疫反应：在IIM患者中淋巴细胞主要以两种方式浸润：一种是CD4$^+$ T细胞、巨噬细胞
和树突状细胞分布于血管周围，特别是肌束膜区域，偶可见B细胞，通过补体介导以及Ⅰ型IFN诱导
基因等途径导致毛细血管坏死、血管周围炎症和缺血以及束周萎缩，多见于伴有皮疹的DM患者。另
外一种是以CD8$^+$ T细胞和巨噬细胞为主的单个核细胞围绕在肌内膜区域或者侵入非坏死肌纤维，也
可见CD4$^+$ T细胞和树突状细胞，通过CD8$^+$细胞毒性T细胞（CTL）识别MHC Ⅰ类分子介导肌细胞
损伤，常见于无皮疹的PM和IBM。两种不同区域中不同的炎性细胞浸润提示存在不同的发病机制：
一个靶器官是血管，另一个靶器官是肌纤维。

（3）细胞因子：在患者的肌肉组织中，大部分高表达的细胞因子是促炎性细胞因子，如IL-1α、
IL-1β、TNF以及IFN-α等。其他细胞因子如IL-10、IL-13、IL-15、EGF（表皮生长因子）、FGF（成纤维
细胞生长因子）、VEGF（血管内皮生长因子）在患者中的表达也增加。DNA结合高迁移率族蛋白1
（HMGB1）以胞外或核外的形式存在于PM和DM患者的肌肉组织中，参与早期发病过程。血清中
IL-6的产生和外周血Ⅰ型IFN基因信号与DM患者疾病活动度相关。

（4）非免疫机制：受累肌肉的毛细血管减少和局部的炎症会导致组织缺氧，加重炎症反应引起临
床症状。此外，IIM患者可出现内质网应激，这可能与肌细胞损伤和功能障碍有关。MHC Ⅰ类分子主
要在内质网组装，患者肌纤维过表达正常骨骼肌细胞不表达的MHC Ⅰ类分子，并被滞留于内质网中，
从而激活内质网应激反应和NF-κB通路，加剧肌纤维的病理改变。

二、临床表现

1. 多发性肌炎和皮肌炎的一般表现

（1）肌肉受累症状：PM和DM的主要临床表现是对称性四肢近端肌无力和肌肉耐力下降。最常
累及颈部、骨盆、大腿和肩部肌肉。多隐袭起病，于数周、数月及数年发展至高峰。患者容易出现重复
性动作困难，常主诉上坡、上楼、举上臂或者从椅子上起立困难，症状通常呈亚急性加重，数周或数月
内逐渐发展到抬头困难、行走不能。咽喉部肌肉受累患者出现吞咽困难、声音嘶哑、营养障碍以及吸

入性肺炎。膈肌和胸廓肌受累患者可以出现呼吸困难,甚至需要辅助通气。食管下端横纹肌受累患者可以出现反流。肛门括约肌受累,可以出现大便失禁。

(2)皮肤:DM 患者常伴有特征性皮疹。典型的皮肤表现为向阳疹,分布在一侧或者双侧眶周的红色或者紫红色皮疹,常伴有水肿。Gottron 疹,即 Gottron 征,出现在掌指关节、指间关节、腕、肘、膝等关节伸侧面的略微隆起的紫红色皮疹,伴有毛细血管扩张、色素减退,上覆盖有细小鳞屑,是 DM 特征性皮肤损害。"V"型征,是 DM 患者头面部、颈前及上胸部出现的"V"字形光敏感性红色皮疹,但是非 DM 特异性皮疹。披肩征,是颈后及肩背部皮疹。技工手,通常与抗合成酶抗体相关,在 PM 和 DM 患者均可见,患者双手外侧掌面尤其是示指桡侧出现皮肤过度角化、粗裂、脱屑。钙质沉着,主要见于青少年 DM,偶见于成年患者,多在摩擦或创伤部位,如肘部或者膝部,若短期内出现大面积钙质沉着会导致局部皮肤破溃。炎症活动可以加快钙质沉着进展,而且治疗效果不佳。钙质沉着主要位于皮下组织,也可以分布在皮肤、筋膜或者肌肉内。此外,DM 的皮肤损害还包括甲周红斑、甲褶毛细血管扩张和皮肤过度角化,还有少见的脂膜炎、网状青斑和非瘢痕脱发。儿童 DM 患者还可以出现血管炎。皮疹可以先于肌肉症状数月甚至数年出现,通常不伴有皮肤瘙痒及疼痛,缓解期可消失或遗留色素沉着或者脱失、皮肤萎缩等。

(3)肺:PM 和 DM 患者肺部受累很常见,并且成为影响其预后的主要因素。因为呼吸肌无力和间质性肺炎,患者可以出现呼吸困难和咳嗽。IIM 患者肺间质性病变与特发性肺间质疾病无明显不同,其最常见的组织病理类型是非特异性间质性肺炎,其他的如寻常型间质性肺炎、隐匿性机化性肺炎和闭塞性细支气管炎等类型也可以见到。PM 和 DM 患者小气道炎症与间质性肺部疾病有关,并常与抗合成酶抗体有关。高分辨率 CT 和肺功能检查可以提高诊断效率,大部分患者在诊断时已经存在肺部受累,其中大多数患者症状轻微进展缓慢,但是有部分患者可以快速进展甚至致命。部分患者免疫抑制剂治疗可以改善肺功能。

(4)关节炎:患者可以出现关节痛及关节炎。关节炎常出现在抗 Jo-1 抗体及其他抗合成酶抗体阳性的患者,以及合并其他风湿病的重叠综合征患者。以手足小关节的非侵蚀性关节炎为主,有时也会出现侵蚀性和破坏性关节炎。

(5)心脏:虽然临床上明显的心脏受累很罕见,但是 IIM 合并心血管病变是其死亡的危险因素之一。患者可以出现亚临床表现如心电图显示的心律失常和心脏传导异常。IIM 患者血清 CK-MB 升高不一定提示心脏受累,因为再生的骨骼肌纤维也可以释放 CK-MB;但是 CK-MB/ 总 CK 比值升高大于 3% 或者肌钙蛋白 I 升高则提示心肌损伤。

2. **抗合成酶综合征**　抗合成酶综合征(anti-synthetase syndrome,ASS)是 IIM 的一个特殊临床亚型,也有观点提出将其从 IIM 中独立出来,其特征是抗氨基酰 tRNA 合成酶抗体(anti-aminoacyl-tRNA synthetase antibody,ARS)阳性,最常见的是抗组氨酰 tRNA 合成酶抗体(anti-Jo-1 antibody)。其他类型抗合成酶抗体包括:抗苏氨酰 tRNA 合成酶抗体(anti-PL-7 antibody)、抗丙氨酰 tRNA 合成酶抗体(anti-PL-12 antibody)、抗异亮氨酰 tRNA 合成酶抗体(anti-OJ antibody)、抗甘氨酰 tRNA 合成酶抗体(anti-EJ antibody)和抗天冬氨酰 tRNA 合成酶抗体(anti-KS antibody)。患者可以出现肌炎、间质性肺炎、雷诺现象、多个小关节的对称性非侵蚀性关节炎以及技工手等一系列临床表现。ASS 可以见于 PM 和 DM,更常见于除技工手外无皮疹的患者。

3. **无肌病性皮肌炎**　无肌病性皮肌炎(amyopathic dermatomyositis,ADM)是 DM 的一种亚型,患者可以有 DM 的典型皮疹,皮肤活检表现也与 DM 相同,但是患者 6 个月或者更长时间内无肌肉受累的临床和实验室表现。部分患者可有肌肉炎症的亚临床表现,有部分患者以后会发展为典型 DM。无明显肌肉受累表现的患者可能出现肌肉外组织或者器官受累,如间质性肺炎。抗黑素瘤分化基因 5 抗体(melanoma differentiation-associated gene 5,MDA5)阳性的患者可以出现皮肤溃疡、血管炎和快速进展的肺间质纤维化,而一旦出现快速进展的肺间质纤维化,患者的死亡率较高。

4. **青少年型皮肌炎**　青少年型皮肌炎(juvenile dermatomyositis,JDM)有两个发病高峰,分别是

6 岁和 11 岁。最常见的临床表现包括肌无力、皮疹、容易疲劳、乏力和发热。JDM 典型的皮疹与成人 DM 相同,如向阳疹、Gottron 征、甲周红斑等。钙质沉着、皮肤溃疡和脂质代谢异常在儿童患者更常见。钙质沉着见于 30%~70% 的 JDM 患者,位于皮肤、筋膜和肌肉组织内,部分患者钙质沉着严重可导致痉挛和溃疡。血管病变可以引起胃肠道溃疡、穿孔或出血。JDM 间质性肺病较罕见。部分 JDM 患者预后良好,可以长期缓解并可以停止免疫抑制剂治疗,但是大多数患者病情持续,慢性进展到成年。

5. 包涵体肌炎　包涵体肌炎(inclusion body myositis,IBM)多见于 50 岁以上男性患者,隐袭起病。肌无力进展缓慢,可累及四肢远端及近端肌肉,大腿肌群和手指屈肌受累常见。患者上楼或者爬山困难,因膝关节伸肌无力可导致频繁跌倒,伴有腱反射减弱或者消失,但是患者无明显肌肉疼痛。20% 患者可早期出现吞咽困难。病情加重者可出现肌肉萎缩。肌肉以外器官受累少见,部分 IBM 患者可继发干燥综合征,个案报道也可以伴发系统性红斑狼疮、系统性硬化和间质性肺炎等慢性炎性疾病。IBM 肌电图表现为神经或者神经肌肉混合改变。病理的特征性改变为肌细胞质和 / 或核内嗜碱性包涵体及镶边空泡纤维,电镜下显示肌纤维内有管状细丝或淀粉样细丝包涵体,但是早期肌活检病理改变不明显。IBM 约 40% 的患者血清可检测到抗胞质 5' 核苷酸酶 1A 抗体,对激素和免疫抑制剂治疗效果不佳。关于 IBM 是自身免疫疾病还是肌肉退行性疾病目前还存在争议。

6. 恶性肿瘤相关性肌炎　PM 和 DM 可以伴发恶性肿瘤,尤其是 DM,病因不清,与肿瘤之间独特的相关分子机制目前还不清楚。肿瘤与再生肌细胞的自身免疫反应可能存在交叉作用,肌肉的长期慢性炎症以及免疫抑制剂的应用可能诱导肿瘤的发生。IIM 可以先于恶性肿瘤 1~2 年,也可以与恶性肿瘤同时或者更晚出现,发病年龄越高伴有肿瘤的机会越大。常见的肿瘤有乳腺癌、肺癌、鼻咽癌、卵巢癌、胃肠道肿瘤和淋巴瘤。抗转录中介因子 1γ 抗体(anti-transcription intermediary factor 1γ antibody,anti-TIF1γ antibody)是成人 DM 合并肿瘤相关性肌炎的特异性抗体。炎性肌病患者在诊断时和复发时,特别是传统糖皮质激素和免疫抑制剂治疗效果欠佳以及抗 TIF1γ 抗体阳性时需要进行肿瘤筛查,包括临床体检、血常规、胸部及腹部影像学检查,女性患者还需要行乳腺及妇科检查。

三、实验室检查和辅助检查

IIM 无特异性实验室检查,需要结合临床综合判断。

1. 生化检查　血清肌酶测定是评估 IIM 病情的一项重要的血清生化检查。肌酸激酶包括骨骼肌(MM)、心肌(MB)、脑(BB)型同工酶,但是 CK 具有相对特异性,是评估肌细胞损伤程度的敏感指标。80%~90% 的成人 IIM 特别是 PM 和 DM 患者早期有 CK 升高,有的甚至升高百倍,但是部分患者尤其是晚期患者血清 CK 水平可以正常。但是 IBM、ADM 和 JDM 患者 CK 一般不升高。CK 水平与疾病整体活动度相关,但是与肌力强度和功能不相关。CK 的升高还可见于其他肌肉疾病,如肌营养不良、横纹肌溶解、甲状腺功能减退和多种药物性肌病,因此需要综合判断。其他肌酶还包括醛缩酶、AST、ALT、LDH,它们在肌炎活动期也可以升高,特别是 CK 正常的时候这些肌酶的升高有助于肌炎的诊断。血清肌红蛋白水平是反映肌纤维膜完整性的敏感指标,但是由于其有昼夜节律变化,波动范围大,临床尚未常规开展。

2. 免疫学检查　肌炎抗体谱的检测为 IIM 的诊断、分类和治疗提供了极大的帮助。肌炎特异性自身抗体包括抗 ARS、抗信号识别颗粒抗体(anti-signal recognition particle antibody,anti-SRP antibody)和抗 Mi-2 抗体、抗 MDA5 抗体、抗 TIF1γ 抗体、抗核基质蛋白 2 抗体(anti-nuclear matrix protein 2 antibody anti-NXP-2 antibody)和抗 SUMO 活基化酶抗体(anti-SAE antibody),它们与 IM 特殊的临床表现相关。抗 ARS 抗体包括抗 Jo-1、PL-7、PL-12、EJ、OJ 等抗体,其中抗 Jo-1 抗体最常见,常见于抗合成酶综合征。抗 SRP 抗体阳性见于 4%~8% 的 IIM 患者,表现为坏死性肌炎,病情进展快,有糖皮质激素抵抗,需要联合免疫抑制剂治疗,丙种球蛋白的治疗效果更好。抗 Mi-2 抗体阳性多见于 DM

患者,被认为是 DM 的特异性抗体,与典型皮疹有关。抗 TIF1γ 抗体常提示 DM 合并肿瘤。抗 NXP-2 抗体主要见于 JDM,与儿童皮下钙化相关,在成人阳性需要警惕肿瘤。抗 MDA5 抗体主要见于 ADM,与皮肤血管炎和间质性肺炎相关,部分患者有急进型肺间质病变的高风险,死亡率高,部分患者可出现反复不愈的皮肤溃疡。抗 SAE 抗体阳性患者容易出现严重的皮肤病变和吞咽困难,但是间质性肺炎和恶性肿瘤少见。肌炎相关抗体除了 IIM,还可以见于其他 CTD。约 60%~70% 的 PM/DM 患者 ANA 阳性。抗 Ku 抗体、抗 PM-Scl 100 抗体和抗 PM-Scl 75 抗体可见于肌炎重叠硬皮病的患者。

3. **组织学活检**　肌活检是诊断 IIM 的金标准。选择中度无力的肌肉进行活检可以取得最佳效果。IIM 的一般病理特点为肌纤维大小不一、变性、坏死、再生、结缔组织增加以及炎细胞浸润。每种亚型又有其特征性的改变。PM 的组织免疫组化检测可见肌纤维内巨噬细胞和 CD8+ T 细胞浸润,并可见肌细胞表达 MHC Ⅰ 类分子。DM 肌肉病理特点为毛细血管减少、形态改变、毛细血管坏死伴补体在血管壁沉积;晚期表现为束周萎缩;并可见血管周围大量 CD4+ T 细胞和巨噬细胞浸润。IBM 肌肉病理特点与 PM 相似,但是红色镶边空泡、包涵体及淀粉样物质沉积是其特征性改变。

4. **肌电图**　90% 左右的 IIM 患者可出现肌电图(electromyogram,EMG)异常,表现为典型的肌源性损害如低波幅、短程多相波,插入电极激惹增强,表现为正锐波、自发性纤颤波,自发性、杂乱、高频放电等。EMG 异常与肌力和血清肌酶水平相关,在肌力和肌酶水平不相符时,行肌电图检查不仅可以发现早期肌源性病变,还可以鉴别肌源性和神经源性损害。EMG 还可以帮助确定肌活检的位置。

5. **肌肉影像学检查**　超声、CT 和 MRI 是常用的骨骼肌检查的影像学方法。超声不仅可以提供肌肉、肌筋膜的影像信息,还能检测异常血管生成,彩色多普勒检查还可以检测血流量,是一种安全、非侵入性的便捷便宜的手段。但是深部肌肉成像困难,而且结果判断比较主观。CT 可以明确软组织钙化,断层 CT 图像可以检测深部的肌肉萎缩和脂肪替代情况,但是不能检测肌肉的炎性改变。MRI 可以有效地定性和定量肌肉的炎症、脂肪浸润、钙化,是首选的影像学检测手段,但是价格较贵。

6. **肺部 CT 及肺功能检查**　由于患者常合并肺间质病变,因此 IIM 诊断时即应该进行肺部检查。肺部高分辨率 CT 用于评估肺间质病变的程度和类型,对比 X 线优势明显。患者肺功能检查的典型表现是限制性通气障碍,包括肺总量、1 秒用力呼气量(FEV₁)以及用力肺活量(FVC)减少,但是 FEV₁/FVC 比值正常或者升高,一氧化碳弥散量下降。肺部 CT 和肺功能检查可以评估肺部病变的严重性以及对治疗的反应性。

四、诊断和鉴别诊断

1. **诊断**　目前 IIM 的诊断和分类尚无确切的标准。目前广泛使用的是 1975 年 Bohan 和 Peter 提出的 PM 及 DM 的诊断标准,内容如下:①对称性四肢近端肌无力;②肌酶谱升高;③肌电图示肌源性改变;④肌活检异常;⑤皮肤特征性表现。判定标准:确诊 PM 应符合所有 1~4 条标准;拟诊 PM 应符合 1~4 条中的任何 3 条标准;可疑 PM 符合 1~4 条中的任何 2 条标准。确诊 DM 应符合第 5 条加 1~4 条中的任何 3 条;拟诊 DM 应符合第 5 条及 1~4 条中的任何 2 条;可疑 DM 应符合第 5 条及 1~4 条中的任何 1 条标准。诊断 PM/DM 前应首先排除其他肌病如感染相关性肌病、甲状腺相关性肌病、代谢性肌病、药物性肌病、激素性肌病、肌营养不良及肿瘤相关性肌病等。随着肌炎抗体谱检测的开展,发现 MSA 和 MAA 与临床表型显著相关,所以有人提出将自身抗体检测作为诊断标准之一,但是并非所有患者的自身抗体检测都是阳性,因此也有局限性。综合自身抗体检测、组织病理学检测、免疫组化以及影像学检查可以进一步加强现有的诊断标准。

2. **鉴别诊断**　IIM 需要与以下其他肌病相鉴别。

(1)肌营养不良:为基因缺陷病,患者可出现进行性面肌、肩胛肌群、肢带肌和心肌受累,CK 增高,染色体和基因检测有异常。

(2)代谢性肌病:包括酸性麦芽糖酶缺乏症和肌肉磷酸化酶缺乏症。前者是酸性 α- 葡萄糖苷酶基因突变,患者可出现近端肌无力和呼吸肌受累,CK 增高,肌电图呈异常激惹,肌活检可见空泡性肌病,空泡内含有大量糖原,酸性磷酸酶染色强阳性;后者是肌磷酸化酶基因突变,患者表现为运动不耐受和近端肌无力,CK 增高,肌肉活检可见肌纤维边缘的肌膜下糖原沉积。

(3)内分泌性肌病

1)Cushing 综合征:由于内源性糖皮质激素过剩导致肌无力和肌肉萎缩。长期类固醇激素治疗患者也可以出现相似的表现而且数周内出现肌力下降。主要累及近端肌肉,下肢严重,CK 多正常,肌肉活检显示Ⅱ型肌纤维内空泡形成和糖原聚积。激素水平恢复正常后肌肉萎缩可以好转。

2)甲状腺功能亢进及功能减退性肌病:主要是近端肌无力和肌萎缩,运动不耐受、乏力、呼吸急促、站立或抬举上臂困难。甲状腺功能亢进时肌酶水平正常或减低,而甲状腺功能减退时肌酶多升高。肌肉活检可见肌纤维萎缩、神经末梢损伤、脂肪浸润、孤立的肌纤维坏死、淋巴细胞和巨噬细胞浸润。

(4)神经肌肉疾病

1)运动神经元病:脊髓、脑干及大脑运动皮质的进行性、退行性运动神经元病变,主要表现肌萎缩和反射亢进。患者有选择性上或下运动神经元功能缺失,CK 可轻度升高,肌电图显示四肢或延髓肌肉纤颤及束状点位。肌肉活检时,在长期缺少神经支配部位的肌肉显示神经萎缩和继发的肌病表现。

2)重症肌无力:为全身性疾病,特征是累及眼外肌。患者反复或持续用力导致肌无力和疲劳加重,抗胆碱能药物试验阳性。患者存在抗胆碱酯酶抗体。

(5)感染性肌病:包括 HIV、人类 T 淋巴细胞病毒 -1 感染以及寄生虫等感染出现的神经肌肉表现。病原学检测以及肌肉活检可以帮助鉴别诊断。

(6)药物诱导性肌病:核苷类似物如齐多夫定,他汀类降脂药如洛伐他汀、辛伐他汀,D- 青霉胺,两性药物如氯喹、羟氯喹和胺碘酮,秋水仙碱和长春新碱等药物可以通过直接作用于肌纤维或者间接影响肌细胞存活和生长所需的各种因子导致肌肉损伤坏死,肌酶升高。

(7)离子代谢紊乱相关性肌病:钾、钠、钙、镁、磷等离子代谢紊乱时均可诱发肌病。其中以低钾性肌病在临床最为常见,可以表现为明显的肌无力及 CK 升高,离子纠正后可恢复正常。因此,拟诊 IIM 时应检测血清离子的浓度。

五、治疗

PM 和 DM 主要推荐的治疗方案包括药物治疗和物理治疗两方面。

1. **药物治疗**　PM 和 DM 理想的治疗药物尚不清楚。临床医生对患者进行药物治疗需要提前进行全面评估,遵循个体化原则。首选的治疗药物是糖皮质激素,最初为每天泼尼松(龙)1~2mg/kg,一般 1~4 周可出现病情改善,4~12 周缓慢减量,持续治疗 1 年以上 90% 的患者病情明显改善,部分患者可以完全缓解,但是容易复发。严重的快速进展危及生命的患者需要大剂量的甲泼尼龙冲击治疗。糖皮质激素的减量需要根据患者情况、个体化进行。注意糖皮质激素的副作用,包括类固醇肌病、骨质疏松和低钾血症。

对重症以及对糖皮质激素治疗反应不佳者,可以联合免疫抑制剂。免疫抑制剂可有效改善患者症状、减少复发,同时还能减少糖皮质激素用量、减轻其副作用。最常用的免疫抑制剂是甲氨蝶呤和硫唑嘌呤。甲氨蝶呤的用量同类风湿关节炎相似,每周 5~25mg 口服或肌内注射。硫唑嘌呤的剂量是每日 2mg/kg。也有吗替麦考酚酯治疗有效的报道。合并肺间质病变者可用环磷酰胺或者吗替麦考酚酯,还有环孢素或他克莫司治疗有效的报道。

对于糖皮质激素抵抗、难治性或危重的患者加用大剂量丙种球蛋白静脉冲击治疗可以有助于肌力的恢复,但是疗效短暂,需要重复使用。

伴有皮肤损害的患者可以加用羟氯喹。

生物制剂治疗炎性肌病是近年来的新方法。有 B 细胞清除疗法治疗获益的报道,利妥昔单抗(抗 CD20 单克隆抗体)是其中之一。还有关于肿瘤坏死因子 -α(TNF-α)拮抗剂、白细胞介素 -1(IL-1)受体拮抗剂及抗补体 C5 抗体治疗难治性 PM/DM 的报道,但是效果不一致。

蛋白酪氨酸激酶抑制剂联合糖皮质激素治疗 ADM 的快速进展性肺间质纤维化有成功的报道。

2. 非药物治疗　使用药物治疗可以使大约 75% 的患者病情减轻,但是有大部分患者肌力和功能不能完全恢复正常。过去认为运动可以加重肌肉损伤和炎症,因此建议患者减少运动,但是近期的研究认为锻炼联合药物治疗可以帮助恢复肌肉功能。锻炼方案需要个体化,并咨询物理治疗师,避免肌肉过度运动。患者可以在医生以及物理治疗师的指导下制定长期的家庭锻炼方案,实行自我管理。而重症患者仍需要卧床休息。

(杨娉婷　李　洋)

思考题

1. 特发性炎性肌病包括哪些亚型?

2. 皮肌炎患者皮肤受累的临床表现有哪些?

3. 肌炎特异性抗体(MSA)有哪些?

4. 请简述多发性肌炎和皮肌炎的 Bohan/Peter 诊断标准。

第二十章
脊柱关节炎

　　脊柱关节炎（spondyloarthritis，SpA）是一组以累及脊柱、外周关节和关节周围结构为主要表现的慢性炎症性疾病，包括强直性脊柱炎（ankylosing spondylitis，AS）、反应性关节炎（reactive arthritis，ReA）、肠病性关节炎（enteropathic arthritis，EnA）、银屑病关节炎（psoriatic arthritis，PsA）、幼年特发性关节炎（juvenile idiopathic arthritis，JIA）和未分化脊柱关节炎（undifferentiated spondyloarthritis，uSpA）。本组疾病有着相似的遗传背景，约 50%~95% 患者 HLA-B27 阳性，有家族聚集倾向，并具有以下共同的临床特征：①骶髂关节炎及脊柱关节炎；②炎症性外周关节炎，常累及下肢关节，非对称性；③指/趾炎和附着点炎；④皮肤、生殖器病变、眼炎和肠道炎症等关节外表现。SpA 临床分为两大类型：中轴型 SpA（axial SpA，axSpA）和外周型 SpA。axSpA 包括放射学阳性 axSpA（即骶髂关节结构性破坏）和放射学阴性 axSpA（non-radiographic axSpA，nr-axSpA）。

一、病因和发病机制

　　SpA 的病因和发病机制尚未完全阐明，可能与遗传、环境和免疫因素有关。

　　1. **遗传因素**　遗传因素在 SpA 尤其 AS 患者疾病发生发展中起着重要的作用。单卵孪生子中 AS 发生一致率可达 75%，而双卵孪生子为 13%。研究表明，把基因按照贡献程度排序如下：HLA-B27、ERAP1（内质网氨基肽酶 1）、IL-23R、IL-1R2 和 ANTXR2（炭疽毒素受体）。其中，HLA-B27 的人群归因危险度为 90%，基因贡献最大，是 SpA 最重要的遗传危险因素。正常人 HLA-B27 阳性率约为 6.9%，SpA 患者可达 50%~90%。HLA-B27 是 I 型 MHC 分子，具有多个亚型，其中 HLA-B27*05、HLA-B27*04 亚型与 SpA 发病最为相关。关于 HLA-B27 分子如何介导关节炎目前并没有定论。致关节炎抗原假说提出 CD8⁺ T 细胞被抗原（如肠道菌群抗原）激活，经过再循环在关节被其他自身抗原再激活。但因无 CD8⁺ T 细胞的转基因鼠也可出现严重的 SpA，这个假说受到质疑。另有学者提出游离重链假说和非折叠蛋白假说，认为 HLA-B27 可直接致病。目前的假说均基于大量体外试验和小规模动物模型观察，尚不能用于临床诊断和治疗，但对 SpA 的基因相关生物学研究有着积极意义。

　　2. **环境因素**　携带人类基因 HLA-B27 的大鼠可出现外周和中轴关节炎、葡萄膜炎等 SpA 表现。然而处在无菌条件下饲养的大鼠却不能发展出关节炎及肠道炎症，需要给予细菌定植后才能发病，提示环境因素在 SpA 发展过程中起重要作用。ReA 是宿主易感和环境触发因素互相作用的典型范例，研究表明大部分病例归因于沙门菌、耶尔森菌和衣原体等几个特定病原体感染。

　　近年来，肠道微生态与 SpA 的相关性引起广泛关注。一个关于 axSpA 多因素预测模型的研究发现，年龄小、疾病活动度高以及脊柱活动受限均与肠道微环境炎症相关。肠道菌群可通过增加肠道通透性的机制引起局部炎症，造成菌群与免疫系统过度接触，部分微生物可通过分子模拟机制引起自身免疫紊乱，从而引发关节炎症。另一假说认为肠道菌群可通过淋巴管迁移到脊柱和骶髂关节。

　　3. **免疫因素**　目前认为，SpA 不是由典型的自身抗原特异性 T 淋巴细胞和/或 B 淋巴细胞反应所致，而是由天然免疫异常所引起，促炎因子在 SpA 起病中起着重要作用。TNF-α 是启动炎症反应的关键细胞因子。TNF-α 可刺激血管内皮细胞表达黏附分子促进炎症渗出；刺激单核/吞噬细胞和其他细胞分泌趋化因子,促进炎症;刺激 T 淋巴细胞产生 RANKL 和 M-CSF,促进破骨细胞生成。白细胞介素 -17(interleukin-17,IL-17)是辅助性 T 细胞 17(T helper cell 17,Th17)分泌的特征性细胞因子,主要生物学作用是促进炎性反应,还可刺激成骨细胞、滑膜成纤维细胞表达 RANKL 促进破骨细胞分化。IL-17 在 AS 软骨下骨炎发病中起重要作用。促炎细胞因子 IL-23,可刺激 T 细胞分泌 IL-17,激活与扩增 Th17 细胞。有研究证实过表达 IL-23 的小鼠可发生附着点炎和关节炎症,IL-23 通过激活 T 淋巴细胞刺激 IL-17、IL-22 产生引发小鼠附着点炎。IL-23/IL-17 炎症轴是 SpA 重要的炎性信号通路之一。TNF 和 IL-17 抑制剂目前已应用于临床治疗 SpA,尤其是对 AS、PsA 的病情改善均有比较确切的疗效。

二、临床表现

1. 中轴关节

(1)炎性腰背痛:AS 和 PsA 脊柱病型以中轴受累为主。下腰痛是早期最常见症状,表现为腰痛、一侧臀部或髋部疼痛,逐渐发展为持续性和双侧疼痛,夜间明显,伴僵硬感和翻身困难,活动后改善。炎性腰背痛是 SpA 特点之一,包括:① 40 岁以前发病;②隐匿性发病;③活动后改善;④休息后无缓解;⑤夜间痛,起床后可缓解。如患者慢性腰背痛>3 个月,并且符合上面 5 条中至少 4 条,即考虑为炎性腰背痛。炎性腰背痛需与机械性腰背痛鉴别(表 20-1)。axSpA 早期主要表现为炎性腰背痛,但放射学上还未表现出骶髂关节炎的表现(nr-axSpA),容易被漏诊或误诊。

表 20-1 炎性腰背痛与机械性腰背痛的鉴别

	炎性腰背痛	机械性腰背痛
起病年龄	<40 岁	任何年纪,多见于中老年
晨僵	中重度,持续>30~45min	轻并且短暂
夜间痛	经常	无
活动效果	活动后改善	活动后加重,休息缓解

(2)胸痛:当胸椎(包括肋椎关节和肋横突关节)受累,胸骨柄、胸锁和肋胸关节炎症,患者可感觉到胸痛,随咳嗽或喷嚏加重,常伴胸肋关节压痛或胸锁关节肿胀,胸廓活动度明显下降。

(3)脊柱强直:中轴关节受累的晚期患者,因为椎旁软组织钙化,广泛的韧带骨赘形成,影像上可呈现典型的"竹节样病变"。患者出现相应部位疼痛、体型体态变化和脊柱活动受限。由于椎体韧带、椎骨肋骨和胸肋关节骨化,可致脊柱活动度下降,骨折风险增加。

2. 外周关节炎
除中轴关节受累外,外周关节受累也较常见,下肢关节多于上肢关节,膝关节和踝关节受累最常见。往往为单关节或寡关节不对称受累,关节周围软组织肿胀,影像学和关节镜下常可见不同程度的滑膜增生及炎性渗出,除 PsA 外骨质侵蚀少见。

3. 附着点炎
附着点是指韧带、肌腱、筋膜、关节囊附着于骨质的部位。附着点炎是 SpA 特征性病变,与附着点相关的疼痛可分布于全身各处,如跟腱、足底筋膜、胸骨柄关节、肋软骨关节、颈胸腰椎突起等。其中跟腱附着点炎最为常见,患者常有严重的足跟疼痛、压痛和足跟肿胀。

4. 指/趾炎
指/趾炎为手指或足趾软组织炎症。最典型的是腊肠样指/趾,可累及一个或多个指/趾,整个指/趾弥漫性腊肠样肿胀。

5. 眼炎
SpA 患者可发生急性结膜炎、虹膜炎和葡萄膜炎。急性前葡萄膜炎是 SpA 最常见的眼部病变,发生率约为 4%~40%,可为疾病的首发症状。临床表现为急性发作眼部疼痛、流泪、畏光等,常单侧发病。查体可见角膜周围充血、虹膜水肿,裂隙灯下可见前房大量渗出和角膜沉积,视物模糊。葡萄膜炎可多次复发,反复发作者可影响视力甚至失明。

6. 皮肤黏膜表现
SpA 患者常常伴随着皮肤黏膜病变。

(1)银屑病:斑块状银屑病是 PsA 最常见皮肤表型,皮疹多先于关节炎出现,亦有近 15% 的患者在关节炎发病后出现银屑病皮损。在 SpA 中,排除 PsA 患者,银屑病发生率约为 5%~10%。

(2)指甲病变:约 80% 的 PsA 患者存在指 / 趾甲病变,而无关节炎的银屑病患者指 / 趾甲病变发生率仅为 20%。常见表现为顶针样凹陷,尤其是炎症远端指间关节的指甲有多发性凹陷,是 PsA 的特征性改变。其他表现有指甲变色、甲剥离和甲板缺如。

(3)溢脓性皮肤角化病:是病变皮肤的过度角化。初始表现红斑或小丘疹,进而发展为脓疱疹,通常无触痛,可融合成簇,破溃后皮肤角化形成厚痂。溢脓性皮肤角化病是 ReA 特征性皮疹,主要分布于足底,也可发生于手掌、阴囊等部位。

(4)结节性红斑:红色或紫红色疼痛性结节,急性发生,多见于小腿伸侧,也可见于大腿、上臂伸侧等处。

(5)皮肤黏膜溃疡:口腔溃疡出现在颊黏膜和舌体的浅表性溃疡,多为无痛性,在 ReA 以及 EnA 患者中更多见。龟头、尿道口附近出现的无痛性溃疡,表面多潮湿,开始为小水疱,周围充血症状不明显,偶尔浅表溃疡可融合成蔓行性斑状,覆盖整个龟头,明显发红而触痛不明显,包皮内侧、阴茎及阴囊均可受累,多见于 ReA 患者。

7. 肠道　溃疡性结肠炎和克罗恩病伴发的关节炎又称为 EnA。约 6% 以上的 AS 患者合并有肉眼或内镜下可见肠道黏膜炎症,炎症部位主要分布在回肠。

8. 肾脏　SpA 肾脏病变较少见,AS 患者可合并 IgA 肾病或继发淀粉样病变,表现为血尿、蛋白尿、肾病综合征或肾功能不全。

9. 肺部病变　SpA 患者肺部受累可表现为肺间质病变、肺尖纤维化、肺气肿和支气管扩张等,肺部高分辨率 CT 有助于诊断。由于胸廓活动受限,肺部活动量和肺总容量可降低。

10. 心血管病变　SpA 心脏受累包括心脏传导阻滞、升主动脉炎、瓣膜病变如主动脉瓣关闭不全和心肌病变。临床可无症状,也可引起严重并发症。AS 患者随病程延长主动脉瓣关闭不全的发生率升高,荷兰一项研究提示 AS 患者心肌梗死发生率较正常人高 3 倍多。

11. 骨质疏松　AS 患者早期可见骨量减少,合并骨质疏松者骨折风险明显增加。AS 和 PsA 脊柱病型晚期患者因脊柱韧带钙化、骨赘形成,双能 X 线骨密度检测很可能会高估椎体骨密度,定量 CT 可避免这种误差。

三、体征

1. **脊柱检查**　椎旁肌肉压痛是 SpA 中轴病变早期的阳性体征之一,随病情进展可见腰椎前凸变平,脊柱各个方向活动受限,胸廓扩展范围缩小。以下几种方法常用于检查脊柱病变进展情况:① Schober 试验:患者直立,于双髂后上棘连线中点上方垂直距离 10cm 及下方 5cm 处分别作出标记,嘱患者最大限度弯腰(保持双膝直立位),测量两处标记间距离,正常移动增加距离 5cm 以上,脊柱受累者则增加距离少于 4cm;②枕壁试验:正常人在立正姿势双足跟紧贴墙根时,后枕部应贴近墙壁而无间隙。而颈僵直和 / 或胸椎段畸形后凸者枕部不能贴壁;③指地距:患者直立,弯腰、伸臂,测量指尖与地面的距离,大于 10cm 为阳性;④颈椎旋转度:患者坐位,挺直上身,收颌,用一量角器向患者鼻尖方向置于患者头顶,令患者向左右旋转颈部,分别测量两侧旋转角度,正常人每侧的旋转度可达 60°~80°;⑤胸廓扩张度:测量平第 4 肋间隙水平(男性)或乳房下(女性)位置的最大呼气和最大用力吸气之间的胸廓扩展范围的差别,两者之差小于 2.5cm 为异常。

2. **骶髂关节或髋关节检查**　以下几种方法常用于检查骶髂关节或髋关节病变进展情况:①骨盆挤压试验:患者仰卧位,双下肢伸直,双手自然置于两侧,从两侧向中线方向挤压其髂嵴处,若骶髂关节处疼痛,则为阳性;②骨盆分离试验:患者仰卧位,双手分别置于两侧髂前上棘部,双手同时向外推按髂骨翼,局部发生疼痛反应则为阳性;③ 4 字征:患者仰卧位,一侧下肢伸直,另一侧膝关节屈曲并将足跟放置到对侧伸直的膝关节上。检查者用一只手下压屈曲的膝关节,同时用另一只手按压对侧骨盆,如臀部出现疼痛,提示屈腿侧骶髂关节受累。

四、实验室检查

SpA 患者血类风湿因子往往阴性,多数患者 HLA-B27 阳性,AS 患者 HLA-B27 阳性率可达 80%~90%。疾病活动期可有 C 反应蛋白(CRP)、血沉、血小板计数升高,但血沉、CRP 正常并不能排除疾病活动。

五、影像学检查

1. X 线检查

(1)骶髂关节(sacroiliact joint,SI): 骶髂关节炎是 SpA 特征性影像学表现。正常的骶髂关节表现为关节面光滑,关节间隙宽度较一致,SI 关节上 1/3 为韧带固定,下 2/3 有滑膜覆盖。下部关节的骶骨侧软骨较髂骨侧厚约 2~3 倍。患者骶髂关节的 X 线髂骨侧的变化比骶骨侧更早出现,表现为骶髂关节软骨下骨边缘模糊,骨质糜烂,关节间隙毛糙,骨密度增高及关节融合。一般采用骨盆正位片,根据本病骶髂关节改变的 X 线表现分为 4 级(图 20-1):0 级,正常,关节间隙正常,关节面光整;Ⅰ级,有可疑异常,关节面欠清晰,可疑的轻微骨质硬化;Ⅱ级,有轻度异常,可见局限性侵蚀、硬化,但关节间隙正常;Ⅲ级,明显异常,为中度或进展性骶髂关节炎改变,伴有侵蚀、硬化,关节间隙增宽或狭窄或部分关节强直;Ⅳ级,严重异常,完全性关节强直。如果影像学检查发现双侧分级至少为 2 级,或者单侧分级至少为 3 级,则认为放射影像学骶髂关节证据阳性。

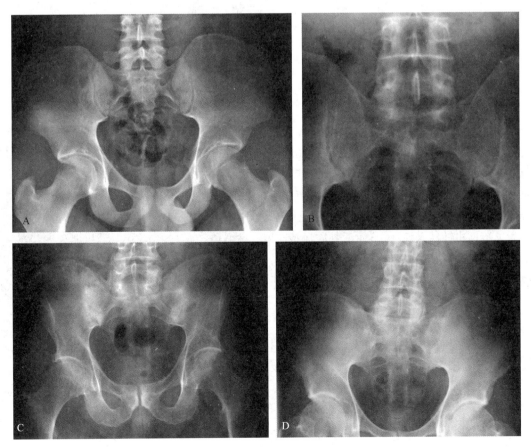

图 20-1　骶髂关节 X 线分级
A. 骶髂关节炎 0 级:正常。B. 右侧Ⅱ级,左侧Ⅰ级。C. 双侧Ⅲ级。D. 双侧Ⅳ级。

　　(2)脊柱改变:病变早期表现为椎体上下缘局限性或较广泛的骨质侵蚀和破坏,因椎体前缘凹面消失,形成椎体"方形"变(图20-2)。早期脊柱轻度骨质疏松,椎小关节的关节面模糊、毛糙、破坏和软骨下骨硬化。发生于椎体角的骨密度增高,形成亮角征,也称Romanus病灶。在病变的晚期,可见广泛的椎旁软组织钙化形成椎旁骨赘。椎间盘纤维环、前纵韧带和黄韧带骨化,椎间隙间骨桥相连形成典型的"竹节样"脊柱,椎间隙一般仍保持正常,常伴有脊柱后凸畸形。其他表现包括椎体终板表面的侵蚀、椎间隙变窄、棘突侵蚀变细变短、肋椎关节及胸锁关节骨性强直,颈椎下段前缘骨质吸收、脊椎半脱位以及椎体压缩性骨折等改变。

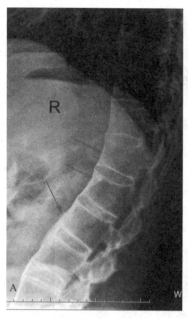
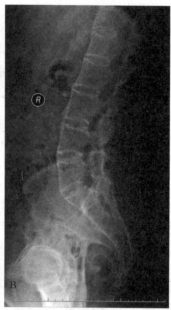
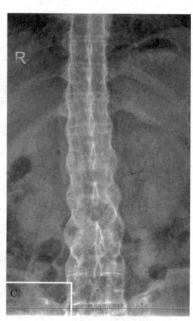

图20-2　SpA患者脊柱的X线表现

A.绿色箭头,Romanus病灶;红色箭头,椎体"方形"变。B.韧带骨赘、椎旁骨赘。C.韧带骨赘桥连,形成"竹节样"改变。

　　(3)髋和膝关节受累:髋和膝关节是SpA最常累及的关节,尤其在儿童。髋关节病变是致残的主要原因之一。髋臼骨侵蚀、白线中断,股骨头基部外侧孤立性骨赘和髋臼软骨下囊变是SpA髋关节病变早期特征性的X线征象(图20-3)。髋关节常见的X线表现为关节面虫蚀状破坏,关节面下骨质囊状改变,骨皮质中断,关节间隙均匀一致性狭窄或消失,关节边缘常见明显的骨质增生和骨刺形成,偶见股骨头脱位。晚期发生骨性强直。

　　(4)骨炎:坐骨结节、耻骨和坐骨、股骨大粗隆、跟骨结节等肌腱附着处发生骨膜增生,形成"羽毛状"或"胡须"样骨化,常伴有局部骨质硬化及囊状侵蚀破坏。

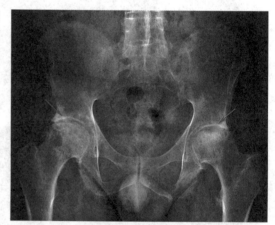

图20-3　SpA患者髋关节受累的X线表现
箭头所指双侧髋关节受累,双侧股骨头塌陷,边缘不规则,可见软骨下囊肿,左侧重于右侧。伴有坐骨结节羽毛状骨化,双侧骶髂关节4级改变。

　　2.骶髂关节CT　CT可以早期发现病变中的关节骨质形态及密度异常,如骨质细微侵蚀、硬化、软骨下小囊变均能予以显示(图20-4)。尤其在发现早期骨质侵蚀方面CT较X线平片敏感,但放射线辐射较大。

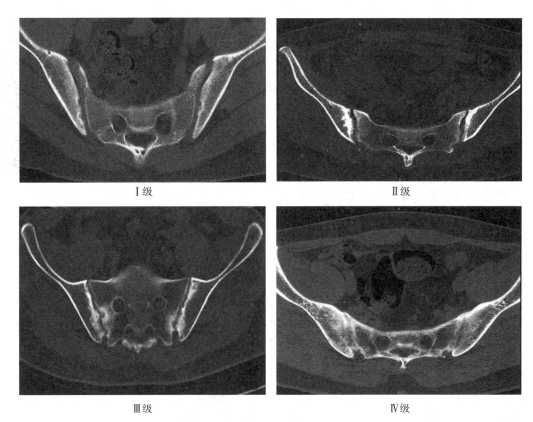

图 20-4 SpA 患者骶髂关节受累的 CT 表现
参照 X 线纽约分级。

3. **骶髂关节磁共振(MRI)检查** 早期无放射影像学改变的患者在 MRI 就可显示骨髓水肿、滑膜炎、脂肪沉积、软骨及骨质破坏、骨质硬化及关节强直等改变,但 MRI 的最大意义是早期发现骶髂关节急性炎症。国际脊柱关节炎评价学会(ASAS)对骶髂关节 MRI 急性活动性炎症的定义为在 T_2W 压脂(STIR)序列上呈现骶髂关节软骨下骨部位的骨髓水肿高信号和相应的 T_1W STIR 序列呈现低信号,增强 MRI T_1W STIR 序列呈现高信号(图 20-5)。

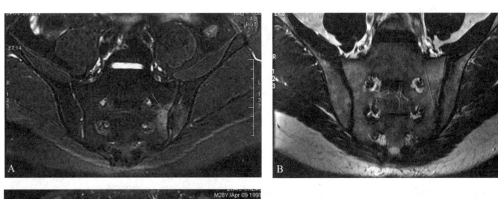

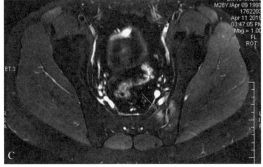

图 20-5 SpA 患者骶髂关节的 MRI 影像表现
A.T_2W STIR 序列,冠状位:箭头所示骶髂关节软骨下骨部位的骨髓水肿高信号。B. T_1W,冠状位:箭头所示,骶髂关节软骨下骨部位低信号。C. Gd 增强 T_1W STIR 序列,轴位:箭头所示,增强后呈现骶骨髂骨高信号,提示骨炎。

4. 附着点超声检查 超声主要探查肌腱端病变。肌腱端炎症早期的超声表现为肌腱端不均匀回声减低和肌腱端厚度增加,彩色多普勒超声可发现条索状或网状的血流信号。晚期表现为附着点骨糜烂、继发肌腱端钙化和骨刺形成等(图 20-6)。

六、诊断与鉴别诊断

1. 诊断 SpA 是一组异质性疾病,存在一系列相应的分类诊断标准。通常所用的有 1984 年修订的纽约 AS 分类诊断标准(表 20-2)和国际脊柱关节炎评价学会(Assessment of Spondylarthritis

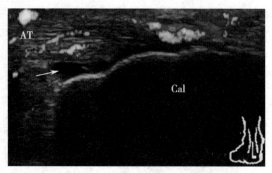

图 20-6 SpA 患者附着点炎的超声影像
能量多普勒超声纵向切面显示跟腱增厚并回声减低,跟骨后囊(箭头所示)积液和肌腱内丰富的网络状血流信号,附着点骨皮质不规则中断。Cal,跟骨;AT,跟腱。

International Society,ASAS)在 2009 年及 2011 年先后提出的中轴型脊柱关节炎(ax-SpA)(表 20-3)和外周型脊柱关节炎分类标准(表 20-4)。SpA 的诊断需要专科医生详细的病史采集、规范的体格检查,结合患者的家族史和遗传背景、化验和影像学检查,并充分了解每一项结果的诊断权重,排除鉴别诊断后的综合判定。中轴 SpA 临床诊断思路参见流程图 20-7。

表 20-2 1984 年修订的强直性脊柱炎纽约分类标准

诊断标准	内容
临床标准	①腰背痛、晨僵 3 个月以上,疼痛随活动改善,休息后无缓解
	②腰椎额状面和矢状面活动受限
	③胸廓活动度低于同年龄同性别健康人群的正常参考值
放射学标准	X 线检查提示双侧 ≥ 2 级或单侧 3~4 级骶髂关节炎
诊断	肯定 AS:符合放射学标准和 ≥ 1 项临床标准者
	可能 AS:符合 3 项临床标准或符合放射学标准而不伴任何临床标准者

表 20-3 ASAS 推荐的中轴型脊柱关节炎(ax-SpA)分类标准

起病年龄<45 岁,腰背痛 ≥ 3 个月的患者:

影像学提示骶髂关节炎 *	或者	HLA-B27 阳性
+ ≥ 1 个 SpA 临床特征		+ ≥ 2 个 SpA 临床特征

SpA 临床特征

(1)炎性腰背痛:至少符合下列 5 项中的 4 项:①腰背痛 40 岁前发病;②隐匿发病;③运动后改善;④休息后无缓解;⑤夜间痛,起床后可缓解

(2)关节炎:曾经或目前存在由医生确诊的急性滑膜炎

(3)附着点炎:曾经或目前存在跟腱或足底筋膜附着点部位的自发疼痛或压痛(足跟附着点炎)

(4)前葡萄膜炎:曾经或目前由眼科医生确诊的前葡萄膜炎

(5)指 / 趾炎:曾经或目前由医生确诊的指 / 趾炎

(6)银屑病:曾经或目前由医生确诊的银屑病

(7)炎症性肠病:曾经或目前由医生确诊的克罗恩病或溃疡性结肠炎

(8)对 NSAIDs 反应良好:足量 NSAIDs 治疗 24~48h 后背痛完全消失或明显改善

续表

(9)SpA 家族史阳性：一级或二级亲属患有以下任一种疾病：①强直性脊柱炎；②银屑病；③葡萄膜炎；④反应性关节炎；⑤炎症性肠病

(10)HLA-B27 阳性：经标准的实验室检测技术检测为阳性

(11)CRP 升高：超过正常高限，且排除其他可引起 CRP 增高的原因

　*影像学提示骶髂关节炎：MRI 提示骶髂关节活动性（急性）炎症，高度提示与 SpA 相关的骶髂关节炎或依据修订的纽约标准，X 线检查提示双侧 2~3 级或单侧 3~4 级骶髂关节炎。

表 20-4　ASAS 推荐的外周型脊柱关节炎分类标准

患者无炎性腰背痛，但有：

(1)外周关节炎（通常为非对称性下肢关节）或

(2)肌腱附着点炎（肌腱端炎）或

(3)指 / 趾炎

+ ≥1 项以下 SpA 临床特征	或	+ ≥2 项以下 SpA 临床特征
(1)葡萄膜炎		(1)关节炎
(2)银屑病		(2)肌腱附着点炎（肌腱端炎）
(3)炎症性肠病		(3)指 / 趾炎
(4)前驱感染		(4)炎性腰背痛既往史
(5)HLA-B27 阳性		(5)SpA 家族史阳性
(6)影像学提示骶髂关节炎		

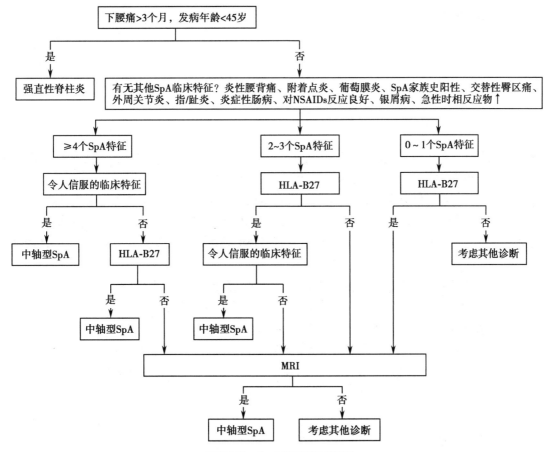

图 20-7　SpA 的诊断流程图

NSAIDs,非甾体抗炎药；SpA,脊柱关节炎；MRI,磁共振成像；AS,强直性脊柱炎。

2. 鉴别诊断　SpA 的鉴别诊断包括 SpA 各亚型间的鉴别诊断和与类似临床表现的其他疾病的鉴别两部分。

（1）SpA 各个亚型间的鉴别诊断：SpA 各个亚型临床表现以及实验室检查各有其特点（表 20-5）。

表 20-5　不同 SpA 亚型的鉴别诊断

	强直性脊柱炎	银屑病关节炎	肠病性关节炎	幼年起病的脊柱关节炎	反应性关节炎
性别	男>女	女≥男	女≈男	男≥女	男>女
发病年龄	青壮年<40 岁	任何年龄	任何年龄	青少年<16 岁	任何年龄
起病方式	缓慢进展	不定	缓慢进展	不定	急
骶髂关节炎或脊柱炎	几乎 100%	20%	<20%	<50%	<50%
骶髂关节炎的对称性	对称	不对称	对称	不定	不对称
外周关节炎受累	25%	95%	15%~20%	90%	75%
肌腱端炎	++	+	±	+	±
葡萄膜炎	25%~30%	20%	15%	20%	50%
尿道炎	+	−	−	−	+
皮肤、黏膜或指甲受累	无	几乎 100%	不常见	不常见	不常见
心脏受累	1%~4%	罕见	罕见	罕见	罕见
HLA-B27	>90%	<50%	50%	85%	40%

（2）致密性骨炎：青年女性多发，表现为慢性腰骶部疼痛和僵硬，体力活动后多加重。影像学检查可见骶髂关节边缘的骨硬化，但病变多局限于髂骨部，以髂骨的骨硬化为主，骨硬化往往呈三角形，尖端向上，密度均匀，一般不侵犯骶髂关节面，无关节狭窄或破坏。综合体格检查没有明显的 4 字征，实验室检查无急性炎症指标增高以及 HLA-B27 阴性可以相鉴别。

（3）弥漫性特发性骨肥厚（diffuse idiopathic skeletal hyperostosis，DISH）：是一种非炎性疾病，其主要特征为脊柱韧带以及附着点钙化和骨化。多见于 50 岁以上肥胖男性，表现为脊柱疼痛、僵硬及脊柱活动受限。ax-SpA 的骨桥较细，桥连骨桥累及纤维环的外缘并不累及前纵韧带。而 DISH 骶髂关节不受累，急性炎症指标均正常，HLA-B27 阴性。

（4）其他可出现慢性腰背痛的疾病：如外伤、退行性变、脊柱畸形、骨折、感染、骨质疏松和肿瘤等。要点是把握炎症性腰背痛和机械性腰背痛的区别，以及骶髂关节炎的特征性影像学表现。

（5）外周型 SpA 需要与类风湿关节炎、骨关节炎、银屑病关节炎、痛风等相鉴别：类风湿关节炎多见于 30~50 岁女性，以对称性、多发性、进展性外周关节炎受累为主，手指近端和掌指小关节受累多见。可伴有类风湿结节、皮肤血管炎、肺间质纤维化等关节外表现。血清学检查多有类风湿因子和抗 CCP 等多种特异性自身抗体阳性，而没有骶髂关节受累和 HLA-B27 阳性。

七、疾病活动性的评价

ax-SpA 疾病活动度评价既是识别和监测疾病活动性的需要，也应用于 ax-SpA 的目标治疗。强直性脊柱炎疾病活动度评分（ankylosing spondylitis disease activity score，ASDAS）和 Bath 强直性脊柱炎疾病活动性指数（Bath ankylosing spondylitis disease activity index，BASDAI）是目前通用的 ax-SpA 疾病活动性评价指标。ASDAS<1.3 为疾病不活动，ASDAS 1.3~2.0 为中度疾病活动，ASDAS 2.1~3.5 为高疾病活动，ASDAS>3.5 为很高度疾病活动。BASDAI>4 为疾病活动。

八、治疗

SpA 的主要治疗目标是缓解症状和控制活动性炎症，控制体征和症状，提高生活质量，预防结构损坏，维持脊柱正常生理功能和患者社会活动的参与能力，预防 SpA 相关并发症。ax-SpA 的治疗策略是达标治疗。达标治疗（treat-to-target，T2T）是指以达到和维持明确的、特异性的、可量化的治疗目标为主的治疗策略。治疗目标通常是病情缓解或病情呈低疾病活动度，其最终目标是最大限度地改善患者的生活质量。SpA 患者应根据其症状和体征（包括中轴性、外周性、关节外临床表现），以及患者特征（包括共患疾病和心理因素）予以个体化治疗。AS 和 nr-axSpA 的治疗策略相同。

1. **一般治疗**　戒烟、对患者及其家属疾病知识教育、照顾患者社会心理和康复需要。合理功能锻炼，保持良好日常站立、端坐、睡眠姿势可减少畸形体位，适当物理治疗可减轻脊柱及关节症状。

2. **药物治疗**

（1）非甾体抗炎药（non-steroidal anti-inflammatory drugs，NSAIDs）：是 SpA 患者治疗的一线用药，在平衡风险和获益的基础上建议使用药物最高剂量。不推荐同时使用两种 NSAIDs。对于 NSAIDs 持续治疗反应良好的患者出现症状时仍首选 NSAIDs 治疗。NSAIDs 主要不良反应是胃肠道损害、心血管风险、肾损伤，血细胞减少、水肿及过敏反应等。

（2）生物类改善病情抗风湿药（biological disease-modifying antirheumatic drugs，bDMARDs）：根据目前的治疗指南推荐（图 20-8），axSpA 患者如 ≥ 两种 NSAIDs 充分治疗 ≥4 周后仍有高疾病活动度；而外周型 SpA 患者还需要满足炎症部位类固醇激素局部注射和柳氮磺吡啶治疗无效者，CRP 增高和 / 或影像学提示活动性骶髂关节炎时，应选择 bDMARDs 治疗。适用于 SpA 治疗的 bDMARDs 主要是 TNF-α 拮抗剂和 IL-17A 单克隆抗体。目前的循证医学证据推荐首选 TNF-α 拮抗剂，包括依那西普（etanercept）、英夫利昔单抗（infliximab）和阿达木单抗（adalimumab）。当一种 TNF-α 拮抗剂疗效不满意或不能耐受的患者可转换为另一种 TNF-α 拮抗剂或 IL-17A 单克隆抗体治疗。IL-17A 单克隆抗体主要包括司库奇尤单抗（Secukinumab）和依奇珠单抗（Ixekizumab）。抗 TNF-α 单克隆抗体是治疗同时合并复发性葡萄膜炎或炎症性肠病的 axSpA 患者的首选用药。生物制剂主要的不良反应为输液反应或注射点反应，其他少见不良反应包括感染机会增加主要是上呼吸道感染和机会性感染、脱髓鞘病、狼疮样综合征以及充血性心力衰竭的加重等。生物制剂治疗到缓解或低疾病活动度并稳定维持 ≥1 年，可以谨慎尝试减低剂量维持缓解（表 20-6）。

（3）柳氮磺吡啶：适用于外周型 SpA，柳氮磺吡啶对 AS 的中轴关节病变的治疗作用及改善疾病预后的作用均缺乏证据。推荐剂量 2~3g/d，从小剂量开始，逐渐加至治疗量。不良反应包括消化系统症状、皮疹、血细胞减少、头痛、头晕以及男性精子减少及形态异常（停药后可恢复）。磺胺过敏者禁用。

（4）糖皮质激素：仅适用于对全身用药效果仍不好的顽固性外周关节炎和肌腱端炎的局部注射皮质激素治疗。

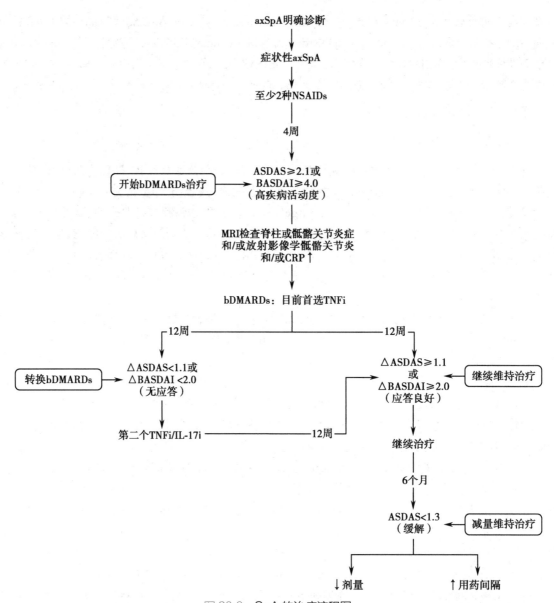

图 20-8　SpA 的治疗流程图

NSAIDs，非甾体抗炎药；TNFi，肿瘤坏死因子 α 抑制剂；IL-17i，白细胞介素 -17 抑制剂。

表 20-6　治疗 SpA 的 bDMARDs

药物	靶点与结构	半衰期 /d	剂量与用法	适应证	
				SpA 亚型	关节外表现
依那西普（Etanercept）	2 型人 TNF-α 受体（TNFR2/p75）胞外配体与人 IgG1 Fc 段的融合蛋白	4	25mg 每周二次（间隔 7~96h）或 50mg 每周一次，皮下注射	AS[*†‡]，PsA[*†‡]，nr-axSpA[*]	PSO[†]
英夫利昔单抗（Infliximab）	人鼠嵌合型 TNF-α IgG1 型单克隆抗体	7~12	在 0、2 和 6 周，5mg/kg → 每 6 周 5mg/kg，静脉滴注	AS[*†‡]，PsA[*†‡]，nr-axSpA[*‡]	PSO[*†‡]，UC[*†‡]，CD[*†‡]，葡萄膜炎

续表

药物	靶点与结构	半衰期/d	剂量与用法	适应证	
				SpA 亚型	关节外表现
阿达木单抗（Adalimumab）	人源化的抗 TNF-α IgG1 型单克隆抗体	10~20	40mg,隔周一次,皮下注射	AS[*†‡],PsA[*†‡],nr-axSpA[*‡]	PSO[*†‡],UC[*†‡],CD[*†‡],葡萄膜炎
戈利木单抗（Golimumab）	人源化的抗 TNF-α IgG1 型单克隆抗体	14	50mg,每周一次,皮下注射	AS[*†‡],PsA[*†],nr-axSpA[*]	PSO,CD,葡萄膜炎
培塞利珠单抗（Certolizumab）	聚乙二醇修饰的人源化的抗 TNF-α 抗体 Fab 段	14	首剂 400mg,首剂用药后 2、4 周后各重复一次→维持治疗:200mg 每 2 周一次或 400mg 每 4 周一次,皮下注射	AS[*†],PsA[*†],nr-axSpA[*]	PSO[*†],CD[*]
司库奇尤单抗（Secukinumab）	人源化的抗 IL-17A 的 IgG1 型单克隆抗体	22~31	负荷剂量用法:第 0、1、2、3 和 4 周 150mg→每 4 周 150mg,疾病如活动者可以提升剂量至每 4 周 300mg,皮下注射;无负荷剂量用法:每 4 周 150mg,皮下注射;疾病如活动者可以提升剂量至每 4 周 300mg,皮下注射	AS[*†],PsA[*†]	PSO[*†]

* 获美国食品药品监督管理局（FDA）批准。

† 获欧洲药品管理局（EMA）批准。

‡ 获国家食品药品监督管理总局批准。

CD,克罗恩病;PSO,银屑病。

(5)外周关节炎和附着点炎的治疗:外周型 SpA 为主患者的治疗方法与中轴型 SpA 不同,传统 DMARD 对外周关节受累可能是有益的,如柳氮磺吡啶 2~3g/d,分 2~3 次给药或甲氨蝶呤 15~25mg,一周 1 次,必要时联合关节内注射糖皮质激素。但传统 DMARDs 对中轴型病变无效。而生物制剂针对中轴型 SpA 的治疗通常对外周关节表现也很有效,多无需传统 DMARD 联合。附着点炎和指/趾炎,如果患者采用 NSAIDs 和局部注射糖皮质激素疗效不佳者,选择 bDMARDs 常有效。

3. **手术治疗** 髋关节受累引起的强直和畸形是本病致残的主要原因,人工髋关节置换术是患者缓解疼痛和恢复功能的最佳选择。重度脊柱后凸畸形如日常活动受限,或影响腹腔脏器和肺功能者,可施行外科矫形手术。

九、预后

SpA 的病程以自行缓解和复发交替为特征,预后的异质性较大。部分患者病情反复持续进展,病程 20 年后丧失工作能力患者比例约 10%。仅局部受累的轻度 AS 患者可以保持几乎全部的功能、劳动和社会参与能力。AS 患者死亡风险较年龄性别匹配的人群相比增加 50% 左右,主要死亡原因为淀粉样变、脊柱骨折、心血管、胃肠道和肾脏等远期合并症。

（林 进 李鸿斌）

思考题

1. 脊柱关节炎有哪些共同的临床特征?
2. 什么是炎性腰背痛,与机械性腰背痛的鉴别要点有哪些?
3. 简述骶髂关节炎的 X 线分级。
4. 简述 ASAS 推荐的中轴型脊柱关节炎分类标准。

第二十一章
痛　风

痛风（gout）是单钠尿酸盐（monosodium urate，MSU）沉积所致的临床综合征，包括：①反复发作的急性关节炎；②器官或组织中破坏性结晶的聚集，即痛风石；③尿酸性泌尿系结石；④痛风性肾病等。

一、病因与发病机制

痛风的病因是高尿酸血症所致的 MSU 在组织的沉积。嘌呤代谢中相关酶活性的先天性或后天性缺陷导致尿酸生成过多和 / 或尿酸排出过少均可导致高尿酸血症，约 10% 的高尿酸血症患者会最终发展为痛风。

1. **痛风炎症发作机制**　血尿酸过饱和后析出 MSU 晶体并沉积于关节及软组织，诱导白细胞趋化聚集，并作为一种内源性危险信号被模式识别受体识别（如 Toll 样和 NOD 样受体即 TLR2/4 和 NLRP3），激活下游的免疫炎症信号通路，最终导致痛风急性炎症发作。MSU 激活关节组织巨噬细胞内 NLRP3 炎症小体，分泌产生 IL-1β，通过招募白细胞聚集，进一步释放 TNF-α、IL-6 等炎性介质产生炎症反应。MSU 晶体反复沉积于关节及周围软组织、炎症反复多次发作，最终导致痛风石形成及慢性关节炎。

2. **痛风自发缓解机制**　剧烈炎症后的自发缓解，是痛风的最大特点，其缓解机制可能包括三方面因素：巨噬细胞 M2 极化；抑制炎症因子（IL-10、IL-37、TGF-β）的释放；中性粒细胞和中性粒细胞胞外诱捕网的形成。

3. **痛风石**　痛风石是痛风的特征性病变之一。痛风石的核心为尿酸盐沉积，细小针状结晶可诱导慢性异物反应，其周围被上皮细胞、巨核细胞所包围，有时还有分叶核细胞的浸润，形成异物结节，即所谓痛风石。常见于关节软骨、滑囊、耳轮、腱鞘、关节周围组织、皮下组织和肾脏间质等部位。

4. **痛风性肾脏病变**　MSU 沉积于肾脏造成痛风性肾病，甚至发生肾功能不全。痛风性肾病的特征性组织学表现为肾髓质或乳头处尿酸盐结晶，其周围有炎性细胞反应。痛风患者尸检中发现痛风性肾病发生率高，并常伴有急性和慢性肾间质炎症性改变、纤维化、肾小管萎缩、肾小球硬化和肾小动脉硬化等。这些变化是轻度、缓慢进展的病变，却是引起慢性肾功能不全的原因之一。尿酸在肾集合管、肾盂肾盏及输尿管内沉积，可诱发急性肾功能衰竭。

二、临床表现

痛风患者的自然病程及临床表现大致可分为下列五期：①无症状高尿酸血症期（无尿酸盐晶体沉积）；②无症状尿酸盐晶体沉积期（无痛风性关节炎发作）；③痛风性关节炎发作及发作间期（有尿酸盐晶体沉积）；④进展性 / 慢性痛风性关节炎期（痛风石、骨破坏等）；⑤痛风性肾病期。

1. **无症状高尿酸血症及无症状尿酸盐晶体沉积**　血清尿酸浓度随年龄而升高，且有性别差异。男性在发育年龄即可发生高尿酸血症，而女性往往发生于绝经期后。其中不少高尿酸血症可以持续终生不出现痛风性关节炎、尿酸性肾结石和痛风石，称为无症状高尿酸血症。随着影像技术的发展，关节超声和双源 CT 均可发现有无症状尿酸盐关节沉积的患者。仅有约 5%~12% 的高尿酸血症患者出现痛风性关节炎发作,血清尿酸浓度愈高,持续时间愈长,发生痛风、尿路结石和痛风石的机会愈多。

2. 急性痛风性关节炎　痛风性关节炎典型发作起病急骤,诱因包括外伤、饮酒、过度疲劳、受冷等,关节痛数小时内症状发展至高峰,关节及周围软组织出现明显的红肿热痛,半数以上患者首发于跖趾关节(尤其是第一跖趾关节),其次足背、踝、膝、指、腕、肘关节也为好发部位,而肩、髋、脊椎等关节则较少发病,大关节受累时可有关节积液,可伴有头痛、发热等全身症状。急性痛风发作持续数天至数周可自然缓解,关节活动可完全恢复,后进入无症状间隙期,多数患者一年内多次复发,部分患者可历时数月、数年关节痛症状不发作。受累关节越来越多,发作频繁可引起慢性关节炎及关节畸形,极少数患者自初次发作后没有间隙期,直接延续发展到慢性关节炎期。

3. 痛风石及慢性关节炎　在未经治疗的患者,首发症状后 20 年 70% 患者出现痛风石。尿酸盐结晶可在关节内及关节附近肌腱、腱鞘及皮肤结缔组织中沉积,形成黄白色,大小不一的隆起赘生物即痛风石,可小如芝麻,大如鸡蛋。常发生于耳轮、前臂伸面、第一跖趾关节、指关节、肘部等处。关节炎症长时间反复发作则进入慢性阶段,可出现关节骨侵蚀、缺损及周围组织纤维化,导致关节发生僵硬、畸形、活动受限,并可破溃形成瘘管,可有白色豆腐渣样物排出。由于尿酸盐有抑菌作用,破口继发感染较少见,瘘管周围组织呈慢性炎症性肉芽肿,不易愈合。

4. 肾脏病变　慢性痛风患者约 1/3 有肾脏损害,主要表现为以下三种形式。

(1)慢性尿酸盐肾病:尿酸盐结晶沉积于肾组织引起间质性肾炎,表现为轻度肾区酸痛,早期可仅有蛋白尿和镜下血尿,且呈间歇出现,易被遗漏。随着病程进展,出现肾小管功能障碍,如夜尿增多、低比重尿。晚期可导致肾小球滤过率下降和慢性肾衰竭。

(2)急性尿酸性肾病:由于大量尿酸结晶广泛阻塞肾小管腔,导致尿流梗阻而产生急性肾功能衰竭。

(3)尿酸性肾石病:痛风患者肾结石的发生率也较正常人高 200 倍,约为 35%~40%。其中 84% 为单纯性尿酸结石,4% 为尿酸和草酸钙结石,余为草酸或磷酸钙结石。结石的发生率随血尿酸浓度的增高、尿尿酸排出量的增多而增加。细小泥沙样结石可随尿液排出而减轻症状,较大者常引起肾绞痛、血尿及尿路感染等症状。纯尿酸结石能被 X 线透过而不显影,但混合钙盐较多者可于尿路平片上被发现。

5. 痛风相关危险因素和并发疾病表现

(1)痛风与高尿酸症的危险因素:男性、年龄、体重指数、药物、手术(移植和透析)、饮食习惯是痛风患者的危险因素。临床医师在诊断痛风时,不仅要关注痛风的临床症状,对其相关危险因素的监控也不可忽略。

(2)痛风相关共患病:流行病学研究观察到高尿酸血症与胰岛素抵抗症候群及心脏血管疾病相关,尿酸浓度无论对于糖尿病或高血压均是一个非常重要的独立危险因素。

三、辅助检查

1. 血清尿酸测定　正常男性尿酸氧化酶法一般为 ≤420μmol/L(7mg/dl),绝经前女性比男性约低 1mg/dl 左右。痛风患者多伴有血尿酸的增高,但由于尿酸本身的波动性以及急性痛风性关节炎发作时肾上腺皮质激素分泌增多,利尿酸作用加强、饮水利尿和治疗药物等因素影响,有时血尿酸水平可以正常,须反复检查才能免于漏诊。

2. 尿液尿酸测定　对诊断急性痛风性关节炎帮助不大,但可区分尿酸排泄减少抑或尿酸生成增多,对高尿酸血症和痛风的临床分型和指导用药有一定帮助。低嘌呤饮食 5d 后,24h 尿尿酸排泄少于 600mg(3.6mmol) 定义为尿酸排泄减少型,24h 尿尿酸排泄超过 800mg(4.8mmol) 定为尿酸产生过多型。也有学者建议采用尿酸排泄分数来分型:按下式计算尿酸排泄分数(FEUA),FEUA=(血肌酐 ×

24h 尿尿酸)/(血尿酸 × 24h 尿肌酐),以百分数表示。根据尿酸排泄分数结果将高尿酸血症和痛风分为三型：排泄减少型(FEUA<7%)、混合型(7% ≤ FEUA ≤ 12%)及生成增多型(FEUA>12%)。该指标更能反映肾脏排泄尿酸的情况。

3. **滑囊液检查** 急性期如踝、膝等较大关节肿胀时可抽取滑囊液进行偏振光显微镜检查,可见双折光的针形尿酸钠晶体,具有确诊的意义(痛风性关节炎金标准)。

4. **X 线检查** 早期急性关节炎除软组织肿胀外,关节显影多正常,反复发作后才有骨质改变,首先为关节软骨缘破坏,关节面不规则,关节间隙狭窄,病变发展则在软骨下骨质及骨髓内可见痛风石沉积,骨质呈凿孔样缺损,其边缘均锐利,缺损呈半圆形或连续弧形,骨质边缘可有骨质增生反应。

5. **关节超声** 高分辨率超声可用于评估软骨和软组织尿酸盐结晶沉积、滑膜炎症、痛风石及骨侵蚀,特征性表现:①暴雪征:不均质的细小点状回声,类似云雾状,提示关节腔积液。②双轨征:受累关节软骨靠近关节腔表面出现线状强回声,与软骨下骨皮质形成无回声软骨周围的双层平行强回声,提示软骨表面尿酸盐结晶沉积。③关节内或肌腱内的高回声聚集灶,提示痛风石。双轨征和痛风石的超声影像特异性高于暴雪征,对痛风诊断有很高的特异性。

6. **双源(能)CT** 双源 CT 通过 2 个 X 线放射管,在两种不同能量水平获得两组组织图像,依据组织化学成分不同导致的对不同能量的 X 线吸收差别,区分不同的组织。双源 CT 较特异地显示尿酸盐结晶,有助于痛风性关节炎的诊断和降尿酸治疗的疗效评价。

四、诊断和鉴别诊断

1. 诊断

(1)痛风性关节炎诊断分类标准:2015 年 ACR 和 EULAR 对痛风分类标准进行了更新修订,见表 21-1。

表 21-1 2015 年 ACR/EULAR 痛风分类标准

	类 别	评分
第一步,适用标准(符合准入标准方可应用本标准)	存在至少一个外周关节或滑囊肿胀、疼痛或压痛	
第二步,确定标准(金标准,直接确诊,不必进入分类诊断)	偏振光显微镜镜检证实在(曾)有症状关节或滑囊或痛风石中存在 MSU 晶体	
第三步,分类标准(符合准入标准但不符合确定标准时)	总分 ≥ 8 分可诊断痛风	
临床表现		
受累的有症状关节、滑囊分布	累及踝关节或足中段(非第一跖趾关节)单或寡关节炎	1
	累及第一跖趾关节的单或寡关节炎	2
发作时关节症状特点:①受累关节皮肤发红(主诉或查体);②受累关节触痛或压痛;③活动障碍		
	符合 1 个特点	1
	符合 2 个特点	2
	符合 3 个特点	3

续表

	类　别	评分
发作时间特点(符合以下 3 条中的 2 条,无论是否进行抗炎治疗):①疼痛达峰<24 小时;②症状缓解≤14 天;③2 次发作期间疼痛完全缓解		
	有 1 次典型发作	1
	反复典型发作	2
有痛风石临床证据:皮下灰白色结节,表面皮肤薄,血供丰富,皮肤破溃后可向外排出粉笔屑样尿酸盐结晶;典型部位:关节、耳郭、鹰嘴滑囊、手指、肌腱(如跟腱)		4
实验室检查		
血尿酸水平(尿酸氧化酶法):应在距离发作 4 周后、还未行降尿酸治疗的情况下进行检测,有条件者可重复检测;取检测的最高值进行评分		
	<4mg/dl(<0.24mmol/L)	−4
	6~<8mg/dl(0.36~<0.48mmol/L)	2
	8~<10mg/dl(0.48~<0.6mmol/L)	3
	≥10mg/dl(≥0.6mmol/L)	4
对发作关节或者滑囊的滑液进行分析(应由受过培训者进行评估)		
	未做	0
	尿酸盐阴性	−2
影像学特征		
存在(曾经)有症状关节滑囊尿酸盐沉积的影像学表现;关节超声有"双轨征";双能 CT 有尿酸盐沉积(任一方式)		4
存在痛风关节损害的影像学证据:X 线显示手和 / 或足至少 1 处骨侵蚀		4

(2)痛风的分期诊断

1)高尿酸血症:正常嘌呤饮食下,非同日两次空腹血尿酸水平>420μmol/L。

2)急性痛风性关节炎:表现为急骤进展、自限的单关节炎,特别是第一跖趾关节,伴或不伴有血尿酸升高,受累关节超声或双能 CT 检查发现 MSU 结晶沉积证据,或关节抽吸物的偏正光检查发现 MSU 结晶均有助于诊断。

3)间歇期痛风:是急性痛风性关节炎两次发作之间的缓解状态,无关节肿痛症状,诊断依据既往反复发作的急性痛风性关节炎和高尿酸血症病史。

4)痛风石及慢性痛风性关节炎:依据关节肿痛反复发作,体格检查发现破溃或白色粉末样的皮下结节,影像学检查提示痛风石或关节抽吸物中发现 MSU 结晶。

5)痛风性肾病:尿酸性肾石病以肾绞痛和血尿为主要表现,X 线片不显影,B 超检查有助诊断;慢性尿酸盐肾病可有夜尿增多,出现低比重尿和轻度红、白细胞尿及管型、轻度蛋白尿等,不同程度肾功能不全,肾活检肾组织中有尿酸盐结晶沉积;急性尿酸性肾病表现为突发急性肾衰竭,伴血及尿中尿酸急骤显著升高,常见于肿瘤广泛播散或接受放化疗的患者。

2. 鉴别诊断

(1)急性痛风性关节炎鉴别诊断

1)其他晶体性关节炎:指由焦磷酸钙、磷灰石、胆固醇、类固醇等晶体所致的一组关节病变,多见于老年人,以焦磷酸钙沉积于关节软骨所致的假性痛风最为多见。假性痛风急性发作时酷似痛风,以膝关节等大关节受累最多见,但血尿酸正常,关节滑液相差偏振光显微镜检查可发现焦磷酸钙晶体,受累关节 X 线检查表现软骨钙化。

2)化脓性关节炎:好发于儿童、老年体弱患者,为细菌等病原体感染引起的急性关节炎症,受累关节多为单个大关节,局部红、肿、疼痛明显,可伴有寒战、高热等全身中毒症状严重。实验室检查外周血白细胞明显升高,关节液可培养出致病菌。

3)创伤性关节炎:有关节外伤史,血尿酸不高,关节液检查无 MSU 结晶,易与急性痛风性关节炎鉴别。

4)急性风湿热:儿童与青少年多见,典型表现为游走性多关节炎,多累及膝、踝、肩、肘等关节,受累关节周围软组织肿胀、疼痛、皮肤发红和皮温升高,常伴有发热、皮肤及心脏等表现。多有链球菌感染证据。

5)蜂窝织炎与丹毒:受累组织部位附近一般有皮肤创口或局部感染史,发热、寒战等全身反应明显,软组织红、肿、热、痛,但关节一般无压痛,随着病情的进展,可出现脓液破溃,脓液送检可见相关病原菌。

6)反应性关节炎:有前驱肠道或泌尿生殖道感染史,关节疼痛为非对称性,以下肢关节为主,常伴有结膜炎、虹膜炎等关节外表现,HLA-B27 可为阳性。

(2)慢性痛风性关节炎鉴别诊断

1)假性痛风:即焦磷酸钙沉积病,好发于老年人,累及全身大关节如膝、肩、髋等关节为主。关节滑液相差偏振光显微镜检查可发现焦磷酸钙晶体,受累关节 X 线检查表现软骨钙化,超声可见平行于透明软骨表面的细强回声带。

2)类风湿关节炎:多见于女性,双手对称性小关节肿痛伴晨僵为主要关节受累特点,类风湿因子、抗 CCP 抗体阳性。早期超声主要表现为滑膜炎。中晚期 X 线可出现骨质疏松、关节间隙狭窄、关节骨质破坏及关节融合。

3)骨关节炎:一种退行性病变,与增龄、肥胖、劳损、创伤等相关。主要症状为关节疼痛,受累关节体格检查可见肿胀、压痛,活动时有摩擦感或"咔嗒"声。X 线平片可见关节间隙狭窄、骨赘形成等征象。

(3)痛风性肾病鉴别诊断

1)其他泌尿系结石:尿酸性肾石病应与其他原因引起的泌尿系结石,如原发性尿石、感染性结石相鉴别。原发性尿石如草酸钙结石可通过 X 线发现,感染性结石通常有反复尿路感染病史。

2)慢性肾脏病:慢性尿酸盐肾病应与其他原因引起的慢性肾脏病相鉴别,包括原发 / 继发肾小球肾炎、肾小管损伤和肾血管病变等。根据病史如肾小球肾炎、高血压、糖尿病以及肾活检可资鉴别。

五、治疗和预防

1. 治疗

(1)痛风急性发作期治疗:治疗目的是迅速有效地缓解急性关节炎发作,应及早(24h 内)进行抗炎止痛治疗。推荐首先使用 NSAIDs 缓解症状,对 NSAIDs 有禁忌的患者,可应用低剂量秋水仙碱或糖皮质激素,短期单用糖皮质激素的疗效和安全性与 NSAIDs 类似,单药效果不佳者可考虑联合用药。

1)NSAIDs:常用药物如依托考昔,剂量 60~120mg/d;塞来昔布,剂量 200~400mg/d。

2)秋水仙碱:通过抑制白细胞趋化、吞噬作用及减轻炎性反应发挥止痛作用,治疗急性痛风应尽早使用(48h 内)。剂量 0.5~1.0mg/d。不良反应:主要是胃肠道反应,如恶心、呕吐、腹泻、腹痛等,也可引起骨髓抑制、肝损害、过敏、神经毒性等,其不良反应与剂量有关,肾功能不全者应减量使用。值得注意的是,高剂量秋水仙碱(4.8~6.0mg/d)能更快缓解痛风急性症状,但胃肠道不良反应大,易导致患者因不良反应停药,指南推荐使用低剂量秋水仙碱。

3)糖皮质激素:适合对 NSAIDs 和秋水仙碱不耐受的患者。急性痛风发作可口服、肌内注射、静脉注射、关节腔注射使用中小剂量的糖皮质激素。泼尼松,剂量 10~20mg/d,3~7d 后减量或停用,一般总疗程不超过 2 周,停药后改用小剂量秋水仙碱或 NSAIDs。不良反应:短期小剂量不良反应较少,长期或大剂量使用不良反应有消化性溃疡、骨质疏松、诱发或加重感染、精神症状、高血压以及血糖、血脂代谢异常等。

4)生物靶向抗炎药物:NSAIDs、秋水仙碱或糖皮质激素治疗无效的难治性急性痛风,或者当患者使用上述药物有禁忌时,可以考虑白细胞介素 -1 受体拮抗剂等生物靶向抗炎药物控制病情。

(2)降尿酸治疗:纠正高尿酸血症,能够促进组织中沉积的 MSU 晶体逐渐溶解,防止关节炎反复发作,并预防尿酸性肾病以及心血管疾病并发症的发生。

治疗指征:痛风发作每年 2 次及以上;出现痛风石,关节腔 MSU 结晶沉积,或尿酸性肾石病;痛风初次诊断时,患者年龄小于 40 岁,或血尿酸>480μmol/L,或有肥胖、高血压、糖尿病、高血脂、肾功能不全、缺血性心脏病,心功能不全、卒中等合并症。无症状高尿酸血症以非药物治疗为主,无合并症的患者,血尿酸>540μmol/L 时开始降尿酸治疗;有上述合并症之一的,血尿酸>480μmol/L 开始降尿酸治疗。

治疗目标:所有痛风患者的目标血尿酸水平应<360μmol/L。严重痛风患者如伴有痛风石或急性痛风频繁发作,血尿酸治疗目标应<300μmol/L,直至临床缓解。

1)抑制尿酸生成药物:该类药物通过抑制黄嘌呤氧化酶活性,减少尿酸合成发挥作用。别嘌醇:抑制黄嘌呤氧化酶,阻断次黄嘌呤、黄嘌呤转化为尿酸,使尿酸生成减少。成人初始剂量 50~100mg/d。每 2~5 周测血尿酸水平 1 次,未达标患者每次可递增 50~100mg,血尿酸达标后可逐渐减量至最小有效剂量维持治疗。不良反应:主要包括胃肠道症状、皮疹、药物热、肝损害、骨髓抑制等,肾功能不全者慎用。应重视别嘌醇引发的严重药疹,斯蒂文 - 约翰逊综合征(Stevens-Johnson syndrome,SJS)和中毒性表皮坏死松解症(toxic epidermal necrolysis,TEN),发生率不高,但一旦发生会导致大面积的皮肤脱落及严重损害,甚至死亡。HLA-B*5801 基因表达与别嘌醇引发的 SJS 有明显相关性,在第一次给药前宜先行基因检测。非布司他:新型选择性黄嘌呤氧化酶抑制剂,在有效性和安全性方面较别嘌醇更具优势。初始剂量 20~40mg/d。2~5 周后血尿酸仍不达标者,可逐渐加量,最大剂量 80mg/d。不良反应:主要包括肝功能损害、恶心、皮疹等;轻中度肾功能不全者无需调整剂量,重度肾功能不全者慎用;合并心血管病史或新发与心血管相关事件的患者,建议切换其他口服降尿酸药物。

2)促尿酸排泄的药物:主要通过抑制近曲小管对尿酸盐的重吸收,增加尿酸排泄,降低血尿酸水平,有尿路结石或慢性尿酸盐肾病的患者不宜使用,内生肌酐清除率<30ml/min 时不用,急性尿酸盐肾病禁用。服用该类药物时须碱化尿液,将尿液 pH 调整至 6.2~6.9,心肾功能正常者维持尿量 2 000ml 以上。苯溴马隆:成人起始剂量 25~50mg/d。2~5 周后根据血尿酸水平调整剂量至 75mg/d 或 100mg/d。不良反应:胃肠不适、腹泻、皮疹和肝功能损害等,依据肾功能调整剂量,尿酸性肾石症患者禁用。丙磺舒:初始剂量 0.5g/d,逐渐增至 1.5g/d,每日最大剂量不超过 2g。不良反应:有胃肠道症状、皮疹、药物热、一过性肝酶升高及粒细胞减少,对磺胺药过敏者禁用。lesinurad:通过抑制肾小管尿酸转运蛋白 -1 和有机酸转运子 4 发挥降尿酸作用。

3)促进尿酸分解药物:尿酸氧化酶是将尿酸分解为可溶性产物排出,包括拉布立酶(rasburicase)和普瑞凯希(pegloticase)。

(3)碱化尿液治疗:接受降尿酸药物,尤其是促尿酸排泄药物治疗的患者及尿酸性肾石症患者,推荐将尿碱化,pH 维持在 6.2~6.9,以增加尿中尿酸溶解度和预防治疗痛风相关性肾病,但同时应注意尿 pH 过高增加磷酸钙和碳酸钙等结石形成风险。常用药物有碳酸氢钠和枸橼酸盐制剂。

(4)痛风急性发作的预防:血尿酸水平波动易诱发痛风急性发作,痛风患者初始降尿酸治疗时应使用药物预防痛风发作。首选口服小剂量秋水仙碱,推荐剂量 0.5~1.0mg/d,秋水仙碱无效时可换用 NSAIDs 药物。秋水仙碱和 NSAIDs 疗效不佳或存在使用禁忌时,可短期应用小剂量泼尼松或泼尼松龙(≤10mg/d)。上述单药疗效不佳者,可考虑联合用药。预防急性痛风发作的治疗时间维持 3~6 个月。

(5)痛风石治疗:患者经积极治疗,将血尿酸降至 300μmol/L 并维持 6 个月以上,痛风石可逐渐溶解、缩小;对于较大痛风石,压迫神经或痛风石破溃,经久不愈者可考虑手术治疗,但患者术后仍须接受规范化综合治疗。

(6)伴发疾病的治疗:痛风合并代谢综合征,痛风常伴发肥胖、高脂血症、高血压、2 型糖尿病、动脉粥样硬化和冠心病等代谢综合征中的一种或数种,在痛风治疗的同时,应积极关注并治疗相关疾病。其中,部分药物可增加尿酸清除而具有降尿酸作用:如降脂药,阿托伐他汀、非诺贝特;降压药,氯沙坦、氨氯地平；降糖药，醋磺己脲等。

2. 预防和管理

（1）痛风达标治疗管理：痛风的治疗目标是"痊愈"，其基础是血尿酸治疗达标。患者管理是痛风防治的基础，应注重长程管理。科学的防治方法是患者在医师的帮助下对疾病及自身情况充分了解后，与医师共同制定并执行治疗方案。

患者确诊后按照血尿酸水平及临床症状 / 体征，决定药物起始治疗的时机，并制定相应的治疗目标，进行分层管理。治疗过程中定期检测血尿酸水平，监测合并症，应用 B 超或双能 CT 评估 MSU 结晶沉积情况。目前痛风达标治疗的推荐如表 21-2。

表 21-2　痛风达标治疗推荐

首要原则

A. 痛风是一种可造成生活质量下降和期望寿命缩短的慢性严重疾病，但可以有效治疗

B. 为减少 MSU 结晶沉积，改善患者预后，必须降低血尿酸水平并维持在既定目标以下

C. 成功的治疗需要对患者进行全方位的教育并将其纳入治疗决策制定的过程中

D. 为达到最优目标必须进行长期的降尿酸治疗

建议

1. 规律监测血尿酸水平，及时调整降尿酸治疗以达到治疗目标

2. 所有痛风患者的目标血尿酸水平应<6mg/dl（360μmol/L）

3. 严重的痛风患者如伴有痛风石或频繁发作，血尿酸治疗目标应<5mg/dl（300μmol/L），直至临床缓解

4. 痛风急性发作时应立即抗炎治疗，同时考虑药物安全性

5. 开始降尿酸治疗后应进行预防痛风急性发作治疗并维持 6 个月以上

6. 所有痛风患者在确诊时应评估其肾功能情况并定期监测

7. 痛风的合并症影响治疗和预后，也应规律评价和处理

8. 应通过教育和干预改善患者的危险因素

9. 家庭医生应为患者提供关于痛风及其管理的便利咨询

（2）健康教育及生活方式干预：调整生活方式有助于痛风的预防和治疗。痛风一经确诊，应立即对患者进行宣教及生活方式干预。痛风患者应遵循下述原则：限酒；减少高嘌呤食物的摄入；防止剧烈运动或突然受凉；减少富含果糖饮料的摄入；大量饮水（每日 2 000ml 以上）；控制体重；增加新鲜蔬菜的摄入；规律饮食和作息；规律运动；禁烟。

（3）预后：痛风是一种易反复发作的关节炎，也是一种可"治愈"的关节炎，其预后与患者治疗、管理及依从性等密切相关，及早诊断并规范治疗，大多数痛风患者可正常工作生活。慢性期病变经过规律降尿酸治疗，皮下痛风石可缩小或消失，关节症状和功能可获改善，相关的肾脏病变也可部分恢复。起病年龄小、有家族史、血尿酸显著升高、痛风频繁发作者预后较差。伴发高血压、糖尿病或其他肾病者，肾功能不全的风险增加，预后不佳。

（李　娟　薛　愉）

思考题

1. 急性痛风性关节炎的临床特征有哪些？应与哪些疾病相鉴别？

2. 高尿酸血症 / 痛风患者生活方式的调整应遵循的原则有哪些？

3. 降尿酸治疗的指征有哪些？常用降尿酸药物有哪些？

第二十二章

骨 关 节 炎

骨关节炎(osteoarthritis,OA)是一种常见于老年人,以关节软骨损害为主,并可累及整个关节组织最常见的关节疾病。该病的特征包括关节软骨边缘骨增生、软骨下硬化、软骨侵蚀、溃疡、断裂及整个关节面的损害,以及滑膜和关节囊的一系列生化和形态学改变。临床表现为关节疼痛、僵硬、肥大及活动受限。OA 曾称骨关节病、退行性关节病及肥大性关节炎。随着人口老龄化加快,OA 的患病率越来越高。

一、分类

按照有无明确病因或主要致病因素,OA 可分为原发性 OA 和继发性 OA,原发性 OA 是指无损伤史或其他关节疾病的 OA;继发性 OA 则是指有原发病存在的 OA。导致继发性 OA 的病因包括某些代谢性疾病、创伤性疾病和炎症性疾病,某些机械性 / 局部因素也可能导致继发性 OA(表 22-1)。无论是原发性 OA 或继发性 OA,均存在相同的病理生理机制,症状及体征相似。另外,按关节分布可分为多关节 OA、手 OA、膝 OA、髋 OA、脊柱 OA 等;按照是否伴有症状可分为症状性和无症状性(放射学)OA。本章主要讨论原发性症状性 OA。

表 22-1　继发性骨关节炎的病因

代谢性疾病
　晶体相关性关节炎
　　焦磷酸钙沉积症或羟磷灰石沉积症
　肢端肥大症
　褐黄病
　血色病
　Wilson 病
　甲状旁腺功能亢进症
　Ehlers-Danlos 综合征
　Gaucher 病
　糖尿病

机械性 / 局部因素
　股骨头骨骺滑脱
　骨骺发育不良
　Legg-Calve-Perthes 病
　先天性髋关节脱位
　股骨髋臼撞击综合征
　先天性髋关节发育不良
　下肢不等长
　过度活动综合征
　缺血性坏死 / 骨坏死

续表

创伤性疾病
 关节创伤(如前十字韧带撕裂)
 关节骨折
 既往关节手术(如半月板切除术)
 Charcot 关节(神经性关节病)

炎症性疾病
 类风湿关节炎或其他炎性关节病
 晶体性关节炎(痛风)
 既往化脓性关节炎

二、流行病学

OA 是最常见的关节炎,遍及全球,与人口老龄化密切相关。另外,OA 的患病率也与性别、民族以及地理因素有关。由于 OA 有多种不同的影像学或临床分类标准,所以患病率也不尽相同。黑人 OA 比白人多见,中国人髋关节 OA 患病率低于西方人。手 OA 女性多见,高龄男性髋关节受累多于女性。2005 年一项国际大规模研究显示,在 55 岁及以上人群中至少一个关节有影像学 OA 的女性患病率为 67%,男性为 55%。我国一项涉及 1.7 万余人的流调数据显示,女性症状性膝 OA 的患病率为 10.3%,男性为 5.7%。

三、病因和发病机制

1. **病因**   OA 的发病与年龄、性别、关节部位、肥胖、遗传因素及创伤有关。

(1)年龄因素:在所有危险因素中,年龄与 OA 的发病关系最强。OA 是老年人最常见的关节炎,患病率随年龄增长而增加。OA 影像学改变也随年龄增加而加重,但不一定与临床症状相关。

(2)关节部位:OA 多发生于负重关节,膝关节和髋关节最常见。

(3)肥胖:肥胖是 OA 发病的重要危险因素,肥胖不仅增加负重关节的受力,也会改变患者姿势和步态,加重关节的生物力学改变。近期研究发现,肥胖基因及其产物瘦素对 OA 的发生和进展起到重要作用。

(4)遗传因素:OA 的发病与多因素遗传和环境因素的共同作用有关,不同的遗传因素决定了 OA 的好发部位。研究显示聚合素等位基因多态性与手 OA 相关,胰岛素样生长因子 1 基因位点与影像学 OA 相关,编码维生素 D 受体的单倍体基因可使膝关节 OA 的患病风险升高。

(5)创伤:关节对线不良或创伤可能导致 OA 的发生和进展。反复高强度运动与关节损伤密切相关,同时也增加了下肢 OA 的风险。

(6)性别:女性 OA 的发病率是男性的 2 倍左右,50 岁以后女性膝关节 OA 的发病率显著增加。女性更容易出现多关节受累、晨僵、关节肿胀和夜间痛等临床表现。上述现象与女性绝经后雌激素分泌不足有关。

2. **发病机制**   OA 的发病是外界多种因素对易感个体作用的结果,生物机械学、生物化学、炎症基因突变及免疫学因素都参与了 OA 的发病过程。

OA 的发病机制包括机械压力损伤软骨细胞,导致降解酶释放,或机械压力破坏胶原网状结构,最终引起软骨基质破坏。软骨基质破坏后进一步导致软骨抗压能力和弹性降低,滑膜轻度炎性改变,软骨蛋白聚糖和浅表层蛋白丢失。进而造成关节软骨损伤,软骨下骨硬化及骨赘形成。近年来,越来越多的研究证实 OA 患者关节软骨细胞可产生促炎细胞因子,如 IL-1β、TNF 等,这些炎性因子可以促进软骨的分解代谢。这些因素的综合作用最终导致 OA 患者出现关节软骨的特征性改变,并影响到所有关节结构。

四、病理

以关节软骨损害为主,还累及整个关节,包括软骨下骨、韧带、关节囊、滑膜和关节周围肌肉,其特征包括关节软骨退变、纤维化、断裂、溃疡及整个关节面的损害。

1. 关节软骨　软骨变性是 OA 最基本的病理改变。初起表现为软骨表面不规则,局灶性软化,软骨组织中出现裂缝,失去正常弹性,继而出现微小裂隙、粗糙、糜烂及溃疡,软骨大片脱落可致软骨下骨板裸露。镜检可见关节软骨渐进性结构紊乱和变性,软骨细胞减少,基质黏液样变,软骨撕裂或微纤维化,溃疡面可被结缔组织或纤维软骨覆盖及新生血管侵入,最终全层软骨消失。在早期 OA,增生软骨形成细胞簇和表达肥大化标志物是 OA 的病理学特征。

2. 骨质改变

(1)软骨下骨的增厚和硬化。

(2)关节边缘及软骨损伤的基底部骨赘形成。

(3)关节附近骨囊性变。

3. 滑膜改变　滑膜炎一般为继发性,由滑膜细胞吞噬落入滑液的软骨小碎片引起。与类风湿关节炎的滑膜增生不同,OA 的滑膜炎症属于慢性低水平滑膜炎。OA 滑膜改变的特点包括滑膜充血,血管增生、炎细胞浸润和广泛的纤维化。滑膜绒毛增厚时其内可有破碎的软骨和骨质,并可引起异物巨细胞反应。

五、临床表现

OA 最常累及的关节包括膝、手指、足、髋和脊柱。这些关节可有临床症状,也可以仅有影像学改变。OA 一般起病隐匿,进展缓慢。主要表现为关节及其周围疼痛、僵硬、活动后关节痛加重且休息后缓解、轻微晨僵(小于 30min)、关节骨性肥大和功能障碍。

1. 症状

(1)关节疼痛:本病最主要的症状是关节局部疼痛,初期疼痛多出现在活动时或上下楼关节负重时加重,休息可以缓解。随着病情进展,关节疼痛加重,甚至休息时也可发生疼痛,夜间可痛醒。关节活动可因疼痛而受限,致使持物、行走和下蹲困难。阴冷、潮湿或雨天疼痛会加重。OA 的疼痛程度与 X 线关节严重程度不平行。

(2)晨僵和黏着感:患者可出现晨起或关节静止一段时间后僵硬,称为晨僵,活动后缓解。OA 晨僵时间较短,一般不超过 30min。

(3)关节活动受限:膝 OA 可出现屈伸受限,髋 OA 可出现系鞋带受限,也可出现上下楼梯、步行或家务劳动受限。随着病情进展,患者可出现行走时失平衡、下蹲或下楼无力,不能持重、关节挛曲。负重关节受累还可导致关节在活动过程中突然打软。

2. 体征

(1)关节肿胀及畸形:多因局部骨性肥大或渗出性滑膜炎引起,可伴局部温度增高、积液和滑膜肥厚,严重者可见关节畸形、半脱位等。

(2)压痛:受累关节局部可有压痛,滑膜炎较重时压痛更明显。

(3)关节摩擦音:关节活动时触诊可感到粗糙的摩擦感,甚至可以听到摩擦音,以膝关节多见,可能为软骨缺失和关节面欠光整所致。

(4)活动受限:由于骨赘、软骨丧失、关节周围肌肉痉挛以及关节破坏所致。另外,还可出现关节活动时的"绞锁现象"(可因关节内的游离体或漂浮的关节软骨碎片所致)。

3. **好发部位**

(1)手关节:手 OA 多见于中老年女性,以疼痛、压痛、骨性隆起或肥大、关节肿胀、晨僵、功能障碍或畸形为特点。远端指间关节最常累及,也常见于近端指间关节和第一腕掌关节。手 OA 最特征性的表现为指间关节伸面内、外侧骨样肿大结节。远端指间关节明显的骨性膨大称为赫伯登(Heberden)结节,位于近端指间关节者称为布夏尔(Bouchard)结节。近端及远端指间关节水平样弯曲形成蛇样畸形,部分患者可出现屈曲或侧偏畸形,具有遗传倾向,常母女均罹患。OA 累及第一腕掌关节时症状比较明显,可以导致明显的疼痛,关节功能受限和握力下降,常常因骨质增生而出现"方形手"。

(2)膝关节:膝 OA 的特点是隐匿出现的疼痛,伴僵硬和活动范围受限,单侧或双侧交替,多发生于上下楼时。膝关节绞索感可能是关节间隙游离体或半月板损伤造成的。膝 OA 患者体格检查可见关节骨性膨大、肿胀、压痛、骨摩擦感明显以及膝内翻畸形等。少数患者晚期出现关节周围肌肉萎缩。

(3)髋关节:髋关节 OA 多见于年长者,男性患病率较高。主要症状为隐匿发生的疼痛,可以表现为腹股沟疼痛,臀部和大腿内侧疼痛,下腰痛,甚至同侧膝关节疼痛。髋 OA 患者有行走、弯腰、移动以及上下楼梯受限。受累髋关节常有内收受限,且疼痛明显。

(4)足趾关节:足 OA 最常见部位是第一跖趾关节,症状可因穿过紧的鞋子而加重。部分可以出现关节红、肿、热、痛,类似痛风表现,但疼痛程度较痛风为轻,跗骨关节也可累及。体征可见骨性肥大和外翻畸形。

(5)脊柱:脊柱 OA 以颈、腰段多见。表现为局部疼痛、僵硬,久坐或久站后加重。疼痛可向臀部或上下肢放射。

1)颈椎 OA:第 6~7 颈椎椎体的退行性病变常累及第七颈神经根,患者出现肩部、前臂或背侧掌指疼痛或麻木。颈项疼痛、僵硬主要由骨突关节引起。脊髓受压可引起肢体无力和麻痹,椎动脉受压可致眩晕、耳鸣以至复视、构音和吞咽障碍。

2)腰椎 OA:多见于第 3~5 腰椎。骨突关节受累可引起腰痛。椎间盘病变可引起腰、臀部疼痛并放射至下肢。压迫马尾神经可引起括约肌功能障碍,压迫脊髓可引起截瘫。腰 4 神经根病变可能导致小腿内侧感觉异常、膝关节伸直和髋关节内收减弱。腰 5 神经根病变可能出现足下垂或腿外侧和足背感觉异常。

(6)其他部位:肩锁关节、颞下颌关节、肘关节也可累及,皆以局部疼痛、压痛和活动受限为主要表现。

4. **OA 的特殊类型**

(1)全身性 OA:多见于中年以上女性,有明显家族聚集倾向。典型表现累及多个指间关节,有Heberden 结节和 Bouchard 结节,还同时存在上述至少三个部位如膝、髋、脊柱的累及,关节功能预后良好。此型 OA 之所以被列为特殊类型,乃因除上述临床表现外,还与 HLA-A1、B8 等遗传基因相关。

(2)侵蚀性炎症性 OA:主要累及手指间关节,有疼痛、肿胀和压痛,可伴有严重功能受限。另外,侵蚀性 OA 受累关节可见滑膜炎症性表现。典型的侵蚀性 OA 影像学表现为远端指间关节中心性骨侵蚀,伴有软骨下骨重塑,而关节增生和间隙狭窄等表现重于非侵蚀性 OA。

(3)弥漫性特发性骨肥厚:弥漫性特发性骨肥厚(diffuse idiopathic skeletal hyperostosis,DISH)以脊椎边缘骨桥形成及外周关节骨赘形成为特征,多见于老年人,与 HLA-B27 不相关。

(4)快速进展性 OA:多见于髋关节,疼痛剧烈。学者认为 6 个月内关节间隙减少 2mm 或 2mm 以上者即可诊断。

六、实验室与影像学检查

无特异的实验室指标。血沉、C 反应蛋白大多正常或轻度升高,RF 和自身抗体阴性。OA 的关节液是正常或轻度炎性,黏度正常,凝固试验阳性,白细胞数低于 2×10^6/L,葡萄糖含量很少低于血糖水平的一半。

放射学检查对本病诊断十分重要,典型 X 线表现为受累关节软骨下骨质硬化、囊变、关节边缘骨赘形成、受累关节间隙狭窄。磁共振显像能显示早期软骨病变,半月板、韧带等关节结构的异常,有利于 OA 的诊断及与其他关节炎鉴别。

七、诊断和鉴别诊断

1. **诊断**　OA 一般依据临床表现和 X 线检查,并排除其他炎症性关节疾病而诊断。美国风湿病学会提出了关于手、膝和髋 OA 的分类标准,见表 22-2~ 表 22-4。

表 22-2　美国风湿病学会手骨关节炎临床分类标准(1990 年)

手:临床标准

1. 近 1 个月大多数时间有手关节疼痛、发酸和发僵
2. 10 个选定的关节中,有骨性膨大的关节 ≥2 个
3. 掌指关节肿胀 ≤3 个
4. 远端指间关节骨性膨大 ≥2 个
5. 10 个选定的关节中,畸形关节 ≥2 个

满足条目 1~3 和 4 或 5 可诊断手骨关节炎

注:10 个选定的关节包括双侧第 2、3 远端指间关节,双侧第 2、3 近端指间关节和双侧第 1 腕等关节。

表 22-3　美国风湿病学会膝骨关节炎放射学和临床分类标准(1986 年)

膝:临床标准

1. 近 1 个月大多数时间有膝关节痛
2. 关节活动时有骨擦音
3. 晨僵持续时间 ≤30min
4. 查体发现膝关节有骨性膨大
5. 年龄 ≥38 岁

满足 1+2+4 条,或 1+2+3+5 条,或 1+4+5 条者可诊断膝骨关节炎

膝:临床 + 影像学标准

1. 近 1 个月大多数时间有膝关节痛
2. X 线片示关节边缘有骨赘形成
3. 关节液检查符合骨关节炎
4. 年龄 ≥40 岁
5. 晨僵持续时间 ≤30min
6. 关节活动时有骨擦音

满足 1+2 条,或 1+3+5+6 条,或 1+4+5+6 条者可诊断膝骨关节炎

表 22-4　美国风湿病学会髋骨关节炎放射学和临床分类标准(1991 年)

髋:临床 + 影像学标准

1. 近 1 个月大多数时间有髋痛
2. 红细胞沉降率 ≤20mm/h
3. X 线片示股骨和 / 或髋臼有骨赘
4. X 线片示髋关节间隙变窄

满足 1+2+3 条,或 1+2+4 条,或 1+3+4 条者可诊断髋骨关节炎

2. **鉴别诊断**　手和膝 OA 应与类风湿关节炎、银屑病关节炎、痛风关节炎、假性痛风等鉴别;髋

OA 应与髋关节结核、股骨头无菌性坏死鉴别。脊柱 OA 应与脊柱关节病鉴别。与 OA 患者手关节受累不同,类风湿关节炎患者多出现双手近端指间关节和掌指关节肿痛,晨僵明显,大部分患者化验 RF 和 / 或抗 CCP 抗体阳性。银屑病关节炎患者多伴有银屑病,多为不对称的少数关节肿痛。早期痛风关节炎多为突发的下肢某个关节红肿热痛,化验血尿酸升高。

八、治疗

治疗的目的在于缓解疼痛,阻止和延缓疾病的进展,保护关节功能,改善生活质量。治疗方案应个体化,根据不同情况指导患者进行非药物治疗和药物治疗。

1. **非药物治疗** 应该让患者认识到 OA 是一种最常见的进展缓慢的关节疾病。治疗不仅包括药物治疗,非药物治疗也非常重要。非药物治疗包括心理干预、避免关节负重和适当锻炼,如改善的生活方式和饮食习惯,适当的运动、减肥、理疗、针灸等。因为 OA 所导致的疼痛和活动受限会引起患者情绪障碍,所以患者教育和自我调理也非常重要。

2. **药物治疗** 药物治疗包括控制症状药物、改善病情药物及软骨保护剂。

(1)对乙酰氨基酚:多个指南建议对乙酰氨基酚可以作为 OA 治疗的镇痛剂,每次 0.5g,口服,每日 3~4 次,每日最大剂量不超过 3g,主要不良反应有胃肠道症状和肝毒性。

(2)非甾体抗炎药:非甾体抗炎药(non-steroidal anti-inflammatory drugs,NSAIDs)既有止痛作用又有抗炎作用,是最常用的一类控制 OA 症状的药物。应使用最低有效剂量,短疗程,药物种类及剂量的选择应个体化。其主要不良反应有胃肠道症状、肾或肝功能损害、可增加心血管不良事件发生的风险。对于高龄、既往有溃疡病史、伴发幽门螺杆菌感染、使用抗凝剂的患者服用非甾体抗炎药需注意发生消化性溃疡的风险,最好选用 COX-2 抑制剂,COX-2 抑制剂具有选择性抑制 COX-2 的特性,可以减少 NSAIDs 导致的胃肠道反应。另外,局部外用 NSAIDs 制剂和 / 或辣椒碱乳剂,可减轻关节疼痛,不良反应小。

(3)阿片类药物:对于急性疼痛发作的患者,当对乙酰氨基酚及 NSAIDs 不能充分缓解疼痛或有用药禁忌时,可考虑谨慎服用弱阿片类药物如曲马多等,但要密切注意该类药物的副作用,如镇静、便秘及成瘾性。

(4)糖皮质激素:糖皮质激素有强大的抗炎作用。对于急性发作的剧烈疼痛、夜间痛、关节积液的严重病例,激素关节内注射能明显减轻滑膜炎,快速消炎消肿止痛,疗效可持续数周,但在同一关节不应反复注射,注射间隔时间不应短于 3 个月。对于 OA 患者,不提倡口服或肌内注射糖皮质激素。

(5)度洛西汀:度洛西汀是一种选择性 5- 羟色胺和去甲肾上腺素再摄取抑制剂,可缓解 OA 患者的慢性关节和肌肉疼痛,对 OA 患者长期疼痛导致的痛觉超敏和中枢致敏有较好的治疗作用。

(6)改善病情药物和软骨保护剂:目前没有公认的保护关节软骨、延缓 OA 进展的理想药物。临床常用的氨基葡萄糖、硫酸软骨素、双醋瑞因等循证医学证据不一致。上述药物作为关节的营养补充剂,可能具有抗炎、止痛、降低基质金属蛋白酶和胶原酶活性、保护关节软骨、延缓 OA 发展的作用。有研究认为氨基葡萄糖(glucosamine)可改善关节软骨的代谢,缓解 OA 疼痛症状,改善关节功能,可作为早、中期骨关节炎的治疗选择,对关节软骨严重磨损的终末期骨关节炎患者则疗效不佳。也有研究证实硫酸软骨素 A(chondroitin sulfate A)也有一定疗效,与氨基葡萄糖联用起协同作用。但也有研究认为氨基葡萄糖与硫酸软骨素的疗效与安慰剂相似,故在本病治疗中的地位尚需进一步认识。双醋瑞因是白细胞介素 -1 抑制剂,可抑制软骨降解、促进软骨合成并抑制滑膜炎症,能有效地改善骨关节炎的症状,减轻疼痛,改善关节功能,具有结构调节作用。

(7)透明质酸:透明质酸(hyaluronic acid)是关节滑液中一种重要分子,OA 患者关节滑液中的透明质酸浓度降低,滑液的黏度降低,直接影响了滑液的功能。透明质酸关节内注射,有较长时间的缓解症状和改善功能的作用,主要用于膝关节,尤其适用于 X 线表现轻度至中度的病例。

（8）其他：近年来，关节腔局部注射富血小板血浆和间充质干细胞治疗轻至中度骨关节炎取得一定疗效且副作用小，有望今后进行大规模临床验证。

3. 手术治疗　对于晚期 OA 患者，关节出现功能严重障碍者可手术治疗，包括膝关节和髋关节置换术等。手术治疗可以缓解疼痛，恢复关节功能。

九、预后

该病有一定的致残率。OA 在美国是导致 50 岁以上男性工作能力丧失的第 2 位原因，也是中年以上人群丧失劳动能力生活不能自理的主要原因。我国尚无大规模的流行病学调查数据。

（张学武）

思考题

1. 手骨关节炎的临床症状和体征有什么特点？
2. 临床上有哪些特殊类型的骨关节炎？分别有什么特征表现？
3. 简述骨关节炎的治疗原则和用药。

第二十三章
系统性血管炎

第一节 总 论

系统性血管炎（systemic vasculitis）是指血管壁及其周围组织有炎症细胞浸润，导致血管破坏和组织坏死为主要病理改变的一组异质性疾病。分为原发性和继发性。

原发性血管炎病因大多未明。继发性血管炎是指因感染、肿瘤、药物、慢性炎症性疾病等因素引起血管炎症反应。

一、分类

2012 年 Chapel Hill 会议制定的血管炎分类见表 23-1。

表 23-1 系统性血管炎的分类标准

（一）大血管性血管炎（LVV）

大动脉炎（TAK）、巨细胞动脉炎（GCA）

（二）中等血管性血管炎（MVV）

结节性多动脉炎（PAN）、川崎病（KD）

（三）小血管炎（SVV）

1. ANCA 相关血管炎（AAV）

（1）显微镜下多血管炎（MPA）

（2）肉芽肿性多血管炎（Wegener）（GPA）

（3）嗜酸性肉芽肿性多血管炎（Churg-Strauss）（EGPA）

2. 免疫复合物性小血管炎

（1）抗肾小球基底膜病

（2）冷球蛋白性血管炎

（3）IgA 血管炎（IgAV）

（4）低补体血症性荨麻疹性血管炎（HUV）

（四）累及多血管的血管炎（VVV）

贝赫切特病（BD）、Cogan 综合征（CS）

（五）单器官血管炎（SOV）

1. 皮肤白细胞破碎性血管炎

2. 皮肤动脉炎

续表

| |
3. 原发性中枢神经系统血管炎

4. 孤立性主动脉炎

（六）与系统性疾病相关的血管炎

1. 红斑狼疮血管炎

2. 类风湿关节炎血管炎

3. 结节病血管炎

（七）与可能病因相关的血管炎

1. 丙肝病毒相关冷球蛋白血症性血管炎

2. 乙肝病毒相关血管炎

3. 梅毒相关主动脉炎

4. 血清病相关免疫复合物性血管炎

5. 药物相关免疫复合物性血管炎

6. 药物相关 ANCA 相关血管炎

7. 肿瘤相关血管炎

二、病因和发病机制

（一）病因

尚不清楚。一般认为与遗传、感染和环境因素有关。研究发现，HLA-DRB1*01、HLA-DRB1*04
与巨细胞动脉炎易感性相关；HLA-DRB52*01 与大动脉炎易感性相关；HLA-DP、DQ 基因与 ANCA
相关血管炎的易感性相关；10% 的结节性多动脉炎（PAN）患者伴有乙型肝炎病毒感染；丙型病毒肝炎
（HCV）在 90% 原发性混合型冷球蛋白血症患者发病中起重要作用；人类免疫缺陷病毒（HIV）可引起
白细胞破碎性血管炎、嗜酸细胞性血管炎、结节性多动脉炎、肉芽肿性血管炎及淋巴瘤样肉芽肿病；结
核分枝杆菌感染与大动脉炎和贝赫切特病的发病相关；60%~70% 的肉芽肿性多血管炎（GPA）患者是
金黄色葡萄球菌和大肠埃希菌的带菌者；川崎病的发生可能与金黄色葡萄球菌和链球菌感染有关；一
些药物，如丙硫氧嘧啶、肼屈嗪和可卡因等也能通过诱导 ANCA 的产生而引起血管炎。各种微生物通
过 T 淋巴细胞 Vβ 链基因促发 T、B 淋巴细胞活化而导致血管炎。

（二）发病机制

发病机制不清，但可能与遗传、感染、固有免疫系统和适应性免疫系统异常有关。中性粒细胞、巨
噬细胞、淋巴细胞、内皮细胞以及它们各自分泌的细胞因子都参与了血管炎的发病过程。

1. **感染**　外来感染原对血管的直接损害在发病中起一定作用。

2. **巨噬细胞及其细胞因子**　巨噬细胞被激活后，释放 TNF-α、IL-6、IL-1 等，导致血管壁炎症；巨
噬细胞还可以激活 T 细胞和 B 细胞，导致免疫异常，使血管壁的炎症过程得以持续，造成受累脏器
损害。

3. **抗中性粒细胞胞质抗体**（antineutrophil cytoplasmic antibody，ANCA）　ANCA 是第一个被证
实与原发性血管炎相关的自身抗体。ANCA 的靶抗原为中性粒细胞胞质内的多种成分，如丝氨酸蛋
白酶 3（proteinase-3，PR3）、髓过氧化物酶（myeloperoxidase，MPO）、弹性蛋白酶、乳铁蛋白等，其中 PR3
和 MPO 是主要的靶抗原。有多种分子和细胞参与 AAV 的发病机制：首先是传统的中性粒细胞途径，
感染性促发因子、某些药物或其他环境刺激因子，可触发 / 调理中性粒细胞，上调内皮细胞表面黏附分
子，扩增循环的效应 T 细胞。活化的中性粒细胞高表达 ANCA 抗原和黏附分子，ANCA 可结合活化

的中性粒细胞膜表面相应抗原,增加中性粒细胞对血管壁的黏附和穿膜能力,促进中性粒细胞脱颗粒并释放活性氧族和蛋白水解酶,包括 MPO 和 PR3,导致内皮损伤甚至坏死性血管炎。ANCA 亦可结合至内皮细胞膜表面黏附的 PR3/MPO 形成免疫复合物,通过替代途径活化补体进而促进中性粒细胞脱颗粒,参与促进坏死性血管炎发生发展。其次 T 细胞途径通过抑制调节性 T 细胞,促进效应 T 细胞/效应记忆 T 细胞扩增,导致 T 细胞亚群失衡,产生大量致炎细胞因子促进中性粒细胞活化。此外,T、B 细胞相互作用增加自身抗体 ANCA 产生。扩增的循环效应 T 细胞迁入靶器官如肺和肾脏,促进肉芽肿形成导致组织破坏。

4. 抗内皮细胞抗体(anti-endothelial cell antibody,AECA)　AECA 出现在多种血管炎,如 TA、川崎病、GPA、MPA 等。它通过补体途径或抗体介导的细胞毒反应,导致内皮细胞持续或进一步损伤。

5. 免疫复合物　免疫复合物并非导致组织损伤的直接原因,而是始动因素。相关的抗原抗体免疫复合物在血管壁的沉积引起炎症反应,如冷球蛋白血症、过敏性紫癜等。

三、病理

血管炎的基本病理改变是血管壁的炎症和坏死。主要的病理改变有:①血管壁炎症与坏死:表现为包括中性粒细胞、淋巴细胞、巨噬细胞等多种炎症细胞浸润及血管壁的纤维素样坏死,血管壁的纤维素样坏死是血管炎的特征性病理改变;②管壁结构破坏:发生炎症反应的血管壁会出现胶原沉积、纤维化、血管壁增厚、管腔狭窄,可继发血栓形成。

四、临床表现

血管炎的临床表现主要取决于受累血管的类型、大小以及受累的器官,因此临床表现复杂多样,且无特异性。全身症状有乏力、发热、关节及肌肉疼痛、体重减轻等;皮肤受累会出现多种皮疹;肺受累出现咳嗽、咳痰、咯血、呼吸困难;肾脏受累出现蛋白尿、血尿、高血压及肾功能不全;神经系统受累会出现头痛、眩晕、意识状态改变、脑卒中、周围神经病变。

恶性肿瘤、感染性心内膜炎、肌纤维发育不良、动脉粥样硬化等疾病可以模拟血管炎的表现,应注意鉴别。

五、辅助检查

(一) 一般检查

多数患者会出现血白细胞、血小板升高、慢性病性贫血;疾病活动期可出现血沉、C 反应蛋白升高;肾脏受累者可出现血尿、蛋白尿、红细胞管型、血肌酐增高等。

(二) 特殊检查

1. ANCA　分为 p-ANCA 和 c-ANCA,对应的主要靶抗原分别为髓过氧化物酶(myeloperoxidase,MPO)和蛋白酶 3(proteinase 3,PR3),ANCA 主要与小血管炎相关,如 c-ANCA 与 GPA 相关,p-ANCA 与 MPA 和 EGPA 相关等。

临床测定 ANCA 的方法有两种:一为间接免疫荧光法,另一为酶联免疫吸附试验(ELISA)。前者如中性粒细胞胞质呈荧光阳性则称为 c-ANCA 阳性,如中性粒细胞的细胞核周围呈荧光阳性,则为 p-ANCA 阳性。c-ANCA 阳性者在 ELISA 法测定时往往呈 PR3 抗体阳性,即 PR3-ANCA 阳性。p-ANCA 阳性者在 ELISA 法测定时往往呈 MPO 抗体阳性,即 MPO-ANCA 阳性。

2. AECA　AECA 参与多种疾病的发病,尤与血管炎的关系密切。在 GPA 中,AECA 滴度与疾病活动性相关;在川崎病中,AECA 可作为标记抗体。

3. **病理**　活检是确诊血管炎的"金标准"：血管壁炎症细胞浸润、纤维素样坏死、肉芽肿形成、管腔狭窄、闭塞、血栓形成等。血管壁的纤维素样坏死是特征性的病理改变（表23-2）。

表 23-2　系统性血管炎的病理特点

疾病名称	受累血管大小	组织学改变	解剖好发部位
巨细胞动脉炎	大、中动脉	肉芽肿性动脉炎，炎症为主，坏死罕见。血管各层有白细胞浸润，巨细胞于血管中、内层交界处多见	主动脉及其主要分支，常累及颞动脉，不累及肺、肾
大动脉炎	大中动脉	肉芽肿性炎。内膜增厚和炎症明显，以淋巴细胞浸润为主，可有巨细胞	主动脉弓、无名动脉、颈动脉、锁骨下动脉、肾动脉
结节性多动脉炎	中、小动脉和附近的小静脉，不累及微动脉、毛细血管	血管全层纤维素样坏死，多种细胞浸润，无巨细胞。可有动脉瘤和血栓形成	广泛。常为节段性，在动脉分叉处多见。肺少受累
肉芽肿性多血管炎	小动脉、微动脉、小静脉和毛细血管等中小血管	坏死性和炎症性肉芽肿，可见巨细胞。节段性坏死性血管炎	上下呼吸道，坏死性肾小球肾炎
嗜酸性肉芽肿性多血管炎	小动脉和邻近静脉	同肉芽肿性多血管炎	广泛，常累及肺、肾、皮肤和浆膜
显微镜下多血管炎	小动脉、微小动脉、微小静脉和毛细血管	局灶性坏死性血管炎。可见纤维素样坏死和中性粒细胞、淋巴细胞、嗜酸性粒细胞浸润	常累及肾脏与肺

4. **血管造影**　对大、中血管病变者有极大帮助，也是了解病变范围最确切可靠的方法。

5. **血管彩超**　易于检查较浅表血管管腔的狭窄和管壁状况，且可在病程中进行随诊。其准确性不如血管造影。

6. **CT**　血管 CT 不仅可以观察到受累血管管壁和管腔情况，还能够观察到病变累及的范围。

7. **MRI**　血管 MRI 不仅可以观察大血管的管壁和管腔情况，还可以反映管壁是否存在活动炎症。

8. **PET-CT**　能够在动脉血管壁结构发生改变前发现炎症反应，有利于大动脉炎的早期诊断。

六、诊断和治疗

血管炎诊断比较困难，需根据临床表现、实验室检查、病理活检及影像学资料等综合判断。

早期诊断、合理治疗是改善预后的关键。糖皮质激素是治疗血管炎的基础药物；其用法用量根据疾病活动度及疾病的严重性而定，包括诱导缓解、维持缓解及控制复发三个阶段。有心、肾、肺、神经系统等重要脏器受累者应及早加用免疫抑制剂：环磷酰胺、硫唑嘌呤、甲氨蝶呤、吗替麦考酚酯、钙调蛋白酶抑制剂；有急进性肾、肺部损害和病情危重者可用血浆置换、免疫吸附、丙种球蛋白等治疗；抗TNF 抑制剂如依那西普、英夫利昔单抗和阿达木单抗，IL-6 抑制剂托珠单抗以及抗 CD20 单抗治疗难治性系统性血管炎的临床研究有一定的效果，但其疗效和安全性还有待于进一步的研究和评价。

七、预后

系统性血管炎的整体预后较差，与受累血管的大小、种类、部位有关。重要器官的小动脉或微动脉受累者预后差，死亡率高。早期诊断、及时合理治疗是改善预后的关键。

（丁　峰）

第二节 大 动 脉 炎

大动脉炎（Takayasu's arteritis, TA），也称高安病、无脉症或主动脉弓综合征，是指主动脉及其分支的慢性进行性非特异性炎症，可引起血管不同部位的狭窄或闭塞。本病以日本、中国、印度、东南亚地区和墨西哥常见，日本患病率为 150/100 万，而欧美为 (0.2~2.6)/100 万。多见于青年女性，男:女之比为 1:9。TA 起病年龄多在 40 岁以下，40 岁以后起病者仅占 10%~20%，发病的高峰年龄在 15~30 岁。

一、病因与发病机制

TA 病因不明，可能与遗传、感染、性激素及环境因素有关。如 HLA-Bw52、Dw12、DR2 和 DQw1 与日本人群 TA 相关，结核感染可能与 TA 发病相关。

大动脉炎的发病机制与巨细胞动脉炎具有相似性，二者均以全动脉炎为特征，包括树突状细胞、T 细胞、自然杀伤细胞和巨噬细胞的浸润。分泌穿孔素的淋巴细胞在 TA 的发病过程中起重要作用。这些由未知抗原激活的寡克隆 T 细胞在大弹力血管动脉壁内引发慢性炎症反应。体液免疫也可能参与 TA 的发病，抗内皮细胞抗体可见于部分 TA 患者，该抗体可通过诱导内皮细胞炎性细胞因子、黏附分子的产生和细胞凋亡来破坏血管。

二、病理

TA 病理为肉芽肿性炎，动脉全层均可见有淋巴细胞、单核细胞和浆细胞浸润，病变由外膜逐渐发展至内膜，可呈连续性或节段性分布。内膜糜烂或坏死，结缔组织增生和纤维化增厚，中膜的弹力纤维和平滑肌组织变性、坏死、断裂或消失，造成管壁囊性扩张或由纤维肉芽组织替代，外膜亦呈纤维性增厚。病程晚期以内膜增厚伴动脉粥样硬化、中膜坏死以及瘢痕形成和外膜纤维化为特征。

三、临床表现和分型

TA 起病隐匿，有些患者可终生无症状。依据受累血管部位及程度不同，其临床表现千差万别，主要包括系统性炎症表现和组织或器官缺血两组征象。

1. **系统性炎症表现** 约 15%~20% 的患者可出现发热、乏力、纳差、体重下降、盗汗等非特异性炎性症状。20% 的患者可表现为肌肉、关节疼痛、胸壁痛等骨骼肌肉症状。

2. **血管功能不良导致的缺血表现** 最常见的血管症状和体征包括肢体跛行、头晕、颈动脉痛、高血压、单侧或双侧脉搏减弱或消失、双上肢血压不对称和大动脉血管杂音等。

临床按病变部位不同分为以下 5 种类型。

（1）头臂动脉型（主动脉弓综合征）：主要累及主动脉及其头臂动脉分支。颈动脉或椎动脉狭窄和闭塞可引起脑和头、面部不同程度缺血的症状，轻者仅表现头晕、头痛、眩晕、视力下降等，重者可出现失明、失语、晕厥、偏瘫甚至死亡。上肢缺血可表现肢体麻木、无力、酸痛、肌肉萎缩、脉搏减弱或出现无脉症，上肢血压下降甚至测不到或双侧收缩压相差大于 10mmHg，而下肢血压则正常或增加。少数患者可出现锁骨下动脉窃血综合征。

(2)胸 - 腹主动脉型：病变位于胸、腹主动脉及其分支，尤其是腹主动脉、肾动脉和两侧髂总动脉。下肢缺血可表现为下肢无力、疼痛、温度降低、间歇性跛行、下肢脉搏减弱或消失等。肠系膜血管狭窄可出现腹痛、腹泻、便血、功能紊乱、肠梗阻，严重者出现节段性肠坏死。肾动脉狭窄可引起肾血管性高血压(可伴有头痛、头晕、心悸)、肾衰竭。查体可在腹部或背部闻及收缩期血管杂音。

(3)主 - 肾动脉型：主要累及降主动脉及肾动脉。肾动脉狭窄可引起肾血管性高血压、肾衰竭。伴有高血压者可有头痛、头晕、心悸。由于下肢缺血，也可出现下肢无力、间歇性跛行、下肢脉搏减弱或消失等。

(4)广泛型(混合型)：具有上述三种类型中两种以上的临床表现，多数患者病情较严重。此型病变广泛，病情较重，预后较差。

(5)肺动脉型：10%~40% 的 TA 患者可出现肺动脉病变，可有心悸、气短、咯血等症状，甚至出现肺动脉高压。肺动脉瓣区可及收缩期杂音和肺动脉第二音亢进。

其他，少数累及冠状动脉可发生心绞痛或心肌梗死。合并主动脉瓣关闭不全，可于主动脉瓣区闻及舒张期杂音。

四、辅助检查

1. **实验室检查**　血沉和 C 反应蛋白等炎性指标在活动期可升高。可有正细胞正色素性贫血和血小板升高。少数有抗核抗体或类风湿因子阳性。肾功能异常多继发于高血压。

2. **血管造影和血管彩色多普勒超声**　血管造影是目前诊断 TA 最有效的检查，能确定受累血管部位和病变程度及血管瘤形成等，并可测定中心动脉压，是诊断本病晚期特征的"金标准"。但血管造影属创伤性检查，且无法对早期病变进行有效评价。血管彩色多普勒超声对大血管狭窄的诊断有较高特异性和敏感性，同时能区别血管壁增厚、水肿或管腔内血栓，但易受患者体型和操作者因素影响。

3. **计算机断层扫描血管造影(CTA)和磁共振显像(MRI)**　CTA 能清晰地显示血管壁增厚、钙化和管腔狭窄，与动脉硬化鉴别。MRI 可显示血管的病变部位和范围，评价管壁的炎症程度，可用于患者病情的随访和评估。

4. **正电子发射型计算机断层显像 / 计算机断层扫描(PET/CT)**　活动期血管标准摄取值升高，可早期发现血管壁的炎症活动、评估炎症范围。

5. **大动脉活检**　TA 病理表现为肉芽肿性炎，阳性率约 1/3，活检阴性不能否定诊断。

五、诊断与鉴别诊断

可依据 1990 年美国风湿病学会诊断(分类)标准：符合 3 条或 3 条以上可诊断 TA(表 23-3)。

表 23-3　1990 年美国风湿病学会大动脉炎诊断(分类)标准

条目	定义
发病年龄 ≤ 40 岁	40 岁前出现与大动脉炎有关的症状或体征
肢体缺血	活动时一个或多个肢体尤其是上肢出现逐渐加重的无力和肌肉不适
肱动脉脉搏减弱	一侧或双侧肱动脉脉搏减弱
血压差>10mmHg	双上肢收缩压相差>10mmHg
锁骨下动脉或主动脉区杂音	一侧或双侧锁骨下或腹主动脉区血管杂音
血管造影异常	主动脉及其分支、上下肢血管的局部或节段性狭窄或闭塞，除外动脉硬化等其他原因

注：6 条标准中出现 3 条或 3 条以上诊断大动脉炎的敏感度和特异度分别是 91% 和 98%。

需与可累及大血管的其他疾病相鉴别,如巨细胞动脉炎、贝赫切特病、Cogan 综合征、IgG4 相关性疾病、动脉肌纤维发育不良、梅毒性主动脉炎、强直性脊柱炎等。

六、治疗

TA 活动期应积极治疗。有下列症状中的 2 项或 2 项以上新发或加重提示疾病活动:①发热或其他系统性症状;②血沉增快;③血管性缺血或炎症的症状或体征(如跛行、脉搏消失、颈动脉瘤);④典型的血管造影损害。

1. **糖皮质激素**　治疗活动期大动脉炎的基础药。起始用量,醋酸泼尼松 0.5~1mg/kg,每日 1 次,维持 4~12 周后逐渐减量,剂量减至每日 5~10mg 时,应维持 1~2 年以上。

2. **免疫抑制剂**　对于疾病持续进展或激素减药期间病情反复者,应加用免疫抑制剂,包括环磷酰胺(CTX)、甲氨蝶呤(MTX)、硫唑嘌呤(AZA)、吗替麦考酚酯(MMF)、环孢素(CsA)等。TA 炎症期可选取 CTX,用法一般为每日口服 CTX 100mg、隔日静脉用 CTX 200mg 或每 4 周 0.5~1.0g/m^2 体表面积;维持期可选 MTX 10~15mg/ 周或 AZA 50~100mg/d。

3. **生物制剂**　难治性 TA 可考虑糖皮质激素联合白细胞介素 -6 拮抗剂或肿瘤坏死因子拮抗剂治疗。

4. **阿司匹林和对症治疗**　阿司匹林可抑制血栓素,预防血栓形成。其他对症治疗包括扩血管、降血压等。

5. **外科手术治疗**　血管闭塞导致器官功能受损者可考虑外科手术,手术时机建议在缓解期或慢性期进行,包括经皮血管腔内成形术、血管内支架置入术和血管旁路手术。

七、预后

20% 的 TA 患者病程呈自限性,更多患者表现为复发 - 缓解或持续进展病程,需长期治疗。TA 的 5 年和 10 年生存率分别为 92.9% 和 87.2%。发病年龄大于 35 岁、有重要脏器并发症(如视网膜病变、高血压、主动脉瓣反流和血管瘤)或疾病持续进展为主要的预后不良因素。充血性心力衰竭、肾功能不全及脑出血是 TA 最常见的死亡原因。无腹主动脉受累者对妊娠的耐受性良好。

（赵　义）

第三节　巨细胞动脉炎

巨细胞动脉炎(giant cell arteritis,GCA)是一种主要累及颈动脉颅外分支的系统性血管炎,颞动脉最常受累,又称为颞动脉炎。事实上 GCA 既可累及从主动脉弓发出的动脉分支,也可累及其他中等大小的动脉。该病好发于 50 岁以上,典型表现为颞部头痛、间歇性下颌运动障碍和失明三联征。GCA 是欧美成人最常见的一种血管炎,而在我国较为少见。在 50 岁以上人群中,其发病率从少于 1/100 万到 770/100 万不等,并随年龄增长而增加。

一、病因和发病机制

病因不明,可能与遗传、感染、性别、环境等因素相关。GCA 存在遗传易感性,研究表明 60% 患者携带 HLA-DRB1*04 单倍体变异基因。吸烟可使女性发病风险增加 6 倍。另外,细小病毒 B19、水痘 - 带状疱疹病毒等感染也可能与发病有关。女性发病率是男性的 2 倍,提示性别也可能是风险因素。

GCA 发病机制主要涉及树突状细胞、CD4$^+$ T 细胞和巨噬细胞等免疫细胞的活化,以及多种细胞因子,如 γ 干扰素、白细胞介素 -17A、基质金属蛋白酶(MMP)、血小板衍生生长因子(PDGF)等参与了血管慢性炎症过程。

二、病理

GCA 的血管炎症常发生于主动脉弓的中等肌性动脉,常呈 "跳跃式",以浅表颞动脉、椎动脉、眼和睫状后动脉多见,但也可累及颈动脉、胸主动脉和腹主动脉等。疾病早期可见淋巴细胞浸润血管壁全层,后期可出现血管内膜增厚及显著的细胞浸润,包括多核组织细胞、异物巨细胞、淋巴细胞(主要是 CD4$^+$ T 细胞)和少量浆细胞及成纤维细胞,形成肉芽肿性炎症。约半数患者标本病理可检出巨细胞。

三、临床表现

多见于 50 岁以上(平均年龄 79 岁),男女比例为 1 :(2~4)。常见有以下临床表现。

1. **全身症状**　常有疲劳、发热、食欲缺乏、体重下降。多为低热,偶可达 40℃,部分患者可有盗汗。

2. **头痛**　见于 3/4 的患者。特征性的头痛为位于一侧或双侧颞部的中等程度的钻顶痛,也可位于其他部位,表现为持续性或间歇性钝痛、针刺样痛或烧灼痛。颞动脉受累时,呈突出的、串珠样改变,伴触痛,可触及搏动或搏动消失。有些患者可有头皮触痛,于刷牙或梳头时加重。

3. **间歇性下颌运动障碍**　该症状具有很高的特异性,约发生于 50% 的患者。表现为咀嚼时咀嚼肌的疼痛和疲劳(颌跛行),面动脉受累可导致咀嚼肌痉挛,而上颌动脉和舌动脉受累时,在咀嚼和说话时可出现下颌关节和舌痛,少数患者可有舌坏疽。

4. **视力受损**　视力丧失和复视是常见表现。单侧或双侧视力丧失可为首发症状,往往进展迅速,如不及时治疗,约 80% 患者可发展为永久性失明。视力丧失通常由睫状后动脉闭塞性动脉炎造成,少数情况下也可由视网膜动脉闭塞所致。复视通常由缺血引起的眼运动神经麻痹所致,经治疗后可缓解。累及动眼神经时通常不累及瞳孔。

5. **大动脉受累**　约 10%~15% 的患者可出现主动脉及其分支的受累,可在颈部、锁骨上窝等部位闻及血管杂音。主要表现为肢体间歇性运动障碍,偶因锁骨下动脉窃血综合征和主动脉弓分支血管狭窄导致脑缺血,极少出现颅内动脉病变。腹主动脉亦可受累,可出现腹主动脉瘤及肠坏死,但肾脏很少受累。

6. **神经系统**　约 30% 的患者可出现神经系统病变,常见的是周围神经病变以及血管狭窄导致一过性脑缺血发作及脑卒中。

7. **呼吸道受累**　约 10% 的患者出现呼吸道受累,表现为咳嗽、咳痰或无痰,可伴声嘶。还可累及耳鼻咽喉,表现为咽痛、牙痛、舌痛、舌炎、舌部溃疡或梗死等。

8. **骨关节**　风湿性多肌痛合并 GCA 时关节炎的发生率为 56%,而单纯 GCA 关节炎的发生率为 11%。可出现膝关节积液,偶可累及肩关节、腕关节等。

9. **风湿性多肌痛**　约 40%~60% 的患者具有风湿性多肌痛症状。该病是一种以颈、肩胛带及骨盆带肌的僵硬、疼痛为特点的疾病,好发年龄 ≥50 岁,同时伴有血沉增快,对小剂量激素治疗反应敏感。PMR 多见于 50 岁以上患者。GCA 和 PMR 两者在同一年龄组发病,且常同时出现,提示两者关系密切。

四、辅助检查

1. **实验室检查**　血沉增快；C 反应蛋白增高；轻度贫血；肌酸激酶多正常；抗核抗体多阴性。

2. **影像学检查**　彩色多普勒超声可用于诊断 GCA，22%~30% 的颞动脉超声可出现低回声晕轮征（halo sign），即血管壁的水肿，彩色超声在诊断中敏感性达 73%~86%，特异性 78%~100%。GCA 患者经激素治疗后，低回声晕轮征可消失。胸、腹主动脉的 CTA 可判断有无动脉瘤形成。

3. **动脉病理活检**　颞动脉活检对诊断具有高度特异性。病理常显示：①动脉炎症累及全层，呈局灶性、节段性、跳跃式分布；②病变部位可见淋巴细胞、巨噬细胞、组织细胞、多形核巨细胞等形成的肉芽肿性炎症；③炎症累及全层动脉，而以弹性基膜为中心；④血管内膜增生、管壁增厚、管腔变窄或闭塞，也可有局部血栓形成。

五、诊断与鉴别诊断

对于 50 岁以上起病、有视力丧失、新发的头痛、咀嚼时因疼痛而暂停即下颌跛行等表现者应考虑 GCA 的诊断。通常采用美国风湿病学会 1990 年的巨细胞动脉炎分类标准（表 23-4）。

表 23-4　1990 年美国风湿病学会巨细胞动脉炎分类标准

条目	定义
发病年龄 ≥ 50 岁	发生症状或体征时年龄为 50 岁或 50 岁以上
新发生的头痛	新发生的或新类型的局限性头痛
颞动脉异常	颞动脉触痛或脉搏减弱，与颈动脉硬化无关
ESR 增快	ESR ≥ 50mm/h（魏氏法）
动脉活检异常	动脉活检显示以单核细胞为主的浸润或肉芽肿性炎症为特征的血管炎，常伴有多核巨细胞

注：符合 ≥ 3 条可诊断 GCA，敏感性和特异性分别为 93.5% 和 91.2%。

GCA 应与其他疾病相鉴别，如大动脉炎、ANCA 相关血管炎、结节性多动脉炎、原发性中枢神经系统血管炎等血管炎性疾病，结核、细菌性心内膜炎等感染性疾病，以及淋巴瘤等恶性肿瘤相鉴别；下颌跛行应除外系统性淀粉样变。

六、治疗

由于 GCA 可导致永久性视力丧失，因此一旦诊断，应尽早开始治疗。

1. **糖皮质激素**　是首选药物，剂量一般为泼尼松 40~60mg/d。短时间出现严重视力下降者，可予短程甲泼尼龙冲击治疗，剂量为 500~1 000mg/d。病情控制后逐渐减量，可每周或每 2 周减量 10%，减至泼尼松每日剂量 10~20mg/d 时常需维持数月，待病情无复发后再逐渐减至最小维持量。

2. **免疫抑制剂**　部分患者单用激素不能控制病情，或在激素减量过程中病情复发，需要使用免疫抑制剂如 MTX、CTX 或 AZA 等。

3. **其他药物**　如无禁忌可用小剂量阿司匹林（75~150mg/d）预防缺血。肿瘤坏死因子拮抗剂、白细胞介素 -6 受体单克隆抗体对具有激素治疗风险或难治性 GCA 的患者具有一定的疗效。

4. **外科手术治疗**　严重血管狭窄的患者可考虑球囊血管成形术。

七、预后

　　GCA 的治疗常需 2 年以上,部分患者需治疗 5 年或更长。视力丧失通常是不可逆的,病程大于 5 年者易合并胸主动脉瘤或动脉夹层。由于近年来早期诊断和治疗的改善,其病死率和同年龄组常人无差异。

(赵　义)

第四节　结节性多动脉炎

　　结节性多动脉炎(polyarteritis nodosa,PAN)是一种累及中、小动脉的坏死性血管炎,可仅局限于皮肤,也可累及多个器官或系统,以肾脏、心脏、消化及神经系统受累最常见。由于输血安全性的提高以及乙型肝炎疫苗预防接种所致的乙型肝炎病毒感染率降低,结节性多动脉炎发病率也随之下降。男性发病多于女性。

一、病因和发病机制

　　病因不明。遗传因素和病毒感染的相互作用与发病相关。病毒感染如乙型肝炎病毒、巨细胞病毒、人类免疫缺陷病毒等与本病关系密切。HBV 抗原 - 抗体复合物的沉积在该病发生和发展过程中起到重要作用。

二、病理

　　一般表现为中、小动脉的局灶性全层坏死性血管炎,病变好发于动脉分叉处。常呈节段性,机体任何部位动脉均可受累,但却很少累及肺动脉。

　　急性期血管炎症损伤主要表现为纤维素样坏死和多种炎症细胞浸润,全层可见中性粒细胞、单核细胞、淋巴细胞浸润引起内弹力层断裂,正常血管壁结构被完全破坏,形成动脉瘤,可见血栓形成。

三、临床表现

　　分为系统性和单器官性。系统性包括特发性和乙型肝炎病毒感染相关性,可表现为严重的全身多器官病变,部分患者的病情进展较快;单器官性以仅局限于皮肤的皮肤型最常见,表现为病变仅限于受累器官。

　　1. **系统性 PAN**

　　(1)全身症状:发热、全身不适、体重下降、关节痛、肌肉痛是最常见的全身症状,见于 90% 的患者。

　　(2)系统症状:①神经系统:是 PAN 最常受累的器官,以外周神经受累为主,偶有脑组织血管炎。外周神经炎表现为多发性单神经炎和外周神经病,如垂腕、垂足、手足麻木、肢体感觉异常等。②肾脏受累:肾小球本身几乎不受累。肾脏入球血管受累可引起血肌酐水平升高、高血压、血尿、蛋白尿;肾血管的病变可导致肾的多发性梗死。③消化系统:腹痛最为常见,也可有腹泻、恶心、呕吐、消化道出血、肠梗死和穿孔、肝功能异常等。④心血管系统：除肾性高血压外，还因冠状动脉炎产生心律失常、心绞痛，甚至心肌梗死。各种心律失常以室上性心动过速常见。心力衰竭为本病的主要死亡原因之一。⑤眼部：可出现结膜炎、角膜炎、葡萄膜炎、视网膜血管炎，表现为视物模糊、复视、视力下降，甚至失明。⑥外周血管受累：下肢间歇性跛行、肢体坏疽等。⑦生殖系统：20% 的患者会出现睾丸痛、硬结、肿胀。⑧肺：很少受累。

2. **皮肤型 PAN** 好发于小腿和前臂、躯干等部位，局限在皮肤和皮下组织，呈玫瑰红、鲜红，沿浅表动脉排列或不规则地聚集在血管旁，最常见的为皮肤溃疡、网状青斑、皮下结节、白色萎缩及紫癜。

四、辅助检查

1. **实验室检查** 血常规可见轻度贫血，白细胞、血小板计数轻度升高；尿常规可见蛋白尿、血尿、管型尿；血沉快、C 反应蛋白增高；白蛋白下降、球蛋白升高；血清肌酐增高、肌酐清除率下降；ANCA 阴性；与乙型肝炎相关者 HBsAg 阳性。

2. **血管造影** DSA 血管造影见肾、肝、肠系膜及其他内脏的中小动脉瘤样扩张或节段性狭窄，典型的血管造影表现为节段性扩张和狭窄形成的"念珠样"改变。

3. **病理** 在受累脏器进行活检，见到肌性血管壁炎症细胞浸润、血管壁纤维素样坏死、弹力纤维破坏、血管狭窄或血管瘤形成可确诊。

五、诊断

PAN 初始临床表现各不相同，又缺少特征性表现，早期不易确诊。因此发现可疑病例应尽早做病理活检和血管造影，进行综合分析、判断。美国风湿病学会提出的 1990 年分类标准：①体重下降：无节食或其他因素；②网状青斑：四肢或躯干斑点及网状斑；③睾丸痛或触痛：除外感染、外伤或其他因素所致；④肌痛、无力或下肢触痛：肩部、骨盆带肌以外的弥漫性肌痛或肌无力，或小腿肌肉压痛；⑤单神经炎或多发性神经炎：单神经炎、多发性单神经炎或多神经炎的出现；⑥舒张压 ≥90mmHg：出现舒张压 ≥90mmHg 的高血压；⑦尿素氮或肌酐升高：血尿素氮 ≥14.3mmol/L 或血肌酐 ≥133μmol/L，非因脱水或阻塞所致；⑧乙型肝炎病毒：HBsAg 阳性或 HBsAb 阳性；⑨动脉造影异常：显示内脏动脉闭塞或动脉瘤，除外其他原因引起；⑩中小动脉活检：血管壁有中性粒细胞或中性粒细胞、单核细胞浸润。在 10 项中有 3 项阳性者即可诊断为 PAN，但应该排除其他结缔组织病并发的血管炎以及 ANCA 相关血管炎。

六、鉴别诊断

需与嗜酸性肉芽肿性多血管炎、肉芽肿性多血管炎、显微镜下多血管炎相鉴别。

1. **显微镜下多血管炎** ①以小血管（毛细血管、小静脉、小动脉）受累为主；②可出现急性进展性肾炎和肺毛细血管炎、肺出血；③周围神经受累较少，约占 10%~20%；④ p-ANCA 阳性率较高，约占 50%~80%；⑤与 HBV 感染无关；⑥治疗后复发率较高；⑦血管造影无异常，依靠病理诊断。

2. **嗜酸性肉芽肿性多血管炎** ①病变可累及小、中口径的肌性动脉，也可累及小动脉、小静脉；②肺血管受累多见；③血管内和血管外有肉芽肿形成；④外周血嗜酸性粒细胞增多，病变组织嗜酸性粒细胞浸润；⑤既往有支气管哮喘和 / 或慢性呼吸道疾病的病史；⑥如有肾受累则以坏死性肾小球肾炎为特征；⑦ 2/3 的患者 ANCA 阳性。

3. **以发热、体重下降为主要表现者** 应与感染性疾病相鉴别。

七、治疗

目前该病治疗的主要用药是糖皮质激素联合免疫抑制剂。

1. **糖皮质激素**　是首选药物；泼尼松 1mg/（kg·d）口服，3~4 周后逐渐减量至原始剂量的半量，伴随剂量递减，减量速度越加缓慢，至每日或隔日口服 5~10mg 时，长期维持一段时间（一般不短于 1 年）。病情严重如肾损害较重者，可用甲泼尼龙 1.0g/d 静脉滴注 3~5d，以后用泼尼松口服。

2. **CTX 与糖皮质激素联合治疗**　CTX 剂量急性期用隔日 200mg 静脉滴注或按 0.5~1.0g/m² 体表面积静脉冲击治疗，每 3~4 周 1 次，连用 6~8 个月，根据病情。以后每 2~3 个月 1 次或口服 CTX 每日 2~3mg/kg。至病情稳定 1~2 年后停药。用药期间注意药物副作用，定期检查血、尿常规和肝肾功能。除 CTX 外也可应用 AZA、MTX、CsA、MMF 等。

3. **乙肝相关的系统性 PAN 治疗**　需在抗病毒治疗的同时联合糖皮质激素治疗，抗病毒治疗则需 6~12 个月。

4. **血管扩张剂、抗凝剂**　如出现血管闭塞性病变，加用阿司匹林每日 50~100mg；双嘧达莫 25~50mg，每日 3 次；低分子量肝素、丹参等。对高血压患者应积极控制血压。

5. **免疫球蛋白和血浆置换**　重症患者可用大剂量免疫球蛋白冲击治疗，每日 200~400mg/kg 静脉注射，连续 3~5d。必要时每 3~4 周重复治疗 1 次。血浆置换对重症患者有一定疗效，需注意并发症如感染、凝血障碍和水及电解质紊乱。不论血浆置换还是静脉滴注大剂量免疫球蛋白，都应同时使用糖皮质激素和免疫抑制剂。

6. **其他**　有报道对于难治性 PAN，TNF-α 抑制剂治疗可能有效。

八、预后

本病未经治疗者预后较差。预测预后因素包括：蛋白尿（>1g/d）、肌酐（>140μmol/L）、胃肠道受累、中枢神经系统病变和心脏病变。

（丁　峰）

第五节　抗中性粒细胞胞质抗体相关血管炎

抗中性粒细胞胞质抗体相关血管炎（antineutrophil cytoplasmic antibody associated vasculitis，AAV）是一组以血清中能够检测到抗中性粒细胞胞质抗体为突出特点的系统性小血管炎，主要累及小血管（小动脉、微小动脉、微小静脉和毛细血管），但也可有中、小动脉受累。包括显微镜下多血管炎（microscopic polyangiitis，MPA）、肉芽肿性多血管炎（granulomatosis with polyangiitis，GPA）和嗜酸性肉芽肿性多血管炎（eosinophilic granulomatosis with polyangiitis，EGPA）。

一、病因和发病机制

本病病因未明，目前认为是遗传因素和环境因素共同作用的结果。细菌感染与发病关系密切；GPA 可能和细菌（金黄色葡萄球菌）感染、接触硅物质等有关。一些药物可能诱导 AAV，包括丙硫氧嘧啶、肼屈嗪、青霉胺和米诺环素等。在发病机制中，除抗中性粒细胞胞质抗体(antineutrophil cytoplasmic antibody, ANCA)外，感染对血管壁的直接损害也起了很重要的作用。

二、病理

以小血管全层炎症、坏死、伴或不伴肉芽肿形成为特点，可见纤维素样坏死和中性粒细胞、淋巴细胞、嗜酸性粒细胞等多种细胞浸润，是诊断抗中性粒细胞胞质抗体相关血管炎的金标准。GPA 最常侵犯的部位为鼻旁窦、鼻咽腔、气管黏膜、肺间质和肾小球，病理特征为炎性血管周围伴有细胞浸润形成的肉芽肿。EGPA 典型的病理改变为：组织及血管壁大量的嗜酸性粒细胞浸润；血管外肉芽肿形成、节段性纤维素样坏死性血管炎。MPA 病理特征为小血管的节段性纤维样坏死，无坏死性肉芽肿性炎，病变可累及肾脏、皮肤、肺和胃肠道，肾脏病理示局灶性、节段性肾小球肾炎，并有新月体形成。

三、临床表现

1. **全身症状**　可有发热、关节痛/关节炎、肌痛、乏力、食欲下降和体重减轻等。

2. **皮肤、黏膜**　以紫癜及斑丘疹多见，口腔溃疡、网状青斑、皮肤梗死、溃疡和坏疽，多发指端溃疡也可见。

3. **眼部表现**　以 GPA 常见。表现为眼球突出、视神经及眼肌损伤、结膜炎、角膜溃疡、巩膜外层炎、虹膜炎、视网膜血管炎、视力障碍、失明等。

4. **耳鼻喉**　喉软骨和气管软骨受累可以出现声嘶、喘鸣、吸气性呼吸困难；耳软骨受累可出现耳郭红、肿、热、痛；鼻软骨受累可以导致鞍鼻；耳部受累以中耳炎、神经性或传导性听力丧失常见；脓血涕、脓血性鼻痂、鼻塞是鼻窦受累的主要表现，一些患者会出现嗅觉减退或丧失。

5. **呼吸系统**　咳嗽、咳痰、咯血，严重者会出现呼吸困难和喘鸣；一些患者会出现支气管哮喘的表现；肺部影像学上可以见到浸润影、多发结节、空洞形成和间质病变。

6. **神经系统**　神经系统是最常累及的器官之一，最常见为周围神经病变，其中多发性单神经炎是最常见的外周神经系统病变；中枢神经系统受累可表现为头痛、器官性意识模糊、抽搐、脑卒中、脑脊髓炎等。

7. **肾脏**　多数患者出现蛋白尿、镜下血尿、各种管型、水肿和肾性高血压等，部分患者可出现肾功能不全。

8. **心脏**　是 EGPA 的主要靶器官之一，主要表现为心包炎、心包积液、心肌病变、心脏瓣膜关闭不全；冠脉受累者可出现心绞痛、心肌梗死。

9. **消化系统**　腹痛、血性腹泻、肠穿孔、肠梗阻和腹膜炎表现是血管炎腹部受累的常见表现，少数患者还可以出现急性胰腺炎。

四、实验室检查

急性期血沉和 C 反应蛋白升高；贫血、白细胞及血小板计数升高；外周血嗜酸性粒细胞增多是 EGPA 特征性指标之一；蛋白尿、血尿、红细胞管型也是常见异常；肾功能损害者血肌酐水平升高；ANCA 阳性是这组血管炎最突出的实验室检查特征。

五、诊断与鉴别诊断

对于这组系统性血管炎目前尚无统一的分类诊断标准，需要结合临床表现、血清 ANCA 检查、特征性的病理改变与影像学检查综合做出诊断。需与感染、其他系统性结缔组织病和恶性肿瘤相鉴别；尤其要警惕恶性肿瘤和一些感染会模拟抗中性粒细胞胞质抗体相关血管炎的临床表现。

1. GPA　70% 以上患者以上呼吸道受累起病，表现为鼻咽部溃疡、鼻咽部骨与软骨破坏引起鼻中隔或软腭穿孔，甚至"鞍鼻"畸形。气管受累常导致气管狭窄。肺病变见于 70%~80% 的患者，出现咳嗽、咳痰、咯血、胸痛和呼吸困难，X 线检查可见中下肺野结节和浸润、空洞，亦可见胸腔积液。70%~80% 的患者在病程中出现不同程度的肾脏病变，重者可出现进行性肾病变导致肾衰竭。GPA 分类标准见表 23-5。

表 23-5　美国风湿病学会 1990 年制定的 GPA 分类标准

鼻或口腔炎症	痛或无痛性口腔溃疡、脓性或血性鼻分泌物
胸部 X 线异常	胸片示结节、固定浸润灶或空洞
尿沉渣异常	镜下血尿（>5 个红细胞 /HP）或红细胞管型
病理	动脉壁、动脉周围或血管外部区域有肉芽肿炎症

注：符合上述 2 项或 2 项以上标准诊断 GPA，敏感性为 88.2%，特异性为 92.0%。

2. EGPA　以过敏性哮喘、嗜酸性粒细胞增多、发热和肉芽肿性血管炎为特征。在 3 种抗中性粒细胞胞质抗体相关血管炎中，EGPA 引起神经系统病变者最多，可表现为外周神经系统病变和中枢神经系统受累，以外周神经系统病变最常见；肺部受累仅次于神经系统，多变的肺组织浸润影伴有咳嗽、咳痰；腹部器官缺血或梗死引起腹痛、腹泻、腹部包块；肾损害通常较轻。冠状动脉受累占死亡原因的 50% 以上，上呼吸道受累以过敏性鼻炎、鼻息肉、鼻塞最多见，可出现听力下降和耳聋。实验室检查的突出表现是外周血嗜酸性粒细胞增多，部分患者 IgE 升高，约 1/3 患者 ANCA 阳性，多为 p-ANCA。X 线检查和肺部 CT 检查可见一过性片状或结节性肺浸润或弥漫性间质病变。EGPA 分类标准见表 23-6。

表 23-6　美国风湿病学会 1990 年制定的 EGPA 分类标准

哮喘	喘鸣史或呼气时有弥漫高调啰音
嗜酸性粒细胞增多	白细胞计数中嗜酸性粒细胞>10%
单发或多发神经病变	由于系统性血管炎所致单神经病变，多发单神经病变或多神经病变（即手套 / 袜套样分布）
非固定性肺浸润	由于系统性血管炎所致，胸片上为迁移性或暂时性肺浸润（不包括固定浸润影）
鼻旁窦炎	急性或慢性鼻旁窦疼痛或压痛史，或影像检查示鼻旁窦不透光
血管外嗜酸性粒细胞浸润	病理示动脉、微动脉、静脉外周有嗜酸性粒细胞浸润

注：符合上述 4 条或 4 条以上者可诊断为 EGPA，其敏感性和特异性分别为 85% 和 99.7%。

3. MPA　肾脏是 MPA 最常受累的脏器，见于约 78% 的患者，常表现为镜下血尿和红细胞管型尿、蛋白尿，不经治疗病情可急剧恶化，出现肾功能不全。57.6% 的患者有神经系统受累，最常表现为外周神经受累，表现为多发性单神经炎与外周神经病，中枢神经系统受累相对少见。约 50% 的患者肺部受累，患者出现咳嗽、咳痰及咯血，肺部常见表现为浸润、结节等。84.6% 的患者 ANCA 阳性，大部分为 p-ANCA 阳性及 MPO-ANCA 阳性，少部分为 c-ANCA 阳性。MPA 分类标准见表 23-7。

表 23-7　ACR/EULAR2017 年联合制定的 MPA 分类标准

条目	定义	得分
临床标准	鼻腔血性分泌物、溃疡、鼻痂或鼻窦 - 鼻腔充血 / 不通畅、鼻中隔缺损或穿孔	−3
实验室标准	p-ANCA 或 MPO-ANCA 抗体阳性	6
	胸部影像检查提示肺纤维化或肺间质病变	5
	极少或没有免疫复合物沉积的肾小球肾炎	1
	c-ANCA 或 PR3-ANCA 抗体阳性	−1
	嗜酸性粒细胞计数 ≥ 1 × 10^9/L	−4

注：总分在 6 分或 6 分以上可以诊断为 MPA。

需要鉴别的疾病有：①结节性多动脉炎，主要鉴别点为不伴有肾小球肾炎、肺毛细血管炎、深静脉血栓形成等表现；非肉芽肿性的坏死性血管炎；ANCA 阴性。②淋巴瘤样肉芽肿病，病变主要累及肺、皮肤、神经及肾间质，上呼吸道常不受累，以淋巴细胞、浆细胞、组织细胞、异性淋巴细胞浸润为特点。③肺出血 - 肾炎综合征，是由抗肾小球基底膜抗体引起的弥漫性肺泡出血及肾小球肾炎综合征，一般无其他血管炎的征象。

六、治疗原则

抗中性粒细胞胞质抗体相关血管炎的治疗分为诱导缓解与维持缓解两个阶段。

糖皮质激素是一线治疗药物。诱导缓解治疗通常为足量糖皮质激素联合免疫抑制剂，泼尼松剂量为 1.0~1.5mg/（kg·d），用 4~8 周，病情好转后减量至最低剂量维持 2 年以上。对有中枢神经系统血管炎、肺泡出血、呼吸衰竭、进行性肾衰竭等患者，可采用冲击治疗，甲泼尼龙 1.0g 连用 3d 为一疗程，一周后视病情需要可重复。免疫抑制剂最常用的为环磷酰胺，口服环磷酰胺 2~3mg/（kg·d），持续 12 周。或按 0.5~1.0g/m^2 体表面积静脉冲击治疗，每 3~4 周一次，根据病情连用 6~8 个月。

维持缓解治疗主要为小剂量糖皮质激素联合免疫抑制剂治疗，如硫唑嘌呤［1~2mg/（kg·d），维持 2 年］、甲氨蝶呤（非肾脏受累时，10~15mg，每周 1 次）等；其他药物包括吗替麦考酚酯、来氟米特等可选择。PR3-ANCA 持续阳性者的免疫抑制治疗应维持至 5 年。维持期服用复方磺胺嘧啶可以减少复发。

针对 CD20+ B 细胞的单克隆抗体利妥昔单抗，可以用于 ANCA 相关血管炎的诱导、缓解期治疗；贝利木单抗和补体 C5a 抑制剂是目前治疗的新手段。至少需要维持治疗 2 年以上。总体来说，PR3-ANCA 阳性患者的复发率明显高于 MPO-ANCA 阳性患者。

七、预后

如果不经过治疗，抗中性粒细胞胞质抗体相关血管炎患者的预后较差。在 CTX 用于治疗抗中性粒细胞胞质抗体相关血管炎之前，患者的平均生存期仅为 6 个月，激素联合免疫抑制剂治疗大大改善了预后。预后取决于脏器受累的部位与严重程度。

（丁　峰）

第六节　贝赫切特病

贝赫切特病(Behçet's disease,BD),又称白塞病,是一种病因未明、以口腔溃疡、外阴溃疡、眼炎及皮肤损害为临床特征的多系统自身免疫病,其基本病理改变是血管炎,全身大、中、小血管,动脉、静脉、毛细血管均可累及。本病多见于中东、地中海和东亚地区,患病率约为(7~370)/10万,而北欧及美国患病率为(0.12~1.18)/10万。BD发病年龄多在25~40岁之间,男女比例大致相同。

一、病因及发病机制

贝赫切特病的病因和发病机制尚不清楚,遗传、感染、地域环境和免疫因素可能都参与其中。人类白细胞抗原-B51(human leukocyte antigen-B51,HLA-B51)与BD具有显著的相关性,HLA-B51阳性者罹患BD的相对风险明显增加(比值比为5.9),且这种遗传易感性主要见于中东、地中海和日本。BD患者体内可发现增加的抗链球菌抗体、大肠埃希菌、金黄色葡萄球菌以及幽门螺杆菌等的相关蛋白,提示感染因素可能参与BD的发病。另外,免疫机制在BD发病过程中起重要作用。热休克蛋白、细胞因子、中性粒细胞和巨噬细胞活性的变化均参与了BD的免疫病理过程。

二、病理

在皮肤黏膜、视网膜、脑、肺等受累部位可以见到非特异性血管炎改变。血管炎症可累及血管壁全层,出现管腔狭窄或动脉瘤样改变。血管周围见大量中性粒细胞浸润,严重者有血管壁纤维素样坏死以及免疫复合物沉积。慢性病变部位可见淋巴、单核细胞浸润;渗出性病变表现为管腔充血、管壁水肿、内皮细胞肿胀、纤维蛋白沉积;增生性病变为内皮细胞和外膜细胞增生、管壁增厚,严重者可见坏死性肉芽肿。

三、临床表现

1. 特征性表现

(1)复发性口腔溃疡:见于98%的患者,常为贝赫切特病的首发症状,且为诊断BD的必备条件。口腔溃疡多为表浅痛性溃疡,常见于颊黏膜、牙龈、舌缘、口唇、软腭等处,每年发作至少3次以上,常3~10个成批出现,约1~3周后可自行消退,通常不留瘢痕。

(2)生殖器溃疡:见于80%的患者,其外观与口腔溃疡性状基本相似,但出现的次数较少,数目亦少,易形成瘢痕,更少复发。在女性常见于大、小阴唇、阴道黏膜处,而男性多发于阴囊和阴茎处。溃疡也可出现在会阴或肛门周围。

(3)皮肤病变:包括结节红斑、假性毛囊炎或脓疱疹、浅表血栓性静脉炎、Sweet综合征样病变等,其中以结节红斑最为常见。皮肤针刺反应对于BD具有较高特异性,可见于30%~80%的患者。

(4)眼病:半数患者可出现后或全葡萄膜炎,通常累及双眼。也可出现突发的弥漫性玻璃体炎或因血管炎造成的视网膜炎。前房积脓、结膜炎、角膜溃疡、视神经炎等也有发生。病变严重时可致视力障碍,甚至失明。

2. **系统表现**

(1)关节炎:约 40%~50% 的患者可出现急性单关节炎或寡关节炎,多累及膝、踝关节,较少出现关节侵蚀破坏,多于数日或数周内缓解,少数可发展成为慢性关节炎。

(2)心血管系统:约 15%~30% 的患者可累及全身各种血管,包括动脉、静脉及毛细血管。静脉受累以下肢浅表血栓性静脉炎以及深静脉血栓最为常见;腔静脉、肝静脉栓塞以及颅内静脉窦血栓也不少见。动脉由于管壁变性、坏死可形成假性动脉瘤。肺动脉瘤是最常见的动脉受累表现,常伴有大静脉血栓,致死率较高(25%)。肺外动脉瘤主要见于腹主动脉或外周动脉,罕见冠状动脉瘤形成。少数患者可有心包炎、心肌炎或出现心瓣膜损害(以主动脉瓣常见)。

(3)神经系统:见于 10% 的患者,为 BD 的严重情况。亚急性脑干综合征最为常见,以局灶性或多灶性炎性脑实质病变为主要特征,可表现为锥体束征、共济失调、偏瘫、行为异常或括约肌障碍。也可表现为脑膜脑炎或无菌性脑膜炎、良性高颅压、脊髓病和周围神经病变等。

(4)消化系统:2%~30% 的患者可出现全消化道溃疡,以回盲部最多见,表现为消化不良、食欲下降、腹胀、腹痛、恶心、呕吐、便秘和腹泻等,严重者有肠出血、肠麻痹、肠穿孔、瘘管形成等。

(5)肺脏损害:除肺血管受累表现外,肺部可见肺结节、空洞、浸润和闭塞性支气管炎等表现,也可出现肺动脉高压、纵隔淋巴结肿大以及少量胸腔积液。

(6)泌尿生殖系统:少数患者出现蛋白尿、血尿,个别出现附睾炎。

(7)其他:部分患者在疾病活动或有新脏器受损时出现发热,以低热多见,偶有高热,伴乏力、肌痛、头晕、食欲缺乏等全身症状。

四、辅助检查

疾病活动期可有血沉轻至中度增快、C 反应蛋白升高、球蛋白轻度升高或正常。抗核抗体谱、抗中性粒细胞胞质抗体等自身抗体常为阴性。抗内皮细胞抗体偶见阳性。

针刺试验:用无菌 20 号或更小针头斜刺入前臂内侧皮内,24~48h 于针刺局部出现脓疱、毛囊炎、水疱,周边红晕,称之为针刺试验阳性反应。

五、诊断及鉴别诊断

1. **诊断** 采用国际贝赫切特病委员会 2013 年制定的贝赫切特病国际诊断标准修订版(表 23-8)。

表 23-8 2013 年贝赫切特病国际诊断标准

体征或症状	得分
口腔溃疡	2
生殖器溃疡	2
眼部病变	2
皮肤病变	1
神经系统表现	1
血管表现	1
针刺试验阳性*	1

注:总得分 4 分,可诊断贝赫切特病,敏感度为 93.9%,特异度为 92.1%。

* 针刺试验为备选项,可不纳入评分系统,但针刺试验阳性,评分增加 1 分。

2. 鉴别诊断　由于 BD 缺乏特异性的诊断标志物，其临床诊断主要依赖于临床特征，加之 BD 可累及全身多个系统，因此临床确诊之前需要进行仔细排查以除外其他疾病。其主要鉴别要点见表 23-9。

表 23-9　贝赫切特病的鉴别诊断

临床表现	需要鉴别的疾病
复发性口腔溃疡	扁平苔藓、维生素缺乏、克罗恩病、反应性关节炎、谷蛋白敏感性肠病、药物疹、Sweet 综合征、周期性中性粒细胞减少症、巨细胞病毒感染、结核感染、免疫缺陷病等
生殖器溃疡	单纯疱疹病毒感染、赖特综合征等
眼病	HLA-B27 相关葡萄膜炎、克罗恩病、结节病、多发性硬化、小柳原田病、感染性葡萄膜炎、淋巴瘤等
关节炎	血清阴性脊柱关节病、复发性多软骨炎等
神经病变	多发性硬化、结节病、特发性高颅压等
消化道病变	克罗恩病、谷蛋白敏感性肠病、8 号染色体三体综合征
皮肤病变	系统性红斑狼疮、干燥综合征、结核感染、脂膜炎、SAPHO 综合征、皮肤淋巴瘤等

六、治疗

贝赫切特病目前缺乏根治性治疗方法，主要目的是控制现有炎症，防止疾病复发，减少重要脏器损害。

1. 皮肤黏膜治疗

（1）外用糖皮质激素：对于单纯的口腔溃疡和生殖器溃疡者首选局部治疗，可采外用糖皮质激素进行局部涂抹或喷洒。

（2）他克莫司软膏：配合外用糖皮质激素，对局部的溃疡具有较好疗效。

（3）秋水仙碱：用于治疗结节红斑，但对口腔溃疡、外阴溃疡、眼炎者也有一定疗效。剂量为 0.5mg/ 次，每日 3 次，口服。

（4）沙利度胺：用于严重皮肤黏膜病变或难治性患者，该药通过调控 TNF-α、IL-1 等细胞因子而发挥作用。剂量为 50~150mg/d，一次口服。用药期间要注意监测周围神经病等不良反应，因其有致畸副作用，女性患者用药期间不能怀孕。

2. 眼病治疗

眼节后受累者需要应用糖皮质激素（泼尼松 10~30mg/d，1 次，清晨顿服）联合 AZA（50~150mg/ 次，1 日 1 次口服）或 MMF（0.5~1.0g/ 次，一日 2 次口服）；严重者可应用 CsA 或英夫利昔单抗联合与大剂量糖皮质激素治疗。

3. 系统治疗

常需要联合应用糖皮质激素和免疫抑制剂治疗。常用的免疫抑制剂包括 CTX、MTX、AZA、CsA 等。

（1）消化系统受累：泼尼松 1~1.5mg/（kg·d）口服或者静脉滴注，柳氮磺吡啶 2~3g/d，分 2 次口服。

（2）神经系统受累：甲泼尼龙 500~1 000mg/d 冲击 3d，后改为泼尼松或甲泼尼龙口服，可联合 CTX、AZA、MTX 或 TNF 抑制剂治疗。

（3）大血管受累：急性深静脉血栓形成可使用糖皮质激素联合免疫抑制剂，如 AZA、CTX 或 CsA；肺动脉和外周动脉瘤推荐使用 CTX 和糖皮质激素治疗。

（4）关节炎：可选用秋水仙碱、非甾体抗炎药治疗。

用药期间须根据病情调整用药，同时严密监测血象、肝肾功能、血糖、血压等。

4. 介入或手术治疗

可结合临床考虑切除，有动脉狭窄者可置入支架，有血栓者则考虑置入滤网，联合抗血小板、抗凝治疗应谨慎，兼顾动脉瘤出血风险。

七、预后

大部分 BD 患者预后良好。眼病、血管受累和中枢神经系统病变是常见的致残原因。BD 病死率较低,如胃肠道受累可引起溃疡、出血、穿孔、肠瘘、吸收不良、感染等严重并发症,死亡率为 10%。有中枢神经系统病变者死亡率为 12%~47%。大、中动脉受累后因动脉瘤破裂、心肌梗死等而突然死亡者亦非罕见。

(赵 义)

思考题

1. 大动脉炎的常见临床特征有哪些?
2. 如何进行大动脉炎的临床分型?
3. 大动脉炎的治疗原则是什么?
4. 巨细胞动脉炎的主要病理表现是什么?
5. 巨细胞动脉炎的常见临床表现有哪些?
6. 结节性多动脉炎的临床特点与诊断标准有什么区别?
7. 结节性多动脉炎应与哪些血管炎进行鉴别,其要点是什么?
8. 治疗小血管炎最常用免疫抑制剂是什么?
9. 贝赫切特病的典型临床特征有哪些?
10. 贝赫切特病需要与哪些疾病相鉴别?
11. 贝赫切特病的治疗要点是什么?

第二十四章
自身免疫性肝病

第一节 原发性胆汁性胆管炎

原发性胆汁性胆管炎(primary biliary cholangitis,PBC)是肝内小胆管慢性进行性非化脓性炎症导致的一种慢性肝内胆汁淤积性疾病。过去称为原发性胆汁性肝硬化。90%~95% 的 PBC 患者血清中可检测到抗线粒体抗体(anti-mitochondrial antibody,AMA)。

PBC 多见于中老年女性,呈全球性分布,可发生于所有种族和民族,北美和北欧国家发病率最高,年发病率为(0.33~5.8)/10 万,患病率为(1.91~40.2)/10 万。以往认为 PBC 在我国极为少见,然而随着对本病认识的不断深入,PBC 病例数呈快速上升趋势,我国健康体检人群中 PBC 的患病率为 49.2/10 万。

一、病因与发病机制

PBC 的确切病因尚不明确,其发病与以下因素相关。

1. **遗传因素** 在一些人群中,PBC 与 HLA-DR8 及 HLA-DRB1 基因之间存在相关性。此外,PBC 与 CTLA-4 基因的变异有关,与 HLA II 类分子、IL-12A 及 IL-12RB2 基因位点的遗传变异显著相关。PBC 的发病有家族聚集性,其一级亲属患病率约为普通人群的 100 倍,同卵双胞胎中 PBC 的同病率约为 50%。

2. **感染因素** 一些感染性病因可触发 PBC,但目前尚未明确证实特定的病原体。可能的病原体有逆转录病毒、痤疮丙酸杆菌、肺炎衣原体、大肠埃希菌、食芳烃新鞘氨醇菌和乳杆菌。

3. **化学物质暴露** 某些化合物(尤其是卤代烃)可诱导产生对人二氢硫辛酰胺转乙酰酶有亲和力的抗体,溴己酸酯类可以诱导家兔模型产生高滴度的 AMA。在使用一种化妆品常见成分 2- 辛炔酸免疫的小鼠中,可诱导出与 PBC 相似的组织学病变。流行病学研究发现,居住在有毒废物站附近与 PBC 相关。

4. **抗线粒体抗体** AMA 是 PBC 的血清学标志物。AMA 的主要靶抗原是丙酮酸脱氢酶复合物 E2(PDC-E2),不同类型 AMA 在 PBC 中的阳性率是不同的,针对 PDC-E2 的抗体阳性率最高,占 PBC 的 95%。PBC 患者丧失了对自身 PDC-E2 的免疫耐受性。在典型临床表现出现前 6~10 年即可出现血清 AMA 阳性,但血清 AMA 滴度与疾病严重程度不成正比。

5. **免疫因素** PBC 是一种典型的器官特异性自身免疫病,胆管上皮细胞异常表达 HLA-DR 及 DQ 抗原分子,可能是自身反应性 T 淋巴细胞攻击的主要对象,从而引起自身抗原特异性 T 淋巴细胞介导的细胞毒性作用,持续损伤肝小叶内胆小管,胆管上皮细胞受到持续攻击,导致胆管逐渐破坏,最终消失。肝小叶内胆管持续丢失引起胆汁淤积,可进一步损伤胆管上皮细胞,甚至损伤肝细胞,最终可能导致肝硬化。

二、病理

PBC 的基本病理改变为肝内<100μm 的小胆管的非化脓性破坏性炎症,导致小胆管进行性减少,进而发生肝内胆汁淤积、肝纤维化,最终可发展至肝硬化。PBC 的组织学表现可分为以下 4 期。

Ⅰ期:胆管炎期。汇管区炎症,淋巴细胞及浆细胞浸润,或有淋巴滤泡形成,导致直径 100μm 以下的间隔胆管和叶间胆管破坏。胆管周围淋巴细胞浸润且形成肉芽肿者称为慢性非化脓性破坏性胆管炎,是 PBC 的特征性病变。可见于各期,但以Ⅰ期、Ⅱ期多见。

Ⅱ期:汇管区周围炎期。小叶间胆管数目减少,有的完全被淋巴细胞及肉芽肿所取代,这些炎性细胞常侵入临近肝实质,形成局灶性界面炎。随着小胆管数目的不断减少,汇管区周围可出现细胆管反应性增生。增生细胆管周围水肿、中性粒细胞浸润伴间质细胞增生,常伸入临近肝实质破坏肝细胞,形成细胆管性界面炎,这些改变使汇管区不断扩大。

Ⅲ期:进行性纤维化期。汇管区及其周围的炎症、纤维化,使汇管区扩大,形成纤维间隔,并不断增宽,此阶段肝实质慢性淤胆加重,汇管区及间隔周围肝细胞呈现明显的胆盐淤积改变。

Ⅳ期:肝硬化期。肝实质被纤维间隔分隔成拼图样结节,结节周围肝细胞胆汁淤积,可见毛细胆管胆栓。

三、临床表现

PBC 的自然病史可分为四个阶段。第一阶段为临床前期:AMA 阳性,但生物化学指标无明显异常。第二阶段为无症状期:主要表现为生物化学指标异常,但没有明显临床症状。第三阶段为症状期:患者出现乏力、皮肤瘙痒等临床症状。第四阶段为失代偿期:患者出现消化道出血、腹腔积液、肝性脑病等临床表现。50%~60% 的 PBC 患者在诊断时无症状,是因其他原因进行肝功能检查存在异常才发现 PBC。

1. **乏力**　乏力是 PBC 最常见的症状,40%~80% 的患者可出现乏力。乏力可发生在 PBC 的任何阶段,表现为嗜睡、倦怠、正常工作能力丧失、兴趣缺乏和注意力不集中。

2. **瘙痒**　20%~70% 的患者存在瘙痒,且常常出现于黄疸之前。可表现为局部或全身瘙痒,通常持续存在,常于晚间卧床后较重,或因接触羊毛、穿着紧身或粗糙衣服、皮肤干燥以及天气潮湿炎热时而加重。

3. **皮肤表现**　皮肤表现包括色素沉着过度、黄疸、黄瘤、睑黄瘤、皮肤干燥、皮肤划痕症等。发病初期皮肤可能是正常的,随着疾病进展可能会因搔抓导致皮肤破损,引起皮肤出血。25%~50% 的 PBC 患者有皮肤色素沉着过度,是黑色素沉积所致。黄疸通常是 PBC 较后期的表现,但有些患者在就诊时就已经出现。高脂血症引起的黄瘤是 PBC 的后期表现,发生于不到 5% 的患者中。睑黄瘤较为常见,为胆小管阻塞,血中脂类总量和胆固醇持续增高,组织细胞吞噬多量胆固醇所致,见于约 10% 的患者。

4. **肝脾肿大**　PBC 患者常出现肝脏显著增大,并且可以出现在无症状患者中,多数病例随着黄疸加深肝脏逐渐增大,逐渐发展成为肝硬化。随着 PBC 的进展,出现脾肿大,这通常是门静脉高压的征象。

5. **门静脉高压表现**　疾病后期,可发生肝硬化和门静脉高压的一系列并发症,如腹腔积液、食管 - 胃底静脉曲张破裂出血以及肝性脑病等。门静脉高压也可见于疾病早期,甚至在肝硬化发生之前就可出现门静脉高压症,其发病机制可能与门静脉末支静脉闭塞消失所导致的结节再生性增生有关。

6. **胆汁淤积症相关表现**　PBC 患者骨代谢异常可导致骨软化症和骨质疏松,绝经后老年女性、体质量指数低、肝纤维化程度严重、病程长、病情重的患者易出现骨质疏松。PBC 患者胆酸分泌减少可导致脂类吸收不良,维生素 A、D、E、K 水平的减低可导致夜盲、骨量减少、神经系统损害和凝血酶原活力降低。此外,患者还常伴高脂血症,胆固醇和甘油三酯均可升高,典型表现为高密度脂蛋白胆固醇升高,通常不需要降脂治疗。

7. 合并其他自身免疫病的表现　PBC 可合并多种自身免疫病,最常见于 SS,也可以合并 RA、自身免疫性甲状腺疾病、自身免疫性血小板减少症、溶血性贫血等,故可出现其他自身免疫病的相关临床表现。

四、辅助检查

1. 尿、粪检查　尿胆红素阳性,尿胆原正常或减少,粪色变浅。

2. 肝功能　血清碱性磷酸酶(ALP)和 γ- 谷氨酰转肽酶(γ-GT)升高,以 ALP 升高更加显著。血清转氨酶水平可能正常或轻微升高,血清转氨酶水平如果升高,很少超过正常值的 5 倍,如果达到正常值的 5 倍或以上,应考虑重叠综合征(PBC 合并自身免疫性肝炎)。在病程早期,血清胆红素通常正常,但随着疾病的进展,大多数患者的血清胆红素升高,直接和间接胆红素均可升高。血清胆红素升高是预后不良的征兆。

3. 血象　PBC 患者可出现门静脉高压相关消化道失血所致的缺铁性贫血。若出现肝硬化还可出现血小板减少和白细胞减少。在疾病早期可出现嗜酸性粒细胞增多。

4. 免疫学检查　AMA 是 PBC 的特异性血清学标志物,AMA-M2 亚型的阳性率可高达 90%~95%。此外,约 50% 的 PBC 患者可以出现 ANA 阳性,其中多核点型和核膜型对 PBC 特异性较高。PBC 患者也可出现其他抗体,如 ACA、抗 SSA/Ro 抗体、抗 dsDNA 抗体以及抗甲状腺抗体。

5. 血脂　PBC 患者的血清脂类可能明显升高。至少 50% 的 PBC 患者血清胆固醇水平升高,有黄瘤的患者胆固醇水平可能超过 26mmol/L。早期 PBC 患者常有低密度脂蛋白和极低密度脂蛋白轻度升高,以及高密度脂蛋白明显升高。

6. 血清免疫球蛋白　血清 IgM 升高是 PBC 的实验室特征之一,可升高 2~5 倍,甚至更高。但是 IgM 升高亦可见于其他多种疾病,因此缺乏诊断特异性。

7. 影像学检查　有胆汁淤积表现的患者需行超声检查以除外肝外胆道梗阻。如果诊断不确定,尤其是 AMA 阴性、短期内胆红素明显升高或者超声检查结果可疑者,可行磁共振胰胆管成像(MRCP)或内镜下逆行胰胆管造影(ERCP)除外原发性硬化性胆管炎或其他大胆管病变。瞬时弹性测定检查可评估 PBC 患者肝纤维化的程度。

8. 肝组织学　AMA 阳性并且具有典型临床表现和生物化学异常的患者,肝活组织检查对诊断并非必须。但是,对于 AMA 阴性者,或者转氨酶异常升高的患者,需行肝穿刺活组织病理学检查,以除外自身免疫性肝炎、非酒精性脂肪性肝炎等疾病。此外,肝组织病理学检查有助于疾病的分期及预后的判断。

五、诊断与鉴别诊断

1. 诊断　对于碱性磷酸酶升高且没有肝外胆道梗阻的患者,以及对于出现不明原因的瘙痒、乏力、黄疸或不明原因体重减轻伴右上腹不适的女性患者,应考虑 PBC。诊断要点:①以中年女性为主,其主要临床表现为乏力、皮肤瘙痒、黄疸、骨质疏松和脂溶性维生素缺乏,可伴有多种自身免疫病,但也有很多患者无明显临床症状。②生物化学检查:碱性磷酸酶(alkaline phosphatase,ALP)、γ- 谷氨酰转肽酶(γ-glutamyl transpeptidase,γ-GT)明显升高,丙氨酸氨基转移酶(alanine aminotransferase,ALT)、天门冬氨酸氨基转移酶(aspartate aminotransferase,AST)可轻度升高,通常为正常高限的 2~4 倍。③免疫学检查:免疫球蛋白(immunoglobulin,Ig)升高以 IgM 为主,AMA 阳性是最具诊断价值的实验室检查,其中 AMA-M2 最具特异性。④影像学检查:对所有胆汁淤积患者均应进行肝胆系统的超声检查,超声提示胆管系统正常且 AMA 阳性的患者,可考虑 PBC。⑤肝活组织病理学检查:AMA 阴性者,需进行肝活组织病理学检查才能确定诊断。

符合下列三项中的两项即可诊断为 PBC:①有胆汁淤积的生物化学证据,即 ALP 及 γ-GT 升高。②血清 AMA 或 AMA-M2 阳性。③肝脏组织病理学符合 PBC。

2. 鉴别诊断

(1)胆石症或恶性肿瘤所致胆道梗阻:如果患者出现急性发作的黄疸或右上腹疼痛,血清总胆红素和结合胆红素升高,提示存在胆道梗阻。对于存在无痛性黄疸且没有其他 PBC 提示性症状的患者,也应考虑胆道梗阻。通过胆道影像学检查可排除胆道梗阻,通常采用右上腹超声检查或 MRCP,如果高度怀疑为胆总管梗阻,则行 ERCP 检查。发现肝内或肝外胆管扩张,发现肿块,或者胆管造影发现梗阻表现,则提示存在胆道梗阻。

(2)原发性硬化性胆管炎:患者存在胆汁淤积的临床表现及生物化学改变,但没有肝外胆道梗阻且 AMA 为阴性,则应考虑原发性硬化性胆管炎。

(3)药物性胆汁淤积:应询问患者的用药史,有些药物可能引起与 PBC 相似的胆汁淤积。最常见的药物包括吩噻嗪类、合成雄激素类固醇、复方磺胺甲噁唑和甲苯磺丁脲。如果患者正使用这些药物,且临床特征不符合 PBC,则药物性胆汁淤积的可能性大。

(4)自身免疫性肝炎:AMA 阳性也可见于自身免疫性肝炎患者。如果患者转氨酶升高、总 IgG 水平或丙种球蛋白水平增加,并存在 ANA、抗平滑肌抗体、抗肝肾微粒体抗体 1 型或抗肝细胞胞质抗体 1 型阳性,活检见到界板性肝炎,则提示自身免疫性肝炎的可能。

六、治疗

1. **熊去氧胆酸**　熊去氧胆酸(ursodeoxycholic acid capsules,UDCA)是目前唯一被国内外指南推荐用于治疗 PBC 的药物,是治疗 PBC 的首选药物。其主要作用机制为促进胆汁分泌、抑制疏水性胆酸的细胞毒作用及其所诱导的细胞凋亡,从而保护胆管细胞和肝细胞。推荐剂量为 13~15mg/(kg·d),分次或 1 次顿服。UDCA 可以显著降低 PBC 患者血清胆红素、ALP、γ-GT、ALT、AST 及胆固醇水平,减缓组织学进展,延缓门静脉高压发展,延长生存期。对 UDCA 治疗有反应者,90% 的患者在 6~9 个月内可得到改善。但是应用 UDCA 治疗的患者中有 30%~40% 应答不佳。UDCA 不良反应较少,主要包括腹泻、胃肠道不适、体重增加、皮疹和瘙痒加重等。

2. **UDCA 效果不佳的 PBC 的治疗**　我国研究表明,出现临床症状后才就诊、生物化学指标明显异常以及自身免疫特征较多者,对 UDCA 的应答欠佳。对 UDCA 生物化学应答欠佳的患者,目前尚无统一治疗方案。

(1)肾上腺皮质激素:布地奈德,用量 6~9mg/(kg·d), 1 次顿服。对于接受 UDCA 治疗后病情稳定的患者,不建议加用布地奈德。对于组织学分期Ⅳ期的患者,布地奈德可导致严重不良反应如门静脉血栓等,故不推荐用于有肝硬化或门静脉高压的患者。

(2)贝特类药物:UDCA 联合非诺贝特或苯扎贝特较 UDCA 单药治疗能改善患者 ALP、γ-GT、IgM 及甘油三酯的水平。

(3)奥贝胆酸:对 UDCA 应答欠佳的 PBC 患者,应用奥贝胆酸治疗可降低 ALP、γ-GT、ALT 水平。

(4)其他免疫抑制剂:有多项临床试验探索了免疫抑制剂的疗效,如 AZA、MTX、CsA 等,但疗效并不确定。

(5)肝移植:肝移植是治疗终末期 PBC 唯一有效的方法。PBC 患者肝移植的基本指征与其他肝病相似,即预计存活时间少于 1 年者。其主要条件包括:顽固性腹腔积液、自发性腹膜炎、反复食管 - 胃底静脉曲张破裂出血、肝性脑病、肝细胞癌,或难以控制的乏力、瘙痒或其他症状造成生活质量严重下降等。PBC 患者肝移植术后预后较好,生存率高。

3. 症状和并发症的治疗

(1)皮肤瘙痒:考来烯胺是治疗胆汁淤积性疾病所致皮肤瘙痒的一线药物。推荐剂量为 4~16g/d,主要的不良反应包括腹胀、便秘、影响其他药物(如 UDCA、地高辛、避孕药、甲状腺素)的吸收,故与其他药物的服用时间需间隔 4h。如果患者不能耐受或无效时,利福平可作为二线用药。推荐剂量为 150mg,每天两次,对治疗无效的患者可逐渐增加至 600mg/d。但是,利福平可导致严重的药物性肝损害、溶血性贫血、肾功能损害、引起药物相互作用影响疗效等,故在治疗过程中需严密监测药物不良反应。阿片类拮抗剂可作为三线用药。其主要不良反应为阿片脱瘾的症状,因此需有经验的医师由小剂量开始,逐渐调整到最佳剂量。

(2)乏力:对于乏力尚无特异性治疗药物,目前仅有莫达非尼可能有效。

七、预后

使用 UDCA 治疗可改善 PBC 患者结局。预后不佳的因素包括:诊断时已出现瘙痒等症状,对 UDCA 治疗应答不佳,碱性磷酸酶和胆红素水平升高,组织学分期为晚期。

(靳洪涛)

第二节　自身免疫性肝炎

自身免疫性肝炎(autoimmune hepatitis,AIH)是一种由免疫介导的、以界面性肝炎为主要病理特征的慢性进展性肝脏炎症性疾病。成人和儿童均可起病,女性居多。以 40~60 岁多见,男女比例为 1:3.6。发病率呈逐年上升趋势,年发病率为每年(0.67~2)/10 万,患病率为(4~24.5)/10 万。以血清中存在高血清免疫球蛋白 G(IgG)/丙种球蛋白血症和特异性自身抗体为特征,临床表现多样,治疗不及时可进展为肝硬化、肝衰竭。免疫抑制治疗可显著改善临床表现和生存预后。

一、病因与发病机制

目前认为其发病机制为特定的遗传易感性患者在触发因素的作用下,打破了免疫耐受,从而造成的器官特异性的自身免疫病。

1. **遗传易感性**　包括 HLA 基因、免疫球蛋白(immunoglobulin,Ig)基因和 TCR 分子基因。日本族裔 AIH 患者主要与 HLA-DR4 基因型 DRB1*0405 和 DQB1*0401 相关。HLA-DR3 更常见于早发重症 AIH,而 HLR-DR4 则更常见于迟发型白种人 AIH 患者,且有更高的肝外表现发生率,并对激素反应好。2 型 AIH 与 HLA-DRB1*07、HLA-DRB1*03 和 DQB1*0201 等位基因相关。存在 Ig 的同种异型 Gm(a,x)可导致发生 AIH 的相对危险度较高。TCR 恒定区种系基因的限制性片段长度多态性的研究发现,AIH 患者 10kb 的 Bgl Ⅱ 片段的纯合性增加,尤其在不携带 DR3 或 DR4 的患者中更显著。

2. **触发因素**　可能涉及病毒、药物和免疫接种等。

3. **自身免疫调节机制异常**　AIH 患者 Treg 细胞数目减少及功能缺陷可能是 AIH 发病机制。AIH 患者调节性 T 细胞高表达 CD25,低表达 CD127,并表达 CTLA-4 和 FOXP3,形成功能缺陷性调节性 T 细胞。调节性 T 细胞对 IL-2 的应答降低会导致 IL-10 合成缺陷,进一步加重调节性 T 细胞的功能障碍。Th17 细胞在 TGF-β 和 IL-6 的作用下产生炎性细胞因子 IL-17、TNF-α、IL-6 和单核细胞趋化因子等促使炎症细胞聚集及浸润。滤泡状辅助性 Tfh 细胞通过表达 CD40L 和分泌 IL-21 诱导 B 细胞活化和分化为分泌免疫球蛋白和抗体的浆细胞。去唾液酸糖蛋白受体(ASGPR)是一种肝脏特异性的膜蛋白,在汇管区周围肝细胞中高密度表达,存在 ASGPR 反应性的外周淋巴细胞和肝脏浸润淋巴细胞,血清 ASGPR 自身抗体的水平与疾病活动度相关,也证实了上述假说。

二、组织病理学

AIH 是一种慢性坏死性炎症疾病,其组织病理学表现是非特异性的,却是明确 AIH 诊断,也是与其他病因包括其他自身免疫性肝病相鉴别,精确评价肝损伤的分级分期的重要依据。病理可见汇管区大量淋巴 - 浆细胞浸润,偶见多核巨细胞和嗜酸性粒细胞,并向汇管区周围边界清楚的肝细胞界板区侵袭,累及周围肝小叶和门静脉周围,也称碎屑样坏死或界板性肝炎,肝细胞呈现"玫瑰花结"样改变,可见淋巴细胞进入肝细胞质的穿入现象(emperipolesis)。17.5% 可伴有小叶中央(第三区)坏死,可能是 AIH 急性发作的表现之一。可单独出现,也可伴随界面性肝炎和较重的门管区炎性反应。几乎所有 AIH 都会伴有不同程度的肝纤维化,晚期会出现桥接性纤维化,肝小叶结构变形并出现再生结节形成肝硬化。

三、临床表现

AIH 临床表现高度异质性和波动性。约一半以上 AIH 患者隐匿起病,迁延反复慢性病程。临床症状前可能长期处于亚临床状态。早期临床症状无特异性,常见疲劳、嗜睡、乏力、厌食、恶心、肝区不适、腹痛和瘙痒。累及小关节的关节痛是该病比较特征性的一个临床表现。无症状 AIH 多在体检筛查时被发现,转氨酶升高可能是提示 AIH 的唯一线索。约 1/3 患者以肝硬化门静脉高压并发症为首发症状就诊。最严重情况是急性起病,出现肝细胞酶明显异常,转氨酶可高达 1 000U/L 以上,可伴重度黄疸、凝血酶原时间延长,甚至进展为急性肝衰竭,这种情况并不常见。AIH 可伴有肝外表现和其他自身免疫病,也有合并肝癌的风险,尤其发病诊断时已经合并肝硬化患者。体格检查发现也存在差异性,从正常体格检查到肝脾肿大、黄疸、肝硬化相关特征体征等。

四、辅助检查

1. **血清生物化学指标** 主要表现为肝细胞损伤型酶学改变,血清 AST 和 ALT 活性升高,而胆管损伤型酶学指标血清碱性磷酸酶(ALP)和 γ- 谷氨酰转肽酶(γ-GT)水平正常或轻微升高。血清转氨酶水平并不能精确地反映肝内炎性反应情况。血清转氨酶水平正常或轻度异常不一定等同于肝内轻微或非活动性疾病,也不能完全排除 AIH 诊断。病情严重或急性发作时血清胆红素水平可显著升高。

2. **免疫学检查**

(1)高 IgG 和 / 或丙种球蛋白血症:血清 IgG 和 / 或丙种球蛋白升高是 AIH 特征性的血清免疫学改变之一。血清 IgG 水平可反映肝内炎性反应活动程度,经免疫抑制剂治疗后可逐渐恢复正常。该项指标不仅有助于 AIH 的诊断,而且可用于监测治疗反应。

(2)自身抗体与临床分型:大多数 AIH 患者血清中存在一种或多种高效价的自身抗体,但这些自身抗体大多缺乏疾病特异性。抗体效价在病程中可发生波动,抗体效价并不能可靠地反映疾病的严重程度。但可根据自身抗体的不同将 AIH 分为两型。ANA 和 / 或抗平滑肌抗体（anti-smooth muscle antibody，anti-SMA），或抗可溶性肝抗原 / 肝胰抗原抗体（anti-soluble liver antigen/liver pancreas antibody，anti-SLA/LP）或抗 F- 肌动蛋白抗体阳性者为 1 型 AIH；抗肝肾微粒体 1 型抗体（anti-liver kidney microsome-1 antibody，anti-LKM-1）和 / 或抗肝细胞溶质抗原 I 型抗体（anti-liver cytosol antibody type 1，anti-LC1）阳性者为 2 型 AIH。AIH 相关抗体见表 24-1。

表 24-1　自身免疫性肝病相关抗体

自身抗体	靶抗原	临床相关性
ANA	核膜和 DNA	1 型 AIH、PBC、NAFLD、慢性乙型 / 丙型肝炎
抗组蛋白抗体	核小体	1 型 AIH、PBC
p-ANCA	β 微管蛋白 -5、核膜蛋白	1 型 AIH、PSC、PBC
抗 LKM-1 抗体	线粒体酶 CYP450 2D6	2 型 AIH、丙型肝炎
抗 LKM-3 抗体	UDP- 葡萄糖醛酸转移酶	2 型 AIH
AMA	线粒体内膜 ATP 酶相关抗原	PBC、AIH
抗 SMA	成纤维细胞肌动蛋白、微管蛋白和中间丝	1 型 AIH、PSC、PBC、慢性乙型 / 丙型肝炎、NAFLD
抗 F- 肌动蛋白抗体	F- 肌动蛋白	1 型 AIH
抗 SLA/LP 抗体	O- 磷酸核糖基 tRNA：硒代半胱氨酸 -tRNA 合酶	1 型和 2 型 AIH；复发高风险患者的标志物，如患者抗 SLA/LP 抗体阳性，停止治疗是不可取的
抗 LC-1 抗体	亚胺甲基转移酶 - 环脱氨酶（FTCD）催化酶	2 型 AIH、慢性丙型肝炎；预后不良的标志物
ASGP-R	去唾液酸糖蛋白受体	血清抗体水平与疾病活动度相关

注：AIH，自身免疫性肝炎；ANA，抗核抗体；AMA，抗线粒体抗体；SMA，抗平滑肌抗体；LKM-1，抗肝肾微粒体 1 型抗体；SLA/LP，抗可溶性肝抗原 / 肝胰抗原抗体；LC-1，抗肝细胞溶质抗原 I 型抗体；ASGP-R，抗去唾液酸糖蛋白受体抗体；NAFLD，非酒精性脂肪肝；p-ANCA，核周型抗中性粒细胞胞质抗体；PBC，原发性胆汁性胆管炎；PSC，原发性硬化性胆管炎。

3. 病理学检查　AIH 相对特征性的肝组织学表现主要包括界面性肝炎、肝组织门管区及其周围的淋巴 - 浆细胞浸润、肝细胞玫瑰花结样改变、穿入现象及小叶中央坏死（图 24-1）。

五、诊断与鉴别诊断

1. 诊断　AIH 诊断依赖于临床表现、生化指标、血清自身抗体和肝活检病理等的综合判断。包括肝生化检查异常、总 IgG 水平或丙种球蛋白水平升高、出现血清学标志物（ANA、抗 SMA、抗 LKM-1 抗体或抗 LC-1 抗体）阳性及界板性肝炎，排除其他可导致慢性肝炎的病因后即可诊断 AIH。2008 年国际自身免疫性肝炎小组（IAIHG）修订版 AIH 诊断简化积分系统可以用于筛选，见表 24-2。不满足简化积分诊断系统而高度疑诊患者，结合肝穿病理以 1999 年 IAIHG 修订积分系统进行诊断，见表 24-3。2010 年美国肝脏疾病研究学会（AASLD）AIH 诊断和处理指南建议，对于临床疑似 AIH 而常规自身抗体检测结果阴性者应检测至少包括抗 SLA 抗体和 p-ANCA 在内的其他血清学标记，也强烈建议行肝活组织病理检查以帮助诊断。

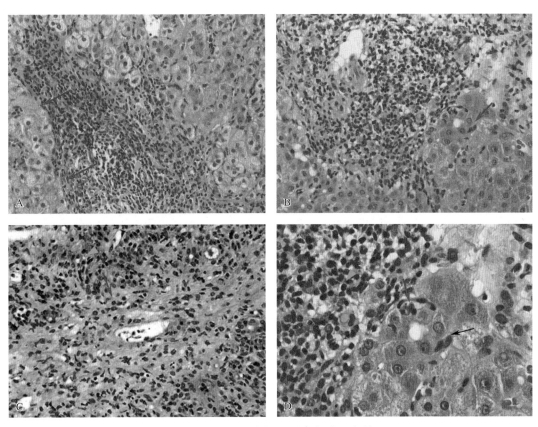

图 24-1 自身免疫性肝炎的组织病理学特征

红色箭头：A. 界面性肝炎 400×，HE 染色；B. 肝细胞玫瑰花结 400×，HE 染色；C. 中央小叶坏死 400×，HE 染色；D. 红色箭头：淋巴细胞穿入现象。黑色箭头：肝细胞玫瑰花结 1 000×，HE 染色。绿色箭头：淋巴 - 浆细胞浸润。

表 24-2 IAIHG2008 年自身免疫性肝炎修订简化诊断积分系统

项目	内容	标准	评分	备注
血清自身抗体	ANA 或抗 SMA	≥1：40	1	多项同时阳性最多 2 分
	ANA 或抗 SMA	≥1：80		
	或抗 LKM-1 抗体	≥1：40	2	
	或抗 SLA 抗体	阳性		
血清高 IgG 血症	IgG	>ULN	1	
		>1.1 倍 ULN	2	
肝活检病理	肝组织学	符合 AIH 表现	1	界面性肝炎、汇管区和小叶内淋巴 - 浆细胞浸润、肝细胞玫瑰花结样被认为是 AIH 的特征性组织学改变。3 项同时存在为典型 AIH 表现
		典型 AIH 表现	2	
是否排除病毒性肝炎	排除病毒性肝炎	是	2	

注：ULN，正常值高限；AIH，自身免疫性肝炎；ANA，抗核抗体；抗 SMA，抗平滑肌抗体；抗 LKM-1 抗体，抗肝肾微粒体 1 型抗体；SLA，抗可溶性肝抗原抗体。4 个方面评分，每项评分 0~2 分；总分 ≥6 分，AIH 可能；总分 ≥7 分，确诊 AIH。

表 24-3   IAIHG1999 年修订版自身免疫性肝炎诊断积分系统

项目	内容	评分
性别	女	+2
ALP(/ULN 倍数)与 AST 或 ALT(/ULN 倍数)的比值	>3	−2
	<1.5	+2
血清丙种球蛋白或 IgG 与 ULN 的比值	>2.0	+3
	1.5~2.0	+2
	1.0~1.5	+1
	>1.0	0
ANA、抗 SMA 或抗 LKM-1 抗体的滴度	>1:80	+3
	1:80	+2
	1:40	+1
	<1:40	0
AMA	阳性	−4
病毒性肝炎标志物	阳性	−3
	阴性	+3
药物性肝损伤史	有	−4
	无	+1
平均酒精摄入量	<25g/d	+2
	>60g/d	−2
HLA	DR3 或 DR4	+1
其他免疫性疾病	甲状腺炎/结肠炎等	+2
其他特异性自身抗体阳性	抗 SLA、LC-1、ASGPR、p-ANCA	+2
肝脏组织学检查	交界性肝炎	+3
	主要为淋巴浆细胞浸润	+1
	肝细胞呈玫瑰花结样改变	+1
	无上述表现	−5
	胆管改变	−3
	其他改变	−3
对治疗的反应	完全	+2
	复发	+3
治疗前评分	确诊>15	可能 10~15
治疗后评分	确诊>17	可能 12~17

注:ALP,碱性磷酸酶;ALT,丙氨酸氨基转移酶;AST,天门冬氨酸氨基转移酶;ULN,正常值高限;ANA,抗核抗体;抗ASGPR 抗体,抗去唾液酸糖蛋白受体抗体;抗 LC-1 抗体,抗肝细胞胞质 1 型抗体;AMA,抗线粒体抗体;p-ANCA,核周型抗中性粒细胞胞质抗体;HLA,人类组织相容性抗原。

2. **鉴别诊断**   AIH 临床表现和血清 ANA 和抗 SMA 等自身抗体缺乏疾病特异性,低效价的自身抗体也可见于药物性肝损害、病毒性肝炎、非酒精性脂肪性肝病、Wilson 病等肝脏疾病。因此需结合临床表现、实验室检查和活检病理结果进行相应的鉴别诊断,见表 24-4。

表 24-4　自身免疫性肝炎的鉴别诊断

疾病	临床表现和实验室检查	病理表现
HCV 感染	血清 ANA 低效价阳性或抗 LKM-1 抗体阳性，IgG 水平轻度升高；抗 HCV 抗体或 HCV-RNA 阳性	肝细胞脂肪变性，淋巴滤泡形成，肉芽肿形成
药物性肝损伤	用药史明确，停用药物后好转，血清转氨酶水平升高和 / 或胆汁淤积表现	汇管区中性粒细胞和酸性粒细胞浸润、肝细胞大泡脂肪变性、肝细胞胆汁淤积，纤维化程度较轻
非酒精性脂肪肝病	1/3 患者血清 ANA 低效价阳性，血清转氨酶轻度升高，胰岛素抵抗表现	肝细胞呈大泡脂肪变性、肝窦纤维化、汇管区炎症反应轻
Wilson 病	血清 ANA 可阳性，血清铜蓝蛋白低，24h 尿铜升高，可有角膜 K-F 环	肝细胞脂肪变性、空泡状核形成、汇管区炎症反应，可伴有界面性肝炎，可见大量铜沉积

3. **AIH 的分型**　AIH 依据血清抗体、临床表现可以区分为 1、2 两型，有不同的治疗反应和预后（表 24-5）。

表 24-5　自身免疫性肝炎的分型

比较	1 型 AIH	2 型 AIH
构成比	90%	10%
地域分布	全球	北欧
性别比（女：男）	3：1	9：1
起病年龄	青春期、50~60 岁	多小于 14 岁
临床表现	多样性，无症状 25%~34%，急性起病 25%~75%，急性重症 2%~6%。腹腔积液、上消化道出血罕见	多见急性发病，急性肝功能衰竭常见
实验室检查	高 IgG 血症或高丙种球蛋白血症	血清 IgA 水平可减低
自身抗体	ANA 和 / 或抗 SMA 70%~80%、抗 F- 肌动蛋白抗体、抗 SLA/LP 抗体 10%~30%、p-ANCA 50%~96%，抗体阴性 10%~20%	抗 LKM-1 抗体约 100%，抗 LC-1 抗体 20%~70%
病理	多样性（伴有不同程度肝纤维化）	更广泛、严重的活动炎症
合并肝硬化	28%~33%，尤其老年患者常见	罕见
与 PBC 重叠	常见	罕见
共患免疫病	自身免疫性甲状腺炎、炎症性肠病、风湿免疫性疾病	自身免疫性甲状腺炎、糖尿病、白癜风
HLA	HLA-DRB1*03：01，DRB1*04：01	HLA-DRB1*03：01，DRB1*07：01
治疗	绝大多数经激素治疗后可达到生化甚至组织学缓解	多需要加用二线免疫抑制剂或治疗无反应，治疗失败常见
撤药后复发	少	很常见
预后	好，多不需要长期维持治疗	进展性病程、几乎均需要长期治疗

注：ANA，抗核抗体；抗 LC-1 抗体，抗肝细胞胞质 1 型抗体；抗 LKM 抗体，抗肝肾微粒体抗体；HLA，人类组织相容性抗原；PBC，原发胆汁性胆管炎；抗 SMA，抗平滑肌抗体。

六、治疗

治疗目标是达到疾病的缓解,包括生化缓解和组织学的缓解,前者指转氨酶、总胆红素、血清 IgG 和丙种球蛋白水平恢复正常,后者指肝活检病理中界面性肝炎消失,延缓疾病进展,阻止肝纤维化的发生、发展,预防并发症的发生,改善患者生活质量,延长患者生存期。

AIH 的治疗分为诱导缓解和维持治疗两个阶段。重度活动性炎症(血清转氨酶水平 $>10 \times$ ULN)或中度以上炎性反应活动[血清转氨酶水平 $>3 \times$ 正常值上限(ULN)、IgG $>1.5 \times$ ULN],且伴出凝血异常时应及时启动免疫抑制剂治疗,以免出现急性肝功能衰竭。而对于轻微炎性反应活动(血清转氨酶水平 $<3 \times$ ULN、IgG $<1.5 \times$ ULN)的老年(>65 岁)患者,需平衡免疫抑制治疗的益处/风险比作个体化处理。从肝组织学角度判断,存在中度以上界面性肝炎是治疗的重要指征。桥接性坏死、多小叶坏死或塌陷性坏死、中央静脉周围炎等特点,提示急性或重症 AIH,需及时启动免疫抑制剂治疗。轻度界面炎患者可视年龄而区别对待。轻度界面性肝炎的老年患者可严密观察、暂缓用药,特别是存在免疫抑制剂禁忌证者。而存在轻度界面炎的年轻患者仍有进展至肝硬化的风险,可酌情启动免疫抑制剂治疗。对非活动性肝硬化 AIH 患者则无需免疫抑制剂治疗,但需长期密切随访。

免疫抑制治疗的强度取决于症状严重程度、血清转氨酶和血清丙种球蛋白水平的升高程度、组织学检查结果,同时要兼顾药物的毒副作用,治疗流程如图 24-2。

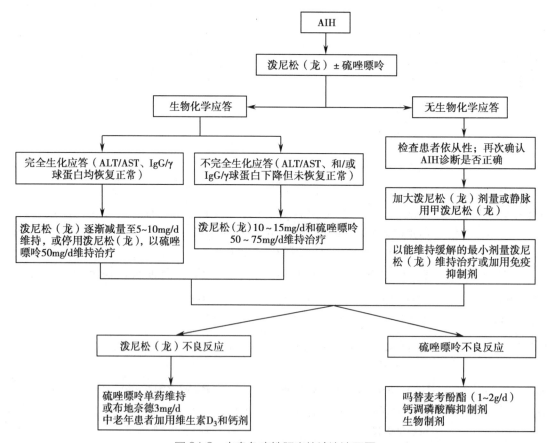

图 24-2　自身免疫性肝炎的诊治流程图

对于未经治疗的 AIH 儿童和成人患者,若无肝硬化或非急性重度 AIH,AASLD 建议将布地奈德联合 AZA,或泼尼松/泼尼松龙联合 AZA 作为初始一线治疗方案。布地奈德肝脏首过清除率较高($\geqslant 90\%$),而其代谢产物(16-OH-泼尼松龙)无糖皮质激素活性,主要部位为肠道和肝脏,全身不良反应较少。6-OH- 布地奈德与糖皮质激素受体的亲和力高,抗炎作用相当于泼尼松(龙)的 5 倍。但当肝硬化门静脉侧支循环开放时,布地奈德可通过侧支循环直接进入体循环而失去首过效应的优势,同时增加了门静脉血栓形成风险,因此对于伴有肝硬化的 AIH 儿童和成人患者,或急性重度 AIH 患者,不应使用布地奈德。

一般选择泼尼松(龙)联合 AZA 治疗作为诱导缓解方案。轻症、非活动性或肝活检病理合并明显肝纤维化者,或合并血细胞减少、巯基嘌呤甲基转移酶(TPMT)功能缺陷、妊娠或拟妊娠、并发恶性肿瘤的 AIH 患者,可选择泼尼松(龙)单药治疗方案。无论哪种方案,应适时根据血清转氨酶和 IgG 恢复情况调整泼尼松(龙)的剂量。

对于 AZA 有应答但不能耐受者,可考虑在泼尼松(龙)的基础上换用其他免疫抑制剂。

免疫抑制剂治疗一般应维持 3 年以上,或获得生化缓解后至少要维持缓解 2 年以上。抗 SLA 和抗 LKM-1 抗体阳性者维持缓解治疗期应更长甚至终生治疗。建议停药前行肝组织学检查,肝内无炎性反应活动时方可考虑停药。出现终末期肝病或急性肝功能衰竭等情况时需考虑进行肝移植术。

七、预后

在尚未运用免疫抑制剂治疗 AIH 时近 40% 的患者可能在诊断 AIH 后 6 个月内死亡。经免疫抑制剂治疗后,80%~90% 的患者可获得临床和生物化学缓解,缓解患者预期寿命与健康人群无差别。10 年总体生存率在 82%~95% 之间。

(李鸿斌)

第三节 原发性硬化性胆管炎

原发性硬化性胆管炎(primary sclerosing cholangitis,PSC)是一种以肝内外胆管的进展性炎症、纤维化和狭窄为特征的慢性胆汁淤积性疾病。发病机制尚未明确,可能与遗传、环境因素及免疫机制有关。其发病率和患病率有明显的地区差异性,北欧北美的发病率为(0.9~1.3)/10 万,患病率(6~16.2)/10 万,亚洲发病率和患病率均低于上述地区,发病高峰年龄约 40 岁,男女之比约为 2∶1。起病隐匿,早期常无明显自觉症状,进行性加重的胆管炎症和梗阻最终可导致肝硬化和肝衰竭,胆管影像学检查可见胆管弥漫性、多部位狭窄和扩张,形成串珠样的特征性表现。约 20% 患者发展为胆管癌。30%~80% 合并炎症性肠病和抗中性粒细胞胞质抗体阳性。目前该病尚无特效药物,肝移植是终末期 PSC 的唯一有效治疗手段。

一、病因与发病机制

PSC 的病因与发病机制尚未完全明确,目前认为是特定遗传病易患者,在环境因素作用下发生的免疫介导的胆管损伤为主要机制的自身免疫病。

1. **遗传易感性** PSC 一级亲属的患病率较普通人群升高 9~39 倍。PSC 的发生与人类白细胞抗原(human leukocyte antigen,HLA)基因 HLA-B8、HLA-DR3 和 HLA-DRw52a 相关。非 HLA 基因如 GPR35 等也与 PSC 的发病相关。

2. 环境因素　研究发现小肠细菌过度生长的动物模型的胆管外观改变与 PSC 患者极为相似。细菌长期或反复进入门静脉循环，可能诱导肝脏和胆管发生炎症反应。结肠细菌异常产生的毒性胆汁酸蓄积或慢性病毒感染也可能参与其中。

3. 自身免疫性炎症损伤　大量研究证据提示免疫炎症是 PSC 胆管损伤的主要机制。PSC 的组织学改变是淋巴细胞、浆细胞、中性粒细胞等炎症在以胆管周围为主的弥漫性浸润。

75% 的 PSC 患者血清中可以检测到低滴度的多种非特异性自身抗体如 ANA 和抗 SMA。50% 患者伴有 IgM 和 / 或 IgG 水平升高。80% 的 PSC 患者可见具有不典型 p-ANCA，这是 PSC 相对特异的标志，这种 p-ANCA 的靶抗原可能是一种 50kDa 的髓样核包膜蛋白，而不是典型 P-ANCA 抗体所针对的髓过氧化物酶。不典型 p-ANCA 与小肠微生物中的细菌蛋白 FtsZ 有交叉反应。

二、临床表现

1. 症状和体征　多起病隐匿，15%~50% 的患者仅在体检或因炎症性肠病等其他疾病进行肝功能筛查时发现血清碱性磷酸酶升高才进一步诊断。出现皮肤瘙痒、黄疸等慢性胆汁淤积症状者多已有胆道狭窄或肝硬化。最常见的就诊症状包括上腹疼痛、皮肤瘙痒、黄疸、乏力等非特异性症状，最常见的体征为肝脾肿大。继发性细菌性胆管炎时表现为急性发作并进行性加重的上腹痛、发热、黄疸。PSC 晚期表现为消瘦、腹腔积液、食管 - 胃底静脉曲张及肝性脑病等肝硬化表现。

2. 合并症与并发症　PSC 与炎症性肠病密切关联，高达 75%~90% 的 PSC 患者肠镜检查时可发现合并溃疡性结肠炎。相反溃疡性结肠炎仅约 5% 合并 PSC，而克罗恩病合并 PSC 发生率更低。PSC 可伴发其他免疫相关性疾病。PSC 胆管持续性破坏和狭窄最终可导致肝硬化，其他并发症包括脂溶性维生素缺乏症、代谢性骨病、胆管炎及胆石症、胆管细胞癌、胆囊癌、肝细胞癌以及结肠癌，尤其常见于并发溃疡性结肠炎的患者。

三、实验室检查

1. 血清生化检查　胆汁淤积型肝功能改变有血清碱性磷酸酶（ALP）、γ 酰胺转肽酶（GGT）水平升高，转氨酶通常正常或轻度增高，一般小于 2~3 倍正常值上限。显著的转氨酶水平增高需考虑重叠自身免疫性肝炎（AIH）可能。28%~40% 的患者血清胆红素升高，提示预后不良。病程初期白蛋白常处于正常水平，晚期可出现低蛋白血症及凝血功能障碍。

2. 免疫学检查　约 30% 的患者有高丙种球蛋白血症，40%~50% 的患者血清 IgM 水平增高。超过一半的 PSC 患者血清中可检测出有多种自身抗体。50%~80% 的患者有非典型 p-ANCA 阳性。其他自身抗体包括低滴度的 ANA、抗 SMA、抗心磷脂抗体、抗甲状腺过氧化物酶抗体及 RF，但临床意义不确定。AMA 通常在 PSC 中通常阴性。PSC 患者可出现轻度的 IgG4 水平升高，需与 IgG4 相关性胆管炎相鉴别。

四、影像学检查

1. 经腹超声检查　适用于 PSC 的初始筛查。可见肝内散在片状强回声、胆总管管壁增厚、胆管局部不规则狭窄等，并可显示胆囊壁增厚、胆系胆汁淤积以及肝内三级胆管扩张的程度情况等。

2. 磁共振胰胆管成像（MRCP）　非侵入性检查，具有经济、无放射性、无创等优势。表现为多灶性、短的、环形狭窄，与正常或轻度扩张节段交替出现，呈"串珠"样外观。肝内胆管分支减少，较大胆管狭窄、僵硬似"枯树枝"状，称"剪枝征"（图 24-3）。

3. 经内镜逆行胰胆管造影（ERCP）　表现为肝内外胆管多发性、短节段性、环形狭窄，胆管壁僵硬缺乏弹性,狭窄上端的胆管可扩张呈串珠样表现,可以探查到直径为 1.5mm 胆总管或直径为 1mm 的肝内胆管的狭窄。ERCP 为有创检查,有可能发生内镜操作相关并发症如继发胰腺炎、细菌性胆管炎、穿孔、出血等。MRCP 和 ERCP 对于诊断 PSC 以及判断是否存在肝内胆管狭窄具有相似的诊断价值,但 ERCP 更有助于判断肝内大胆管、肝外胆管梗阻及严重程度,可对狭窄胆管进行细胞刷检或活检取样利于鉴别诊断,对合并机械性梗阻(如结石、狭窄或肿瘤)可进行内镜下治疗。

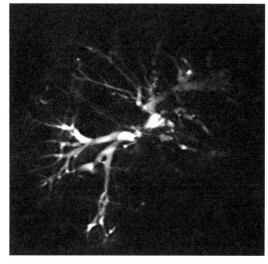

图 24-3　原发性硬化性胆管炎的磁共振胰胆管成像

五、肝活检病理

肝活检并不是确诊 PSC 所必需的检查,主要用于疾病的分期和当临床高度怀疑小胆管 PSC 或 PSC-AIH 重叠综合征时的鉴别诊断。PSC 胆管活检病理典型表现为大中胆管狭窄和扩张节段性交替分布,胆管周围“洋葱皮样”同心圆性纤维组织增生,可伴胆管增生、胆管和门脉周围炎,胆管扩张和不同程度的肝纤维化、肝硬化。

六、临床分型

如表 24-6 所示,依据胆管受累范围和是否合并自身免疫性肝炎,PSC 分为三个亚型,其组织病理、治疗和预后也不尽相同。

表 24-6　原发性胆汁性胆管炎的临床分型

临床分型	诊断	胆管造影	组织病理学	治疗	预后
经典型	典型 MRCP 或 ERCP 胆道造影特征 ALP 水平升高且≥2ULN,持续>6 个月 排除继发性硬化性胆管炎的原因	小和大胆管受累	混合炎性细胞浸润,通常胆汁周围更明显 通常是非特异性和非诊断性的	评估和治疗合并症与并发症 内镜处理主要狭窄 肝移植治疗晚期疾病	70%~80% 的患者合并炎症性肠病 结肠癌、胆囊癌、胆管癌和肝细胞癌风险增加
小胆管型	肝活检 ALP 水平升高且≥2ULN,持续>6 个月 排除继发性硬化性胆管炎的原因	只有小胆管受累	混合炎性细胞浸润,通常胆管周围更明显 通常是非特异性和非诊断性的	评估和治疗合并症与并发症 肝移植治疗晚期疾病	可能发展为经典型 与经典型相比,有更长生存期和更低胆管癌风险
自身免疫性肝炎相关型	自身免疫性肝炎的实验室证据加上 PSC 的 MRCP 或 ERCP 发现 排除继发性硬化性胆管炎的原因	小和大胆管受累	淋巴 - 浆细胞浸润 界面性肝炎	AIH 治疗+PSC 治疗同经典型	预后比经典型 PSC 好,但比单纯自身免疫性肝炎差

七、诊断与鉴别诊断

患者存在胆汁淤积的临床表现及生物化学改变,胆道成像检查显示肝内外胆管多灶性狭窄,除外其他因素引起胆汁淤积即可以确立 PSC 诊断。若胆道成像未见明显异常发现,但其他原因不能解释的 PSC 疑诊者,才需肝活组织病理检查进一步确诊或除外小胆管型 PSC。PSC 的确诊需要与以下疾病相鉴别。

1. **继发性硬化性胆管炎**　常见疾病包括胆总管结石、感染性或缺血性胆管病、胆道手术损伤或外伤、肝外胆管肿瘤、肝动脉插管化疗、复发性胰腺炎等,通过仔细询问病史和针对性的辅助检查可以相互鉴别。

2. **胆管癌**　该病通常见于中老年,临床上表现为无痛性、进行性加重的黄疸,常伴消瘦、体重减轻等症状,肿瘤标志物升高。确诊主要依靠组织病理学。

3. **PBC**　与 PSC 有类似的临床表现和生化检查特征,尤其需要与小胆管 PSC 相鉴别,见表 24-7。

表 24-7　原发性胆汁性胆管炎与原发性硬化性胆管炎的鉴别诊断

鉴别诊断要点	原发性胆汁性胆管炎	原发性硬化性胆管炎
发病年龄	30~65 岁	20~40 岁
性别比	女>男,女性占 90%	男>女,女性 30%~35%
临床表现	乏力、瘙痒	进行性加重的黄疸
受累胆管	肝内	肝内和肝外
胆管阻塞病理	直径<100μm 小叶间胆管上皮肉芽肿性炎症及汇管区淋巴细胞聚集	中大胆管周围"洋葱皮样"同心圆性纤维组织增生
IgM 升高	多数,2~5 倍正常高限	约 45%
AMA-M2	90%~95% 阳性	偶见
p-ANCA	偶见	50%~80%
抗 Gp210 抗体、抗 Sp100 抗体	特异性	罕见
相关自身免疫病	SS、RA,罕见合并溃疡性结肠炎	75%~90% 合并溃疡性结肠炎
胆管成像检查	正常或肝硬化	短的、节段性胆管狭窄和扩张,形成"串珠样"改变或"剪枝征"
预后	肝硬化	肝硬化、胆管癌

注:AMA-M2,抗线粒体抗体 M2 亚型;p-ANCA,核周型抗中性粒细胞胞质抗体。

八、治疗

PSC 的治疗目标是延缓疾病的进展,缓解症状,治疗和预防并发症。目前尚无治疗 PSC 的特效药物,现有治疗主要局限于对症状及并发症的控制,内镜治疗对改善患者胆汁淤积有一定帮助,而肝移植是终末期 PSC 的唯一有效治疗手段。

1. **UDCA**　常用剂量 13~15mg/(kg·d)可以改善 PSC 患者的生物化学指标和组织学表现,但无证据可以改善预后。不建议高剂量 UCDA 的治疗,可能增加患者进行肝移植、上消化道出血等相关不良事件以及肠道息肉等的风险。

2. **免疫抑制治疗**　虽然 PSC 是一种自身免疫病,但尚无糖皮质激素和其他免疫抑制剂可以改善 PSC 的证据。均不推荐用于经典 PSC 的治疗。但对于 PSC 合并 AIH 重叠综合征或 IgG4 相关硬化性胆管炎患者,免疫抑制剂治疗应答良好。

3. **内镜治疗**　内镜下球囊扩张术或联合支架植入以改善肝内外大胆管显性狭窄 PSC 患者的症状和生化指标。

4. **手术治疗**　对于非肝硬化的 PSC 患者以及肝门或肝外胆管显著狭窄、有明显胆汁淤积或复发性胆管炎、不能经内镜或经皮扩张者,可考虑行手术治疗。手术治疗的目的是引流胆汁、胆管减压以减轻肝损害。手术方式包括内引流、外引流和胆道重建术。

肝移植术是终末期 PSC 患者的唯一有效治疗方案。如果 PSC 患者出现肝硬化和/或门静脉高压并发症,或终末期肝病应尽早考虑肝移植。术后 5 年生存率约 85%,肝移植术后仍有 20%~25% 的患者在 5~10 年内复发。男性、合并活动性 IBD、移植前并发有胆管癌、移植后曾发生急性排斥反应等是导致复发的主要危险因素。

5. **对症治疗**　轻度瘙痒可应用润肤剂及抗组胺药治疗,中重度瘙痒可应用胆汁酸螯合剂如考来烯胺、阿片类药物拮抗剂纳曲酮治疗,上述药物作用不明显时还可选用利福平、苯巴比妥、舍曲林等,血浆置换也可能一定程度减轻皮肤瘙痒。PSC 晚期常发生脂肪泻和维生素吸收不良综合征,可针对患者情况给予相应补充。代谢性骨病是慢性胆汁淤积时常见的并发症,可根据情况给予患者补充维生素 D、钙片、降钙素、双膦酸盐等治疗。

九、预后

PSC 的自然病程为 6 个月至 15 年,从发现症状到死亡或接受肝移植的平均时间约为 10~12 年。75% 的无症状 PSC 患者存活期可超过 15 年。7%~13% 的 PSC 患者合并胆管癌。PSC 患者主要死亡原因为继发胆管癌以及肝功能衰竭。预后良好的预测因素有:诊断时年龄小、女性、ALP 下降或恢复正常(无论是否予以 UDCA 治疗)、小导管型 PSC 和合并 AIH。预后不良的危险因素有:广泛的肝内或肝外胆道狭窄、主胆管狭窄、复发性胆管炎、合并溃疡性结肠炎、已经存在肝合成功能障碍和肝硬化伴门静脉高压。

(李鸿斌)

思考题

1. PBC 的主要临床表现是什么? 需要与哪些临床表现类似的疾病鉴别?
2. PBC 的特异性血清学标志物是什么?
3. 治疗 PBC 的主要药物是什么?
4. AIH 的临床分型有哪些? 需要与哪些临床表现类似的肝脏疾病鉴别?
5. AIH 的治疗目标是什么?
6. PSC 胆管影像学的特征表现是什么?
7. PSC 的临床分型有哪些? 治疗目标和手段是什么?
8. 提示 PSC 预后良好和不良的预测因素有哪些?

第二十五章
其他类型风湿免疫病

第一节　IgG4 相关性疾病

IgG4 相关性疾病（immunoglobulin-G4 related disease，IgG4-RD）是一组近年来新被定义的自身免疫病，主要有以下几个特点：①单个或多个组织和 / 或器官局限或弥漫性肿大；②血清 IgG4 水平升高；③典型的组织病理学表现为 IgG4+ 浆细胞为主的淋巴 - 浆细胞浸润，并伴有席纹状纤维化、闭塞性静脉炎、嗜酸性粒细胞浸润；④对糖皮质激素反应良好。

一、流行病学

IgG4 相关性疾病的流行病学资料较匮乏，2011 年日本的一项全国性流行病学调查显示，本病在全日本的发病率为（0.28~1.08）/10 万，男女比例为 1 : 0.77，平均发病年龄是 58.8 岁，高峰是 61~70 岁，20 岁以下发病者罕见。

二、病因与发病机制

迄今为止，IgG4 相关性疾病确切的病因和发病机制尚不清楚。多因素可参与该病的发生发展，包括遗传、环境、固有免疫和适应性免疫等。在适应性免疫反应中，B 细胞和 CD4+ T 细胞谱系在抗原递呈及分泌抗体过程中异常作用，对驱动疾病及其相关的纤维化过程至关重要。异常活化的 B 细胞在受累组织中可通过向细胞毒性 T 淋巴细胞（CD4+ CTL）递呈抗原，上调表面跨膜分子 SLAMF7，促使其活化并分泌细胞毒性分子（穿孔素、颗粒酶等）等诱导靶细胞凋亡。活化的 CD4+ CTL 细胞还可产生 IFN-γ、IL-1β、TGF-β 等促进组织纤维化形成。此外，IgG4-RD 引起的纤维化和嗜酸性粒细胞浸润是典型 Th2 型免疫应答表现。

三、临床表现

通常亚急性起病，该病可累及几乎身体的各个部位，少数患者可仅有单个器官受累，而大多数则同时或先后出现多个器官受累。其中，以胰腺、胆管、唾液腺和泪腺受累最为常见。

1. **米库利奇病（Mikulicz disease，MD）**　表现为双侧泪腺和大唾液腺对称性无痛性肿大，单侧腺体受累少见。患者可无症状或出现轻微的口干、眼干，病程相对进展缓慢。

2. **1 型自身免疫性胰腺炎**　又称 IgG4 相关性胰腺炎，多见于中老年男性，患者可出现乏力、体重下降、恶心、呕吐等，因胰腺肿胀、胆道受压或合并胆管狭窄可出现梗阻性黄疸，少部分出现腹痛，多为轻中度。因胰腺受损，约 1/2 患者可出现糖耐量异常甚至糖尿病。少数患者在体检中发现，易被误诊为胰腺癌。

3. **IgG4 相关性硬化性胆管炎**　约 90% 的患者可同时合并胰腺受累,临床可表现为梗阻性黄疸、腹痛、体重减轻等。胆管造影成像显示胆管管壁增厚,肝内外胆管弥漫性或节段性狭窄。

4. **IgG4 相关呼吸系统疾病**　临床缺乏特异性,可表现为四种临床类型:炎性假瘤、中央气道疾病、局限或弥散性间质性肺炎、胸膜炎。常见的症状有咳嗽、气短,常为干咳,严重者可出现气喘、呼吸困难、咯血等,累及胸膜时可出现胸痛。

5. **腹膜后纤维化(retroperitoneal fibrosis,RPF)**　常缓慢隐匿起病,缺乏特异性。腹膜后组织慢性非特异性炎症并纤维化,进而导致周围组织器官(包括输尿管、腹主动脉及其分支、下腔静脉、神经、十二指肠等)被包绕、受压。患者可出现腰腹部或背部疼痛,如压迫输尿管,可出现肉眼或镜下血尿,少尿甚至无尿,严重者可致急性肾衰竭。

6. **IgG4 相关性肾脏疾病**　IgG4-RD 直接累及肾脏,可表现为肾小管间质性肾炎、炎性假瘤、膜性肾小球肾炎等,患者可出现急性或慢性肾功能不全,伴有或不伴有蛋白尿。极少数表现为肾脏的孤立性肿块,临床上很难与肿瘤相区分,需通过病理证实。

7. **IgG4 相关性淋巴结病**　较为常见,患者常因局部或者全身无痛性淋巴结肿大就诊,增大的淋巴结群可分布于颈、锁骨上、纵隔、肺门、腹部、腋窝或腹股沟。其中以纵隔、腹腔和腋窝最常见。伴或不伴有乏力、盗汗、贫血等全身症状。

8. **其他部位 IgG4 相关性疾病**　除上述部位外,IgG4-RD 还可累及垂体、前列腺、甲状腺、肝脏、胃肠道、主动脉、冠状动脉、心包、眼眶、中耳 / 乳突腔或鼻窦或咽喉、皮肤、骨骼、乳腺、睾丸等几乎全身所有组织和 / 或脏器,引起相应临床症状。

四、辅助检查

1. **实验室检查**　大部分患者出现球蛋白及血清 IgG 升高,近一半患者则可出现外周血嗜酸性粒细胞和总免疫球蛋白 E 升高。部分可检测到自身抗体如类风湿因子和低滴度(1∶80~1∶320)的抗核抗体,核型无规律。少部分会出现补体 C3、C4 下降,在以肾脏受累为主的患者中更为突出。血清 IgG4 水平升高不是 IgG4-RD 的独特的生物学指标,但是当血清 IgG4 水平与临床表现、影像学检查及病理检查结果等相结合时,其在诊断中仍具有很高的敏感性。此外,有研究显示,外周血中 $CD19^{low}CD38^{+}CD20^{-}CD27^{+}$ 浆母细胞数目在疾病活动时明显升高,但在治疗后随之下降,提示其可能用于本病的诊断和治疗反应的监测。

2. **影像学检查**

(1)CT:在本病中应用广泛,是诊断的重要依据。胰腺实质的损伤在 CT 表现上非常多样,典型的表现为弥漫性胰腺肿大和对比增强延迟,呈"腊肠样"改变,动态 CT 中可见胰腺周围"被膜征"(capsule-like rim)形成。

(2)MRI:对实质性脏器如脑、胰腺等受累评估有帮助。对胰腺早期形态改变,如灌注降低、胰周包膜样边缘、胰管不规则狭窄、胆管受累等征象,MRI 优于 CT(图 25-1)。

(3)超声:超声检查安全、简便,是 IgG4-RD,尤其是胰腺、泪腺、唾液腺等脏器受累的重要筛查工具。但对操作人员的经验和知识储备的要求较高。

(4)^{18}F-FDG-PET/CT:在诊断、鉴别诊断、器官受累分布的判断、活检部位的选择、疗效的判断、复发的监测中均是一种有效的工具。但该检查放射量较大、费用较高,在临床应用时需要结合患者的具体情况。

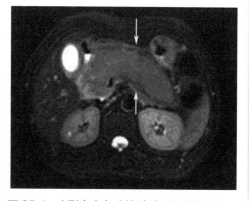

图 25-1　1 型自身免疫性胰腺炎的磁共振表现
胰腺弥漫性肿大,伴有"被膜征"(箭头所示)。

3. **病理**　特征性的病理学改变是诊断 IgG4-RD 的最可靠证据。大量淋巴 - 浆细胞浸润、席纹状纤维化和闭塞性静脉炎是 IgG4-RD 的主要特征,免疫组化示组织中浸润的 IgG4$^+$ 浆细胞与 IgG$^+$ 浆细胞比值>40%,每高倍镜视野下 IgG4$^+$ 浆细胞>10 个。

五、诊断与鉴别诊断

1. **诊断**　目前临床上广泛使用的是 2011 年日本 IgG4 相关性疾病综合诊断标准:①临床检查:1 个或多个脏器特征性的弥漫性 / 局限性肿大或肿块形成;②血液学检查:血清 IgG4 升高(>135mg/dl);③组织学检查:A. 大量淋巴细胞和浆细胞浸润,伴纤维化;B. 组织中浸润的 IgG4$^+$ 浆细胞与 IgG$^+$ 浆细胞比值>40%,且每高倍镜视野下 IgG4$^+$ 浆细胞>10 个。确诊:① + ② + ③;可能诊断:① + ③;可疑诊断:① + ②。IgG4-RD 必须与累及脏器的肿瘤(如癌,淋巴瘤)、类似疾病(如干燥综合征、原发性硬化性胆管炎、Castleman 病、继发性腹膜后纤维化、韦格纳肉芽肿、结节病、变应性肉芽肿性血管炎)等相鉴别。

2. **鉴别诊断**

(1)受累部位相似的疾病鉴别:如自身免疫性胰腺炎 1 型和 2 型,米库利奇病和干燥综合征,淋巴瘤或 Castleman 病与 IgG4-RD 淋巴结受累等,诊断时需同时结合实验室检查和组织病理,必要时可反复多次、多部位取材活检。

(2)血清 IgG4 升高的疾病鉴别:IgG4-RD 仅占血清 IgG4 升高的一小部分,血清 IgG4 升高还可见于 Castleman 病、结节病、结缔组织病,以及肿瘤、原发性免疫缺陷病等其他疾病,临床需注意鉴别。

(3)组织中 IgG4$^+$ 浆细胞浸润的疾病鉴别:并非所有组织中 IgG4$^+$ 浆细胞浸润的患者都能诊断为 IgG4-RD。部分肿瘤性疾病可模拟 IgG4-RD 受累组织的病理表现,临床中诊断需要结合临床表现、实验室检查、影像学等综合分析。

六、治疗

IgG4-RD 的治疗目标是减轻病灶炎症,维持疾病缓解,保护脏器功能,同时尽量减少治疗相关的不良反应。有症状的活动性患者均需治疗,特别是胰腺、胆道、肾脏、肺部、中枢神经系统等重要脏器受累。早期治疗可防止炎性和纤维化导致的不可逆的脏器损伤。当患者疾病进展迅速可能导致器官不可逆性损害时,需行紧急治疗,以尽快阻止器官损伤,改善预后。少部分无症状患者可采取“观察等待”的策略,密切观察,一旦出现上述治疗指征时可启动治疗。

1. **诱导缓解治疗**　中等量糖皮质激素,相当于泼尼松 30~40mg/d,是最常推荐的起始用量,绝大多数患者激素治疗起效迅速。初始剂量治疗 2~4 周病情得到有效控制后可规律减量。

2. **维持治疗**　IgG4-RD 病情复发较常见,经诱导缓解后,小剂量糖皮质激素维持治疗可减少复发率,维持时间推荐 1~3 年。激素最佳维持时间和维持剂量应根据每个患者具体疾病的进展、血清学及影像学的改善情况以及是否存在激素治疗不良反应决定。

3. **免疫抑制剂及生物制剂**　当患者存在单用激素治疗不能充分控制疾病,或激素不能递减或减量后复发,或激素副作用明显时,推荐联合免疫抑制剂或生物制剂,免疫抑制剂以吗替麦考酚酯和 AZA 应用最为广泛,用药期间需警惕药物相关副作用。利妥昔单抗是抗 CD20 单克隆抗体,主要用于清除 B 细胞,可用于传统治疗失败,激素减量过程中复发,存在激素抵抗或不耐受的患者。

4. **手术治疗**　当 IgG4-RD 患者特殊部位受累,可能引起压迫等导致器官功能障碍等紧急情况,如药物治疗不能迅速解除时,需要采取快速、有效的外科手术或介入治疗进行干预,快速缓解症状,避免病情恶化。如 IgG4 相关性硬化性胆管炎引起严重胆道梗阻时,支架植入引流可快速减轻黄疸等。

七、预后

多数患者对糖皮质激素反应良好,部分患者可因重要脏器受累危及生命。该病复发很常见,极少数 IgG4-RD 患者可自发好转。

(董凌莉)

第二节　抗磷脂综合征

抗磷脂综合征(antiphospholipid syndrome,APS)是一种以反复动、静脉血栓形成、习惯性流产、血小板减少以及抗磷脂抗体(antiphospholipid antibody,APA)持续中高滴度阳性为主要特征的非炎症性自身免疫病。临床上最常用的 APA 包括抗心磷脂抗体(anticardiolipin antibody,aCL)、狼疮抗凝物(lupus anticoagulant,LA)、抗 β2 糖蛋白 1 抗体(anti-β2-GP1 antibody)。根据 2019 年流行病学数据提示,全球 APS 人口患病率大约为 50/10 万,年发病率约为 2.1/10 万,多发于年轻女性,男女发病比率为 1∶9。

一、病因与发病机制

1. **病因**　病因尚不明确,可能与遗传、感染等因素有关,部分继发于其他弥漫性结缔组织疾病,如 SLE 等。自身抗体的产生和存在是本病发生发展的主要基础。

2. **发病机制**

(1)抗磷脂抗体影响血管内皮细胞和血小板功能:抗磷脂抗体可选择性地抑制血管内皮细胞生成和释放前列环素,介导内皮细胞上的黏附分子受体与组织因子的表达,与血小板磷脂结合后激活血小板,释放血栓素 A_2 促使血小板聚集,同时使血管收缩,血流缓慢,导致血栓形成。

(2)促进磷脂依赖性凝血过程的发生:抗磷脂抗体与血小板和血管内皮细胞膜上带负电荷的磷脂相互作用形成免疫复合物,使血小板和血管内皮细胞膜受损,在磷脂膜上形成 $FXa\text{-}Va\text{-}Ca^{2+}$-磷脂凝血酶原复合物,从而激活凝血酶原,启动凝血过程。

(3)对抗凝物质的影响:抗磷脂抗体与蛋白共辅助因子 β2-GP1 相互作用,干扰 β2-GP1 与激活的内皮细胞和血小板内层胞膜的负电荷磷脂结合,抑制其抗凝作用;抗磷脂抗体使蛋白 C 活化受阻,导致蛋白 C 的抗凝功能和促纤维蛋白溶解功能缺陷,使血液处于高凝状态;抗磷脂抗体可引起继发性抗凝血酶Ⅲ活性缺失;诱发血管内皮细胞释放血管性假性血友病因子抗原,促进血栓形成,纤溶抑制。

导致病态妊娠的机制可能为:①抗磷脂抗体与胎盘抗凝蛋白结合,抑制 X 因子和凝血酶原活化,抑制磷脂依赖的Ⅶ、Ⅳ和 X 因子活化,使胎盘的局部抗凝能力下降,导致胎盘血栓形成及自发流产;也有研究表明抑制胎盘部位补体蛋白 C3a、C5a 可降低胎盘血栓形成,C3a、C5a 的活化也可能是导致病态妊娠的原因之一。②抗磷脂抗体通过减少合体细胞的融合,影响绒毛滋养层的生长成熟。③抗磷脂抗体可能与植入前胚胎直接作用,阻碍胚胎植入导致流产。

二、临床表现

1. 血栓形成   为 APS 最突出的临床表现,可表现为单个或多个血管,动脉和/或静脉受累。根据受累血管的种类、位置及大小,其临床表现也有所不同。

(1)肢体:肢体静脉受累,可表现为深静脉血栓。动脉受累可表现为缺血性坏死。

(2)脑:脑静脉受累,可表现为中枢静脉窦血栓。较大动脉受累可表现为脑卒中、短暂性脑缺血发作、Sneddon 综合征等。脑部小血管受累则可出现急性缺血性脑病、多发性脑梗死性痴呆等。

(3)肝脏:肝脏小静脉受累,可表现为肝大、转氨酶升高。大静脉受累常表现为 Budd-Chiari 综合征。肝动脉受累可出现肝梗死症状。

(4)肾脏:静脉受累可出现肾静脉血栓。大动脉受累可出现肾动脉血栓、肾梗死、肾性高血压等。小动脉受累可发生肾血栓性微血管病。

(5)肾上腺:可出现中央静脉血栓、出血、梗死、艾迪生病等。

(6)肺:主要为静脉受累,可出现肺血管栓塞、毛细血管炎、肺出血、肺动脉高压等。

(7)皮肤:皮肤静脉受累可表现为网状青斑和皮下结节。动脉受累症状可表现为指或趾端坏疽。

(8)眼:静脉受累可出现视网膜静脉血栓,而动脉受累可出现视网膜动脉和小动脉血栓。

(9)心脏:心脏多为动脉血管受累。大血管受累可出现心肌梗死、静脉旁路移植术后再狭窄。小血管受累可出现急性循环衰竭、心脏停搏。慢性症状可表现为心肌肥厚、心律失常、心动过缓等。

APS 血栓性病变多种多样,少数患者可能同时或在 1 周之内出现多部位(≥3 个部位)血栓形成,累及脑、肾、肝或心脏等重要脏器,可出现多器官功能衰竭及死亡,形成灾难性血管闭塞,称之为灾难性 APS(catastrophic antiphospholipid syndrome,CAPS)。

2. 病态妊娠   习惯性流产和宫内死胎是 APS 病态妊娠的主要特征。可发生于妊娠的任何阶段,以妊娠 4~9 个月最多见。其危险性与抗磷脂抗体滴度成正比,特别是 IgG2 亚型对妊娠危险性最大。

3. 血液学异常   主要表现为血小板减少。多为急性发作和周期性发作,可提前于其他临床表现出现。近半数 SLE 患者可能发生过血小板减少,APA 抗体的存在与血小板减少呈明显正相关。

三、辅助检查

1. APA 的血清学检查   APA 是 APS 最具特征的实验室指标,根据靶抗原的特性 APA 主要分为以下几种。

(1)LA:一组能与负电荷磷脂和磷脂蛋白质复合物相结合的免疫球蛋白。LA 对诊断 APS 有较高的特异性。

(2)抗负电荷磷脂抗体:包括 aCL、抗磷脂酰丝氨酸抗体、抗磷脂酸抗体、抗磷脂酰肌醇抗体等。

(3)抗中性磷脂抗体:抗磷脂酰胆碱抗体等。

(4)抗两性磷脂抗体:抗磷脂酰乙醇胺抗体等。

(5)抗磷脂结合蛋白抗体:抗 β2-GP1 抗体、抗凝血酶原抗体、抗蛋白 C 抗体、抗蛋白 S 抗体、抗膜联蛋白 A2 抗体、抗膜联蛋白 A5 抗体等。

2. 血栓相关检查

(1)影像学检查:血管多普勒超声有助于外周动、静脉血栓的诊断。动、静脉血管造影可显示阻塞部位,磁共振成像有助于明确血栓大小和梗死灶范围。

(2)组织病理学:皮肤、胎盘和其他组织活检对确诊血管栓塞有帮助。血管内栓塞一般无淋巴细胞或白细胞浸润。胎盘活检提示滋养层变薄,绒毛血管明显减少,胎盘血管血栓形成和胎盘梗死,主要病理改变包括血栓形成、急性动脉粥样硬化、合胞体血管膜数目增加和微动脉闭塞等。肾活检可表现为肾小球和小动脉的微血栓形成。

四、诊断与鉴别诊断

1. APS 的诊断　目前广泛使用的是 2006 年修订的 APS 国际诊断标准(悉尼标准),至少满足一条临床标准和一条实验室标准方可诊断,详见表 25-1。

表 25-1　抗磷脂综合征的分类标准

临床标准

1. 血栓形成

在任何组织或器官发生一次或一次以上的动脉、静脉或小血管性血栓,除了浅表静脉血栓外,血栓必须为影像学、多普勒检查或组织病理学证实,组织病理学证据为在无明显血管壁炎症的情况下存在血栓。

2. 病态妊娠

(1)形态正常的胎儿,在妊娠第 10 周或 10 周以后,发生 1 次或 1 次以上不明原因的死亡,通过超声或直接肉眼检查证实胎儿形态正常。

(2)在妊娠第 34 周或 34 周前,由于严重的先兆子痫、子痫或严重胎盘功能不全,形态正常的新生儿发生 1 次或 1 次以上的早产。

(3)排除了母亲解剖或激素方面的异常及父母染色体方面的病因,在妊娠 10 周前,发生 3 次或 3 次以上不明原因的连续性习惯流产。

实验室标准

1. 血浆中出现 LA,间隔 12 周以上仍存在(2 次或以上),根据国际血栓和止血学会指南进行检测。

2. 采用标准的以心磷脂为抗原的 ELISA 法检测血清或者血浆中抗心磷脂抗体(aCL):IgG/IgM 型中高效价抗体阳性(IgG 型 aCL>40GPL;IgM 型 aCL>40MPL;或效价大于正常人效价分布 99 百分点);至少 2 次,间隔至少 12 周。

3. 采用标准化得以纯化 β2-GP1 为抗原的 ELISA 法检测血清或者血浆抗 β2-GP1 抗体:IgG/IgM 型阳性(效价大于正常人效价分布 99 百分点);至少 2 次,间隔至少 12 周。

注:APS 的诊断应避免临床表现和 APA 阳性之间的间隔<12 周或>5 年。

2. 鉴别诊断　APS 的鉴别诊断主要依据不同的临床表现加以鉴别。多种获得性或者遗传因素亦可导致病态妊娠和 / 或血栓栓塞性疾病。① APA 阳性:其他导致 APA 阳性的因素有感染(如梅毒、莱姆病、螺旋体病、HIV 等)、高龄、药物(肼屈嗪、乙酰脲等)、淋巴细胞增生病、高 IgM 血症等。②病态妊娠:先天性蛋白 C、蛋白 S 和凝血酶Ⅲ缺乏、凝血因子 V 突变也可导致流产。单次流产,且发生在妊娠 10 周以前则需考虑染色体异常、感染、母体激素水平、解剖结构异常等因素。③血栓形成:静脉功能不全、少动、梗阻、肿瘤、V 因子突变、蛋白 C、蛋白 S 和凝血酶Ⅲ缺乏也可导致血栓形成。动脉栓塞的原因还包括血栓性血小板减少性紫癜、感染、心源性、血管源性无菌性血栓、严重的雷诺病等。④恶性APS:需与结节性动脉炎、黏液瘤散发血栓形成、心房血栓、动脉粥样硬化性斑块相鉴别。

五、治疗与预后

APS 的治疗主要是对症处理、防止血栓形成和病态妊娠,应根据患者的不同临床表现、病情严重程度和对治疗药物的反应等制定恰当的治疗方案。出现严重血小板减少、溶血性贫血、CAPS、严重神经系统损害或继发于 SLE 等其他弥漫性结缔组织病等情况时需要用激素和免疫抑制剂。抗凝治疗主要应用于 APA 阳性伴有血栓,或抗体阳性又有反复流产史的孕妇。应分层逐级预防和治疗。

1. **一级血栓预防**　对于无症状的血清 APA 阳性且低风险的患者，一般无需抗凝治疗；而无症状的血清 APA 阳性且具有高风险的患者，采用小剂量阿司匹林（low-dose aspirin，LDA）预防性治疗（每日 75~100mg）。

2. **二级血栓预防**　二级血栓预防是指在无明显诱发因素导致的动脉和 / 或静脉血栓事件形成后对 APS 患者的治疗。目前 APS 二级血栓预防的主要手段是终身使用维生素 K 拮抗剂（vitamin K antagonist，VKA）抗凝治疗，应特别注意出血风险。抗凝应监测国际标准化比值（international normalized ratio，INR），VKA 治疗后目标 INR 应控制在 2~3 范围。对于有禁忌证或不耐受 VKA 的患者，可根据情况使用低分子量肝素。另外，新型直接口服抗凝剂（direct oral anticoagulant，DOAC）（如利伐沙班或阿哌沙班）为 APS 二级血栓预防的二线药物。经规律抗凝治疗仍有血栓发生的患者可加用羟氯喹（hydroxychloroquine，HCQ）。

3. **产科 APS 的管理**　对使用 LDA 和肝素预防剂量联合治疗但仍有复发性妊娠并发症的患者，可考虑将肝素剂量增加至治疗剂量，或在妊娠早期加用羟氯喹或低剂量泼尼松龙。上述方案治疗失败者，再次妊娠时可加用丙种免疫球蛋白。

4. **恶性 APS**　CAPS 的治疗目的主要为去除诱发因素、抑制血栓和细胞因子的生成。

一般采用大剂量糖皮质激素及肝素抗凝治疗。若病情严重威胁生命，建议使用大剂量糖皮质激素、肝素和血浆置换或静脉免疫球蛋白联合治疗。若疗效不佳，可考虑使用三线药物如 CTX、前列环素、抗 CD20 的单克隆抗体等。

CAPS 的预后较差，据国外报道死亡率可高达 50%。

（董凌莉）

第三节　自身炎症性疾病

自身炎症性疾病（autoinflammatory disease，AID）是一组少见的与遗传因素有关的自身免疫病，由于基因突变使编码蛋白发生改变，导致固有免疫失调而引起全身性炎性反应。多数 AID 患者的发病年龄较早，从出生后数小时到 10 余岁均可发病，少数患者在成年后发病。该病的临床表现为复杂的全身炎症反应，绝大多数表现为周期性发热、皮疹、浆膜炎、淋巴结肿大和关节炎等，在出现症状的同时伴急性期反应物升高。在无症状的发作间期，患者的生长发育和身体状况正常，急性期反应物也处于正常范围。AID 的病种多样，包括单基因遗传病和多基因疾病。单基因遗传病包括家族性地中海热、甲羟戊酸激酶缺乏症 / 高 IgD 综合征、肿瘤坏死因子受体相关周期性综合征、冷炎素相关周期性综合征、Blau 综合征、化脓性无菌性关节炎 - 坏疽性脓皮病 - 痤疮综合征等。多基因疾病包括成人斯蒂尔病、全身型幼年特发性关节炎、贝赫切特综合征、克罗恩病等。

一、病因与发病机制

1. **遗传学因素**　AID 患者存在基因遗传易感性，除甲羟戊酸激酶缺乏症 / 高 IgD 综合征是由于甲羟戊酸激酶基因突变所致外，其他多数 AID 单基因遗传病都与编码炎性体蛋白的基因有关。炎性体是一种细胞质多蛋白复合物，在促炎性因子如白细胞介素 -1β 的产生和释放中起到关键性作用。多基因 AID 与某些易感位点常见基因的多种联合变异和突变相关。

2. **诱因**　环境因素在 AID 发病过程中发挥重要作用，例如寒冷是冷炎素相关周期综合征的重要发病诱因。感染和疫苗接种可以通过不同机制触发基因易感个体炎性反应过程。此外,内源性诱因如胆固醇和尿酸晶体也可诱发 AID。

3. 固有免疫失调　固有免疫系统由白细胞(中性粒细胞、树突状细胞、巨噬细胞、自然杀伤细胞)、促炎性信号蛋白(细胞因子)和补体系统组成。在基因突变或一定诱因存在的情况下,激活固有免疫感应细胞受体,进一步使炎性体活化,导致 AID 发生。

二、临床表现

单基因遗传病多数于幼年发病,而多基因疾病常常于青少年或成年起病。AID 临床症状的特点为发作性和周期性发病,在发作间期症状完全缓解。AID 可累及全身的多个器官及系统,见表 25-2。

表 25-2　自身炎症性疾病的器官受累特点

疾病	皮肤	肌肉骨骼	血液	胃肠道	心脏	肾脏	肺	神经系统	眼	耳
家族性地中海热	+	+	−	+	○	○	+	−	−	−
甲羟戊酸激酶缺乏症/高 IgD 综合征	+	+	○	+	−	−	−	−	−	−
肿瘤坏死因子受体相关周期性综合征	+	+	−	−	○	○	+	−	−	−
冷炎素相关周期性综合征	+	+	−	−	○	○	−	+	+	+
化脓性无菌性关节炎-坏疽性脓皮病-痤疮综合征	+	+	−	−	−	−	−	−	−	−
成人斯蒂尔病	+	+	+	−	+	−	+	−	−	−

注:+,直接受累;○,继发于淀粉样变;−,不受累。

1. 发热　AID 患者在病程中可有发热,其特点为复发性或周期性,不同 AID 发热持续时间、周期性各不相同。发热时可伴有体重下降、乏力、全身不适等临床表现。

2. 皮肤表现　AID 患者皮肤受累常见且表现多样,可表现为荨麻疹、苔藓性斑丘疹、结节性红斑、丹毒样红斑、假性蜂窝组织炎等。皮疹呈间断出现,两次发作间期可以完全消失。病理主要为血管周围或间质浸润,病理多无血管炎表现。

3. 关节及肌肉表现　AID 患者关节炎常累及大关节,可以是单关节、寡关节或多关节,多为急性、自限性、周期性发作,一般不出现关节的侵蚀性改变。AID 患者可出现肌痛和肌无力表现,但肌酸激酶正常。

4. 血液系统表现　AID 患者可出现慢性病贫血,与长期慢性炎症相关。在急性期,大多数患者可出现白细胞明显升高,发作间期白细胞数目可恢复正常。病程中若患者出现难治性、严重血细胞减少,需警惕感染、血液系统恶性肿瘤和继发噬血细胞综合征的可能。部分患者还可表现为脾大和淋巴结肿大。

5. 胃肠道表现　AID 患者可出现恶心、呕吐、腹痛、腹泻和腹胀等非特异性表现。也可出现消化道黏膜急慢性炎症和溃疡等表现。

6. 泌尿系统表现　肾脏受损在泌尿系统中常见,与 AID 患者慢性炎症导致肾脏淀粉样变相关,可变现为蛋白尿、血尿和肾功能异常。

7. 神经系统表现　AID 患者,特别是冷炎素相关周期性综合征患者,病程中可出现慢性无菌性脑膜炎、颅内压升高、脑萎缩、脑室扩张和视神经萎缩的表现。导致部分患者出现智力发育迟滞和癫痫。

8. 眼、耳表现　AID 患者可出现结膜炎、中间葡萄膜炎或全葡萄膜炎、慢性视盘水肿和感觉神经性耳聋等表现,造成视力及听力下降,严重者可出现视力和听力丧失。

9. 浆膜炎　部分 AID 患者可出现胸膜炎、腹膜炎和心包炎的表现,可出现浆膜腔积液。

三、诊断和治疗

AID 是一组以周期性发热和炎症综合征为表现的疾病,诊断为排除性诊断,确诊需要结合病史、家族史、基因检测等综合判断。全面的病史、家族史评估以及发病期临床评估是 AID 诊断的重要线索。红细胞沉降率和 C 反应蛋白升高是 AID 患者的常见表现。如果病情活动期 ESR 和 CRP 均正常,则诊断为 AID 的可能性小。AID 没有自身抗体或仅存在低滴度自身抗体。此外,基因检测对 AID 诊断具有重要意义,特别是对不典型患者至关重要。

AID 治疗主要目标包括:①尽早迅速控制疾病活动;②预防疾病或治疗相关的器官损伤;③患者回归日常生活;④提高患者生活质量。药物方面,非甾体抗炎药和糖皮质激素均可应用于治疗 AID,对间断发作性 AID,多数无需持续用药,可在发作期用药控制症状并减轻炎性反应,发作间期可停药。秋水仙碱可以应用于大多数 AID 患者,尤其对于家族性地中海热患者,该药属于首选用药。其他免疫抑制剂如 MTX、CTX、CsA、AZA、MMF 等也可以应用。除此之外,生物制剂也广泛应用于 AID 患者。抗白细胞介素 -1β 治疗已经被推荐为秋水仙碱无效的 AID 患者的可选用药,其他生物制剂,如白细胞介素 -6、肿瘤坏死因子 -α 抑制剂也对部分 AID 患者有效。

四、预后

AID 的病情多为周期性发作,发作频率和严重程度随年龄的增长而逐渐下降和减轻。多数 AID 患者对治疗的反应良好,对部分病情严重的 AID 患者,应用生物制剂更大程度地改善该病预后。对患者的规律检测和尽早治疗可明显改善预后,可显著降低部分 AID 继发淀粉样变的发生率。

(杨华夏)

第四节　免疫检查点抑制剂相关风湿病不良反应

肿瘤免疫疗法是肿瘤治疗领域的重要革新,在诸多恶性肿瘤中表现出显著的疗效。免疫检查点抑制剂(immune checkpoint inhibitors,ICIs)是目前临床应用最广泛的肿瘤免疫治疗药物,ICIs 通过阻断肿瘤免疫逃逸途径中重要的抑制性信号分子,重新激活 T 细胞的抗肿瘤效应,发挥免疫杀伤作用。然而肿瘤患者在接受 ICIs 药物治疗过程中会出现一系列全新的不良反应,这些不良反应因机体免疫系统被过度激活所致,称为免疫相关不良反应(immune-related adverse events,irAEs)。irAEs 临床表现多样,可累及全身多个器官系统,包括皮肤、胃肠道、肝脏、内分泌、肺、心脏、肾脏、血液、神经、眼和骨关节肌肉症状等。部分 irAEs 临床表现与经典的风湿性疾病如关节炎、肌炎、结缔组织病和血管炎类似,这类不良反应称为免疫检查点抑制剂相关风湿病不良反应。

一、病因与发病机制

免疫相关不良反应的发生与 ICIs 药物的作用机制密切相关。ICIs 是一类在生理情况下负向调节机体免疫应答的分子，能够维持机体免疫耐受和减少免疫应答过程中自身组织的损伤，发挥着免疫刹车的效果。目前临床应用与肿瘤免疫治疗的 ICIs 主要包括细胞毒性 T 淋巴细胞相关抗原 4（cytotoxic T lymphocyte-associated antigen 4，CTLA-4）抑制剂，以及程序性死亡蛋白 -1（programmed death-1，PD-1）抑制剂和程序性死亡蛋白配体 -1（programmed death ligand-1，PD-L1）抑制剂。主要作用于两大类免疫检查点的靶点：①中央淋巴器官中 T 细胞表面 CTLA-4 分子，CTLA-4 分子通过与 APC 表面的信号分子 CD80/86 竞争性结合，从而抑制早期免疫反应阶段初始 T 细胞的活化。②周围组织尤其是肿瘤微环境中 T 细胞表面 PD-1 分子与肿瘤细胞表面 PD-L1 分子，PD-1/PD-L1 的结合诱导 T 细胞失能，抑制了肿瘤微环境中效应 T 细胞的杀伤功能。ICIs 通过解除上述免疫检查点的刹车作用，重新激活 T 细胞，达到治疗肿瘤的效果。由于 ICIs 在肿瘤组织和正常组织之间无选择性，应用 ICIs 同样可能影响人体的正常组织器官出现免疫耐受失衡，从而导致一系列免疫原性 irAEs 的发生。

irAEs 的发病机制不清，有多重因素共同参与。irAEs 患者血清中的自身抗体和风湿病相关生物标志物的阳性率较低，提示其发病机制与传统的风湿病有较大区别。不同种类 ICIs 引起 irAEs 的机制也因其作用靶点的不同而不同。ICIs 广泛激活免疫系统导致自身免疫耐受的破坏，ICIs 的直接脱靶效应，肿瘤免疫杀伤导致抗原表位拓展，以及 ICIs 诱发治疗前即存在潜在风湿病，以上因素均可能参与 irAEs 的发病机制。

二、临床表现

irAEs 可表现为多系统受累，包括皮疹、胃肠道病变、肝功能异常、内分泌毒性、自身免疫性肺炎、心脏受累、肾脏受累和神经系统受累等。也可以为风湿病样表现，包括炎性关节炎、风湿性多肌痛、肌炎 / 肌病、干燥综合征、血管炎和其他结缔组织病等。

1. **炎性关节炎** 关节痛是免疫检查点抑制剂相关风湿病不良反应最常见的临床症状，全身的大中小关节均可受累，可伴随关节肿和功能障碍。ICIs 所致的炎性关节炎可依据临床表现分为两型：①与 RA 相似：受累关节以小关节为主，可出现骨侵蚀。但亦有别于 RA，非好发于女性，且血清 RF 和抗 CCP 抗体通常为阴性。②与 SpA 相似：表现为炎性腰背痛、附着点炎、趾炎、外周寡关节炎等，少数患者还有可能出现反应性关节炎的三联征（关节炎、尿道炎和结膜炎）和银屑病关节炎等表现。有别于 SpA，ICIs 所致的关节炎很少出现 HLA-B27 阳性。

2. **风湿性多肌痛** 肌痛是第二大常见的风湿病不良反应临床症状。表现为近端肢体的肌痛及肩颈关节的僵硬感，合并严重疲乏，呈现出类似风湿性多肌痛的临床特点。但 ICIs 所致风湿性多肌痛患者的炎症指标可能正常。患者无肌无力表现，血肌酸激酶水平正常，这是与肌炎的重要鉴别要点。

3. **肌炎 / 肌病** ICIs 使用后出现肌无力需要警惕肌炎或肌病。常急性起病，临床表现为四肢近端的肌无力、肌痛，严重者可引起呼吸肌及心肌受累，危及生命。实验室检查提示肌酸激酶水平常显著升高，但肌炎抗体多为阴性。肌电图可见肌源性损害。肌肉病理可表现为坏死性肌病，伴随大量 T 淋巴细胞和巨噬细胞浸润。对这类患者的早期识别非常重要，对自理能力受限、心肌或呼吸肌受累的患者需着重关注，及时使用大剂量糖皮质激素联合免疫抑制剂治疗，无效时可使用血浆置换及人免疫球蛋白治疗。ICIs 所致的肌炎 / 肌病的疗效往往不及传统风湿病中的炎性肌病。

4. **干燥综合征**　ICIs 所致的干燥综合征临床表现为口干及眼干。有别于原发性干燥综合征，这类患者男性常见，较少合并腮腺肿大，免疫学血清阳性者少，尤其抗 SSA 抗体和抗 SSB 抗体出现的频率显著低于原发性干燥综合征。组织病理学改变以 T 淋巴细胞浸润为主，B 淋巴细胞浸润数目很少。

5. **其他的风湿病表现**　其他的风湿病表现包括血管炎、系统性硬化症和系统性红斑狼疮等，但这些风湿病表现的发生率相对偏低。

三、诊断和鉴别诊断

肿瘤免疫检查点治疗所致的 irAEs 临床表型复杂。不同种类 ICIs 所致 irAEs 的毒性谱、发生率和出现的时间段不同，不同癌种治疗后出现 irAEs 毒性谱也有不同，多数 irAEs 具有病情可逆的临床特点，但在不同器官系统受累时的缓解时间也不相同。免疫检查点抑制剂相关风湿病不良反应与传统风湿病相比较，诊断和鉴别诊断要点见表 25-3。

表 25-3　免疫检查点抑制剂相关风湿病与传统风湿病的鉴别诊断要点

免疫检查点抑制剂相关风湿病	传统风湿病	相同点	不同点
炎性关节炎	类风湿关节炎	多关节受累 可为侵蚀性关节炎	关节痛在早期更多见 早期骨侵蚀 RF 和抗 CCP 抗体多阴性 非女性好发
	脊柱关节炎	炎性腰背痛 反应性关节炎	伴发银屑病少见 HLA-B27 阳性尚无报道 早期骨侵蚀
风湿性多肌痛	风湿性多肌痛	好发年龄>50 岁 与巨细胞动脉炎病理类似	炎症指标增高少见 部分患者对于小剂量激素反应不佳
肌炎/肌病	炎性肌病	肌酶升高 肌无力 肌电图示肌源性损害 病理示坏死性肌病	典型的皮肌炎患者少见 肌炎抗体谱多阴性 部分患者对免疫球蛋白的治疗效果不佳
干燥综合征	原发性干燥综合征	口干 眼干	抗 SSA/抗 SSB 抗体阳性少见 腮腺肿大少见 组织病理少见 B 淋巴细胞浸润

四、治疗

ICIs 所致 irAEs 的治疗药物包括 NSAIDs、糖皮质激素、免疫抑制剂和生物制剂等。治疗的总体原则与 irAEs 的分级和严重程度相关：①分级 G1：不推荐使用激素和免疫抑制剂，ICIs 可继续使用；②分级 G2：局部或全身等效泼尼松 0.5~1mg/(kg·d)治疗，不推荐使用免疫抑制剂，ICIs 暂停观察后觉得是否继续使用；③分级 G3：需使用等效泼尼松 1~2mg/(kg·d)治疗，若激素治疗 3~5d 后症状未能缓解，可考虑使用其他免疫抑制剂，ICIs 需权衡获益，必要时需停用；④分级 G4：需使用大剂量激素甚至激素冲击治疗,若激素治疗 3~5d 症状未能缓解,需考虑使用免疫抑制剂,或者生物制剂治疗,ICIs 考虑永久停用。

炎性关节炎患者若出现轻度关节痛,优先考虑 NSAIDs 治疗,若无效可予小剂量糖皮质激素。若出现中度关节肿痛,应考虑应用中等剂量糖皮质激素,并可考虑联合 DMARDs 治疗。若出现严重的多关节肿痛,必要时激素剂量可进一步加大,并考虑联合生物制剂如 TNF-α 抑制剂或 IL-6 受体抑制剂等治疗。

风湿性多肌痛患者若仅表现为轻度的肌痛和肌肉僵硬,可继续使用 ICIs,并予对乙酰氨基酚或 NSAIDs 镇痛。若出现中度的肌肉疼痛及僵硬,影响的日常家务活动,可加用小至中等剂量泼尼松治疗。若症状无改善,出现严重的疼痛和肌肉僵硬,需要加大激素剂量及使用疗程,可考虑加用免疫抑制剂或生物制剂如 MTX 或 IL-6 受体抑制剂。

肌炎 / 肌病患者建议早期加用糖皮质激素治疗,根据肌肉受累的严重程度,糖皮质激素的初始剂量可考虑为等效泼尼松 0.5~1.0mg/(kg·d)。若出现严重并发症如呼吸困难、吞咽困难、心肌受累,考虑 1~2mg/(kg·d) 甲泼尼龙或激素冲击治疗。可予人免疫球蛋白或尝试血浆置换。若出现激素抵抗,需考虑其他免疫抑制治疗如 MTX、AZA 和 MMF。生物制剂利妥昔单抗也可作为危重症肌炎患者的治疗选择。

ICIs 所致的干燥综合征可使用人工泪液或毛果芸香碱等方法局部治疗。

五、预后

多数 irAEs 具有病情可逆的临床特点,若能做到早期发现、早期评估和早期治疗,往往能有良好的预后。irAEs 的分级与预后明确相关,其中分级为 G3~G4 提示病情程度严重,可能预后不良。irAEs 的受累脏器也与预后相关,心脏、神经系统和肾脏等受累可能与不良预后相关。

(杨华夏)

第五节　纤维肌痛综合征

纤维肌痛综合征(fibromyalgia syndrome,FMS)是一种以慢性全身广泛肌肉骨骼疼痛及躯体不适为主要特征,伴随疲劳、睡眠障碍、晨僵、焦虑、抑郁等精神症状的临床综合征。FMS 可分为原发性和继发性。前者指不合并任何器质性疾病;而后者可继发于产后受凉、外伤、甲状腺功能低下 / 亢进、肿瘤及各种风湿性疾病如 SpA、RA、SLE 等。FMS 全球患病率为 2%~8%,女性高于男性,约(2~3):1,患病率随着年龄增加而升高。

一、发病机制

FMS 的发病机制尚不清楚,已有研究认为可能与"中枢敏化"、遗传因素、环境因素有关。

1. **中枢神经系统敏感化**　FMS 患者具有与躯体征象"不相符"的"夸张"临床表现。病理生理学研究提示:患者中枢神经层面存在"疼痛信号异常放大"的现象。中枢结构对疼痛传入信号的"异常放大"由神经递质释放失衡(谷氨酸、P 物质等兴奋性神经递质释放增加,去甲肾上腺素、5- 羟色胺等疼痛抑制相关神经递质释放减少)引起。

2. 遗传因素　FMS 患者的一级亲属更容易患有 FMS 及其他慢性疼痛疾病。一项"孪生子"流行病学研究提示 FMS 及其他相关慢性疼痛的患者中,遗传因素约占 50%。

3. 环境因素　社会心理因素、急性创伤、应激状态、特殊的感染疾病(莱姆病、EB 病毒感染,病毒性肝炎等)可能是诱发 FMS 的危险因素。研究发现经历"环境因素"的患者中 5%~10% 会最终发展为 FMS 或其他慢性疼痛疾病。

二、临床表现

慢性广泛性疼痛和僵硬是 FMS 的核心症状,疲劳、睡眠障碍、认知功能、焦虑抑郁等精神症状是其主要临床表现,其特点是症状大于体征。

1. 全身广泛性慢性疼痛　全身广泛慢性疼痛是 FMS 的主要特征。往往发现患者发病前,曾有负性生活事件导致情绪低落或焦虑。FMS 的疼痛呈弥散性,一般很难准确定位。疼痛性质多种多样,程度时轻时重,劳累、应激、精神压力以及寒冷、阴雨气候等可加重病情。

2. 疲劳和睡眠障碍　90%~98% 患者伴有睡眠障碍,表现为多梦、易醒甚至失眠等。清晨醒后仍有明显疲倦感,常觉得比睡前更累。

3. 精神、神经症状　很多患者出现注意力难以集中、记忆缺失、执行功能减退等认知障碍。情感障碍是 FMS 常见临床症状,表现为情绪低落、烦躁,对病情过度关注,呈严重的焦虑、抑郁状态。眩晕、发作性头晕以及四肢麻木、酸胀、刺痛、蚁走感也是常见症状,但无任何神经系统异常的客观证据。

4. 其他伴随症状　FMS 常伴随多种躯体症状。如肠激惹综合征,怕风怕凉、盗汗、口干、眼干、视物不清、耳鸣、咽部异物感、胸闷、气短、腹痛、食欲减退、恶心、呕吐、性能力下降、低热等。很多患者喜叹气,部分患者出现膀胱刺激症状、不宁腿综合征等。

三、辅助检查

1. 实验室检查　大部分患者的血液学检查处于正常范围,偶有血清低滴度抗核抗体阳性或轻度 C3 水平减低。部分患者激素水平紊乱,脑脊液中 P 物质浓度升高。

2. 其他检查　脊柱、关节等影像学检查、肌电图、肌肉活检均无异常。功能性磁共振成像显示 FMS 患者可能出现额叶皮质、杏仁核、海马和扣带回等激活反应异常,以及相互之间的纤维联络异常。

3. 评估量表　纤维肌痛影响问卷是应用最广泛的 FMS 的评估研究量表。评估量表的应用有助于评价病情。

四、诊断及鉴别诊断

当不明原因出现全身多部位慢性疼痛,伴躯体不适、疲劳、睡眠障碍以及焦虑、抑郁等,经体检或实验室检查无明确器质性疾病的客观证据时,需高度警惕 FMS 可能。

1. 诊断标准　1990 年美国风湿病学会首次发布 FMS 诊断分类标准:①持续 3 个月以上的全身性疼痛,包括躯体两侧,腰的上下部以及中轴(颈椎、前胸、胸椎或下背部)等部位的广泛性疼痛。②18 个已确定的解剖位点中至少 11 个部位存在压痛(使用 4kg/cm² 的压力)(图 25-2)。同时符合上述 2 个条件,诊断即可成立。

Wolf 等提出了 2016 年修订版纤维肌痛诊断标准,标明在 FMS 诊断时,不排除合并其他临床疾病的存在(表 25-4)。

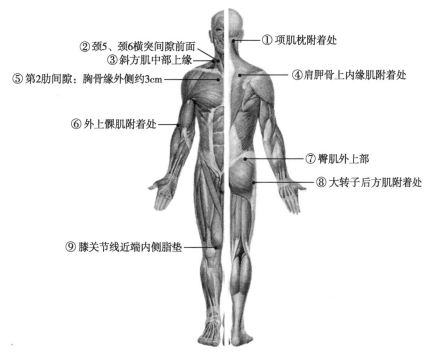

②颈5、颈6横突间隙前面
③斜方肌中部上缘
⑤第2肋间隙：胸骨缘外侧约3cm
⑥外上髁肌附着处
⑨膝关节线近端内侧脂垫

①项肌枕附着处
④肩胛骨上内缘肌附着处
⑦臀肌外上部
⑧大转子后方肌附着处

图 25-2 纤维肌痛综合征的压痛点

表 25-4 2016 年修订版 FMS 诊断标准

当患者满足以下 4 条时，可诊断为 FMS

1. 全身性疼痛，定义为 5 个区域中至少 4 个区域有疼痛，颌、胸、腹痛不包括在其中。

2. 弥漫疼痛指数 ≥7 分且症状严重程度评分 ≥5 分，或弥漫疼痛指数 4~6 分且症状严重程度评分 ≥9 分。

3. 症状持续至少 3 个月，且疼痛程度基本相似。

4. 纤维肌痛的诊断与其他诊断无关，纤维肌痛的诊断不影响其他临床诊断。

说明：

1. 全身性疼痛分成 5 个区域，即左上肢（区域 1，包括左颌、左肩、左上臂、左前臂），右上肢（区域 2，包括右颌、右肩、右上臂、右前臂），左下肢（区域 3，包括左髋、左大腿、左小腿），右下肢（区域 4，包括右髋、右大腿、右小腿），中轴区（区域 5，包括颈部、上背部、下背部、胸部、腹部）。

2. 弥漫疼痛指数（widespread pain index，WPI），即过去 1 周内，身体的上述 19 个区域发生疼痛的数量，总分 0~19 分。

3. 症状严重程度评分（symptom severity scores，SSS）：①疲劳；无恢复性睡眠；认知障碍。过去 1 周患者出现以上三种症状的严重程度评分总和：0 分 = 无；1 分 = 轻微、间断出现；2 分 = 中度、经常存在；3 分 = 重度、持续、影响生活。②头痛；下腹部疼痛或痉挛性疼痛；抑郁。过去 6 个月内患者发生以上三种症状的积分总和：0 分 = 无；1 分 = 有。以上 2 项相加的得分，总分为 0~12 分。

2. 鉴别诊断

（1）慢性疲劳综合征：该病以持续或反复发作的慢性疲劳为主要特征，与 FMS 的表现极为相似，但前者多在感染后起病，可出现反复低热、咽痛、颈或腋窝淋巴结肿大，实验室检查常有抗 EB 病毒包膜抗原抗体阳性。慢性疲劳综合征与 FMS 可同时存在。

（2）风湿性多肌痛：多见于大于 50 岁以上老年人。该病也可出现颈、肩胛带、骨盆带肌肉疼痛僵硬，需与 FMS 鉴别。但疼痛肌肉多对称分布，实验室检查可出现 ESR 及 CRP 升高，对激素反应好。

（3）肌筋膜疼痛综合征：有局部压痛点，压痛可向其他部位放射，有 1 到数个源于肌肉的激发点，但没有广泛疼痛、僵硬或疲乏等症状。

(4)脊柱关节炎:脊柱关节炎好发青年男性,为"炎性腰背痛",静息时疼痛加重、活动后减轻,对NSAIDs治疗反应较好。活动期脊柱关节炎可出现 ESR、CRP 升高。骶髂关节和脊柱的 X 线、CT、MRI 等检查可帮助诊断。

(5)神经、精神系统疾病:FMS 患者出现头痛、头晕、四肢麻木、刺痛、蚁走感等症状时需与神经系统疾病相鉴别,出现情感障碍或认知障碍时需注意排除原发性精神疾病,或某些器质性疾病并发的精神症状。

(6)其他:SLE、多发性肌炎、甲状腺功能减退症等都可表现为肌痛、疲劳和全身乏力等,特征性的体征和实验室检查可鉴别。重金属中毒,如汞中毒和铊中毒,可有肢体、腰骶部等多部位疼痛,常伴头痛、肢体麻木等神经系统的表现,通过可疑接触史询问、血尿毒物检测帮助鉴别。

五、治疗

FMS 给患者带来整体生活质量负面影响,影响患者家庭生活、工作和社会职能。治疗以改善患者长期生活质量为目的,目前临床上多采用以药物治疗为主,辅以非药物治疗的综合治疗策略。2017 年 EULAR 发布修订版"FMS 管理推荐",提出在疾病诊断初始即需要开展对患者的宣教,对于"难治型"患者,需要制定系统康复计划,包括心理疏导、药物治疗、认知行为疗法、功能锻炼等。

1. 药物治疗

(1)三环类抗抑郁药:阿米替林,应用最广泛,可明显缓解全身疼痛,改善睡眠质量和情绪,但抗胆碱能作用明显。

(2)第二代神经钙离子通道调节剂:普瑞巴林为 γ- 氨基丁酸类药物,是首个被美国 FDA 批准用于FMS 治疗的药物。被广泛用于治疗 FMS、广泛性焦虑障碍以及糖尿病周围神经痛、癫痫部分发作等,该药可与抗抑郁药联合应用。

(3)5- 羟色胺和去甲肾上腺素的再摄取抑制剂:常用药物为度洛西汀和米那普仑。度洛西汀可明显改善伴或不伴重度抑郁障碍的 FMS 患者的疼痛、晨僵、疲劳,提高生活质量。米那普仑对不伴抑郁症状的 FMS 患者疗效优于伴有抑郁的患者。

(4)肌松类药物:常用药物是环苯扎林,此药对 FMS 患者肌痛、失眠有一定疗效。

(5)镇痛类药物:弱阿片类中枢性镇痛药曲马多对 FMS 有一定效果。非甾体抗炎药、糖皮质激素,强阿片类中枢性镇痛药,不被推荐治疗 FMS。

(6)镇静催眠类药物:镇静催眠类药物可有助于 FMS 患者改善睡眠,但对疼痛缓解效果不明显。常用药物为地西泮、唑吡坦、佐匹克隆。

(7)其他:普拉克索是非麦角碱类选择性多巴胺 D_2 和 D_3 受体激动剂,对部分患者疼痛、疲劳、躯体不适有一定缓解作用。吗氯贝胺是高选择性单胺氧化酶抑制剂,可缓解疼痛,调节情绪。

2. 非药物治疗　　疾病教育、认知行为疗法、运动疗法等非药物性干预治疗,可帮助改善患者的症状。

六、预后

FMS 患者如果接受合适的治疗,大多数都能获得较为明显的改善。应鼓励患者坚持药物治疗的同时进行非药物治疗干预,尤其是减缓压力、改善睡眠以及加强运动,这样疾病才有可能获得痊愈。

(李　芬)

思考题

1. IgG4 相关性疾病的定义是什么？该病最常见受累的器官包括哪些？

2. 目前临床上公认的 IgG4 相关性疾病的临床综合诊断标准是什么？

3. 抗磷脂综合征的临床表现是什么？

4. 抗磷脂综合征诊断分类标准是什么？治疗原则是什么？

5. 自身炎症性疾病包括哪些疾病，它们的常见临床表现包括哪些？

6. 常见的单基因遗传病的临床特点和治疗目标是什么？

7. 什么是肿瘤免疫检查点抑制剂所致的免疫相关不良反应？其发生机制是什么？

8. 免疫检查点抑制剂相关风湿性疾病不良反应包括哪些临床表现？与传统的风湿性疾病相比，二者的相似点和不同点是什么？

9. 纤维肌痛综合征的发病机制是什么？主要治疗药物有哪些？

第二十六章
免疫缺陷病

　　免疫缺陷病（immunodeficiency disease）是指免疫系统的器官（胸腺、骨髓、淋巴组织等）、细胞（淋巴细胞、多形核细胞、单核/巨噬细胞等）、分子（免疫球蛋白、细胞因子、补体等）存在某些缺损，免疫应答受损，导致一种或多种免疫功能缺陷的疾病。

　　免疫缺陷病分为原发性和继发性两大类。由于先天性免疫系统发育不全所引起的免疫功能障碍称原发性免疫缺陷病（primary immunodeficiency disease，PID），2020 年国际免疫学联合会（International Union of Immunological Societies，IUIS）根据缺陷累及细胞类型和成分以及功能异常的特点，分为十大类（表 26-1）。继发性免疫缺陷病是由于其他疾病或因素而引起的免疫功能障碍，如感染、药物、放射线、营养不良、恶性肿瘤等。

表 26-1　2020 年 IUIS 原发性免疫缺陷病的分类

细胞和体液免疫缺陷
严重联合免疫缺陷
联合免疫缺陷
联合免疫缺陷合并相关或者综合征特征
抗体缺陷为主的免疫缺陷
低丙种球蛋白血症
其他抗体缺陷
免疫调节异常性疾病
嗜血细胞性淋巴组织增生症和 EBV 感染
自身免疫综合征及其他疾病
先天性吞噬细胞数量和 / 或功能缺陷
中性粒细胞减少
吞噬细胞功能缺陷
固有免疫缺陷
细菌及寄生虫感染
呈孟德尔遗传的分枝杆菌病和病毒感染
自身炎症性疾病
补体缺陷
骨髓衰竭相关免疫缺陷
原发性免疫缺陷的拟表型

　　免疫缺陷病的临床表现主要为反复的慢性迁延感染，以呼吸道感染最为常见。此外患者易伴发恶性肿瘤、自身免疫病和变态反应性疾病等。诊断多通过体液免疫和细胞免疫的初筛以及有关的基

因检测明确(表 26-2)。治疗原则以过继免疫替代或增强免疫功能为主。

表 26-2　诊断体液和细胞免疫缺陷病的实验室检查

类别	方法
体液免疫检测	初筛性试验
	免疫球蛋白水平测定(IgG、IgM、IgA 和 IgE 定量)
	外周血 B 细胞定量
	B 细胞功能测定
	天然的或常有的获得性抗体:同族血凝素(血型抗体)、对常见病毒(流感、风疹、麻疹)和细菌毒素(白喉、破伤风)的抗体
	注射蛋白质(破伤风类毒素)和 / 或糖类(肺炎球菌或流感嗜血杆菌等菌苗)抗原后的抗体应答
	IgG 亚类测定
细胞免疫检测	初筛性试验
	外周血 T 细胞及亚群、NK 细胞、单核细胞定量
	T 细胞功能测定
	迟发皮肤过敏试验(PPD,白念珠菌素,破伤风类毒素)
	对丝裂原的增殖反应(PHA,ConA,抗 CD3 抗体)和对同种异型细胞的增殖反应(混合淋巴细胞反应)
	细胞因子测定(IL-1、IL-2、TNF 等)

第一节　体液免疫缺陷病

体液免疫缺陷病是以体液免疫系统缺陷为主的一组疾病,涉及 B 细胞、免疫球蛋白、特异性抗体反应等。本病在原发性免疫缺陷病中最常见,约占 50%~70%。大部分表现为选择性抗体减少,部分表现为各型抗体下降或者抗体水平正常的特异性抗体反应低下。

一、X 连锁婴儿低丙种球蛋白血症

X 连锁婴儿低丙种球蛋白血症(X-linked infantile hypogammaglobulinemia)于 1952 年首先报道,以男孩为多。发病率约为十万分之一。

1. **病因和发病机制**　本病是一种 X 连锁遗传病,由于缺陷基因定位在 X 染色体的长臂(Xq21.3-22),因此具有伴性遗传的特征。本病存在 B 细胞发育障碍和自身分化缺陷。

2. **临床表现**　出生后半年开始出现症状,首发症状主要为反复化脓性感染,有时发生关节炎、吸收不良。有些患者在接种脊髓灰质炎疫苗后发生瘫痪。少数病例到儿童期才出现症状。

3. **实验室检查**　外周血 B 细胞显著减少,常低于 5/1 000 淋巴细胞。总免疫球蛋白低于 2.5g/L,IgG 低于 2.0g/L,IgM、IgA、IgD、IgE 水平极低或检测不到。血型抗体阴性,细胞免疫功能正常。

4. **诊断**　男孩发病,出生半年后开始反复化脓性感染,血清各类免疫球蛋白和循环血中 B 细胞显著减少,特异抗体反应低下,细胞免疫正常,以及有家族史的特点可以诊断。淋巴结活检显示淋巴结中缺少浆细胞、生发中心和滤泡形成。

5. **治疗**　目前以丙种球蛋白替代治疗为主,每月 1 次。对反复化脓性感染,建议使用强效广谱抗生素,剂量要足,疗程要长。

二、普通变异型免疫缺陷病

普通变异型免疫缺陷病(common variable immunodeficiency disease,CVID)又称获得性低丙种球蛋白血症(acquired hypogammaglobulinemia),是一组变异较大的免疫缺陷病,男女均可发病。

1. **病因和发病机制**　本病的病因及发病机制不清楚。大多数病例为无遗传性的散发病例。多数患者有 B 细胞内因子缺乏、B 细胞分化障碍、T 辅助细胞减少或 T 抑制细胞活性增加,常伴发 IgA 缺陷病。

2. **临床表现**　肺、鼻旁窦的反复感染为最常见症状。消化道症状亦常出现,表现为腹泻、吸收不良、乳糖耐受不良、体重下降,腹泻可以是感染或者非感染性,小肠活检示淋巴结增生,小肠固有膜淋巴浸润,肠绒毛囊性改变。慢性腹泻有发展为胃肠道腺癌或淋巴瘤。本病常伴发自身免疫病,如类风湿关节炎、系统性红斑狼疮、特发性血小板减少性紫癜、Grave 病、恶性贫血等。

3. **实验室检查**　总免疫球蛋白低于 3.0g/L,IgG 低于 2.5g/L,外周血 B 淋巴细胞计数正常或减少,血型抗体滴度减低,特异抗体反应缺乏,T 细胞免疫功能正常或减低。

4. **诊断**　本病发病年龄较晚,以 15~35 岁居多,且 B 细胞计数常正常或减少不明显,需与 X 连锁低丙种球蛋白血症鉴别。

5. **治疗及预后**　本病治疗原则上以丙种球蛋白替代治疗为主。用抗生素积极控制感染。对有消化道症状者,应检查贾第鞭毛虫、沙门氏菌等,确诊后应用甲硝唑治疗。本病预后较好。主要并发症为慢性肺疾病。

三、选择性 IgA 缺陷病

选择性 IgA 缺陷病(selective IgA deficiency)是原发性免疫缺陷病中最常见的病种,发病率高达 1/800~1/600。

1. **病因和发病机制**　部分患者表现为常染色体隐性遗传,主要是 18 号染色体长臂或短臂缺失或为环状染色体,导致 IgA 的合成、释放减少有关,或者分泌 IgA 的浆细胞分化障碍,或者抑制性 T 细胞选择性地抑制 IgA 的合成。

2. **临床表现**

(1)呼吸道和鼻旁窦反复感染:因缺乏分泌型 IgA,黏膜表面免疫功能下降,易发生感染。

(2)过敏反应:分泌型 IgA 减少导致致敏性蛋白吸收增多,IgE 合成水平增高,常出现哮喘,特异性皮炎、过敏性鼻炎、荨麻疹等。

(3)胃肠道疾病:可发生腹泻、溃疡性结肠炎、Crohn 病、肠道贾第鞭毛虫感染等。

(4)自身免疫病:50% 患者伴发自身免疫病,如类风湿关节炎、皮肌炎、干燥综合征等。另外循环血中可检出多种自身抗体,如抗 IgA 抗体、抗胶原抗体、抗 DNA 抗体、抗壁细胞抗体、抗基底膜抗体。

(5)无症状:有一些患者长期无临床症状,这可能是患者血中低分子量 7S IgM 增高,替代 IgA 功能,导致无症状。

（6）伴发恶性肿瘤：有时患者可伴发淋巴瘤、恶性组织细胞瘤、肺癌、食管癌等。

3. **实验室检查**　外周血 B 细胞计数正常，血清 IgA 低于 50mg/L，IgG、IgM、IgD 正常。血清和分泌物中 7S IgM 升高。有些病例可检测出抗 IgA、IgG、IgM 的自身抗体，提示与自身免疫病有关。T 细胞免疫功能正常。

4. **治疗及预后**　治疗主要针对各种并发症，感染应选用有效的抗生素。替代疗法不适用，因为 IgA 不能达到分泌物中，而且有激发过敏反应的危险。一般预后较好。

四、选择性 IgM 缺陷病

本病的特征为 IgM 低于正常水平的 10%，其余免疫球蛋白均正常。

1. **病因和发病机制**　病因不清楚，由于免疫调节缺陷导致合成 IgM 的 B 细胞发育成为合成 IgG 和 IgA 的 B 细胞，以致患者缺乏 IgM 阳性 B 细胞，引起体内 IgM 水平低下。

2. **临床表现**　反复肺和鼻旁窦感染。致病菌常为有荚膜微生物、革兰氏阴性菌等，革兰氏阴性菌所致败血症发生率高，也常伴发自身免疫病，脾脏可增大。

3. **实验室检查**　血清 IgG、IgA 水平正常。IgM 水平低下，多低于 100~200mg/L，外周血表面 IgM 阳性的 B 细胞数量减少。

4. **治疗**　主要为对症治疗。早期应用抗生素治疗感染，预防败血症发生。由于 IgM 半衰期较短（45d），替代疗法的疗效不明显。脾切除术应慎重。

五、选择性 IgG 亚型缺陷病

IgG 抗体可分为 4 个亚型，即 IgG1~IgG4，体内的构成及特征见表 26-3。其由于单个或多个亚型缺乏所引起的免疫缺陷病，称选择性 IgG 亚型缺乏症。

表 26-3　IgG 亚型的特征

主要特征		IgG1	IgG2	IgG3	IgG4
组成 /%		60~70	15~25	<10	<5
补体结合		+++	+	+++	±
半衰期 /d		23	23	7	23
抗原结合能力	蛋白抗原	+++	++	++	+
	多糖抗原	++	+++	+	++

1. **病因和发病机制**　病因不清，IgG 亚型的不完全缺乏，重链基因恒定区基因缺失或同型开关异常，可导致 1 个或多个亚型缺乏。

2. **临床表现**　临床上，患者常反复呼吸道感染和鼻旁窦化脓性感染。不过，各型又各有特点。

（1）IgG1 缺乏：常伴有其他严重免疫缺陷，如选择性 IgA 缺乏，或本身是普通变异型免疫缺陷的一部分。临床上出现反复感染、哮喘等。

（2）IgG2 缺乏：常伴有 IgG4 缺乏。临床上出现反复呼吸道感染、中耳炎。此外，常伴有共济失调毛细血管扩张症、系统性红斑狼疮等自身免疫病。

（3）IgG3 缺乏：常伴发 IgG1 缺乏。患者易发生慢性阻塞性肺疾病和哮喘、泌尿道感染。

（4）IgG4 缺乏：反复上呼吸道感染、鼻窦炎、中耳炎等。

3. **实验室检查**　总 IgG 正常，单个或多个 IgG 亚型低于同年龄的正常对照组。T 细胞免疫正常。

4. **治疗**　主要为对症治疗，强力有效抗生素控制感染。效果不佳者，可注射丙种球蛋白。

六、高 IgM 免疫缺陷病

本病的特征为血清中 IgM 水平升高,而 IgG、IgA、IgE 水平明显减低。可见于儿童或成人,男女均可发病。

1. 病因和发病机制　病因迄今未明。大多数为 X 连锁遗传,但也有继发感染、后天获得的。发病机制可能为合成 IgM 的 B 细胞在分化过程中出现障碍,导致合成 IgG 或 IgA 的 B 细胞减少。

2. 临床表现　通常在出生后 12 岁发病。以反复细菌感染为主,包括肺炎、中耳炎、败血症等。有些患者的中性粒细胞减少,亦可出现溶血性贫血。

3. 实验室检查　IgM 水平明显升高,常达 1.5~10g/L。血 IgA、IgG、IgE 水平低下,甚至不能测出。细胞免疫正常。

4. 治疗　同 X 连锁低丙种球蛋白血症。

(黄文辉)

第二节　细胞免疫缺陷病

本组疾病的特点是细胞免疫功能缺陷,而血清免疫球蛋白水平正常。单纯的细胞免疫缺陷病少见,大多伴有 B 细胞免疫异常,故该组疾病多存在于 IUIS 分类中的联合免疫缺陷合并相关或者综合征特征,或免疫调节异常性疾病(见表 26-1)。本病容易有病毒、真菌及原虫感染,常缺乏有效治疗,预后较差。

一、先天性胸腺发育不良

先天性胸腺发育不良(congenital thymic dysplasia)又名 DiGeorge 综合征或伴甲状旁腺功能低下的免疫缺陷病等。男女均受累。

1. 病因和发病机制　本病的发生是由于胚胎 6~12 周时咽囊发育出现障碍,引起胸腺和甲状旁腺发育异常,并常伴有面部和心血管畸形。

2. 临床表现　患者大多呈现鱼形嘴、小下颌、宽眼距、低耳位、耳郭切迹等特殊面容。也常出现先天性心血管畸形、低血钙、手足搐搦、生长发育迟滞和反复感染等。

3. 实验室检查　外周血淋巴细胞计数减少,常低于 $1.2 \times 10^9/L$,但也可正常。细胞免疫功能低下,淋巴细胞对植物血凝素(PHA)、同种异体细胞无反应,迟发型超敏反应皮肤试验阴性。体液免疫正常。血钙明显减低,常低于 1.75mmol/L(7mg/dl)。血磷升高。影像学显示前纵隔胸腺影缺如。

4. 诊断　根据特殊面容、低血钙、先天性心血管畸形和反复感染,结合免疫功能和胸部影像学检查可确诊。

5. 治疗及预后　应尽早行胚胎胸腺移植,大多数可重建细胞免疫功能。对有残余 T 细胞功能者,可试用免疫调节药物,如胸腺素、转移因子等进行治疗。低血钙所致手足搐搦,可静脉注射葡萄糖酸钙,同时给予足量维生素 D。预后与病情严重程度相关。

二、慢性皮肤黏膜念珠菌病

本病起病为皮肤黏膜的慢性念珠菌感染,常伴有内分泌疾病。男女均可发生。

1. **病因和发病机制**　病因尚不清楚。有的病例有常染色体隐性遗传特征。部分患者体内发现存在抑制正常淋巴细胞对念珠菌抗原的增殖反应血浆因子。

2. **临床表现**　多数患者先出现慢性念珠菌感染,继而伴有或者不伴有内分泌病变。内分泌疾病,以甲状旁腺功能低下症和低血钙性手足搐搦多见,其次有 Addison 病、甲状腺功能低下症、恶性贫血、慢性活动性肝炎等。但也有患者先表现为内分泌病变,数年后出现慢性念珠菌感染。

3. **实验室检查**　外周血淋巴细胞计数正常,淋巴细胞对 PHA、同种异体细胞反应正常,但对念珠菌抗原则无反应,以念珠菌作抗原的迟发型超敏反应皮肤试验为阴性。体液免疫功能正常。可检测出针对内分泌器官抗原的自身抗体。

4. **治疗**　念珠菌感染予以抗霉菌治疗。伴发的内分泌疾病,无特殊预防,对症治疗为主。

三、特发性 CD4⁺ T 细胞减少症

特发性 CD4⁺ T 细胞减少症(idiopathic CD4⁺ T cell lymphocytopenia,ICL)又称为人类免疫缺陷病毒(HIV)阴性获得性免疫缺陷综合征(AIDS)样综合征。

1. **病因和发病机制**　病因至今未明,发病与 T 细胞特异性分化、成熟和活化后信号转导通路的障碍有关。

2. **临床表现**　ICL 的临床表现分为三型:无症状型、AIDS 型、非 AIDS 型。无症状型少见,AIDS 型与非 AIDS 型在年龄、性别、种族、地域、易感因素等无明显差异。AIDS 型,以各种机会或非机会感染最多见,易患肿瘤。其中感染以隐球菌和分枝杆菌为多,部位主要累及脑和肺。ICL 患者伴随的肿瘤,如卡波西肉瘤(Kaposi sarcoma)、间变性星形细胞瘤、非霍奇金淋巴瘤均有报道。非 AIDS 型的临床表现多样,目前有干燥综合征、白癜风、斑秃、进行性多发性脑白质软化等报道。

3. **实验室检查和诊断**　目前的诊断方法主要依据实验室检测 T 细胞亚群变化。1992 年,美国 CDC 制定了该病的临床诊断标准:①两次以上检查外周血 CD4⁺ T 细胞绝对数小于 300/μl,或外周血 CD4⁺ T 细胞占 T 细胞(CD3⁺ T 细胞)总数的百分比不足 20%。②除外 HIV 感染。③除外其他已知病因或治疗相关因素引起的免疫功能抑制。

4. **治疗和预后**　目前对症治疗主要是治疗各种机会或非机会感染,以及伴随的相关疾病等。静脉注射免疫球蛋白或骨髓移植是治疗 ICL 的两种常用方法,白细胞介素 -2(IL-2)治疗取得了一定的效果。ICL 的预后不同于 AIDS,相对良好。

(黄文辉)

第三节　联合免疫缺陷病

一、概述

联合免疫缺陷病(combined immunodeficiency disease,CID)是一类同时累及机体细胞免疫和体液

免疫的 PID，主要表现为 T 细胞缺陷，伴不同程度 B 细胞缺陷，具有不同的发病机制（表 26-4）。

表 26-4　联合免疫缺陷病分类（参考 IUIS 2017 版 PID 分类）

分类	致病基因或可能的发病机制
1. T 细胞缺陷、B 细胞正常重症联合免疫缺陷病（T⁻B⁺ SCID）	γc 链缺陷、JAK3 缺陷、IL-7Rα 缺陷、CD45 缺陷、CD3δ/CD3ε/CD3ζ 缺陷、冠蛋白 -1A（Coronin-1A）缺陷、LAT 缺陷等
2. T 细胞和 B 细胞均缺如重症联合 SCID（T⁻B⁻SCID）	重组活化基因（RAG1/2）缺陷、DNA 铰链修复 1C 蛋白（DCLRE1C，Artemis）缺陷、DNA 活化蛋白激酶催化亚基（DNA PKcs）缺陷、DNA 连接酶Ⅳ（LIG4）缺陷、XLF 缺陷、腺苷脱氨酶（ADA）缺陷、网状系统发育不良等
3. 病情相对较轻的联合免疫缺陷病	DOCK2 缺陷、CD40 缺陷、CD40L 缺陷、ICOS 缺陷、CD3γ 缺陷、CD8 缺陷、ZAP70 缺陷、MHC Ⅰ/MHC Ⅱ 缺陷、DOCK8 缺陷、Rhoh 缺陷、MST1 缺陷、TCRα 缺陷、LCK 缺陷、MALT1 缺陷、CARD11 缺陷、BCL10 缺陷、BCL11B 缺陷、IL-21 缺陷、IL-21R 缺陷、OX40 缺陷、IKBKB 缺陷、NIK 缺陷、RelB 缺陷、Moesin 缺陷、TFRC 缺陷等

二、病因及发病机制

1. **重症联合免疫缺陷病**（severe combined immunodeficiency disease，SCID）　联合免疫缺陷病中最为严重的类型，发病率约 1/50 万 ~1/10 万。SCID 患者胸腺明显小于正常，没有胸腺细胞，皮髓质界限不清，并缺乏胸腺小体。脾的滤泡区和副皮质区缺乏淋巴细胞。淋巴结、扁桃体、腺样体和 Peyer 斑缺如或重度发育不全。

（1）T 细胞缺陷、B 细胞正常 SCID：以 X 连锁 SCID 常见，占 SCID 的 40% 左右，其余类型 T⁻B⁺ SCID 为常染色体隐性遗传。X 连锁 SCID 是由于 IL-2RG 基因突变，导致 γc 链缺陷，不能介导多种细胞因子信号转导或调控 T、NK 细胞分化成熟，导致 T、NK 细胞功能严重障碍。B 细胞数目可正常，但由于缺乏 T 辅助细胞，免疫球蛋白水平也明显低下。

（2）T、B 细胞均缺如 SCID：多为常染色体隐性遗传。腺苷脱氨酶（ADA）基因缺陷占 SCID 的 10%~15%，细胞内 dATP 或 dGTP 积聚，抑制 T、B 细胞增殖和分化。RAG1/2 基因缺陷导致编码免疫细胞抗原受体的 V（D）J 基因重排障碍，T 细胞和 B 细胞无法正常分化，外周血 T 和 B 细胞计数均明显下降。网状系统发育不良为淋巴干细胞和髓系前体细胞发育成熟障碍，外周血淋巴细胞及粒细胞均严重减少。

2. **病情相对较轻的联合免疫缺陷病**　病情相对较 SCID 轻。因基因缺陷不同，临床表型各异。

三、联合免疫缺陷病共同临床表现

共同的临床表现为反复感染，存活患者常因免疫紊乱出现自身免疫疾病及肿瘤，以及生长发育迟滞等。

1. **感染**　SCID 患儿生后不久即发生严重感染，多于婴儿期死亡。常呈机会性感染，感染部位以呼吸道和肠道多见，也可见皮肤脓肿或全身性感染如脓毒血症等。

2. **自身免疫病**　CID 患者随年龄增长易发生自身免疫病，包括自身免疫性溶血性贫血、血小板减少性紫癜、自身免疫性甲状腺炎、自身免疫性糖尿病、系统性红斑狼疮等。患者也容易出现过敏性疾病，如哮喘、过敏性鼻炎等。

3. **肿瘤**　淋巴系统肿瘤多见，发生风险高于正常人群 10~100 倍，其他系统肿瘤，如皮肤肿瘤等。

四、实验室及辅助检查

1. 免疫细胞及功能检测

(1)外周血淋巴细胞计数:婴儿期如外周血淋巴细胞计数<3×10^9/L 应怀疑淋巴细胞减少,复查如仍小于<3×10^9/L,需行进一步免疫功能评估;婴儿期外周血淋巴细胞计数<1.5×10^9/L 时,应高度警惕 SCID。

(2)淋巴细胞亚群分析:SCID 患儿 CD3$^+$ T 淋巴细胞计数明显减少,CD19$^+$ B 细胞、CD16$^+$CD56$^+$ NK 细胞因病因不同,呈不同程度减少或正常。病情相对较轻型 CID 患者 T 淋巴细胞减低不如 SCID 明显,可出现 CD4$^+$ T 淋巴细胞或 CD8$^+$ T 淋巴细胞减低。

(3)免疫球蛋白检测:SCID 无论 B 细胞计数是否正常,外周血免疫球蛋白水平明显减低。病情较轻的 CID 患者,免疫球蛋白水平正常,仅出现免疫球蛋白亚类异常。

2. 酶学检测 胎儿羊水中成纤维细胞 ADA 活性检测可用于产前诊断。ADA 缺陷型 SCID 患者,红细胞及其他组织细胞 ADA 活性小于正常对照 2%,应考虑 SCID 可能。

3. 基因检测 大部分 CID 为单基因遗传病,突变基因 DNA 测序用于确诊及家系调查。当存在免疫缺陷家族史等风险时,基因突变分析是产前诊断的最佳手段。

4. 胸部 X 线 SCID 患儿 X 线胸片常缺乏胸腺影,提示胸腺发育不良。

五、诊断

详细询问患者出生时情况,感染发生时间、频率、部位,有无引起继发性免疫缺陷病的因素,有无输血、血制品时发生移植物抗宿主反应等。询问疫苗接种后有无特殊反应。通过家系调查,以发现患者家族是否有感染早夭成员、有无过敏性疾病和自身免疫病、肿瘤患者等。体格检查可发现因反复感染所致的营养不良、体重下降、发育迟滞,患儿淋巴结、扁桃体、腺样体等变小或缺如,以及多种感染体征。所有 SCID 患者均有淋巴细胞减少,淋巴细胞计数是最常用的 SCID 筛查方法。由于导致 CID 基因缺陷繁多,CID 确诊需要依靠临床表现、免疫功能检测和基因检测等综合判断。

六、治疗

1. 一般治疗 SCID 患儿禁止直接输注血液制品,必须输注时,需做巨细胞病毒筛查,且行放射照射前处理,以免发生 GVHR。SCID 患儿需长期无菌舱内护理,直至免疫功能重建,不做扁桃体和淋巴结切除术,脾切除术视为禁忌。SCID 患者禁止接种活疫苗和减毒活疫苗。有免疫缺陷患者的家庭,应做遗传咨询和产前筛查。

2. 替代治疗

(1)静脉注射免疫球蛋白(intravenous injection of immunoglobulin,IVIG):IVIG 主要用于低 IgG 血症患者。治疗剂量个体化,以能控制感染为适宜。

(2)细胞因子治疗:转移因子可增强细胞免疫,用于迁延不愈的病毒、真菌或胞内菌感染的辅助治疗。干扰素及 IL-2 可增强 NK 细胞功能,辅助抗病毒治疗。胸腺素可诱导 T 细胞分化发育,增强成熟 T 细胞对抗原的反应,改善临床症状。

(3)酶替代治疗:ADA 缺陷者,定期肌内注射聚乙二醇结合型牛 ADA(PEG-ADA)或聚乙二醇化的重组 ADA(rADA)。

3. 免疫重建

(1)骨髓移植(bone marrow transplantation,BMT):通过同种异体骨髓移植,重建细胞和体液免疫功能,为 SCID 免疫重建首选。CID 进行骨髓移植时,应根据免疫缺陷的类型和程度,选择相应的前期免疫抑制准备。同时注意预防移植后 GVHR 及感染。

(2)脐血造血干细胞移植:脐血富含造血干细胞,可作为免疫重建的干细胞重要来源。脐血干细胞移植后 GVHR 较轻。

(3)胎肝移植:胎儿肝脏含大量造血干细胞,在无合适的骨髓移植供体前,可考虑胎肝移植治疗 SCID。此法目前已少用。

(4)胸腺组织移植:包括胎儿胸腺组织移植和胸腺上皮细胞移植,疗效不肯定,由于约 1/10 接受胸腺移植的患者发生淋巴瘤,已较少使用。

4. 基因治疗 将正常的目的基因片段整合到患者干细胞基因组内(基因转化),这些被目的基因转化的细胞,通过有丝分裂,致使转化的基因片段能在患者体内复制而持续存在。首个儿童用基因治疗药物 Strimvelis 已在欧洲和美国获批,用于治疗 ADA 缺陷型 SCID。采用慢病毒载体基因治疗 X 连锁 SCID 的临床研究也获得成功。基因治疗目前处于开拓阶段,具有良好的临床应用前景。

(李 芬)

思考题

1. 原发性免疫缺陷病,按照细胞类型和成分以及功能异常的特点分为哪些类型?

2. 免疫缺陷病有哪些临床表现?

3. 有哪些实验室方法可以判断体液免疫缺陷?

4. 有哪些实验室方法可以诊断细胞免疫缺陷?

5. 试述免疫缺陷病的治疗原则。

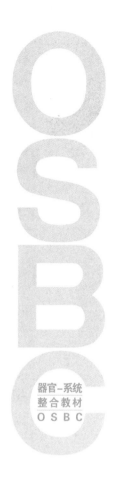

器官-系统
整合教材
O S B C

第四篇
免疫与疾病的预防、诊断和治疗

第二十七章

疫　苗

　　免疫学理论和技术推动了疫苗的发展。第一代传统疫苗包括灭活疫苗、减毒活疫苗和类毒素；第二代新型疫苗包括亚单位疫苗、结合疫苗、合成肽疫苗和重组蛋白疫苗；第三代新型疫苗的代表为基因疫苗。传统疫苗、新型疫苗、免疫治疗新方法的研究方兴未艾，具有广阔的应用前景。佐剂作为非特异性免疫增强剂，可显著增强疫苗接种后的免疫效应或改变免疫应答的类型。新型疫苗的发展，不仅依赖于新型疫苗的种类和设计策略，还依赖于佐剂的发展和创新。传统的灭活疫苗和减毒活疫苗因具有良好的免疫原性而无需佐剂辅助，而亚单位疫苗、DNA 疫苗、合成肽疫苗等新型疫苗免疫原性有限，需要辅以佐剂才能发挥长期有效的保护作用。

第一节　传 统 疫 苗

一、传统疫苗的种类

　　以完整病原体和毒素制备的疫苗和以灭活或减毒的完整病原体（如细菌、病毒）或细菌毒素等制备的疫苗目前应用最为广泛，习惯上将它们称为常规疫苗或传统疫苗，主要分类及特点如下。

　　1. **死疫苗（dead vaccine）**　亦称灭活疫苗（inactivated vaccine），是用物理、化学方法灭活病原微生物而制成的生物制剂。死疫苗已失去感染力和致病性，但保留了一定的免疫原性，由此诱导机体产生的免疫应答可抵御自然感染的同类病原微生物。死疫苗具有安全、易于保存和运输等优点。

　　2. **减毒活疫苗（live-attenuated vaccine）**　亦称活疫苗（live vaccine），是用无毒性或弱毒性的活病原微生物所制成的生物制剂，无毒性和致病性，但保留免疫原性及其在体内生长、繁殖的能力。与死疫苗相比，它具有以下特点：可在体内生长繁殖；所需接种剂量小，且仅需一次接种；接种过程类似隐性感染或轻度感染过程，接种后局部及全身反应较轻；免疫效果较好。死疫苗与活疫苗的区别见表 27-1。

表 27-1　死疫苗与活疫苗的区别

区别要点	死疫苗	活疫苗
制剂	灭活的病原体	活的、弱毒或无毒的病原体
接种剂量及次数	量大，2~3 次	量小，多为 1 次
副作用	大	小
免疫效果	较差，6 个月至 2 年	较好，3~5 年

续表

区别要点	死疫苗	活疫苗
细胞免疫效应	不产生	产生
稳定性	稳定,易保存,有效期约1年	不稳定,难保存,4℃冰箱保存数周
常用疫苗	霍乱、伤寒、百日咳、斑疹伤寒、钩端螺旋体病、流行性脑膜炎、狂犬病、流感、甲型肝炎及乙型脑炎等疫苗	卡介苗(BCG)、鼠疫耶氏菌低毒株、腮腺炎、麻疹、脊髓灰质炎、风疹、水痘、带状疱疹等疫苗

3. **类毒素**(toxoid)　细菌外毒素经0.3%~0.4%多聚甲醛溶液处理后,失去毒性而保留其免疫原性,即为类毒素,可诱导机体产生抗外毒素抗体(即抗毒素)。常用类毒素有破伤风类毒素与白喉类毒素。类毒素可与死疫苗混合制成联合疫苗(如白喉-百日咳-破伤风三联疫苗)。将类毒素接种于动物可获得抗毒素血清(如抗破伤风毒素与抗白喉毒素血清),血清可纯化、精制为特异性抗体,可用于紧急预防和治疗相关疾病。

二、传统疫苗的主要缺点

传统疫苗采用完整病原体制备而成,对人类预防及消灭传染病已做出极大贡献,但此类疫苗存在以下诸多缺点。

1. **副反应较重**　死疫苗接种剂量相对较大且需重复接种,会引起较严重的局部或全身反应。

2. **保存条件苛刻**　活疫苗存在回复突变的可能性(尽管概率极低),对疫苗保存时间和保存温度有较严格要求。

3. **容易引起不良反应**　完整病原体含抗原表位数量多且作用复杂,可能会引起超敏反应和交叉反应(如疫苗后脑炎等)。

三、理想疫苗的特性

1. **安全性**　疫苗常应用于健康人群,特别是少年儿童的免疫接种,直接关系到人类的身体健康和生命安全,因此疫苗的设计和制备过程均应保证其安全性。灭活疫苗菌种如果是强致病性微生物时,应彻底灭活,并避免无关蛋白和内毒素的污染;活疫苗的菌种要求遗传性状稳定,无回复突变,无致癌性;各种疫苗应尽量减少接种后所产生的副作用,优选口服方式接种或尽量减少接种次数。

2. **有效性**　疫苗应具有很强的免疫原性,接种后能诱导有效的保护性免疫应答,使机体的抗感染能力增强。在疫苗设计过程中必须考虑两个问题:一是保护性免疫应答是以体液免疫为主还是以细胞免疫为主,或二者兼备;二是能否引起显著的免疫记忆效应,使保护性免疫应答能够长期维持。模拟自然感染的途径进行接种,除引起体液免疫和细胞免疫外,还可引起黏膜免疫,抵抗经黏膜入侵机体的病原体。细胞因子等新型佐剂与疫苗的共同使用,可以调节免疫应答产生的类型,增强免疫效果。

3. **实用性**　疫苗的可接受性十分重要,否则难以实现接种人群的高覆盖率。在保证免疫效果的前提下尽量简化接种程序,如口服疫苗、多价疫苗和联合疫苗。同时要求疫苗要易于保存和运输,价格低廉。

第二节　新型疫苗

一、第二代疫苗

以能诱导有效的保护性免疫反应的抗原成分制备的疫苗,称为组分疫苗(第二代疫苗)。主要分类及特点如下。

1. **亚单位疫苗**(subunit vaccine)　指去除病原体中与诱导保护性免疫无关甚至有害的组分,仅应用其有效的免疫原成分制备的疫苗。例如:用百日咳杆菌丝状血凝素等保护性成分制备的无细胞百日咳疫苗,其内毒素含量仅为全菌体疫苗的 1/2 000,副作用明显减少而保护效果相同;用流感病毒血凝素和神经氨酸酶制备的流感疫苗;用乙肝表面抗原制备的乙肝疫苗。

2. **结合疫苗**(conjugate vaccine)　荚膜多糖和脂多糖是细菌重要的致病物质,但二者均属非胸腺依赖性抗原(thymus-independent antigen,TI-Ag),不能有效诱导二次抗体应答,故免疫保护效果差。结合疫苗是将细菌荚膜多糖水解物或脂多糖与蛋白载体相交联,使之成为胸腺依赖性抗原(thymus dependent antigen,TD-Ag),可诱导机体产生记忆性细胞和 IgG 类抗体,明显增强免疫保护效果。现已获准使用的有脑膜炎奈瑟菌疫苗、肺炎球菌疫苗及 B 型流感杆菌疫苗。

3. **合成肽疫苗**(synthetic peptide vaccine)　亦称抗原肽疫苗,其原理为:借助实验和计算机预测,获得 B 细胞和 T 细胞所识别的表位序列,据此设计和合成具有免疫原性的多肽,进而制备合成肽疫苗。为增强合成肽疫苗的免疫原性并诱导有效的保护性应答,可采取以下策略:借助蛋白质分子模拟技术,合理设计新型疫苗;对多个表位进行合理组合和搭配;辅以合适载体与佐剂。

4. **重组蛋白疫苗**(recombinant protein vaccine)　对编码有效免疫原的基因片段进行克隆,将其插入适当的原核或真核表达载体并在宿主菌或真核细胞内大量表达而获得。该疫苗的主要优点是:安全,不在体内增殖,亦不含病原体相关的致病因子(如病毒核酸)。已获准使用的此类疫苗有重组乙肝表面抗原疫苗、莱姆病疫苗等。

5. **重组减毒活疫苗**(recombinant attenuated live vaccine)　去除病原体(多为病毒)基因组中与毒力相关及与毒力回复突变相关的基因,将编码免疫原的基因片段插入减毒的病原体载体基因组中,制成减毒活疫苗。该疫苗的优点是:经过减毒处理的病原体载体安全可靠;易于构建可诱导多种保护作用的多价疫苗;所表达的目的抗原可循载体自然感染途径而进入机体,目前已尝试将编码乙肝病毒、麻疹病毒免疫原的基因插入痘病毒载体,或将编码痢疾杆菌免疫原的基因片段插入脊髓灰质炎病毒载体中。

6. **病毒样颗粒疫苗**(virus like particle vaccine)　重组病毒样颗粒是病毒衣壳蛋白外源表达的重要形式,形态结构与天然病毒高度相似,具有与其相当的免疫原性和更好的安全性,是一种理想的疫苗形式。它还可作为载体蛋白携带外源抗原或通过化学偶联的方式接入非蛋白抗原,是疫苗设计中的重要构件。与传统的减毒或灭活疫苗相比,高度纯化的病毒样颗粒疫苗具有组分单一、无病毒核酸、安全性良好和质量可控等显著优点,但研究难度较大。如何获得合适的放大制备工艺、组装工艺和制剂工艺的组合是阻碍其发展的重要原因。目前已上市的乙型肝炎疫苗、人乳头瘤病毒疫苗和戊型肝炎疫苗等基因工程疫苗均采用病毒样颗粒的形式构建。

二、第三代疫苗

核酸疫苗(nuclear acid vaccine)属第三代疫苗,亦称基因疫苗,包括 DNA 疫苗和 RNA 疫苗。与传统疫苗相比,核酸疫苗具有如下优点:免疫保护力强、制备简单、可产生持久的免疫应答、贮存与运输方便、可用于防治肿瘤。

1. **DNA 疫苗(DNA vaccine)**　基本原理是将编码抗原基因片段重组到真核表达质粒,直接用该重组质粒进行接种;质粒在宿主细胞表达目的抗原,通过诱导保护性免疫应答而发挥功能。该类疫苗免疫机体后能诱导机体中 T 细胞的增殖、细胞因子的释放、细胞毒性 T 细胞杀伤作用的激活,产生特异性免疫应答,起到预防或治疗疾病的效果。

2. **RNA 疫苗(RNA vaccine)**　基本原理是将抗原基因体外转录成 mRNA 并递送至宿主细胞内,借助细胞内的蛋白表达系统来产生抗原蛋白,进而增强机体的免疫能力。RNA 疫苗具有与活病毒类似的免疫应答机制、简单快速的化学合成制备方法、良好的热稳定性、无整合和干扰基因组转录的风险等优势。mRNA 作为疫苗分子相对于 DNA 作为疫苗分子有如下一些优点:它不需要任何的核定位信号、不会整合到基因组中,避免了任何可能的基因突变。mRNA 疫苗也存在一些亟待解决的问题,比如 mRNA 在生理条件下的不稳定性及其引发的免疫副反应。

三、疫苗的应用

随着生物技术的发展和疫苗研发领域的不断扩展,疫苗已从传染病预防领域扩展到许多非传染病领域,它已经不再是单纯的预防性生物制剂,通过调整机体的免疫功能和状态,疫苗已成为极具发展潜力的治疗性制剂。

1. **抗感染和计划免疫(anti-infection and planned immunization)**　计划免疫是根据某些特定传染病的疫情监测和人群免疫状况进行分析,有计划地应用疫苗进行免疫接种,预防相应传染病的发生,最终达到控制乃至消灭相应传染病的目的而采取的重要措施。

我国儿童计划免疫的常用疫苗有:卡介苗、脊髓灰质炎疫苗、百白破疫苗、麻疹活疫苗和乙型肝炎疫苗。2007 年国家增加了计划免疫免费提供的疫苗种类,在原有"五苗七病"的基础上增加到 15 种传染病疫苗(表 27-2)。新增了甲型肝炎疫苗、乙脑疫苗、A 群流脑多糖疫苗、麻风疫苗、麻腮风疫苗、A+C 群流脑多糖疫苗、钩体病疫苗、流行性出血热疫苗和炭疽疫苗等。我国的计划免疫工作取得了十分显著的成绩,使传染病的发病率大幅度下降。

表 27-2　国家免疫规划疫苗接种程序表

疫苗名称	接种时间	接种途径	接种次数	预防传染病	备注
卡介苗	出生时	皮内注射	1	结核病	
乙肝疫苗	0、1、6 月龄	肌内注射	3	乙型病毒性肝炎	出生后 24h 内接种第 1 次,前 2 次间隔至少 28d
脊髓灰质炎疫苗	2、3、4 月龄,4 周岁	口服	4	脊髓灰质炎	前 3 次接种间隔至少 28d
百白破疫苗	3、4、5 月龄,18~24 月龄	肌内注射	4	百日咳、白喉、破伤风	前 3 次接种间隔至少 28d
白破疫苗	6 周岁	肌内注射	1	白喉、破伤风	
麻风疫苗	8 月龄	皮下注射	1	麻疹、风疹	

续表

疫苗名称	接种时间	接种途径	接种次数	预防传染病	备注
麻腮风疫苗	18~24 月龄	皮下注射	1	流行性腮腺炎、麻疹、风疹	
乙脑疫苗	8 月龄、2 周岁	皮下注射	2	流行性乙型脑炎	
A 群流脑疫苗	6~18 月龄	皮下注射	2	流行性脑脊髓膜炎	2 次接种间隔 3 个月
A+C 群流脑疫苗	3 周岁、6 周岁	皮下注射	2	流行性脑脊髓膜炎	2 次接种间隔至少 3 年,A 群流脑疫苗第 1 次接种与第 2 次间隔至少 12 个月
甲肝疫苗	18 月龄	皮下注射	1	甲型肝炎	
出血热疫苗	16~60 周岁	肌内注射	3	出血热	第 1 次接种后 14d 接种第 2 次,第 1 次接种后 6 个月接种第 3 次
炭疽疫苗	高危人群或疫情发生时	皮上划痕	1	炭疽	病例或病畜的直接接触者不能接种
钩体疫苗	高危人群或流行地区 7~60 周岁	皮下注射	2	钩体病	第 1 次接种后 7~10d 接种第 2 次

除了国家免疫规划疫苗外,还有儿童或成人自愿自费接种的抗感染疫苗,如 B 型流感嗜血杆菌疫苗、23 价肺炎球菌多糖疫苗、轮状病毒疫苗、流行性感冒疫苗、肠道病毒 71 型疫苗、戊型肝炎疫苗等用来预防肺炎、轮状病毒感染、流行性感冒、手足口病、戊型病毒性肝炎等疾病。

目前,不少传染病仍缺乏有效的疫苗,如疟疾、结核病、艾滋病、埃博拉出血热、严重急性呼吸综合征(severe acute respiratory syndrome,SARS)和禽流感等。针对它们的新型疫苗的研发仍是未来重要的预防手段,任重而道远。

2. **抗肿瘤**　一些病原微生物的感染与肿瘤的发生发展密切相关,这些病原微生物的疫苗可被视为肿瘤疫苗。例如,EB 病毒疫苗可预防鼻咽癌,人乳头瘤病毒疫苗可预防宫颈癌。目前针对预防宫颈癌的 2 价、4 价、9 价等人乳头瘤病毒疫苗均已上市。治疗性疫苗是根据肿瘤免疫学理论,以增强机体的抗肿瘤免疫应答或直接杀伤肿瘤细胞以达到治疗目的的疫苗,包括肿瘤抗原疫苗和肿瘤抗原荷载的树突状细胞疫苗等。

3. **自然免疫与人工免疫**　接种牛痘疫苗在全球范围内消灭了天花病毒,是用免疫预防的方法消灭传染病的最好例证。随着全球卫生状况的不断改善和计划免疫的大力实施,传染病的预防目前已取得了巨大成就。同时随着疫苗研究领域的不断拓展,肿瘤疫苗、自身免疫病疫苗的兴起,免疫预防已扩大到传染病以外的其他领域,疫苗的内涵及应用也进一步得到拓展。

免疫预防(immunoprophylaxis)是指通过向机体内人工输入抗原物质而刺激机体产生免疫效应物质,或直接向机体内输入免疫效应物质,从而特异性地清除致病因子,达到预防疾病的目的。免疫预防在人类与传染性疾病的斗争中已发挥出极为重要的作用,使包括天花在内的许多烈性传染病被消灭或得以有效控制。目前全球性计划免疫的推行,为提高儿童和成年人群的健康水平做出了巨大贡献。

免疫预防主要通过两种方式使机体获得特异性免疫力。一是自然免疫(natural immunization),指机体感染病原体后获得的特异性免疫力,也包括胎儿或新生儿经胎盘或乳汁从母体获得的抗体;二是人工免疫(artificial immunization),即免疫预防,指采用人工方法,将疫苗、类毒素或含特异性抗体和细胞的免疫制剂接种于人体,以增强宿主的抗病能力。

　　人工免疫可分为两类：一是人工主动免疫（artifi-cial active immunization），是指将疫苗或类毒素等抗原物质接种于机体，诱导免疫系统产生特异性抗体和／或致敏性淋巴细胞，从而预防感染；二是人工被动免疫（artificial passive immunization），是指直接给人体注射含特异性抗体的免疫血清或细胞因子等生物制剂，使宿主迅速获得特异性免疫力，以达到治疗或紧急预防感染的目的。

（李晋涛）

思考题

　　1. 举例说明免疫学理论的发展如何影响疫苗研究。
　　2. 比较人工被动免疫和主动免疫的区别。
　　3. 传统疫苗的主要缺点是什么？
　　4. 简述新型疫苗的种类和原理。

第二十八章
免疫学诊断技术

随着现代免疫学、细胞生物学以及分子生物学等相关学科的发展,免疫诊断技术不断发展和完善,新的方法不断出现。免疫诊断技术主要包括抗原、抗体的检测、免疫细胞及免疫分子的测定及分子影像技术等,它不但广泛应用于疾病诊断、微量激素检测、免疫状态测定、发病机制研究、病情监测及疗效评价等方面,而且还可应用于传染病疫情监测、法医学鉴定、血清成分鉴定和科学研究等方面。

第一节　体外抗原抗体反应的特点及影响因素

一、高度特异性

抗原与抗体的结合具有高度特异性,即专一性,一种抗原只能与由它刺激所产生的抗体发生结合。这种特异性的物质基础在于抗原表位的构型与抗体分子的抗原结合部位的构型互补。正因为有了特异性为基础,才可用已知抗体检测未知抗原,也可用已知抗原检测未知抗体,从而在体外对许多未知的生物学物质进行特异性定性、定量或定位测定。例如,用伤寒杆菌的抗体检测伤寒杆菌、用乙肝病毒抗原来检测机体血清中的抗乙肝病毒抗体等。

二、表面化学基团之间的可逆结合

抗原抗体的结合除了空间构象互补以外,主要为分子表面化学基团之间的氢键、静电引力、范德华力和疏水键等非共价的可逆性结合。这种非共价键维系的结合不如共价键稳定,在一定的温度、酸碱度和离子强度的影响下,已结合的抗原抗体复合物可发生解离,而且解离后抗原和抗体仍具有原有的特性。抗原抗体的空间构型的互补程度越高,抗原表位与抗体 CDR 之间的结合力就越强,亲和力就越高。

三、适当条件下的可见性

抗原抗体在体外结合能否出现肉眼可见的反应取决于两者适当的比例和浓度。由于天然抗原分子表面一般有多种、多个抗原表位,而单体抗体仅有两个可结合抗原表位的 Fab,如果抗原与抗体的浓度和比例适当,则抗体分子的两个 Fab 分别结合两个抗原分子,在合适的温度(37℃ 为最适温度)、酸碱度(最适 pH 为 6~8)、电解质(常用 0.85% 的 NaCl 溶液作稀释液)条件下,相互交叉连接成网格状的大分子复合物,从而出现明显的、肉眼可见的反应;如果抗原或抗体比例不适当,抗原或抗体过剩,就只能形成小分子复合物,不能形成肉眼可见的现象。在实验过程中,要适当稀释抗原或抗体,以调整两者浓度和比例,使其出现肉眼可见的最大复合物,避免假阴性的出现。

第二节　检测抗原或抗体的体外试验

体外抗原 - 抗体反应(antigen-antibody reaction)又称血清学反应(serological reaction)。根据抗原的特性、反应的现象、参与反应的成分等因素的不同,体外抗原 - 抗体反应可分为凝集反应、沉淀反应、免疫标记技术及蛋白质芯片技术等。

一、凝集反应

凝集反应(agglutination reaction)是细菌、红细胞等颗粒性抗原或表面包被抗原的颗粒状物质(如聚苯乙烯乳胶)与相应抗体特异性结合且比例适当时,在合适的电解质条件下,出现肉眼可见的凝集团块的现象。该反应可分为直接凝集反应和间接凝集反应。

1. **直接凝集反应**(direct agglutination reaction)　是指细菌或红细胞等颗粒性抗原与相应抗体直接结合,出现的细菌或红细胞凝集现象,包括玻片凝集试验和试管凝集试验。前者在玻片上进行直接凝集反应,可用于抗原的定性检测,如 ABO 血型鉴定、细菌分型等;后者是将待检血清在试管中进行系列稀释后,在试管中与已知抗原进行直接凝集反应,可用于抗体的半定量测定(如抗体效价测定),例如辅助诊断伤寒、副伤寒病的肥达反应(Widal test)、诊断布鲁氏菌病的瑞特实验(Wright test)等。

2. **间接凝集反应**(indirect agglutination reaction)　是指将可溶性抗原或抗体先吸附于某些与抗原抗体反应无关的载体颗粒表面,形成致敏颗粒,然后再与相应抗体或抗原进行反应,出现凝集的现象。在间接凝集反应中,如果是将抗原吸附在载体颗粒上,则称正向间接凝集试验;如果是将抗体吸附在载体颗粒上,则称反向间接凝集试验。间接凝集反应根据载体颗粒的不同,可分为间接乳胶凝集反应、间接血球凝集反应等,例如,将溶血毒素"O"抗原吸附于乳胶颗粒上的抗"O"试验;人 IgG 作为抗原吸附于乳胶颗粒上的检测类风湿因子试验等。

二、沉淀反应

沉淀反应(precipitation reaction)是血清蛋白、细胞裂解液、组织浸液、毒素等可溶性抗原与相应抗体特异性结合且比例适当时,在合适的电解质条件下,出现肉眼可见的沉淀物的现象。沉淀反应可在半固体琼脂凝胶中进行,如单向琼脂扩散、双向琼脂扩散、免疫电泳等;也可在液体中进行(如免疫比浊试验)。

1. **单向琼脂扩散**(single agar diffusion)　将一定浓度的已知抗体均匀混合于已溶化的琼脂中,制成琼脂板,然后在琼脂板上打孔,将待测可溶性抗原加入孔中,使其向四周扩散。抗原在扩散过程中与凝胶中的抗体相遇,一定时间后,在比例适当处形成以抗原孔为中心的、内眼可见的白色沉淀环。由于沉淀环的直径与抗原浓度呈正相关,故此法可用于血清 IgG、IgM、IgA、C3、AFP 及其他可溶性抗原的定量测定。

2. **双向琼脂扩散**(double agar diffusion)　将琼脂溶化制成琼脂板,按需要打孔并分别加入抗原和抗体,二者同时在琼脂向四周扩散,抗原和抗体扩散过程中相遇且特异性结合,在合适比例处形成白色沉淀线,根据沉淀线的数目、位置、形状等判定结果。本法可用于可溶性抗原或抗体的定性、定量检测及组分分析等,如稀释免疫血清的效价测定(半定量)。

3. 免疫比浊(immunonephelometry) 在一定量的抗体中分别加入不同含量的可溶性待测抗原,经过一定时间后抗原抗体结合形成免疫复合物,使反应体系呈现不同的浊度,根据浊度即可检测可溶性抗原的含量。该法不但可精确定量检测抗原,而且快速、简便,可自动化分析,包括免疫透射比浊、免疫散射比浊以及免疫乳胶比浊在内的系列免疫比浊法在临床检验中已得到广泛应用。

三、免疫标记技术

免疫标记技术(immunolabeling technique)是指用酶、荧光素、放射性核素、胶体金及化学发光物质等标记抗体或抗原进行的抗原抗体结合反应,通过检测标记物,间接测定抗原 - 抗体复合物。该技术既结合标记技术的高灵敏性,又利用抗原抗体反应的高特异性,不但可以定性、定量检测抗原或抗体,还可结合光镜或电镜技术进行定位检测,是目前应用最为广泛的免疫检测技术。

1. 免疫酶测定法(enzyme immunoassay,EIA) 是用酶标记一抗或二抗检测特异性抗原或抗体的方法。本法是将抗原抗体结合反应的特异性与酶对底物的高效催化作用结合起来,通过酶作用后显色来判定试验的结果。既可肉眼判读,也可用酶标测定仪测定光密度(OD)值来反映待测抗原、抗体的含量,敏感度可达 ng/ml 甚至 pg/ml 水平。常用于标记的酶有辣根过氧化物酶(horseradish peroxidase,HRP)和碱性磷酸酶(alkaline phosphatase,ALP)。常用的方法有酶联免疫吸附试验和酶免疫组化技术,前者用于测定可溶性抗原或抗体,后者用于测定组织中或细胞表面的抗原。

(1)酶联免疫吸附试验(enzyme linked immunosorbent assay,ELISA):是酶免疫测定技术中应用最广的技术。常用的 ELISA 主要有双抗体夹心法和间接法等(图 28-1)。

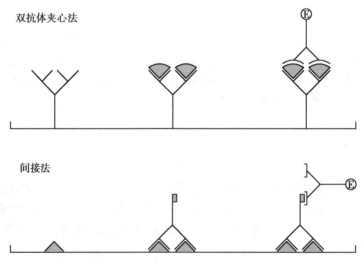

图 28-1 酶联免疫吸附试验示意图

1)双抗夹心法 ELISA(sandwich ELISA):适用于检测血清、脑脊液、胸腔积液、腹腔积液等液相中的可溶性抗原。先将已知抗体包被在固相上,加入待检标本,标本中如果含有特异性抗原,即与固相上的抗体结合,洗去未结合成分;再加入针对待检抗原的特异性酶标记的抗体(该酶标抗体与包被抗体一般是针对同一抗原分子中的不同表位的抗体),该酶标抗体又与待检抗原结合,洗去未结合的酶标抗体后,固相上的抗体、待检抗原及酶标抗体通过抗原抗体反应形成"双抗夹心式"结构,该结构中酶标抗体所携带的酶便可催化底物显色。因为显色的深浅与抗原的量呈正比,故可根据颜色的深浅判定待检标本中抗原的量。

2)间接 ELISA:先将已知抗原包被在固相上,然后加入待检标本,如果标本中有相应的特异性抗体(一抗),即与固相上的抗原结合,形成抗原 - 抗体复合物,然后再加入酶标记的抗抗体(二抗),洗去未结合的抗体后加底物显色,并根据呈色的深浅判定标本中抗体的量。该法适用于检测体液中的特异性抗体或用于单克隆抗体的筛选和鉴定。

(2)酶免疫组化技术(enzyme immunohistochemistry technique):是应用酶标记的特异性抗体与分布在组织或细胞中的待检抗原在抗原原位发生抗原抗体结合反应和组织化学的呈色反应,结合形态学检查,即可对组织或细胞中的相应抗原进行定位、定性和定量检测的技术。该技术结合了抗原抗体反应的特异性和组织化学的可见性,可在组织、细胞、亚细胞水平检测各种抗原。

(3)BAS-ELISA:BAS-ELISA 技术是指在免疫酶测定技术中利用生物素 - 亲和素系统(biotin-avidin system,BAS)标记抗原或抗体而发展的一种新型生物反应放大技术。生物素(biotin)是广泛分布于动植物体内的一种生长因子,又称辅酶 R 或维生素 H。亲和素(avidin)是卵白及某些微生物中的一种蛋白质,由 4 个亚单位组成。1 个亲和素分子可结合 4 个生物素分子,二者具有高度亲和力,且均能偶联抗体、抗原和辣根过氧化物酶而不影响其生物学活性。由于抗原或抗体分子可偶联多个生物素分子,该生物放大系统在单纯酶标技术基础上进一步提高了检测的灵敏度。

(4)酶联免疫斑点试验(enzyme linked immunospot assay,ELISPOT):其基本原理是用已知细胞因子的抗体包被固相载体,加入待检的效应细胞,温育一定时间后洗去细胞,如果待检效应细胞产生相应的细胞因子,则与已包被的抗体结合,再加入酶标记的抗该细胞因子的抗体,加底物显色,在分泌相应细胞因子的细胞所在局部呈现有色斑点,一个斑点表示一个分泌相应细胞因子的细胞,通过计数便可推算出分泌某种细胞因子细胞的频率。该法适用于单个效应细胞分泌的某一种细胞因子的测定(图 28-2)。

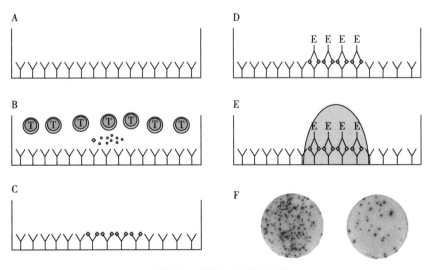

图 28-2　酶联免疫斑点试验

2. **免疫荧光技术**(immunofluorescence technique)　将荧光素与一抗或二抗连接成荧光抗体,检测特异性抗原或抗体的方法(图 28-3)。常用荧光素有异硫氰酸荧光素(fluorescein isothiocyanate,FITC)、藻红蛋白(phycoerythrin,PE)等,分别呈黄绿色荧光、红色荧光。

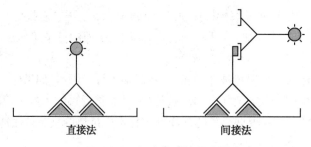

直接法　　　　　间接法

图 28-3　免疫荧光法示意图

（1）直接荧光法：将荧光素标记的已知抗体直接与细胞或组织中的抗原发生反应，再通过荧光显微镜、流式细胞术或激光共聚焦显微镜观察或测定。直接荧光法可检测不同的抗原，但需制备针对不同抗原的特异性荧光抗体。

（2）间接荧光法：将针对抗原的一抗与抗原特异性结合，再用荧光素标记的二抗与一抗发生结合反应，再进行荧光观察或检测。该法灵敏度比直接法高，且一种荧光素标记的二抗可用于多种不同抗原的检测。

3. 放射免疫测定法（radioimmunoassay，RIA）　是指用 ^{125}I 和 ^{131}I 等放射性核素标记抗原或抗体进行的免疫检测技术。该技术将放射性核素的高灵敏性与抗原抗体反应的高度特异性相结合，具有敏感性高（可达 pg/ml 水平）、重复性好、可自动化检测等优点，已广泛应用于激素、药物、IgE 等微量物质的测定。该技术需要特殊的放射性检测设备，且有一定的放射性污染。

4. 发光免疫分析（luminescence immunoassay，LIA）　是指用吖啶酯、鲁米诺等发光物质标记抗原或抗体进行的抗原抗体结合反应。发光物质在一定条件下发射出光子，用自动发光分析仪测定光子的量，以反映待检抗原或抗体的含量。该法根据发光反应、标记物及标记方法不同，可分为化学发光免疫测定、生物发光免疫测定和化学发光酶免疫测定等。该技术具有高灵敏度和可自动化分析等优点，常用于血清超微量活性物质的测定，如甲状腺素的检测。

5. 免疫胶体金技术（immunological colloidal gold signature，ICS）　是指用胶体金微粒标记抗体或抗原，检测未知抗原或抗体的方法。氯金酸（HAuCl$_4$）在还原剂作用下，可聚合成特定大小的金微粒，该微粒因静电作用而呈稳定的胶体状态，故称为胶体金。胶体金在弱碱性条件下，微粒表面的负电荷与蛋白质的正电荷靠静电引力牢固结合，借此可以包被抗原和抗体。由于胶体金的电子密度高，因抗原抗体反应而导致胶体金微粒聚集后呈红色，从而判定有无特异的抗原或抗体，如胶体金免疫层析试纸用以检测尿液中的 hCG 等。

6. 免疫印迹技术（immunoblotting）　又称为 Western 印迹技术。该技术先把经十二烷基磺酸钠 - 聚丙烯酰胺凝胶电泳（sodium dodecyl sulfate-polyacrylamide gel electrophoresis，SDS-PAGE）分离的、按分子量大小排列的蛋白质转移到固相载体膜上，再用酶或放射性核素标记的特异性抗体对蛋白质抗原进行定性或定量分析。免疫印迹技术将凝胶电泳与固相免疫相结合，能分离分子量大小不同的蛋白质并确定其分子量和含量，常用于检测病毒抗体或抗原、研究复杂抗原的组分及含量等。

7. 蛋白质芯片技术（protein chip technology）　蛋白质芯片又称为蛋白质微阵列（protein microarray）。先将多种已知的蛋白质抗原有序地固定于芯片上，再用特定荧光标记的抗体与芯片上的蛋白质抗原特异性结合，将未与芯片上蛋白质结合的标记抗体洗去，通过荧光扫描仪或激光共聚扫描技术测定芯片上各点的荧光强度，通过计算机分析判定特异性抗体的水平。如果将已知的抗体固定在芯片上，即为抗体芯片，可用于检测相应抗原。蛋白质芯片或抗体芯片可实现快速、准确、高通量地分析抗体或抗原，现已应用于细胞、细菌表达谱研究、微生物感染的检测、肿瘤抗原初筛等方面。

第三节　免疫细胞功能的检测

一、免疫细胞的分离

体外测定免疫细胞的功能,需要从不同材料中分离出相应的细胞。外周血是主要的检测标本,实验动物还可取胸腺、脾脏、淋巴结等作为标本进行检测。

1. **外周血单个核细胞的分离**　单个核细胞包括淋巴细胞和单核细胞。由于人外周血单个核细胞的密度(1.075~1.090)与其他细胞(红细胞和多核白细胞密度约为 1.092,血小板为 1.030~1.035)不同,采用密度介于 1.075~1.090 之间而近于等渗的溶液(如密度 1.077 的 Ficoll 分层液)进行密度梯度离心,使不同密度的细胞按相应密度梯度分布,从而将单个核细胞分离出来。

2. **淋巴细胞及其亚群的分离**　分离获得的单个核细胞中含有单核细胞、NK 细胞、T 细胞及 B 细胞等,不同的实验常需要再从中分离不同的细胞群体,不同的细胞群体需采用不同的方法获得。

(1)尼龙棉柱法富集 T 细胞:该法利用 B 细胞和单核 / 巨噬细胞等辅佐细胞易于黏附于尼龙棉纤维表面,而 T 细胞的黏附力较弱的特点,将 T 细胞分离出来。该法简单易行,但获得的 T 细胞纯度不高。

(2)免疫吸附分离:将已知的抗淋巴细胞表面标志分子的抗体(如抗 CD3 抗体、抗 CD4 抗体、抗 CD8 抗体等)包被聚苯乙烯培养板,加入淋巴细胞悬液后,表达相应表面标志的淋巴细胞便贴附在培养板上而分离出来。

(3)免疫磁珠法:将抗淋巴细胞表面标志分子的抗体吸附于磁性微珠上,加入淋巴细胞悬液后,具有相应表面标志分子的细胞便与磁珠上的特异性抗体结合,将该反应管置于磁铁的磁场中,携带有相应细胞的免疫磁珠便吸附于靠近磁铁的管壁上,从而分离出高纯度的所需细胞。

(4)流式细胞术(flow cytometry,FCM):将待检细胞悬液与针对淋巴细胞表面标志分子的荧光素标记抗体发生特异性结合反应,反应后的细胞悬液通过流式细胞仪后,携带相应荧光标记的细胞便可分选出来。FCM 不但可快速准确分离、鉴定细胞,而且还可对细胞做多参数定量测定和综合分析,如细胞周期、细胞凋亡分析等。

二、免疫细胞功能的测定

1. **T 细胞功能测定**　T 细胞增殖试验是指特异性抗原或植物血凝素(phytohemagglutinin,PHA)、刀豆蛋白 A(concanavalin A,ConA)等有丝分裂原可以刺激 T 细胞发生增殖反应,使其转化为淋巴母细胞。可通过以下方法检测 T 细胞增殖水平。

(1)形态计数法:T 细胞受到特异性抗原或有丝分裂原刺激后,可出现细胞体积增大,胞质增多,细胞核松散等形态学变化。通过显微镜观察,可以动态观察淋巴母细胞的数量,了解其增殖水平。该法简单易行,但主观性较强。

(2)^{3}H-TdR 掺入法:T 细胞在增殖过程中,其 DNA、RNA 的合成明显增加,加入氚标记的胸腺嘧啶核苷(^{3}H-TdR),会被掺入其 DNA 分子中。细胞增殖水平越高,掺入的放射性核素就越多,通过检测细胞的放射性,就可反映细胞增殖水平。

(3)MTT 比色法:MTT 是一种噻唑盐,其化学名为 3-(4,5- 二甲基 -2- 噻唑)-2,5- 二苯基溴化四

唑。在细胞增殖过程中,MTT 可掺入细胞,被胞内线粒体琥珀酸脱氢酶还原后形成褐色甲䐶颗粒。甲
䐶被盐酸异丙醇或二甲基亚砜溶解后使溶液呈现紫褐色;用酶标仪检测细胞培养液 OD 值可反映细
胞的增殖水平。该法灵敏度不及 ³H-TdR 掺入法,但操作简便,无放射性污染。

(4)迟发型超敏反应(DTH)试验:为体内检测细胞免疫功能的简便易行的皮试方法。其原理是外
来抗原刺激机体产生免疫应答后,再用相同的抗原作皮试可导致迟发型超敏反应,T 细胞活化并释放
多种细胞因子,产生以单个核细胞浸润为主的炎症,局部发生充血、渗出。阳性反应表现为局部红肿
和硬结,反应强烈的可发生水肿甚至坏死。细胞免疫正常者出现阳性反应,细胞免疫低下者则呈弱阳
性或阴性反应。目前常用于辅助诊断结核分枝杆菌、麻风分枝杆菌等微生物的感染以及测定患者细
胞免疫功能等。

2. **B 细胞功能测定**　B 细胞介导体液免疫,可通过抗体测定和抗体形成细胞测定来反映 B 细
胞功能。标本中的 IgG、IgA 和 IgM 等各类 Ig 的含量可通过单向琼脂扩散试验、ELISA、免疫比浊等
方法进行测定。抗体形成细胞测定常用方法为溶血空斑试验:以绵羊红细胞(sheep red blood cell,
SRBC)为抗原免疫动物,4d 后取其脾制备脾淋巴细胞悬液,与一定量的 SRBC 混合后加入琼脂糖凝
胶中,抗体形成细胞(antibody-forming cell,AFC)所产生的抗体与周围的 SRBC 结合,当加入补体时,
补体被激活使 SRBC 溶解,在 AFC 周围形成 SRBC 被溶解的透明区,即溶血空斑。每一个空斑代表
一个抗体形成细胞(浆细胞),通过计算溶血空斑数目可知分泌特异性抗体的 B 细胞的数目。

3. **细胞毒试验**　CTL、NK 细胞对靶细胞有杀伤效应,可根据待检效应细胞特性,选用相应靶细胞
进行细胞毒实验,主要用于肿瘤免疫、移植排斥反应和病毒感染的研究。

(1)⁵¹Cr 释放法:用 $Na_2^{51}CrO_4$ 标记靶细胞,如果被检效应细胞能够杀伤靶细胞,⁵¹Cr 则从细胞内释
放至培养基中。靶细胞溶解破坏越多,⁵¹Cr 就释放越多。用 γ 计数仪测定释放出的 ⁵¹Cr 的放射活性,
从而判定待检细胞的杀伤活性。

(2)乳酸脱氢酶释放法:乳酸脱氢酶(lactate dehydrogenase,LDH)存在于活细胞胞质内,正常情况
下不能透过细胞膜。当靶细胞受到效应细胞的攻击而损伤时,细胞膜通透性增加,LDH 就可从受损细
胞内释放出来。释放的 LDH 可催化氯化硝基四氮唑蓝(nitrotetrazolium blue choride,NBT)等底物形
成有色的甲基化合物,通过酶标仪测定上清液 OD 值,从而判定效应细胞的细胞毒性。

(3)凋亡细胞检测法:靶细胞被细胞毒性细胞杀伤后,可发生凋亡。①形态学检测法:凋亡细胞在
形态上会出现体积变小、细胞变圆、出现凋亡小体等明显的形态学改变,故可通过形态学检测来评估
细胞凋亡频率;②琼脂糖凝胶电泳法:凋亡细胞的 DNA 被核酸内切酶在核小体之间随机切断,产生
180~200bp 及其倍数的寡核苷酸片段,在琼脂糖凝胶电泳中呈现阶梯状 DNA 区带图谱,借此可反映
细胞凋亡情况;③ TUNEL 法:在细胞培养基中加入末端脱氧核苷酸转移酶(terminal deoxynucleotidyl
transferase,TdT),该酶可以把生物素标记的脱氧尿苷酸(dUTP)连接至断裂的 DNA 3' 末端,利用亲和
素 - 生物素 - 酶放大系统,在 DNA 断裂处着色,显示凋亡细胞。

4. **吞噬功能检测**　机体内具有吞噬功能的细胞主要包括单核 / 巨噬细胞和中性粒细胞。在体外
检测细胞吞噬功能时,常选择的吞噬微粒包括鸡红细胞、染色酵母菌、表达绿色荧光蛋白的大肠杆菌
等。将待检细胞与待吞噬微粒混合温育后,微粒会逐渐被吞噬细胞吞噬,通过显微镜或荧光显微镜观
察,根据吞噬百分率和吞噬指数反映吞噬细胞的吞噬能力。

5. **细胞因子检测**　细胞因子检测常用于机体免疫调节功能的研究、淋巴细胞功能的评估、淋巴细
胞亚群的分析、监测某些疾病状态的细胞免疫功能等。常用的方法有生物活性检测法、免疫学检测法
和分子生物学检测法等。

生物活性检测法主要包括促进细胞增殖和抑制细胞增殖测定法、细胞毒活性测定法等,主要测定
细胞因子的生物学功能。免疫学检测法是目前临床常用的测定方法,主要有:① ELISA 法:血清及细
胞培养上清液中的所有细胞因子都可通过 ELISA 法进行检测;② ELISPOT 法:该法常用于检测细胞
因子分泌细胞的定量检测;③流式细胞术:该法常用于检测细胞内的细胞因子。分子生物学检测法主

要包括 DNA 扩增法、RNA 印迹法、原位杂交法等，可定性或定量分析细胞因子的基因或 mRNA。

第四节　分子影像技术

一、分子影像技术的概念

分子影像技术（molecular imaging）是运用影像学手段显示组织水平、细胞和亚细胞水平的特定分子，反映活体状态下分子水平变化，对其生物学行为在影像方面进行定性和定量研究的一门学科。分子影像技术由医学影像技术和化学、物理学、计算机、分子生物学、免疫学、药学等相关技术组成，是研发并应用相应的分子影像检测产品，对活体内参与生理和病理过程的分子，进行可视化定性或定量检测的一门交叉学科。分子影像技术主要的研究内容包括如下几方面：①高灵敏度、高特异性疾病标志物分子诊断方法研究；②用于早期疾病检测的分子影像探针研究；③分子影像指导下的疾病治疗研究；④基于纳米材料的诊断治疗一体化探针研究。分子影像技术最突出的特点是可实施非侵入性的活体体内诊断，即在分子水平结合成像技术，对细胞、组织乃至生物体内进行的复杂生物学过程进行成像，着眼于探测构成疾病基础的分子异常，对活体内参与生理和病理过程的分子，进行可视化定性或定量的检测，做到直观无创。

二、分子影像成像基本条件

分子影像成像基本条件包括合适的分子探针、生物信号放大和分子影像成像。

1. **分子探针**　分子探针是能和靶结构结合的物质（如配体或抗体等）与能产生影像学信号的物质（如放射性核素、荧光素或顺磁性原子）以特定方法结合构成一种化合物，这些被标记的化合物分子能在体内或 / 和离体反映靶生物分子量或 / 和靶生物功能。"分子探针"大致可分为以下几种：用化学分子合成法合成的小分子探针、肽类分子探针、核酸类探针和"智能"分子探针；根据影像学检查手段的不同，可将之分为核医学探针、光学探针、MRI 探针和超声探针等；根据所用对比剂种类分为靶向性探针和可激活探针，其中靶向性探针最为常用。选择分子探针应该遵循以下原则：①对与疾病密切相关的靶分子具有高度亲和力和靶向特异性；②能反映活体内靶分子含量；③可供影像学设备在活体外进行示踪；④无毒副作用；⑤在活体内相对稳定；⑥在循环中既能与靶分子充分结合又有适当的清除期，以避免"高本底"对显像的影响。

2. **生物信号放大**　由于分子探针的含量（或浓度）非常低（ng 或 pg 水平），它与靶分子结合后成像信号非常微弱，因而必须进行成像生物信号放大。一般认为，可通过提高靶结构的浓度或利用探针改变靶结构物理特性等方法来实现。

3. **分子成像**　目前有多种敏感、快速、高分辨的成像技术，包括放射性核素成像（radionuclide imaging）、磁共振成像（MRI）、磁共振波谱成像（MRS）、超声成像（US）、光学成像（OI）等。

三、分子影像技术的优势

与其他分子生物学技术手段相比，分子影像技术具有如下特点与优势：①直观：可以将复杂的分子生物学信息转换成直观的图像呈现；②动态：可以在同一活体中连续多次观察生物学事件的发生、发展过程；③包含空间信息：利用图像融合技术，可以同时定位生物学事件的解剖位置和范围。分子影像从分子水平研究和观察疾病的发生、发展中病理生理变化和代谢功能改变，使得传统的医学诊断方式发生了革命性变化。分子影像技术除了在临床医学上具有重大的应用价值之外，在基础科学研究中也具有重大意义，能带来前所未有的便捷。

四、免疫学中常用的分子影像技术

1. **光声成像技术**　光声成像（photoacoustic imaging，PAI）是一种非入侵式和非电离式的新型无损生物医学成像方法。当脉冲激光照射到生物组织中时，组织的光吸收域将产生超声信号，这种由光激发产生的超声信号为光声信号。生物组织产生的光声信号携带了组织的光吸收特征信息，通过探测光声信号能重建出组织中的光吸收分布图像。光声成像在研究生物组织的形态结构、生理特征、病理特征、代谢功能等方面提供了重要的手段，多用于肿瘤、药物代谢、心血管、基因表达、干细胞及免疫等研究。

2. **荧光成像技术**　荧光成像（fluorescence imaging）是利用荧光报告基团标记细胞、DNA 或抗体、药物、纳米材料等，在体外激发光激发下产生荧光，用电荷耦合器件（charge coupled device，CCD）进行检测成像。

3. **放射性核素成像**　放射性核素成像（PET、SPECT），以 ^{18}F-FDG 等作示踪剂，显示的高放射性物质的聚集情况，在病变定位、定性、鉴别及发现远处转移灶等方面，临床已有大量成熟的应用。PET、SPECT 用特异性放射性物质探测表达的蛋白质，用放射性成像标记编码细胞内酶的标记基因、编码细胞表面蛋白质或受体的标记基因。已有大量研究表明，通过检测药物靶向部位保留的放射性，可显示基因、蛋白、受体等诊断或治疗的效果。微 PET 和微 SPECT 可充分利用小鼠的形状和大小，提高用于小动物 PET 设备的敏感性，提高各向同性的空间分辨率，使其小于 1mm。常规空间分辨率高达 25μm 的体外数字自动放射照相术也已经作为一种附属研究工具用于体内放射性核素技术。

（官　杰）

思考题

1. 根据免疫标记技术原理，试述检测肿瘤组织肿瘤抗原和患者血清癌胚抗原的方法。
2. 如何检测抗原特异性 CD4$^+$ T 细胞的功能？
3. 细胞因子的检测方法有哪些？
4. 分子影像技术的优势有哪些？

第二十九章
免疫治疗

免疫治疗(immunotherapy)是指针对机体亢进或低下的免疫状态,人为地调控机体免疫功能以干预疾病的治疗策略。免疫治疗可以分为主动免疫疗法和被动免疫疗法两类,前者着重于激发机体自身的免疫应答潜能,而后者通过向宿主输入活性免疫细胞或免疫分子,从而达到治疗疾病的目的。

针对自身组织的免疫应答在大多情况下是生理性的,除了防御来自外界的损害外,还有监视机体内环境稳定、清除衰老和突变的细胞等功能。当自身免疫应答超过了生理限度,或持续时间过长,可造成自身组织的损伤和功能紊乱,进而引发自身免疫病。与之相对的是,肿瘤细胞能抑制机体免疫功能或逃脱免疫监视。随着人类对疾病发生机制研究的不断深入,免疫学策略因具有特异性、高效性和持久性等优势,被逐渐应用于自身免疫病和肿瘤的治疗中。根据发挥功能的分子、细胞以及机制的不同,免疫治疗可分为基于免疫细胞的治疗、基于免疫效应分子的治疗和非特异性免疫治疗;依据治疗效果的不同,免疫治疗可分为免疫增强治疗和免疫抑制治疗。

第一节 免疫细胞治疗

一、细胞因子活化的免疫细胞治疗

细胞因子活化的免疫细胞治疗是指在体外使用细胞因子处理免疫细胞使其活化,然后再将免疫细胞回输至患者体内,发挥治疗效应的过继性免疫疗法(图 29-1)。在细胞过继免疫治疗中应用最多的免疫细胞是淋巴因子激活的杀伤细胞(lymphokine activated killer cell,LAK)、肿瘤浸润淋巴细胞(tumor infiltrating lymphocyte,TIL)和树突状细胞-细胞毒性 T 淋巴细胞(dendritic cell-cytotoxic T lymphocyte,DC-CTL),这些均属于免疫增强治疗,目前主要应用于肿瘤治疗,在自身免疫病中的应用不多。

1. **淋巴因子激活的杀伤细胞(LAK)** LAK 细胞并非是单一的免疫细胞亚群,而是主要由 NK 细胞和 T 细胞组成的混合群体。回输后的 LAK 需 IL-2 的存在才能够维持其杀伤活性,因此 LAK 与 IL-2 联用效果优于单独使用。基于 LAK 疗法,人们又进一步研发出了细胞因子诱导的杀伤细胞(cytokine induced killer,CIK)疗法,从外周血中分离出仅占 1%~5% 的 $CD3^+CD56^+$ NK 样和 $CD8^+$ T 淋巴细胞,使用细胞因子活化和扩增后输入患者体内,其治疗效果优于传统的 LAK 细胞疗法。

2. **肿瘤浸润淋巴细胞(TIL)** 从手术切除的肿瘤组织中分离出 TIL,加入 IL-2,使其大量扩增后回输入患者体内,同时给予 IL-2 注射治疗。回输的免疫细胞能识别肿瘤特异抗原并被 IL-2 活化,兼具靶向性和高效性,具有较好的临床治疗效果。

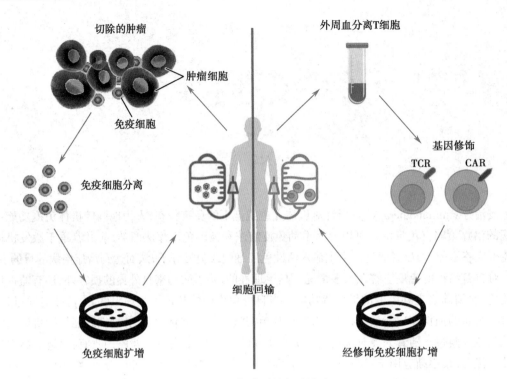

图 29-1　细胞过继免疫治疗

3. 树突状细胞 - 细胞毒性 T 淋巴细胞（DC-CTL）　DC-CTL 治疗的原理是在体外完成淋巴细胞对肿瘤抗原的特异性识别，再经扩增后输入患者体内，即可直接识别并杀伤肿瘤细胞。首先分离获得患者外周血单个核细胞，体外诱导分化成功能性树突状细胞（DC），继而加入肿瘤特异抗原，使之成为负载肿瘤抗原的 DC。另一方面，在淋巴细胞中加入 IFN-γ、IL-2、抗 CD3 单抗等进行培养，扩增细胞毒性 T 细胞（CTL）。最后将 DC 与 CTL 混合培养，CTL 识别 DC 递呈的肿瘤相关抗原后活化，再将此DC-CTL 回输入患者体内，从而达到特异性杀伤肿瘤细胞的目的。

二、基因修饰的免疫细胞治疗

对免疫细胞进行基因修饰，增强其免疫功能，再将这些修饰后的免疫细胞回输给患者，可提高其免疫应答的特异性，并保持免疫细胞持久的抗肿瘤应答能力，防止肿瘤的免疫逃逸。需要注意的是，免疫细胞的持续激活，有时可能会引发自身免疫病。

1. T 细胞受体基因修饰　T 细胞受体（TCR）是 T 细胞识别抗原的重要表面受体，与 CD3 分子以复合体的形式结合并识别抗原肽 -MHC 分子。患者的外周血和组织中抗原特异性 T 细胞频率极低，通过基因工程改造 TCR，使其成为肿瘤抗原特异性 TCR，在肿瘤免疫细胞治疗中具有很好的应用前景。其大致方法为：首先从患者肿瘤组织中分离得到肿瘤反应性 T 细胞克隆，鉴定其肿瘤抗原特异性；再通过测序获得该 TCR 对应的编码序列，将此 TCR 基因导入 T 细胞中，获得 TCR 基因修饰的 T 细胞，赋予其识别特定肿瘤抗原的能力；再经体外扩增获得足够数量的 T 细胞，继而输入患者体内建立抗肿瘤免疫应答。

2. CAR-T 细胞疗法　嵌合抗原受体修饰的 T 细胞（chimeric antigen receptor T-Cell，CAR-T）疗法是指通过基因工程技术将 T 细胞胞外肿瘤抗原识别区（scFv）、铰链区、跨膜区、共刺激结构域以及胞内信号转导区等区域拼接后，使嵌合抗原受体（CAR）结构包含从抗原识别到胞内信号转导所需的全部元件，利用载体将拼接的 CAR 基因导入 T 细胞中，赋予 T 细胞识别肿瘤抗原的能力，经体外扩增后回输给患者发挥免疫治疗效应。由于 CAR 结构包含胞外识别区域和胞内信号转导区域，使其不受

MHC 限制性即可识别肿瘤抗原,克服了肿瘤细胞低表达 MHC 分子导致 T 细胞识别困难的问题。

3. **树突状细胞的基因修饰** 树突状细胞(DC)在抗肿瘤免疫应答中发挥重要作用,定向导入或敲除特定的基因片段是增强 DC 抗肿瘤免疫应答的有效手段。目前基因修饰的 DC 大致可以分为几类:①肿瘤相关抗原(tumor associated antigen,TAA)基因修饰的 DC:将 TAA 基因转染 DC 后,使 DC 表达 TAA,而后被表面的 MHC Ⅰ类分子递呈给 CTL,诱导抗肿瘤免疫应答。目前应用较多的 TAA 包括甲胎蛋白(alpha fetoprotein,AFP)、前列腺特异性抗原(prostate specific antigen,PSA)以及黑色素瘤抗原 MAGE-A3 等。②细胞因子基因修饰的 DC:细胞因子(IL-2、IL-12、IL-18、GM-CSF)基因修饰 DC 能够持续表达特定的细胞因子,显著提高 DC 的抗原递呈能力和 T 细胞的杀伤效应,诱导更强的免疫应答。③免疫调控分子修饰的 DC:T 细胞活化依赖抗原递呈细胞表面共刺激分子和黏附分子的表达,肿瘤组织局部的 DC 表面往往缺乏共刺激分子和黏附分子的表达,导致免疫逃逸。例如,CD40L 修饰 DC 后可以诱导其功能成熟,发挥更强的免疫功能;而定向敲除 DC 中具有免疫抑制功能的基因(如 SOCS1),也可上调 DC 的抗原递呈功能。④多基因修饰的 DC:上述 DC 的修饰方式均能有效增强其免疫功能,联合多种基因修饰的 DC 已被证明较单一基因修饰 DC 具有更强的免疫增强效果。

4. **诱导性多能干细胞的基因修饰** 日本科学家山中伸弥(Shinya Yamanaka)团队利用病毒载体将干细胞转录因子 Oct4、Sox2、Klf4、c-Myc 转入小鼠皮肤成纤维细胞中,使其重编程并恢复至多能状态,成为诱导性多能干细胞(induced pluripotent stem cells,iPSCs),iPSCs 的细胞形态、基因表达格局、表观修饰状态、细胞增殖能力和分化能力与胚胎干细胞极其相似。由于来源于自体细胞,不会产生伦理问题,也不会引发免疫排斥反应。iPSCs 有望应用于帕金森病、黄斑变性、心脏病和白血病等疾病的治疗,其主要步骤为:收集患者自体细胞,经重新编程生成 iPSCs;通过基因编辑技术(CRISPR/CAS9)或病毒转染校正患者来源于 iPSCs 的基因组,并诱导其进一步分化为所需的细胞类型;在对分化细胞的纯度、特征和活性进行确认后,将合格的 iPSCs 移植到患者体内进行细胞治疗。

三、干细胞治疗

自身免疫病中,免疫细胞尤其是 T、B 淋巴细胞往往处于过度活化状态,因此,抑制免疫细胞活性可起到治疗作用。造血干细胞(hemopoietic stem cell,HSC)、间充质干细胞(mesenchymal stem cells,MSC)和调节性 T(调节性 T 细胞)细胞已进入临床应用并显示出较好的前景。造血干细胞和间充质干细胞是成体干细胞的两种主要类型,前者是存在于造血组织中的原始造血细胞;后者是来源于中胚层的成体干细胞,在一定条件下具有体外扩增和自我更新的能力。人类 HSC 在出生后主要存在于骨髓;而 MSC 则存在于多种组织,包括骨髓、脐带、皮肤、脂肪、肌肉和滑膜等。

1. **造血干细胞移植** 造血干细胞移植在理论上可完全或接近完全地重建患者免疫系统,根据供受者关系可分为异体移植和自体移植两大类。异体移植时,移植物抗宿主反应发生率和移植相关病死率较高。与之相比,自体移植不需要配型,移植过程也较简单,移植的相关并发症少,病死率低。目前文献报道自身免疫病患者绝大多数采用自体造血干细胞移植,国外针对多发性硬化和系统性硬化症患者的治疗居多,国内则以系统性红斑狼疮患者为主。

在临床应用过程中,人们发现造血干细胞移植还存在一系列问题,例如费用高、不良反应多、有一定的移植相关死亡率,甚至有诱发其他自身免疫病的可能。异体移植或接受强预处理者有效率高,但并发症也相应增多。因此,采用造血干细胞移植时需慎重选择病例,接受治疗的患者通常要符合以下三个条件:疾病不可逆进展和 / 或预计死亡率高,脏器损害尚不严重,对其他治疗无效或当前缺乏有效的治疗措施。

2. **间充质干细胞移植** 人们观察到,自身免疫病患者 MSC 在诸多方面存在异常,如易于衰老、细胞骨架改变、分化能力减弱、迁移能力降低;同时,MSC 对免疫细胞的调控作用显著减弱,如不能有效地抑制 T 细胞增殖,抑制 B 细胞增殖和向浆细胞分化的能力显著下降,不能阻止免疫球蛋白和抗核抗体产生。这些现象提示,自身免疫病患者自体 MSC 存在不同程度的功能异常,阻止疾病发生、发展的能力丧失。因此,应用 MSC 治疗这类疾病时不宜采用自体移植。

　　由于 MSC 来源广泛,兼具免疫调节和修复作用,无需配型和预处理,并发症少,费用相对较低,且无排斥反应,21 世纪初人们开始应用异体 MSC 治疗各种难治性自身免疫病,取得了较好的效果,且迄今无严重不良反应报道。MSC 的治疗机制尚不明确,在不同疾病中可能并不完全相同,一般认为其在体内作为"稳压器"存在,具有广泛的免疫调节作用。一方面,MSC 可通过分泌多种细胞因子恢复体内免疫平衡,尤其是促进调节性 T 细胞产生而抑制 Th17 细胞和滤泡辅助性 T 细胞,另一方面,MSC 可通过细胞间相互接触发挥功能(图 29-2)。当前,这一治疗方法尚处于探索阶段,如细胞的来源、制备、储存、体外扩增、使用程序等尚无统一标准,如何更好地筛选患者,协调细胞治疗与常规基础治疗的关系等等,仍有待于今后的研究去解决。

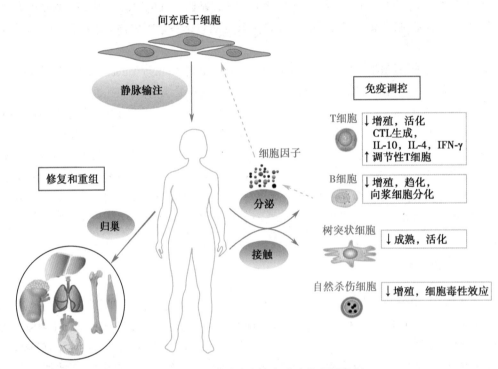

图 29-2　MSC 治疗自身免疫病的主要机制

四、调节性 T 细胞治疗

　　调节性 T 细胞仅占外周血淋巴细胞的 1%~2%,但它们是形成和维持自身耐受的主要成分,在限制组织炎症和维持长期免疫稳态中起到主要作用,临床上已发现调节性 T 细胞的数量减少和 / 或功能异常与许多常见自身免疫病的发病有关。

　　长期以来,人们一直在尝试提高调节性 T 细胞活性以改变病理性免疫应答,如应用调节性 T 细胞生长因子(IL-2)和调节性 T 细胞稳定因子(西罗莫司)增强调节性 T 细胞功能,从而缓解自身免疫病和移植排斥反应。用于治疗自身免疫病的第一个临床前研究是使用多克隆调节性 T 细胞进行的,即从患者的外周血中纯化 T 细胞,在抗 CD3 抗体和抗 CD28 抗体的存在下体外培养,并给予高剂量的 IL-2,从而扩增和高度富集调节性 T 细胞群。细胞在获得充分表征后,过继转移至患者体内,这种多克隆调节性 T 细胞的安全性在 I 期研究中已被证明。

(周 洪　冯学兵)

第二节　基于免疫效应分子的治疗

一、基于效应分子增强免疫活性的治疗

免疫效应分子包括细胞因子、抗体、免疫检查点以及补体等。这些效应分子共同参与整个免疫应答的过程,然而在疾病状态下往往伴随着一种或多种免疫效应分子的功能缺陷,针对不同的效应分子,现已研发出多种免疫治疗方案。根据免疫效应的不同,可分为增强免疫活性和抑制免疫活性,分别在本节和第三节进行讨论。

1. **细胞因子**　干扰素(interferon,IFN)是在病毒感染后细胞产生的一类抗病毒的糖蛋白,按抗原性不同,主要分为 α、β 和 γ 三种主要类型。IFN-α、β 用于治疗晚期毛细胞白血病、肾癌、黑色素瘤、Kaposi 肉瘤、慢性粒细胞性白血病和中低度恶性非霍奇金淋巴瘤,也适用于急、慢性丙型病毒性肝炎、慢性活动性乙型肝炎。其机制与增强机体免疫调节能力、抑制病毒增殖、诱导肿瘤细胞凋亡和分化等有关。需注意的是,有报道称此类药物应用后能引发自身免疫病。

2. **免疫检查点抑制剂**　免疫检查点是在抗病原体免疫应答中,向效应 T 细胞传递抑制信号以限制其激活并维持自我耐受的一类负调节因子的集合。某些肿瘤细胞能够高表达免疫检查点分子从而逃避 T 细胞的攻击。免疫检查点抑制药物能阻断抑制性免疫检查点发挥作用,解除负调节信号,恢复机体免疫应答以杀伤肿瘤细胞。目前认为最关键的两个免疫检查点是:B7/CTLA-4 和 PD-1/PD-L1。

CTLA-4 表达于 T 细胞表面,与共刺激分子 CD28 具有高度同源性,两者拥有相同的配体 CD80(B7-1)和 CD86(B7-2)。不同的是,前者与配体结合后降低 TCR 与 CD28 的信号转导进而抑制 T 细胞的活化与成熟。阻断免疫检查点 B7/CTLA-4 能够增强肿瘤特异性 T 细胞的活化。PD-1 是表达在 T 细胞表面具有免疫抑制功能的跨膜蛋白,PD-L1 和 PD-L2 为其配体。PD-L1 比 PD-L2 表达更广泛,可在炎症因子 IFN、TNF-α 等诱导下由多种细胞表达(基质细胞、血管上皮细胞等)。阻断 PD-1/PD-L1 通路能够增强 T 细胞对肿瘤细胞的反应性和杀伤性。詹姆斯·艾利森(James P.Allison)和本庶佑(Tasuku Honjo)分别发现了免疫检查点 CTLA-4 和 PD-1,因此共同获得了 2018 年诺贝尔生理学或医学奖。

3. **溶瘤病毒**　溶瘤病毒疗法是对致病力较弱的病毒进行基因改造,使其选择性地在肿瘤细胞内大量繁殖,而对正常细胞毒性很弱,最终导致肿瘤细胞裂解死亡。肿瘤细胞中一些基因(如 *RAS*、*TP53*、*RB1* 和 *PTEN*)突变后可使其对病毒具有易感性,溶瘤病毒在基因改造后能够通过上述突变基因介导进入肿瘤细胞内部,同时创造一个容易诱发免疫应答的环境,即将"冷肿瘤"转化为"热肿瘤"。针对肿瘤细胞的不同特性,研究人员已经开发出多种有效靶向攻击肿瘤细胞的病毒,如弹状病毒、水疱性口炎病毒、马拉巴病毒等。目前,仅有溶瘤病毒 T-VEC 已通过 FDA 批准用于治疗肿瘤。T-VEC 由单纯疱疹病毒去除两个病毒基因,同时转入人粒细胞-巨噬细胞集落刺激因子(GM-CSF)基因改造而成,使其不能在正常细胞内复制而能够在肿瘤细胞中复制并产生 GM-CSF。

溶瘤病毒疗法最突出的优势在于,对于免疫检查点分子表达较低或肿瘤浸润淋巴细胞比例较低的肿瘤患者,溶瘤病毒的疗效要优于其他疗法。病毒进入体内不仅可以破坏肿瘤细胞,还能激活抗病毒免疫应答,增加 I 型干扰素的分泌,进而上调癌细胞表面 PD-L1。所以溶瘤病毒联合免疫检查点疗法是肿瘤治疗的一个研究热点。然而,溶瘤病毒的一大问题在于体内的抗病毒反应,特别是在与免疫检查点疗法联合后,机体免疫力进一步下降的情况下,如何保证其安全性还有待进一步研究。

4. HPV 疫苗　人乳头状瘤病毒(human papilloma virus,HPV)是一种球形 DNA 病毒。50%~90% 的 HPV 感染可被机体免疫系统清除,仅 5%~10% 发生持续感染,进而引发宫颈癌、外阴癌、阴茎癌、前列腺癌以及生殖器疣等多种疾病。其中,HPV 感染与宫颈癌的关系最为密切,99.7% 的宫颈癌患者同时存在 HPV 感染。HPV 衣壳蛋白 L1 高度保守,是主要的种特异性抗原,常被用于制作 HPV 疫苗的靶抗原。目前投入临床使用的 HPV 疫苗包括二价(HPV-16、18)、四价(HPV-6、11、16、18)、九价(HPV-6、11、16、18、31、33、45、52、58)疫苗。二价 HPV 疫苗的十年随访结果显示,其对于 HPV16/18 型所致的宫颈上皮内瘤变的预防率高达 100%,可预防约 70% 的宫颈癌。九价 HPV 疫苗可预防约 90%HPV 感染引起的生殖器肿瘤与生殖道疣。

二、基于效应分子抑制免疫活性的治疗

抑制免疫活性效应分子的治疗主要使用针对不同细胞因子靶点的生物制剂,也包括一些起免疫调节作用的细胞因子。

1. 细胞因子

(1)IFN-γ:是人体内重要的巨噬细胞刺激因子,具有较强的免疫调节能力,已被批准用于治疗慢性肉芽肿性疾病和骨硬化病,在肿瘤免疫治疗中也有较多应用。在自身免疫病中,曾有报道类风湿关节炎患者经 IFN-γ 治疗后可获得不同程度的缓解;但由于缺乏可靠的 III 期研究数据,加之干扰素自身有诱发自身免疫病的可能,以及新型生物制剂的不断涌现,目前该药物已基本不再用于治疗类风湿关节炎。

(2)白细胞介素 -2(IL-2):主要由活化 T 细胞产生,具有多向性作用,可促进淋巴细胞生长、增殖、分化,刺激 NK 细胞增殖,激活巨噬细胞,参与机体的免疫应答和抗病毒感染免疫应答。近期研究发现,调节性 T 细胞(Treg)持续表达 IL-2 的高亲和力受体 CD25,而 IL-2 可通过促进 Foxp3 的表达和随后产生的免疫调节细胞因子来维持调节性 T 细胞的抑制功能。因此,小剂量 IL-2 治疗已被用于治疗丙型肝炎病毒诱发的血管炎、移植物抗宿主病、系统性红斑狼疮和干燥综合征等疾病。

2. 生物制剂

(1)肿瘤坏死因子 -α(TNF-α)抑制剂:TNF-α 是重要的炎症因子,针对 TNF-α 的抑制性生物制剂,可分为单克隆抗体和受体竞争性抑制剂两大类,其功能是抑制 TNF-α 的生物活性,阻断 TNF-α 介导的免疫细胞效应。针对 TNF-α 的单克隆抗体类的品种较多,近年来人鼠嵌合单抗、噬菌体展示技术单抗和转基因技术人源单抗相继被研制出,并应用于临床,使患者有了更多的治疗选择。赛妥珠单抗则是一种聚乙二醇化的人源化 TNF-α 抑制剂,它缺乏 Fc 片段,几乎不能透过胎盘,可用于整个妊娠期。受体竞争抑制类 TNF-α 抑制剂主要包括依那西普,这是一种人源化 TNF-α 受体 - 抗体融合蛋白,由 2 个 II 型 TNF-α 受体 p75 的胞外段和人 IgG1 的 Fc 段结合而成,与内源性可溶性受体结构相似。

TNF-α 抑制剂已被广泛用于治疗各类难治性自身免疫病,尤其是类风湿关节炎、强直性脊柱炎、银屑病 / 银屑病关节炎、炎症性肠病、葡萄膜炎、幼年特发性关节炎等。我国及欧洲抗风湿病联盟的指南均指出,类风湿关节炎在初始 DMARDs 治疗未达标,尤其是合并不良预后指标时,应考虑联合一种生物制剂进行治疗。有证据显示,应用 TNF-α 抑制剂有助于抑制关节的放射学进展,实现达标治疗。针对银屑病关节炎,国外指南也是主张在常规治疗无效后加用 TNF-α 抑制剂或 IL-12/23、IL-17 抑制剂。需要注意的是,单克隆抗体类药物由于可杀伤靶细胞,效能更强;而受体竞争抑制类药物作用具有可逆性,安全性稍高。但无论应用哪一种药物,在使用前都应评估感染的风险,尤其是进行结核与乙型病毒性肝炎的筛查。

(2)B 细胞抑制剂:已进入临床的 B 细胞抑制剂主要有两种,利妥昔单抗(Rituximab)和贝利尤单抗(Belimumab),前者为抗 B 细胞表面抗原 CD20 的人 / 鼠嵌合 IgG1 型单克隆抗体,后者是一种重组的完全人源化 IgG2λ 单克隆抗体,能与可溶性 B 淋巴细胞刺激因子高亲和力结合。

利妥昔单抗最初用于治疗 B 细胞淋巴瘤,近十余年来逐渐被应用于各类难治性自身免疫病,尤其是系统性红斑狼疮、类风湿关节炎及 ANCA 相关血管炎。在系统性红斑狼疮中,尽管两项 III 期临床研究均告失败,但不乏临床治疗中有效的病例报道,2019 年欧洲抗风湿病联盟仍推荐在重症难治性或对常规免疫抑制剂不耐受的患者中考虑应用该药。在类风湿关节炎中,利妥昔单抗与 TNF-α 抑制剂一样,推荐在常规治疗失败后选用。至于 ANCA 相关血管炎,利妥昔单抗被多项随机对照试验证实有效,被欧洲抗风湿病联盟和欧洲肾脏学会与欧洲透析和移植学会联合推荐,与 CTX 同为重症患者的一线治疗药物。值得注意的是,利妥昔单抗并非对所有的 ANCA 相关小血管炎均有一致的疗效,蛋白酶 3(PR3)阳性患者似乎较髓过氧化物酶(MPO)阳性者获益更多,而以肉芽肿病变为主者较血管炎病变为主者疾病缓解率低。

贝利尤单抗是世界范围内第一个被正式批准用于治疗系统性红斑狼疮的单抗药物,被推荐用于中度难治性患者,可帮助减少糖皮质激素的用量,由于是一种完全人源化的抗体,不良反应相对较轻。

(3)白细胞介素 -6(IL-6)抑制剂:IL-6 是一种可由多种组织细胞产生的生理功能复杂的细胞因子,其受体由两个亚基 IL-6Rα 和 gp130 组成。IL-6 与之形成三元复合体,然后激活与 gp130 相偶联的 JAK 家族酪氨酸激酶发挥作用。托珠单抗(Tocilizumab,TCZ)是抗 IL-6 受体的人源化单克隆抗体,由中国仓鼠卵巢细胞通过 DNA 重组技术制得,Sarilumab 则是首个直接靶向 IL-6Rα 的全人源单克隆 IgG 抗体,主要用于治疗对 DMARDs 应答欠佳的中到重度活动性类风湿关节炎患者。而靶向人 IL-6 的单克隆抗体 Sirukumab 由于安全性问题,未能获批上市。除类风湿关节炎外,IL-6 抑制剂也被用于治疗多种其他自身免疫病,例如巨细胞动脉炎、成人斯蒂尔病和特发性多中心 Castleman 病。

(4)肿瘤抗原靶向单抗:肿瘤抗原靶向单抗药物是利用肿瘤细胞表达的特异性抗原作为靶点制备特异性抗体,以达到直接治疗或导向治疗肿瘤的目的。在临床上,靶向单抗药物治疗效果较为显著的有抗 HER-2 抗体、抗 VEGF 抗体和抗 EGFR 抗体等。抗 HER-2 抗体通过阻断表皮生长因子(epidermal growth factor,EGF)与其受体 HER-2(human epidermal growth factor receptor 2)结合,进而延缓肿瘤细胞增殖;抗 HER-2 抗体的曲妥珠单抗(Herceptin/Trastuzumab)是 HER2 阳性的乳腺癌治疗的标准方案,通过与多种放化疗方案联用,大大延长了患者的总生存期。而抗 VEGF-A 抗体有阻断血管内皮生长因子(vascular endothelial growth factor,VEGF)的功能,抑制肿瘤血管生成,遏制肿瘤转移。贝伐珠单抗(Bevacizumab)通过阻断 VEGF 抑制肿瘤生长和转移过程中的血管生成,是转移性直肠癌和转移性非小细胞肺癌等的一线药物。

双特异性抗体是含有两种不同抗原结合位点的人工抗体,能够同时与功能细胞和靶细胞结合,在两者之间起到桥梁作用,有导向性地激发免疫应答。目前全球唯一商品化的双特异性抗体是博纳吐单抗(Blinatumomab)。它是一种 CD3/CD19 双特异性的抗体,能够使表达 CD3 的 T 细胞识别并清除急性淋巴细胞白血病中表达 CD19 的肿瘤细胞,被用于治疗儿童和成人复发性 / 难治性前 B 细胞急性淋巴细胞白血病。

(5)其他生物制剂:IL-1 抑制剂最早被研制用于治疗类风湿关节炎,代表药物为阿那白滞素(Anakinra),是通过基因重组技术所产生的人 IL-1 受体拮抗剂,但疗效不及 TNF-α 抑制剂等其他生物制剂,已不再用于类风湿关节炎治疗,而主要用于 Cryopyrin 蛋白相关周期性综合征、TNF-α 相关周期综合征、高免疫性球蛋白综合征、家族性地中海热等罕见自体炎症性疾病,以及急性痛风性关节炎。近年来,靶向 IL-1β 的人源化单克隆抗体卡那单抗(Canakinumab)与高亲和力中和 IL-1α 和 IL-1β 的融合蛋白利纳西普(Rilonacept)相继问世,由于半衰期延长,给药也更加方便。

近年来,越来越多的生物制剂被应用于临床。优特克单抗(Ustekinumab)是一种与 IL-12 和 IL-23 的 P-40 亚单位结合的人 IgG1κ 抗体,被批准用于治疗斑块型银屑病、银屑病关节炎和克罗恩病;苏金单抗(Secukinumab)是 IgG1 型抗人单克隆抗 IL-17A 抗体,用于治疗中重度斑块银屑病、银屑病关节炎以及强直性脊柱炎;依库珠单抗(Eculizumab)为补体蛋白 C5 的人源化单克隆抗体,Fc 段为 IgG2 和 IgG4 型,抑制终末补体激活,用于治疗成人和儿童阵发性睡眠性血红蛋白尿症和非典型溶血性尿毒症综合征。

（周　洪　冯学兵）

第三节　非特异性免疫治疗或其他

一、静脉用丙种球蛋白

免疫球蛋白是免疫系统的重要成分,参与机体感染防御和免疫调节,可分为 IgG、IgM、IgA、IgE 等亚型。静脉用丙种球蛋白(intravenous injection of immunoglobulin,IVIG)是从健康人血液中提取的一种血浆制品,通常含有健康人血浆中所有的特异性抗体成分,主要是 IgG 和少许 IgA 和 IgM。IVIG 治疗机制非常复杂,一般认为在体内可发挥受体依赖的免疫调节作用,通过抗独特型抗体促进体内致病性抗原及自身抗体的清除,并能抑制补体介导的炎性反应、抑制 T 细胞活化,直接或间接影响多种炎性细胞因子的产生和释放。

20 世纪 60 年代,人们开始尝试应用 IVIG 来治疗疾病。早期由于免疫球蛋白在分离过程中易发生变性或破坏了完整性,激活补体系统,静脉输注时不良反应较多。近年来随着纯化工艺的改进和产品质量的提高,IVIG 的临床应用也越来越多。总的来说,IVIG 多用于原发性或继发性免疫缺陷病的替代治疗,尤其是 X 连锁免疫球蛋白缺乏症,同时作为严重感染的防治措施被广泛用于重症患者和败血症的辅助治疗,特别是严重败血症和败血症休克患者。近年来 IVIG 也用于治疗重症或难治性自身免疫相关疾病,在国际上已被批准用于免疫性血小板减少性紫癜、川崎病、慢性炎症性脱髓鞘性多发性神经病、多灶性运动神经病变和吉兰 - 巴雷综合征,另外其疗效在皮肌炎、ANCA 相关血管炎、自身免疫性溶血性贫血、重症肌无力和移植物抗宿主病的治疗中,其效果也得到随机临床研究的证实。

二、胸腺肽制剂

胸腺肽是从胸腺激素中分离出来的具有生物活性的多肽,自健康小牛胸腺中提取或经人工合成,具有促进 T 细胞分化,发育、成熟和活化等功能,并可调节 T 淋巴细胞比例,使之趋于正常,因此具有双向免疫调节作用。胸腺肽制剂在自身免疫病尤其是干燥综合征中有一定应用,但其疗效尚缺乏随机对照研究的支持。

三、卡介苗

卡介苗由减毒牛结核分枝杆菌悬液制成,最初被应用于预防结核病,随后又被用于治疗膀胱癌。如手术切除膀胱癌病灶后,将卡介苗制剂灌注于膀胱内,可增强局部免疫应答,刺激机体的免疫细胞将癌细胞清除,从而降低肿瘤复发率。另有美国学者发现,应用卡介苗对 1 型糖尿病进行免疫治疗,也有助于缓解疾病,保护胰岛功能。

四、免疫吸附

免疫吸附是将高度特异的抗原、抗体或有特定物理化学亲和力的物质(配体)与吸附材料(载体)

相结合,填充入吸附柱,以亲和层析的方式清除血液中的致病因子,从而达到缓解病情的目的。与血浆置换相比,免疫吸附的优点是对致病因子清除的选择性较高,自身血浆中的有用成分丢失少,避免了外来血浆输入;其缺点是只能去除单一成分。基本操作流程是将患者血液引出体外,建立体外循环并抗凝后与免疫吸附剂接触,以选择性或非选择性吸附的方式清除致病物质,再将净化的血浆回输患者体内。

目前可用于免疫吸附柱配体的物质有葡萄球菌 A 蛋白、多克隆抗人 IgG 抗体、苯丙氨酸、色氨酸、硫酸葡聚糖纤维素、多黏菌素 B 纤维柱、DNA 吸附、C1q 吸附及各种细胞吸附柱等,可用于多种自身免疫病,如系统性红斑狼疮、系统性血管炎、免疫相关性皮肤病、自身免疫性溶血性贫血和免疫相关肾炎的治疗。在其他疾病,如暴发性肝衰竭、梗阻性黄疸、吉兰 - 巴雷综合征、重症肌无力、多发神经病、冷球蛋白血症、巨球蛋白血症、多发性骨髓瘤、高脂血症、甲亢危象等,以及有机磷中毒的治疗方案中,免疫吸附的使用也有报道。

近年来,免疫治疗发展迅速,大大提高了自身免疫病患者的缓解率和生存率。然而,免疫疗法也面临许多挑战,例如如何降低毒副作用、如何降低或增强免疫耐受、如何简化操作增强疗效等问题,都需要不断寻求解决方案,这些也成为免疫性疾病未来治疗的一个重要发展方向。

(冯学兵　周　洪)

思考题

1. 如何理解免疫平衡?
2. 抑制机体免疫应答的治疗有哪些? 主要应用于什么场景?

推 荐 阅 读

［1］MURPHY K M, WEAVER C. Janeway's Immunobiology. 9th ed. New York: Garland Science, 2017.

［2］DELVES P J, MARTIN S J, BURTON D R, et al. Roitt's Essential Immunology. 13th ed. New Jersry: Wiley-Blackwell, 2017.

［3］曹雪涛 . 医学免疫学 . 7 版 . 北京 : 人民卫生出版社 , 2018.

［4］龚非力 . 医学免疫学 . 4 版 . 北京 : 科学出版社 , 2014.

［5］曹雪涛 . 免疫学前沿进展 . 4 版 . 北京 : 人民卫生出版社 , 2017.

［6］张奉春 , 栗占国 . 内科学风湿免疫科分册 . 北京 : 人民卫生出版社 , 2015.

［7］FIRESTEIN G S, BUDD R C, GABRIEL S E, et al. Kelley and Firestein's Textbook of Rheumatology. 10th ed. Philadelphia: Elsevier Inc., 2017.

中英文名词对照索引